ANNALES

DE LA

CLINIQUE CHIRURGICALE

DU PROFESSEUR PIERRE DELBET

N° 5

MÉTHODE DE TRAITEMENT

DES FRACTURES

PAR

LE PROFESSEUR PIERRE DELBET

AVEC LA COLLABORATION DE MM.

MARCHAK (JAMBE) — MOSSÉ ET LAMARE (BRAS)

Avec 67 planches hors texte contenant 159 figures
et 32 figures dans le texte

PARIS

LIBRAIRIE FÉLIX ALCAN

108, BOULEVARD SAINT-GERMAIN, 108

ANNALES

DE LA

CLINIQUE CHIRURGICALE

DU PROFESSEUR PIERRE DELBET

N° 5

ANNALES

DE LA

CLINIQUE CHIRURGICALE

DU PROFESSEUR PIERRE DELBET

N° 5

MÉTHODE DE TRAITEMENT
DES FRACTURES

PAR

Le Professeur PIERRE DELBET

AVEC LA COLLABORATION DE MM.

MARCHACK (Jambe) — MOSSÉ et LAMARE (Bras)

Avec 67 planches hors texte contenant 159 figures
et 32 figures dans le texte.

PARIS

LIBRAIRIE FÉLIX ALCAN

108, BOULEVARD SAINT-GERMAIN, 108

1916

MÉTHODE

DE

TRAITEMENT DES FRACTURES

I

LA MÉTHODE EN GÉNÉRAL

Par Pierre Delbet.

Il y a une quinzaine d'années, le traitement des fractures paraissait être arrivé à une formule définitive. Celle-ci était d'une extrême simplicité : tractions manuelles sur le membre, application d'une gouttière plâtrée. Le résultat n'était pas toujours brillant, mais la conscience du chirurgien était satisfaite.

Cependant tout était irrationnel dans cette méthode.

Le traitement des fractures des membres comporte toujours deux parties, la réduction et la contention.

A ces deux éléments, il faut à mon avis en ajouter un troisième, le rétablissement précoce des fonctions du membre. C'est la caractéristique de la méthode qui va être exposée. Mais je me borne pour le moment à la critique de la méthode couramment employée et j'envisagerai d'abord la réduction.

Une fracture ne peut être réduite par des tractions manuelles.

Je laisse de côté les fractures qui s'accompagnent d'engrénement ou de pénétration et aussi celles qui se compliquent d'interposition musculaire. Je laisse de côté les fractures qui comportent des difficultés spéciales pour viser seulement les fractures diaphysaires banales, les plus fréquentes.

Quand la fracture est de cause directe, le traumatisme peut imposer une certaine attitude aux fragments ; mais dans l'immense majorité des cas, c'est la contracture musculaire qui cause le déplacement.

En aucune position du corps, un muscle n'est en état de relâchement complet. Si on le sectionne, il se raccourcit toujours. Son raccourcissement est proportionnel à la longueur de ses fibres.

Il ne faut pas confondre la longueur du muscle, la distance qui sépare ses points d'insertion opposés et la longueur de ses fibres musculaires. Un muscle dont les points d'insertion sont très éloignés peut avoir des fibres courtes, même si le corps charnu est long. La disposition des aponévroses sur lesquelles s'insèrent les fibres musculaires peut être telle que ces fibres sont disposées à peu près comme les barreaux d'une échelle. Les barreaux d'une échelle de deux mètres ont la même longueur que ceux d'une échelle de cinq ou six mètres.

La longueur des fibres musculaires est proportionnée à l'étendue du mouvement que produit le muscle.

C'est à la cuisse et au bras, en raison des énormes mouvements de flexion du genou et du coude, que les fibres musculaires atteignent leur maximum de longueur. Aussi est-ce dans les fractures de l'humérus et du fémur que le raccourcissement primitif atteint son maximum. Il faut remarquer aussi que dans les segments de membre à un seul os, rien ne limite le déplacement. Dans les segments de membre à deux os, avant-bras et jambe, la membrane interosseuse peut jouer un rôle pour limiter le chevauchement mais aussi pour rendre la réduction plus difficile.

N'envisageons que la contracture musculaire. Comment

a-t-on pu penser qu'on en triompherait par des tractions manuelles? Sa puissance est énorme. Tous les chirurgiens savent quelle force est nécessaire pour triompher de l'agitation chloroformique d'un alcoolique.

Les tractions manuelles exercées sur un pied sont absolument incapables de triompher de la contracture des muscles de la jambe. Il ne faut pas oublier qu'une danseuse qui fait des pointes porte tout le poids de son corps avec un seul muscle, le long fléchisseur propre du gros orteil. Certes ce muscle est particulièrement exercé par un long entraînement, mais il représente à peine la huitième partie des masses musculaires de la jambe.

Je n'ai pas la prétention d'arriver à des données précises sur ce point. Mais il n'est peut-être point inutile de chercher l'ordre des grandeurs qui sont en jeu.

La puissance d'un muscle contracturé est au moins égale à celle de sa contraction volontaire. Il est avéré que l'on peut porter tout le poids du corps sur le seul fléchisseur propre du gros orteil et c'est à peine si ce muscle représente le huitième de la masse totale des muscles de la jambe. Supposons que la danseuse pèse seulement 50 kilogrammes. La puissance de tous les muscles de la jambe simultanément contracturés serait le produit de 50×8, soit 400 kilogrammes et encore dans le calcul simpliste, je ne tiens pas compte des leviers. Si on en tenait compte, on arriverait à un chiffre bien supérieur. Il me suffit de montrer que pour triompher de la contraction de tous les muscles de la jambe, il faudrait une traction brusque de 400 kilogrammes. Et même si la traction était très brusque, on déchirerait les muscles plutôt que de triompher de leur contracture, ainsi que le prouvent les arrachements des phalanges qui surviennent parfois chez les cavaliers.

Il est donc tout à fait illusoire de chercher à réduire une fracture par des tractions manuelles. Et ce n'est point assez dire.

Les tractions manuelles sont forcément irrégulières. Quelque précaution que l'on y mette, elles ne peuvent aller sans à-coups. Les douleurs qu'elles provoquent en sont la preuve, car ces douleurs sont causées non par la traction, mais par ses irrégularités. En effet, une expérience mainte fois répétée au cours de plusieurs années m'a montré que des tractions mécaniques, c'est-à-dire parfaitement régulières, effectuées sur un membre fracturé, bien loin de causer des douleurs, apportent un soulagement immédiat.

Avec les tractions manuelles chaque petite secousse détermine une douleur et chaque douleur réveille et augmente la contracture. Cette série de phénomènes a pour résultat que, dans bien des cas, les tractions manuelles au lieu de réduire la fracture ce qui est leur but, arrivent, par un mécanisme indirect, à augmenter le déplacement. A cela il faut ajouter que, pour les fractures de jambe, les tractions manuelles ont souvent un autre résultat plus fâcheux, qui est de produire une angulation dans le plan antéro-postérieur. Ceci sera exposé en détail dans la partie de ce volume consacré aux fractures de jambe.

Pour les fractures de cuisse, tout le monde avait abandonné les tractions manuelles pour recourir à la traction mécanique. C'était là la bonne orientation ; mais les méthodes adoptées avaient d'autres inconvénients sur lesquels je reviendrai. Ce premier chapitre est uniquement consacré aux généralités.

Si la méthode de réduction couramment employée n'était pas bonne, la méthode générale de contention était, à mon avis, franchement mauvaise. C'était la gouttière plâtrée.

Son succès s'explique très bien, car elle réalisait un incontestable progrès sur le Scultet, qui l'avait précédée.

Elle est d'abord beaucoup plus commode ; une fois appliquée, elle nécessite moins de surveillance. Le membre en partie découvert est plus facile à examiner. Et puis la gouttière plâtrée bien faite a un autre avantage considérable ; elle empêche les déplacements secondaires.

Les muscles qui sont les grands agents du déplacement primitif produisent aussi les déplacements secondaires. La tendance d'un muscle à se raccourcir n'est en quelque sorte jamais satisfaite. Au raccourcissement physiologique par contraction, s'ajoute un raccourcissement anatomique par adaptation. Les opérations chirurgicales qui consistent à raccourcir le squelette l'ont péremptoirement démontré. Les muscles dont les insertions ont été rapprochées recouvrent leurs fonctions intégralement avec une rapidité extraordinaire et en conservant leur puissance.

Cette tendance au raccourcissement, qui est quasi indéfinie, a une grande importance au point de vue des fractures.

S'il n'existe pas de disposition anatomique particulière qui limite le chevauchement des fragments, et si la contention n'est pas bonne, le raccourcissement augmente.

Dans les fractures de la diaphyse du fémur, rien ne limite le raccourcissement secondaire qui peut devenir très considérable. Dans les fractures de jambe, le ligament interosseux peut empêcher le chevauchement primitif d'augmenter. Il n'en est point cependant toujours ainsi. J'ai vu, tout récemment, un fracturé de jambe qui m'avait été envoyé parce que la consolidation n'était pas obtenue. Le raccourcissement dépassait six centimètres. Jamais on ne voit de déplacement primitif de cette étendue. D'ailleurs les radiographies faites au début montrent que, dans ce cas, le raccourcissement primitif ne dépassait pas deux centimètres et demi.

L'appareil de Scultet ne pouvait guère que maintenir à peu près les axes. Il était incapable d'empêcher les déplacements secondaires. Je suis convaincu qu'au temps du Scultet, les raccourcissements considérables étaient fréquents. Nous manquons de documents précis sur ce point. Mais j'ai entendu

Lucas Championnière dire que Velpeau répétait souvent : « jusqu'à six centimètres, on ne boite pas de son raccourcissement ». Si les chirurgiens de cette époque parlaient de raccourcissements de cette étendue et étaient si bien renseignés à leur sujet, c'est qu'ils en observaient souvent. Nous ne les voyons plus aujourd'hui sauf dans certaines fractures compliquées, ou bien lorque la gouttière plâtrée n'a pas été suffisamment surveillée comme dans le cas dont je parlais tout à l'heure.

Simplicité d'application, commodité de surveillance, et surtout suppression du raccourcissement secondaire, telles ont été les raisons de l'immense succès de la gouttière plâtrée.

Mais si elle a réalisé un énorme progrès, si elle marque une étape importante dans le traitement des fractures, elle ne peut en être considérée comme le dernier mot. Ses inconvénients sont graves.

Elle immobilise le membre bien plus qu'il n'est nécessaire, sans assurer toujours suffisamment la contention des fragments. Je n'insisterai pas sur le second point. On pourrait soutenir et avec assez de raison qu'une bonne gouttière plâtrée est suffisamment contentive. En pratique on voyait cependant assez souvent de petits déplacements se reproduire dans la gouttière.

Une gouttière plâtrée n'a pas en effet de points d'appui précis. Le point d'appui est en quelque sorte diffus. Sans les bagues faites de bandes d'adhésifs souples (diachyllum, leucoplaste, colloplaste) elle n'a guère plus de puissance contentive qu'un Scultet. Avec les bagues, elle ne maintient qu'au prix d'une striction. Celle-ci est toujours fâcheuse. Dans la majorité des cas, l'œdème obligeait à relâcher les bagues, et la contention devenait illusoire.

L'insuffisance des points d'appui obligeait à étendre la gouttière. Un point d'appui diffus est d'autant moins illusoire qu'il est plus étendu. Mais les inconvénients de la gouttière augmentent à mesure qu'elle s'allonge et ils deviennent très graves.

La règle était d'immobiliser une articulation au-dessus et une articulation au-dessous de l'os ou des os fracturés, c'est là ce qui me fait dire que l'immobilisation était à la fois excessive et insuffisante, car les articulations étaient mieux immobilisées que les fragments.

Par le blocage des articulations sus et sous-jacentes, les muscles étaient condamnés à l'inaction absolue. Les conséquences de cette inaction étaient énormes.

Tout organe qui ne fonctionne pas s'atrophie. Le fameux aphorisme « la fonction crée l'organe » exprime une vérité profonde. Il a perdu son allure mystérieuse, il est devenu pleinement intelligible du jour où Le Dantec a découvert la loi d'assimilation fonctionnelle.

C'est au moment où elles fonctionnent que les cellules vivent réellement, c'est-à-dire qu'elles assimilent. Cette doctrine est en opposition formelle avec celle de Claude Bernard qui soutenait que la substance vivante s'use, se détruit en fonctionnant. J'ai étudié la loi de l'assimilation fonctionnelle et cherché à montrer son importance fondamentale en biologie générale dans un livre sur la science et la réalité. Ce n'est pas le lieu d'y revenir. Elle est d'ailleurs d'une évidence éclatante pour les muscles. Chacun sait que les muscles grossissent vite par l'entraînement et qu'ils diminuent de même par le repos.

Si les effets de la loi d'assimilation fonctionnelle sont plus apparents pour les muscles que pour les autres tissus, c'est que les muscles striés des membres sont les agents du mouvement, et que de tous les organes, seuls ils peuvent être mis au repos complet.

Les autres organes, vaisseaux, nerfs, centres nerveux, glandes travaillent plus ou moins, mais travaillent toujours. Au contraire les muscles, lorsqu'un membre est emprisonné dans une gouttière plâtrée n'agissent même plus pour mainte-nir la position de ses divers segments. Leur activité est complètement supprimée. Aussi leur atrophie est-elle rapide et elle atteint un degré extraordinaire. Tous les chirurgiens ont vu maintes fois des jambes sortant d'une gouttière plâtrée. La loge antéro-externe déprimée rend la crête du tibia plus saillante ; le mollet, flasque et ridé, pend lamentablement.

Les dépendances du système musculaire souffrent aussi de l'immobilité complète. Les tendons perdent leur souplesse. Les organes de glissement, les bourses séreuses, les gaines tendi-neuses n'ont point une grande fixité anatomique, parce qu'ils sont peu spécialisés. Si les bourses séreuses accidentelles se forment facilement, les bourses séreuses naturelles se détruisent de même. De tout cela, résulte que les tendons glissent mal. Quant aux articulations, leur sort est très variable. Chez certains individus elles sortent à peu près indemnes de l'immobilisation. Mais il en est d'autres, qu'on appelle des arthritiques ou des rhumatisants, chez qui une immobilité de quelques heures suffit à rendre les mouvements pénibles et douloureux. Pour eux l'immobilisation articulaire, même lorsque la fracture siège loin de l'articulation, a des consé-quences graves.

Pour toutes ces raisons, un membre qui sort d'une gout-tière plâtrée avec une bonne consolidation osseuse est inutilisable. Il conserve des séquelles non pas tant de la racture que du traitement. Il faut ensuite une longue et patiente thérapeutique pour refaire les muscles, pour rendre la liberté aux tendons, la souplesse aux articulations. Henne-quin estimait qu'après les fractures obliques de jambe, il fallait de trois à six mois pour que le malade puisse reprendre en partie l'usage de son membre. Et Rieffet écrit : « Souvent il faut près d'un an pour qu'on puisse parler d'une véritable guéri-son ».

Il est encore un autre élément important dont il faut tenir compte. On sait le rôle considérable des muscles dans la circulation des membres. A la jambe, il est capital. Nous avons montré, Mocquot et moi, que les lacis veineux du soléaire, considérés par Verneuil comme des varices profondes, sont normaux. Ils constituent une sorte de pompe-réservoir aspirante et foulante qui, sous l'influence des contractions du triceps, aspire le sang du système veineux superficiel et le chasse dans les veines profondes.

L'activation de la circulation par la contraction musculaire manque totalement dans un membre immobilisé. La nutrition y est ralentie et c'est là une mauvaise condition pour la consolidation.

Ce n'est point tout encore. L'assimilation fonctionnelle s'applique aux os et ses effets, pour être moins grossièrement apparents, n'en sont pas moins réels.

La fonction du squelette, c'est de résister sans se déformer. Les os résistent, tantôt comme des colonnes, dans la station debout, par exemple, tantôt comme des leviers dans les mouvements où ils transmettent la force développée par les muscles.

Quand un membre est immobilisé dans une gouttière plâtrée, la fonction des os est réduite à rien. N'agissant pas ils s'atrophient.

Les os, chez les adultes, sont figés dans leur forme, c'est le caractère du squelette. Sous l'influence de l'inaction, ils ne diminuent pas, mais il se décalcifient. Cette décalcification est très apparente sur les radiographies. Les os des membres longtemps immobilisés sont beaucoup plus transparents aux rayons X que ceux de leurs congénères : leur ombre est beaucoup plus claire.

Ainsi l'immobilisation dans une gouttière plâtrée a pour conséquence toute une série de conditions fâcheuses, qui sont extrêmement néfastes à la formation du cal. Avec la méthode que je préconise, la consolidation est beaucoup plus rapide.

Tous les chirurgiens se rappellent certainement l'étonnement qu'ils ont éprouvé aux premiers temps de la radiographie. Alors que le membre fracturé était redevenu solide, on voyait encore sur les radiographies, entre les fragments, un espace clair. Tous ont sans doute observé des malades qui, ayant vu par hasard leurs radiographies, refusaient de se servir de leur membre fracturé disant qu'il n'était pas consolidé. En effet, radiographiquement il était souvent impossible de savoir si la consolidation était obtenue.

Cette transparence du cal était due à la mauvaise nutrition du membre. Je ne la vois plus avec la méthode que j'emploie ou du moins elle est bien plus transitoire.

Tel est l'ensemble de considérations qui empêchent de considérer la méthode couramment employée comme le traitement idéal et définitif des fractures.

Deux tentatives ont été faites pour améliorer la thérapeutique des fractures. Elles sont d'orientation tout à fait opposée.

L'une cherche la perfection de la réduction, la coaptation exacte des fragments ; l'autre faisant bon marché de la réduction s'efforce avant tout de rétablir la fonction. La première que l'on pourrait appeler méthode anatomique a eu pour principal champion Lambotte ; l'autre, que l'on pourrait appeler méthode physiologique, est généralement désignée sous le nom de méthode de Championnière.

Méthode anatomique. — Tous les chirurgiens faisaient la suture osseuse dans certains cas particuliers. Sous l'influence d'A. Lane et surtout de Lambotte certains chirurgiens ont érigé l'ostéosynthèse en traitement de choix des fractures.

La radiographie ayant montré que la réduction des fragments est presque toujours imparfaite, on comprend que l'ostéosynthèse ait séduit beaucoup de chirurgiens. Mais pour que cette séduction fût légitime, il faudrait que la perfection de la réduction fût nécessaire au rétablissement intégral de la fonction.

En est-il ainsi? Je puis affirmer que non. Je ne parle ici que des fractures diaphysaires. Si l'on étendait mon affirmation aux fractures articulaires, elle deviendrait tout à fait erronée. Ainsi dans les fractures du type dit de Dupuytren, la perfection de la réduction est indispensable, mais elle est facile à obtenir par la méthode que j'emploie : ceci sera démontré dans le chapitre consacré à ce genre de fractures.

Dans les fractures intercondyliennes du fémur, la réduction exacte ne me paraît pas moins nécessaire et elle n'est réalisable que par l'ostéosynthèse et encore bien difficilement. Pour les fractures de l'extrémité inférieure de l'humérus qui intéressent l'articulation du coude, il faut distinguer les enfants et les adultes. Chez les enfants avec une réduction médiocre, la fonction se rétablit par adaptation d'une façon extraordinaire. Chez les adultes, il n'en est pas de même, mais l'ostéosynthèse présente d'extrêmes difficultés.

Il faudrait peut-être faire encore une réserve pour les fractures des deux os de l'avant-bras. Pour ces fractures, on louvoie péniblement entre la pseudarthrose et le cal vicieux. Je reviendrai sur ces fractures dans un chapitre spécial. Il n'y a que très peu de temps que j'ai réussi à leur appliquer ma méthode. Aussi n'ai-je pas encore à leur sujet d'opinion formelle.

Mais pour les fractures diaphysaires en général, la perfection de la réduction n'est point nécessaire à la perfection de la fonction. La preuve en sera péremptoirement donnée dans le chapitre consacré aux fractures de jambe.

C'est là un point très important. En effet, si la perfection de la réduction n'est point nécessaire au rétablissement intégral de la fonction, c'est une erreur d'orienter le traitement des fractures vers ce but unique, la réduction.

Qu'obtient-on par l'ostéosynthèse ? On obtient le bout à bout, cela n'est pas douteux. Dans certains cas, il n'est pas tout à fait idéal, je veux dire que les irrégularités, les dentelures des fragments ne correspondent pas aussi exactement après l'ostéosynthèse que celles d'une pièce de faïence ou de porcelaine raccommodée par un habile restaurateur. Je n'insiste pas sur ce point : il est incontestable que l'on réalise par l'ostéosynthèse une précision de réduction que nulle autre méthode ne peut donner.

Cependant, je dois signaler encore qu'après l'ostéosynthèse les fragments, bien que mis bout à bout, présentent parfois une certaine angulation.

En somme, l'ostéosynthèse s'oppose efficacement au chevauchement : c'est là un résultat considérable, mais c'est tout ce qu'elle donne.

Il faut bien se rendre compte qu'elle n'assure pas la contention jusqu'à la consolidation. On s'imagine volontiers que des fils d'argent, des agrafes, une plaque métallique convenablement ajustés suffisent à rétablir la solidité du support osseux. C'est une erreur.

J'ai suivi une fracture oblique de jambe qui avait été soignée d'abord par un très habile chirurgien de province. Celui-ci avait fixé les fragments par une plaque vissée longue de neuf à dix centimètres. L'évolution avait été parfaitement aseptique. Or, au quinzième jour, la mobilité était très considérable. Certes elle ne permettait pas le chevauchement, mais elle permettait une angulation notable.

Ainsi, après l'ostéosynthèse, et c'est là que je veux en venir, il faut immobiliser le membre et l'immobiliser exactement comme si l'on n'avait pas fait de suture osseuse. Cela est si vrai que certains chirurgiens sont partisans de la réduction à ciel ouvert, mais recommandent de n'employer aucun moyen de fixation directe des os. Ils font, si l'on peut ainsi parler, de l'ostéosynthèse sans ostéosynthèse.

Ainsi après la suture osseuse, quelle que soit la technique employée, fils, agrafes ou plaques, il faut immobiliser le membre et on l'immobilise par une gouttière plâtrée. On retombe alors dans tous les graves inconvénients que j'ai précédemment signalés, mauvaise nutrition du membre, atrophie musculaire, adhérences des organes de glissement, raideurs articulaires, inconvénients qui me paraissent compenser et au delà le maigre bénéfice de la réduction.

Ces inconvénients sont d'autant plus sérieux qu'il faut immobiliser longtemps après l'ostéosynthèse. La consolidation d'une fracture qui a été ouverte même chirurgicalement, même aseptiquement, est souvent plus lente que celle d'une fracture fermée. Je sais que certains chirurgiens ne sont pas de cet avis. Je reste cependant convaincu qu'ils n'obtiennent pas de consolidations aussi rapides que celles couramment données par ma méthode.

Il reste encore à signaler la possibilité des accidents. Je n'en veux point faire grand état parce qu'on peut toujours dire qu'ils sont évitables. Il ne faut cependant pas oublier que les compagnies d'assurances belges refusaient d'indemniser les ouvriers qui se faisaient soigner d'une fracture par l'ostéosynthèse.

J'ajouterai que personnellement, si je me faisais une fracture ordinaire, je n'en laisserais certainement pas ouvrir le foyer, et j'estime que je n'ai pas le droit de faire à mes malades ce que je ne me laisserais pas faire à moi-même.

A côté de l'ostéosynthèse directe, il y a une autre méthode de traitement sanglant des fractures, qui en respecte le foyer : c'est l'embrochement des os, employé par Codivilla, Steinmann, perfectionné pour les fractures de jambe par Lambret, Quénu et Mathieu. Il consiste à passer au travers des épiphyses, à distance de la fracture, perpendiculairement à l'axe de l'os, des broches métalliques qui servent de point d'appui pour exercer les tractions. Pour les fractures de jambe, la méthode de Lambret, Quénu et Mathieu consiste à passer une broche dans l'épiphyse supérieure du tibia, et une autre dans le calcanéum. Ces deux broches sont montées à chacune de leurs extrémités sur deux tiges métalliques engainées dont on peut régler la longueur au moyen d'écrous. On a ainsi une grande puissance et l'on peut obtenir par cet appareil des réductions remarquables. Mais les os ne s'accommodent pas toujours bien de la pression considérable exercée par les tiges. Chez un malade que j'avais confié à Mathieu, il a fallu les enlever avant que la consolidation fût obtenue. Chez un autre malade que j'ai eu à expertiser, la broche calcanéenne avait déterminé une ostéite qui persistait.

Cette méthode peut rendre des services, mais à mon avis c'est une méthode d'exception qu'il faut réserver au cas où l'on ne peut obtenir autrement une réduction suffisante. Depuis que j'ai réglé ma méthode pour les fractures de jambe, j'en ai soigné deux cents cas environ, et sur ces deux cents cas, je n'en ai trouvé qu'un où l'embrochement me parut indiqué. J'ai prié Mathieu de le faire et d'appliquer l'appareil de Lambret qu'il a perfectionné avec Quénu. Le résultat n'a pas été bon.

Méthode physiologique. — Massage et mobilisation précoce, telle est la formule de cette méthode dont Championnière a été le promoteur. Elle a conduit à des excès insensés dont son auteur n'est certainement pas responsable.

Il y a quelques années, j'ai entendu maintes fois des étudiants auxquels je demandais : « comment traitez-vous les fractures de cuisse » me répondre « par le massage et la mobilisation ». Je n'ai pas besoin de dire que Championnière n'a jamais préconisé d'absurdités de ce genre. Mais quelques médecins qui ne l'avaient pas lu ou pas compris les ont faites. Dans les fractures diaphysaires, l'absence d'immobilisation a des conséquences très graves, elle entraîne des déformations secondaires parfois énormes.

En pratique, Championnière ne supprimait l'immobilisation que pour certaines fractures de l'extrémité inférieure du radius ou de l'extrémité supérieure de l'humérus. Pour les autres fractures, il ne supprimait pas l'immobilisation, il en réduisait la durée. Il faisait sortir le membre de la gouttière plâtrée, et exécuter quelques massages très légers et de petits mouvements passifs. Il combattait ainsi les inconvénients de la gouttière plâtrée, mais sans modifier grandement l'évolution de la fracture.

L'orientation de la méthode de Championnière est fort intéressante. J'estime qu'elle a rendu service. Un membre légèrement déformé avec des muscles, des tendons, des articulations intacts vaut certainement mieux qu'un membre esthétiquement restauré dont les muscles, les tendons, les articulations sont compromis. Mais il ne faut pas aller trop loin. Quand on admet en principe la déformation, on est entraîné à dépasser la mesure et le chirurgien peut arriver à s'accommoder de certaines déformations dont le malade ne s'accommode pas.

J'ajouterai que je n'ai qu'une très médiocre confiance dans le massage et la mobilisation passive. Seuls les mouvements actifs sont capables d'entretenir muscles, tendons et articulations parce que seuls ils mettent en jeu l'assimilation fonctionnelle.

Championnière ne s'était peut-être pas assez soucié de la réduction ; et il n'avait pas cherché à perfectionner les appareils d'immobilisation. Or c'est là qu'à mon avis est la clef de la question des fractures.

PRINCIPES DE LA MÉTHODE

Réduire les fragments, les maintenir réduits tout en permettant la fonction du membre : tel me paraît être l'idéal du traitement des fractures.

Aucune méthode ne l'a réalisé jusqu'ici ni de près, ni de loin. La méthode de la gouttière plâtrée réduit mal, immobilise mal, et rend le membre complètement inerte. L'ostéosynthèse réduit bien, mais elle nécessite une immobilisation complète du membre au moins aussi longue que les méthodes anciennes. La méthode de Championnière fait trop bon marché de la réduction et la mobilisation surtout passive qu'elle emploie est bien loin de rendre les mêmes services que la mobilisation active.

L'idéal que j'ai formulé ne peut pas être réalisé complètement. Je ne crois pas non plus qu'il puisse être réalisé de la même façon pour toutes les variétés de fractures.

Il faut d'abord mettre à part les fractures qui n'ont pas de tendance naturelle à la consolidation osseuse. Ce sont les fractures de la rotule et certaines fractures du col du fémur.

Pour les fractures de la rotule, tous les chirurgiens sont d'accord : il faut les suturer. S'ils sont d'accord sur la nécessité de la suture, ils ne le sont ni sur l'époque à laquelle on doit la pratiquer, ni sur la manière de l'exécuter.

Pour ma part j'estime qu'elle doit être immédiate et osseuse. Bien des chirurgiens attendent quatre, cinq et même huit jours pour suturer la rotule. C'est plus qu'il n'en faut pour que le quadriceps fonde et que l'hémarthrose entraîne une réaction articulaire.

Le but de cette attente c'est, dit-on, de laisser l'hémorrhagie se tarir. L'hémorrhagie a deux sources, les fragments, les ligaments déchirés. Quand on fait la suture, il faut relever les débris fibreux qui encapuchonnent les surfaces de fracture et débarrasser celles-ci de tous leurs caillots. Ce nettoyage ramène l'hémorrhagie : on n'a donc rien gagné à attendre. D'autre part, j'ai toujours vu l'hémorrhagie des fragments rotuliens se tarir dès que la coaptation est faite par une bonne suture.

Quant à l'hémorrhagie qui a sa source dans les déchirures ligamenteuses, elle est arrêtée par la suture de ces déchirures qui est indispensable.

Je considère que la suture de la rotule fracturée est une opération d'urgence.

Reste la manière de faire la suture. J'ai dit qu'elle doit être osseuse.

Le cerclage est une excellente ressource, mais seulement quand on ne peut pas faire mieux. Je le réserve aux fractures directes, c'est-à-dire aux fractures étoilées, et aux fractures indirectes, transversales, passant trop près de la pointe. Le fragment inférieur est alors trop petit pour qu'on puisse le perforer sans danger de le faire éclater.

Quant aux sutures indirectes qui ne portent que sur les tissus fibreux, elles permettent à la rotule de se consolider, mais elles ne remplissent pas l'une des indications que je considère comme fondamentale de tout traitement des fractures, le rétablissement aussi précoce que possible de la fonction.

Toutes les fois que cela est possible je fais la suture avec deux gros fils d'argent passés au travers de l'os à la manière de Championnière, et après l'opération je n'immobilise pas le membre. Dès le lendemain, je commence la mobilisation. On obtient ainsi des résultats extraordinairement rapides et complets.

Pour les fractures du col du fémur, il faut distinguer les variétés par décapitation et transcervicales (fractures intra-articulaires) des variétés cervico-trochantériennes (fractures extra-articulaires).

DELBET. 2

Les premières — fractures par décapitation et transcervicales — ne se consolident pas. Elles se terminent par une pseudarthose plus ou moins serrée mais par une pseudarthrose. Je ne connais pas de cas qui se soit consolidé par un cal osseux.

Je traite systématiquement ces deux variétés de fracture par l'enchevillement. Au moyen d'une technique particulière qui ne peut être réalisée qu'avec un outillage spécial que j'ai présenté à l'académie le 3 novembre 1908, je fais l'enchevillement sans arthrotomie.

Pour l'autre variété de fracture du col, les cervico-trochantériennes, le cas est tout différent. Ces fractures sont capables de se consolider par un cal osseux. J'en ai enchevillé, mais je ne considère pas que l'enchevillement soit nécessaire. Avec le nouvel appareil pour fracture de cuisse que je décrirai dans un autre chapitre de ce livre, j'espère qu'il sera possible de les guérir plus simplement.

Je ne veux pas d'ailleurs m'étendre ici sur les fractures du col du fémur. Avec la collaboration de mon élève Basset, je leur ai consacré un volume qui, sans la guerre, aurait déjà paru.

Aux fractures qui n'ont point de tendance à se consolider, il faut ajouter celles dont les fragments sont séparés par une couche épaisse de muscles. L'interposition musculaire est pour les fractures des diaphyses la grande cause des pseudarthroses. C'est dans les fractures sus-condyliennes du fémur que cette interposition est surtout fréquente. Quand elle existe, l'intervention est nettement indiquée.

Je crois qu'il en est de même pour d'autres raisons dans les fractures intercondyliennes de cet os. Il est impossible, je l'ai déjà dit, d'obtenir indirectement une bonne réduction des condyles et la perfection de la réduction est nécessaire au rétablissement de la mobilité du genou.

Hormis ces cas, où l'intervention me paraît indiquée, j'estime que l'idéal que j'ai formulé, réduction, contention permettant la fonction du membre peut être réalisée sans intervention sanglante : je vais même plus loin, j'estime qu'elle est mieux réalisée par la méthode à laquelle ce livre est consacré que par l'intervention directe.

Ce n'est pas cependant que la réduction atteigne le même degré de perfection ; il s'en faut de beaucoup.

Il est cependant des fractures que l'on réduit parfaitement : ainsi les fractures de jambe du type Dupuytren. Ce sont celles dont la méthode que je défends a le plus complètement modifié le pronostic. Après avoir longtemps considéré avec tous les chirurgiens la fracture de Dupuytren comme une des formes les plus graves des fractures de jambe, je les regarde aujourd'hui comme une variété bénigne. J'obtiens en effet régulièrement une restitution fonctionnelle parfaite. Un de mes malades, homme de sport, qui avait une fracture de Dupuytren avec très gros déplacement, saute un mètre en hauteur à pieds joints. Ces faits seront exposés dans le chapitre consacré aux fractures de jambe.

Quant aux fractures diaphysaires, je déclare très nettement que pour les réduire il faut avoir *une prise directe sur les os*. Sans action indirecte, on n'est jamais sûr d'obtenir une réduction parfaite.

Hennequin était convaincu du contraire. Il croyait très fermement qu'avec son appareil de cuisse on mettait les fragments bout à bout. La radiographie est venue démontrer que ses espérances étaient chimériques. J'ai eu sur ce sujet une discussion très vive avec lui à la société de chirurgie. Je lui ai demandé d'apporter des radiographies prouvant la réduction bout à bout. J'avais eu soin auparavant d'aller voir dans les laboratoires de radiographie, qui n'étaient pas nombreux à cette époque, les épreuves des malades soignés dans divers hôpitaux par Hennequin lui-même et j'étais bien sûr qu'il n'y avait pas un seul cas où le déplacement primitif eût été complètement et parfaitement corrigé. Hennequin ne pouvant apporter de radiographies, a été jusqu'à leur dénier toute valeur. Il avait cru de très bonne foi obtenir des réductions idéales et il ne pouvait sortir de son rêve sans des déchirements auxquels il ne se résignait pas. Les très beaux résultats qu'il avait obtenus auraient dû cependant suffire à le consoler, car il y a une chose que la radiographie ne peut infirmer, c'est le résultat fonctionnel. Et la seule conclusion à tirer des faits, c'est que la perfection de la réduction n'est point indispensable.

Il est aisé de comprendre pourquoi la réduction par les moyens indirects est irréalisable. Les raisons de l'impossibilité sont multiples.

D'abord les os, même pendant le repos, même en l'absence de toute contraction, sont soumis à des tractions, parce que les masses musculaires qui les entourent ne sont ni symétriques, ni équilibrées. Dès que les os sont rompus, les muscles déplacent les fragments.

D'autres facteurs peuvent bien intervenir dans le déplacement. Mais le facteur principal au point de vue pratique, celui qui produit le déplacement et empêche sa correction, c'est la contracture musculaire.

Il ne faut pas perdre de vue que le déplacement, ou, si l'on préfère, l'attitude vicieuse porte et sur le fragment proximal et sur le fragment distal. C'est une erreur de s'occuper exclusivement de ce dernier.

Sur le fragment proximal, on n'a que très peu d'action. Il y a cependant un moyen de parer aux conséquences de son attitude vicieuse, c'est de placer le fragment distal dans une position qui lui corresponde. Ainsi dans les fractures sous-trochantériennes du fémur, le fragment supérieur est en abduction, flexion et rotation externe ; l'abduction prédomine. La position du fragment supérieur par rapport au bassin est telle que si le fémur n'était pas cassé, tout le membre serait en abduction. Comme on n'a que peu d'action sur le fragment supérieur, il faut mettre le membre en abduction.

Sur le fragment inférieur, on a une action, mais hormis les cas où l'on agit à ciel ouvert, en saisissant l'os avec un davier, cette action n'est qu'indirecte. L'extension peut bien corriger le raccourcissement, mais par elle-même elle ne peut ramener les fragments bout à bout.

Il faut se rendre bien compte du mode d'action de l'extension. Si paradoxal que cela puisse paraître, il est cependant bien certain que ce n'est pas la traction qui réduit : ce sont les muscles. Si on tirait en sens inverse sur les deux bouts d'un os cassé et isolé, on les éloignerait indéfiniment.

L'extension continue supprime la contracture musculaire. Lorsqu'elle en a triomphé, elle corrige par elle-même le raccourcissement, mais la coaptation des fragments ne pourrait être obtenue que par l'action de la tonicité musculaire, et elle ne pourrait l'être qu'à une condition, c'est que les muscles fussent symétriques et équilibrés : or ils ne le sont pas.

Voici deux petites expériences qui permettront de bien comprendre ce que je veux dire.

Introduisez une baguette de bois dans un tube de caoutchouc et liez le tube aux deux bouts au ras du bois en exerçant sur le caoutchouc une certaine traction. Cassez la baguette et faites chevaucher les deux morceaux. Exercez une traction en sens inverse sur chacun d'eux. La réduction se fera immédiatement, elle sera parfaite, bout à bout parce que l'élasticité du caoutchouc, qui représente la tonicité musculaire, est égale sur tous les points de la circonférence.

Mais fixez aux deux bouts d'un bâton des fils de caoutchouc de section différente ou en leur donnant une tension différente, puis cassez le bâton. Il se produira un chevauchement, une angulation, une désaxation qui dépendra de la puissance et de l'inégalité des fils élastiques. Cherchez à réduire ; vous corrigerez facilement le raccourcissement, mais vous ne réduirez pas les deux fragments bout à bout si la puissance des divers fils est très différente.

Cette dernière expérience ne donne qu'une idée très incomplète de ce qui se passe dans les fractures. On agit directement sur les deux bouts du bâton, tandis qu'on n'agit pas directement sur les deux bouts de l'os. L'un des deux points d'appui au moins est pris sur un os voisin.

D'autre part les fils élastiques sont fixés par leurs deux extrémités sur le bâton, tandis que les deux insertions des muscles ne sont jamais sur le même os. L'une au moins est sur un autre os et souvent ce sont les deux : ainsi les longues portions des deux biceps, les longues portions du triceps et du quadriceps, le couturier.

Enfin il faut ajouter les gaines péri-articulaires qui brident les tendons. Quand l'os est brisé, elles contribuent à faire basculer les fragments.

Pour ma part, je ne connais qu'une fracture dont la réduction soit régulièrement obtenue d'une manière parfaite par l'extension continue, c'est la fracture de Dupuytren. Il est fort heureux qu'il en soit ainsi car la fracture de Dupuytren est de celles où la perfection de la réduction est absolument nécessaire. Il n'en est malheureusement pas de même des autres fractures articulaires qui ne seront point envisagées ici.

Pour les fractures diaphysaires, qui sont spécialement visées dans cet ouvrage, la perfection de la réduction n'est point nécessaire à la perfection de la fonction. Il ne faut pas oublier que c'est la radiographie qui nous a montré que même dans les cas où le résultat fonctionnel ne laissait rien à désirer, la réduction était imparfaite. Je ne crois pas avoir besoin d'insister sur ce point qui a été souvent traité à la Société de chirurgie et qui est bien acquis aujourd'hui.

Mais je ne voudrais pas qu'on m'attribuât des idées qui sont très loin de ma pensée. Je ne pense pas du tout qu'il ne faut pas réduire, je ne suis pas du tout partisan de la mobilisation précoce sans réduction. Je réduis toujours de mon mieux. Je dis que dans la majorité des cas la réduction parfaite n'est pas réalisable, mais je dis aussi qu'il faut réduire aussi complètement que possible, et je dis encore qu'une bonne méthode de traitement des fractures doit permettre de corriger le raccourcissement ou de le réduire à une quantité négligeable, de supprimer les angulations et de rétablir les axes de sustentation. En dehors de l'action directe à ciel ouvert, seule l'extension continue et mécanique permet d'obtenir ce résultat.

Si le premier point du traitement est la réduction, le second à mon avis, le second en date mais égal en importance, c'est le rétablissement immédiat et aussi complet que possible de la fonction. Tous mes fracturés de jambe et de cuisse marchent dès les premiers jours et en s'appuyant directement sur leur pied. Ils commencent en s'aidant de cannes ou de béquilles, mais ils se servent de leur membre brisé. Il ne faut pas confondre ma méthode avec les différents appareils de marche. Les malades munis de ces appareils marchaient comme s'ils avaient été amputés. Ils évitaient l'ennui du séjour au lit; ils avaient l'avantage, fort appréciable, d'aller et de venir, mais l'évolution de la fracture n'était pas modifiée, car le membre restait emprisonné dans une gouttière.

Mes malades marchent sur leur pied en se servant de leurs muscles et de leurs articulations. Ils évitent ainsi l'atrophie musculaire, les adhérences tendineuses, les raideurs articulaires, les troubles circulatoires, mais ce n'est pas tout. Grâce au rétablissement de la fonction, l'évolution de la fracture est profondément modifiée. La consolidation est beaucoup plus rapide. Routier a présenté à la Société de chirurgie une fracture oblique de jambe traitée par ma méthode, qui était consolidée au bout de vingt-six jours.

On pense bien que ce n'est pas sans mûres réflexions, ni sans une réelle angoisse que je me suis décidé pour la première fois à faire marcher sur son pied un malade qui avait les deux os de la jambe brisés. Je sais que cette méthode thérapeutique a non seulement surpris mais choqué quelques-uns de mes collègues. Je sais même qu'un chirurgien russe, dans un congrès tenu à Moscou, a déclaré que c'était une plaisanterie et qu'un individu qui a les os de la jambe fracturés ne marche pas. Il a été rappelé aux convenances par le président du congrès et sa diatribe n'a pas paru dans les comptes rendus. Je ne m'étonne pas d'ailleurs de sa surprise ; je pourrais même dire que je l'ai éprouvée moi-même, car les résultats ont de beaucoup dépassé mes espérances. Et récemment encore, quand un fracturé de cuisse muni de mon nouvel appareil m'a demandé au vingt-neuvième jour de sa fracture à rentrer chez lui, me disant qu'il pouvait se livrer à certains travaux, j'avoue que malgré tout ce que j'avais vu pour les fractures de jambe, j'ai été prodigieusement surpris.

Pour faire marcher sur leur pied des malades qu'on cherchait à immobiliser si soigneusement, il y avait une étape à franchir, un saut à faire. Je ne l'aurais jamais fait sans doute si je n'étais arrivé à la certitude que l'immobilisation complète des fragments n'est point indispensable à la consolidation, car on ne peut espérer faire marcher un fracturé sans qu'il se produise quelques frottements osseux. Cette certitude s'est imposée progressivement à mon esprit.

Tout d'abord j'avais vu de temps en temps, comme tous les chasseurs, des animaux de chasse qui avaient des cals, en vérité le plus souvent très difformes, mais bien solides. Il est certain qu'ils n'avaient point été immobilisés.

D'autre part, je savais comme tous les chirurgiens que dans

certains retards de consolidation, il est excellent de faire marcher le malade avec un appareil silicaté et que l'on voit parfois dans ces conditions le cal s'achever avec une rapidité surprenante.

Et puis la campagne de Championnière pour la mobilisation précoce a eu sur moi une très grande influence.

Mais, ce qui m'a décidé réellement à entrer dans la voie où j'ai persisté, c'est ce qui est arrivé à Cornil et Coudray. Ces deux auteurs voulant étudier l'histologie des pseudarthroses résolurent d'en produire. Pour cela ils fracturèrent des fémurs de lapins et mobilisèrent tous les jours les fragments. Le résultat fut exactement contraire à leur attente. Au lieu des pseudarthroses qu'ils espéraient, ils obtinrent de gros cals extrêmement solides et avec une étonnante rapidité.

Ce résultat ne me laissa plus aucun doute. Les mouvements, bien loin de mettre obstacle à la formation du cal, la favorisent plutôt.

Dès lors, la voie me parut toute tracée : il fallait réduire par l'extension et trouver des appareils maintenant la réduction tout en permettant la fonction.

J'ai commencé mes recherches à Bicêtre en 1901, et je ne suis arrivé à un appareil satisfaisant pour les fractures de cuisse qu'en novembre 1914.

Mes premières tentatives visaient les fractures de jambe et elles ont complètement échoué.

Le premier appareil que j'ai réalisé est celui du bras. Il date de treize ans; mais il ne s'est répandu que depuis quelques mois. Mes collègues s'y sont intéressés seulement quand ils se sont trouvés aux prises avec les terribles fractures produites par les projectiles de guerre. A l'heure actuelle il est si fréquemment employé que la fabrication est en retard sur la consommation. Ce qui a décidé à l'adopter, ce ne sont pas les avantages qu'il présente au point de vue de la fracture, mais la commodité qu'il donne pour panser les plaies. Je pense que ceux qui ont été amenés ainsi à l'employer, constateront ses avantages au point de vue de la réduction et de la liberté relative du bras et seront ainsi conduits à l'utiliser couramment dans les fractures simples.

L'invention de l'appareil du bras ne demandait pas en vérité un bien grand effort. Les points d'appui utilisables avaient été trouvés par Hennequin : en haut les parois antérieures et postérieures de l'aisselle, en bas la face antérieure de l'avant-bras maintenu fléchi.

Les points d'appui supérieurs sont uniquement musculaires, grand pectoral en avant, grand dorsal et grand rond en arrière. Ces points d'appui sont bons, mais ils ne sont pas résistants, ils cèdent progressivement. C'est pour cela que l'appareil d'Hennequin, bien que très rationnellement conçu, n'est cependant pas satisfaisant. Quand on enlève les poids, la tonicité musculaire reprend ses droits ; elle triomphe de la résistance des muscles qui forment les parois de l'aisselle, l'appareil remonte en masse et au bout de quelques jours on constate que la chape plâtrée qui avait été appliquée sur la partie supérieure de l'épaule, clavicule et acromion, en est distante de un, deux et parfois trois centimètres : on peut passer les doigts sous la chape, entre elle et l'épaule. C'est la preuve que le bras s'est raccourci, que le chevauchement des fragments s'est partiellement, voire même complètement reproduit.

Je me suis demandé si cet inconvénient qui annihilait à peu près l'efficacité de l'appareil était dû à une application vicieuse. J'ai alors prié M. Hennequin de bien vouloir appliquer lui-même son appareil à un de mes malades. Il le fit très obligeamment. Les choses se passèrent exactement comme avec les appareils que j'appliquais moi-même. La chape placée sur l'épaule remonta dans les mêmes proportions. A partir de ce jour, l'appareil d'Hennequin fut condamné dans mon esprit. J'ai vu ultérieurement un pauvre homme chez qui l'ascension de l'appareil avait été tel que le bord axillaire du plâtre, malheureusement coupant, avait entamé la peau, les muscles, et le plexus brachial lui-même, de telle sorte que le membre supérieur était complètement paralysé.

Il fallait trouver un dispositif permettant de maintenir l'extension au même taux, quel que fût l'affaissement du point d'appui musculaire.

Voici le dispositif qui satisfait à ce desideratum.

Une tige métallique pleine s'engage et glisse dans une tige métallique creuse. Le glissement des deux tiges permet de donner à l'appareil la longueur nécessaire pour chaque cas et à chaque instant.

L'extension est réalisée par un ressort à boudin, ressort de pulsion qui entoure la tige creuse. Celle-ci est fenestrée jusqu'à un centimètre de son extrémité libre.

La tige pleine, tige mâle, est percée de trous distants d'un demi-centimètre qui sont placés de façon à être en regard des fenêtres de la tige creuse. Le ressort a une longueur telle qu'au repos il arrive juste au ras du bord des fenêtres de cette tige. En raccourcissant le ressort on dégage une certaine étendue des fenêtres et les trous de la tige pleine qui leur correspondent. Si on engage une cheville dans le trou qui correspond à la limite du ressort raccourci, quand on lâche le ressort, son élasticité entre en jeu, prenant point d'appui sur la cheville, il repousse la tige pleine ; l'appareil s'allonge jusqu'à ce que la cheville vienne s'appuyer sur le bord des fenêtres de la tige creuse. Tant que la cheville n'est pas en contact avec le bord de la fenêtre, l'élasticité du ressort est en jeu, l'extension fonctionne. Quand la cheville repose sur le bord de la fenêtre, le ressort est à la limite de sa longueur, il n'y a plus d'extension, l'appareil est tout simplement rigide.

Ce dispositif très simple permet donc de donner à l'appareil la longueur utile, de maintenir l'extension et de l'augmenter jusqu'à ce que la réduction soit obtenue, puis quand la réduction est satisfaisante, de donner à l'appareil une rigidité qui maintient les os en place tout en supprimant l'extension active. Celle-ci, à partir du moment où la réduction est obtenue, n'aurait d'autre résultat que de fatiguer inutilement les points d'appui.

J'ai réalisé ce dispositif en 1901 ; je l'ai appliqué aux fracture du bras d'abord, puis tout récemment aux fractures de l'avant-bras et aux fractures du fémur. Je dirai plus loin pourquoi il m'a fallu plus de treize ans pour l'appliquer à ces deux derniers groupes de fractures.

Le dispositif permettant d'obtenir l'extension progressive étant trouvé, il ne restait plus qu'à l'appliquer au bras. Le problème était assez facile puisque les points d'appui étaient connus. Après divers tâtonnements j'ai fait construire un arc métallique qui, relié à la tige mâle, embrasse l'aisselle, et une plaque courbe reliée à la tige femelle pour s'appuyer sur l'avant-bras fléchi. Le détail de l'appareil ainsi que la manière de l'appliquer seront décrits dans le chapitre consacré aux fractures du bras.

J'avais pensé d'abord qu'il faudrait deux tiges pour maintenir l'humérus. L'expérience a montré qu'il suffit d'une, tandis qu'il en faut trois pour le fémur.

La solution à laquelle je suis arrivé pour les fractures de jambe est toute différente. L'objectif, réduction, contention et fonctionnement reste le même, mais il est autrement réalisé.

J'ai dit que je m'étais occupé d'abord des fractures de jambe. Mes premières recherches qui ont précédé celles sur les fractures du bras ont complètement échoué.

J'avais constaté d'abord qu'avec la méthode couramment employée, la gouttière plâtrée de Maisonneuve, non seulement la réduction était très souvent insuffisante, mais qu'au déplacement dû à la fracture, on en ajoutait dans la grande majorité des cas un autre extrêmement fâcheux, une angulation dans le plan antéro-postérieur.

Quand on exerce des tractions manuelles sur le pied empaumé des deux mains, la jambe fracturée étant dans le vide, la contracture musculaire, accrue par la douleur, tend à augmenter le raccourcissement. La pesanteur venant s'ajouter aux autres facteurs entraîne vers le bas la région où la continuité est rompue. C'est là une première cause d'angulation à ouverture antérieure. Il y en a une autre plus active. On recommande de toujours placer le pied à angle droit sur la jambe et cette recommandation est fort importante et à la fois très significative. Si l'articulation tibio-tarsienne devait conserver sa mobilité parfaite, l'attitude du pied importerait peu. Mais on sait très bien que l'articulation a de grandes chances de sortir enraidie de l'appareil. On escompte sa raideur future et comme l'équinisme est une grave cause d'impotence on place le pied à angle droit. C'est une assurance prise par avance contre un des inconvénients du traitement.

Mais que se passe-t-il quand la jambe étant dans le vide on cherche par des manœuvres manuelles à mettre le pied à angle droit ? Il ne faut pas oublier que pendant ces manœuvres les muscles sont violemment contracturés. C'est la contracture, en raison de la prédominance du triceps, qui maintient le pied en extension. Elle a un autre effet. En vertu de la disposition des muscles et des gaines tendineuses elle immobilise les articulations. L'immobilisation des articulations est un des rôles physiologiques normaux des muscles. Dans le saut, dans les chutes, ils fixent le membre dans une attitude déterminée.

En raison de l'immobilisation articulaire, quand on redresse le pied pour le ramener de l'équinisme à l'angle droit, le mouvement se produit non pas dans l'articulation, qui encore une fois est fixée par la contracture musculaire, mais dans la solution de continuité, c'est-à-dire entre les fragments. La charnière est transportée de l'articulation à la fracture.

Ce sont choses dont il est très aisé de se rendre compte. Prenez dix malades atteints de fracture oblique de jambe et appareillés dans la gouttière classique de Maisonneuve. Placez-les sur une table rigide. Vous constaterez sur huit, si ce n'est sur les dix, que la partie de la gouttière correspondant au mollet reposant sur la table, le talon ne la touche pas. Il reste à un, deux, trois centimètres du plan horizontal. C'est la preuve qu'il existe une angulation dans le plan antéro-postérieur à sinus ouvert en avant, car dans le décubitus dorsal, un membre normal touche le plan d'appui à la fois par le mollet et par le talon ; c'est ce que vous pouvez constater sur le membre sain. Cette angulation est le fait du traitement.

Ainsi la thérapeutique classique des fractures de jambe ne corrige pas le déplacement, et en outre, ce qui est plus grave, dans la majorité des cas elle en produit un qui est très fâcheux, car par cette angulation le fonctionnement de l'articulation tibio-tarsienne peut être profondément troublé.

Mes premières tentatives pour améliorer la thérapeutique des fractures de jambe ont été mal dirigées.

Je faisais une gouttière du type Maisonneuve ; puis je coupais la gouttière transversalement à peu près au niveau de la fracture et je me servais de ses deux parties, la supérieure et l'inférieure comme points d'appui pour essayer de réduire. Au moyen de divers artifices, qu'il est bien inutile de décrire puisqu'ils ne valent rien, je cherchais à allonger le membre tout en lui donnant une bonne direction. J'obtenais un écartement considérable des deux parties de la gouttière, plusieurs centimètres dans certains cas ; j'ai cru maintes fois avoir réellement allongé le membre. Mais les mensurations, les radiographies successives m'ont montré qu'aucune modification importante ne s'était produite au niveau de la fracture. En réalité les deux parties de la gouttière, surtout la supérieure, avaient glissé sur la peau.

Ces tentatives remontent à 1901. Elles me conduisirent à cette conclusion que, pour assurer des points d'appui capables de résister à l'action des muscles, il faudrait des appareils circulaires. Or il était de notion courante que les appareils plâtrés circulaires étaient extrêmement dangereux, qu'on n'avait pas le droit de les employer. Des faits de gangrènes dues à des plâtres circulaires étaient dans toutes les mémoires. Aussi je crus que j'étais arrivé à une impasse. Les appareils circulaires étaient indispensables à une bonne contention, mais ils présentaient de tels dangers qu'ils étaient interdits. Cette erreur m'a retardé de plusieurs années. Le préjugé contre les appareils circulaires persiste d'ailleurs dans beaucoup d'esprits, car je sais que certains chirurgiens refusent encore d'employer ma méthode pour les fractures de jambe par crainte des colliers.

Il faut remarquer que le problème de la contention ne se pose pas du tout de la même façon pour les divers segments de membre.

Pour le bras et la cuisse les points d'appui supérieurs se présentent dans des conditions particulièrement favorables ; ils sont fournis par la ceinture scapulaire et la ceinture pelvienne.

A l'épaule, les os, qu'il faut toujours rechercher comme points d'appui ne sont pas accessibles. Mais les muscles qui passent comme un pont du thorax au bras, formant la paroi antérieure et postérieure de l'aisselle, fournissent un point d'appui suffisant pour faire équilibre aux muscles du bras, aux muscles raccourcisseurs. Seulement un point d'appui musculaire n'a pas de fixité primitive, il commence par céder. Il n'acquiert de solidité qu'après avoir fléchi. Aussi tout appareil de longueur stable est condamné à l'impuissance. C'est pour cela que l'appareil d'Hennequin ne donne pas les résultats que son auteur avait escomptés. C'est pour cela que j'ai imaginé les tiges mobiles, glissant l'une sur l'autre et pouvant toujours être mises en tension par un ressort. Elles permettent de poursuivre le point d'appui à mesure qu'il se dérobe.

L'avant-bras fléchi fournit un bon point d'appui. Mais il a un grave inconvénient, qui va contre ma doctrine, c'est d'immobiliser le coude. Avec mon appareil, l'épaule garde une certaine mobilité, le coude pas. Les mouvements de pronation et de supination sont possibles, mais non ceux de flexion et d'extension. Le malade qui sort de l'appareil n'est pas complètement guéri, il faut qu'il exerce son coude. Aussi mon appareil de bras, bien que je le juge satisfaisant, ne me paraît pas l'idéal. Pour les fractures compliquées, il a d'énormes et incontestables avantages, puisqu'il permet de faire les pansements sans mobiliser les os, et dans ces cas, il me semble impossible de prendre un point d'appui sur la partie inférieure du bras. Mais pour les fractures fermées, il n'y a peut-être pas là d'impossibilité absolue. Cependant je dois dire que jusqu'ici je n'y ai point réussi.

Pour les fractures de cuisse, les conditions sont comparables à celles du bras. Au point de vue des points d'appui, elles sont même plus favorables ; mais les muscles dont il s'agit de triompher sont autrement puissants. Je reviendrai sur ce point.

Pour la jambe les conditions sont tout autres. On peut prendre point d'appui sur les os sans interposition de muscles. Les points d'appui étant fixes, il est inutile de se servir d'un appareil réglable. La réduction obtenue, il est plus simple de construire un appareil qui la maintienne bien. En somme, ma formule est la suivante : poursuivre les points d'appui fuyants au moyen d'appareils réglables par des ressorts ; utiliser les points d'appui fixes par des appareils plâtrés.

Mais les points d'appui fixes, c'est-à-dire osseux, ne peuvent être efficacement utilisés que par des appareils annulaires.

J'étais si convaincu du danger de ces derniers que pendant longtemps je n'ai pas osé y recourir. C'est seulement en 1906 que j'ai commencé à les étudier.

Aujourd'hui après une expérience de plusieurs années, je puis affirmer que les anneaux plâtrés ne sont pas dangereux. Ils permettent de prendre des points d'appui sur les saillies osseuses à la condition qu'ils utilisent non pas la striction mais le modelage.

Je ne saurais trop insister sur ce point. Ceux qui ne le saisiront pas bien ne pourront jamais utiliser ma méthode.

Dans les premiers temps, je garnissais les points d'appui, c'est-à-dire les points où doivent se faire les pressions. C'était une erreur.

Je ne parle pas ici des corsets plâtrés, ceux que l'on fait, par exemple, pour les scolioses ou les maux de Pott. La largeur de l'emprisonnement qui gêne l'évaporation, la durée de l'application souvent fort longue, les saillies anormales sur lesquelles la vitalité des téguments est déjà troublée, tout cela crée des conditions très particulières. Je crois d'ailleurs que pour le thorax, des carcasses plâtrées à jour seraient bien préférables aux corsets continus couramment employés, et elles ne seraient pas plus difficiles à construire.

Mais je laisse de côté cette question : j'envisage seulement les membres fracturés, où l'on prend point d'appui sur des saillies osseuses normales.

Il peut y avoir intérêt, dans certains cas exceptionnels, à placer sur la peau une seule épaisseur de toile, de lint ou de tricot très mince pour empêcher le contact immédiat du plâtre. Mais en général les tampons que l'on place sous le plâtre pour protéger la peau au niveau des points d'appui osseux produisent un résultat contraire au but.

Ou bien le tampon protecteur est trop gros, trop mou, trop élastique et l'appareil glisse. Ou bien, s'il est assez mince pour que l'appareil soit efficace, non seulement il ne protège rien, mais dans bien des cas il est offensant parce qu'il ne peut pas avoir la régularité opportune d'un plâtre moulé.

Avec les appareils bien construits et bien appliqués, les altérations de la peau sont d'une extrême rareté dans les fractures fermées.

Pour les fractures ouvertes, il en est autrement. Avec les fractures ouvertes du bras je n'ai vu que de très rares et très légères excoriations de la peau de l'aisselle. Chez les fracturés de cuisse, le pli de l'aine peut s'excorier, il faut le surveiller. Dans les fractures de jambe, alors qu'avec les fractures fermées les altérations tégumentaires sont infiniment rares (voir le chapitre consacré à cette question), avec les fractures ouvertes ces altérations ne sont pas exceptionnelles. Je ne parle pas des cas où la suppuration imbibe le plâtre, le ramollit et entraîne finalement une véritable macération. Il y a des faits ou sans que le plâtre ait été souillé, des altérations cutanées, des escarrhes se produisent avec une extraordinaire rapidité, particulièrement au niveau du point d'appui supéro-interne. C'est quelque chose de très particulier. La diminution de résistance des tissus est peut-être liée à certaines infections microbiennes. C'est une question que j'étudie, mais sur laquelle je ne puis rien dire encore de formel. Dans les cas de ce genre, on n'arrive pas, quoique l'on fasse, à réaliser une contention satisfaisante.

Hormis ces cas exceptionnels, on peut prendre point d'appui sur les reliefs osseux au moyen de colliers plâtrés, à la condition, je le répète, qu'ils agissent par modelage et jamais par struction.

Je ne place pas de tampons sur les points d'appui, mais j'en place parfois en d'autres points. Pour la jambe cela n'est point nécessaire, car au niveau des points d'appui les os sont disposés de telle sorte qu'ils protègent les vaisseaux. Mais à

l'extrémité inférieure de la cuisse, le point d'appui étant constitué par le relief postéro-latéral des condyles fémoraux, les
vaisseaux ne sont pas bien protégés. Aussi je place un tampon
en arrière, j'en place même un autre en avant pour laisser un
certain jeu au quadriceps ; et c'est par-dessus ces tampons que
je roule la bande plâtrée pour faire le collier. A la vérité, on
peut se passer de tampons : je les place surtout pour bien
montrer que le collier agit non par ses dimensions, mais par sa
forme. Modeler, mouler sans serrer, c'est là le secret.

Cette notion rendait possible la construction d'un appareil
réellement contentif pour les fractures de jambe. Les points
d'appui étant en haut au-dessous du genou, en bas au-dessus
de l'articulation tibio-tarsienne, l'appareil pouvait laisser libre
jeu à ces deux articulations. Il restait à régler certaines questions de détail que l'expérience seule pouvait trancher.

Avant d'arriver à la formule pratique, il a fallu de longs
tâtonnements. C'est en 1906 que je me suis livré à ce travail
avec l'aide de mes internes d'alors Mocquot et Caraven. Je n'ai
pas besoin de dire que la radioscopie m'a rendu les plus
grands services. C'est elle qui m'a montré que les mouvements
d'adduction et d'abduction du pied (mouvements se passant
autour d'un axe vertical et qui ont pour résultat de porter la
pointe du pied soit en dedans, soit en dehors) ont une grande
action sur les fragments dans les fractures obliques. C'est
là ce qui m'a conduit à prolonger les deux attelles latérales
jusque sur les côtés du calcanéum.

D'autre part, la flexion du pied, qu'il est capital de laisser
libre, ne peut se faire aisément au delà de l'angle droit que si le
tendon du jambier antérieur n'est point gêné. Or le point où il
se soulève sous l'influence de la contraction du muscle est très
variable. Il dépend de la longueur du ligament frondiforme. Il
faut donc prendre soin de vérifier sur le pied sain le degré de
laxité du tendon, son point de soulèvement et le marquer du

côté malade. Le collier inférieur devra être disposé de façon à découvrir ce point.

Enfin pendant les premières années, je ne mettais de chape talonnière que pour les fractures de Dupuytren. L'expérience m'a montré que cette chape n'a que des avantages. Elle assure une meilleure contention et en outre elle empêche les frottements sur le tendon d'Achille. A l'époque où je mettais un simple bracelet, la région du tendon d'Achille devenait parfois douloureuse dans la marche et même la peau s'ulcérait.

L'appareil de contention ne suffit pas ; il fallait une méthode de réduction. Celle-ci, je le répète, ne peut être réalisée que par l'extension continue. Ce n'est pas tout de réduire, il faut encore appliquer l'appareil de contention sans mobiliser le membre, sans compromettre la réduction.

Ces divers problèmes ont été successivement résolus.

On commence par placer sous la jambe fracturée un appareil de Scultet destiné à remplacer les bandes de toile au moyen desquelles on fixe d'ordinaire les appareils plâtrés. Il permet d'atteindre le même but sans mobiliser le membre.

A partir du moment où le Scultet est placé, le malade ne doit plus souffrir. C'est là un avantage qui n'est pas négligeable. Les douleurs de la réduction des fractures sont connues du grand public, elles passent à juste titre pour atroces. Avec l'extension continue, elles sont supprimées ; le malade n'éprouve que du soulagement.

La traction est réalisée par des poids au moyen d'un petit étrier que l'on construit séance tenante avec des cordons de tablier ou une bande de toile. Cet étrier dont la description sera donnée dans le chapitre rédigé par Marchak sur les fractures de jambe, prend point d'appui en avant sur le col de l'astragale, en arrière sur le calcanéum. Il permet donc de réduire aussi bien les fractures malléolaires que les fractures diaphysaires.

Il ne peut pas déraper quel que soit le poids que l'on utilise.
J'emploie habituellement de 15 à 18 kilos.

Je crois devoir faire remarquer que cet étrier qui est excellent pour une traction courte ne peut être utilisé pour une traction de longue durée. Il amènerait la production d'escarrhes en avant et en arrière. Pour la traction nécessaire à la réduction des fractures de jambe, il n'a que des avantages. Il permet d'appliquer l'appareil plâtré sans que son modelage en souffre. Quand le plâtre est pris, on l'enlève sans difficulté.

Ainsi la méthode est complète. La traction continue permet de réduire dans la mesure possible. La réduction est parfaite dans les fractures malléolaires et aussi dans les fractures sus-malléolaires ; elle est imparfaite mais suffisante dans les fractures diaphysaires. L'appareil de contention est appliqué pendant que la traction continue d'agir et sans qu'il soit besoin d'imprimer le moindre mouvement au membre. Les points d'appui osseux n'étant guère recouverts que par la peau, l'appareil est réellement contentif et les malades marchent en s'appuyant directement sur la plante du pied. Je le répète encore une fois, grâce à l'utilisation fonctionnelle du membre, la consolidation se fait avec une rapidité extraordinaire et le malade est capable d'utiliser le membre brisé, dès sa sortie de l'appareil, d'une manière presque normale.

Pour la cuisse le problème se présente à peu près de la même façon que pour le bras. Aussi la solution à laquelle je suis arrivé est-elle du même genre.

Je ne me suis pas aperçu d'abord de cette similitude, j'ai mal posé le problème. Aussi ai-je erré pendant plusieurs années.

J'ai cherché à traiter les fractures de cuisse par des appareils plâtrés. C'était une erreur : j'étais dans une impasse.

J'ai d'abord employé la méthode de Dollinger. Elle consiste à appliquer un grand appareil plâtré sous la suspension.

On suspend le malade comme pour faire un corset de Sayre.
On place sous le membre sain des briques empilées de façon à
ce que le pied puisse y prendre un point d'appui partiel. Le
membre fracturé reste dans le vide : on compte sur son poids
pour faire la réduction.

L'expérience m'a montré que cette méthode est en réalité très
mauvaise. Dans cette position anormale, le malade se défend.
Il contracte violemment ses muscles, ce qui augmente les douleurs, et les douleurs à leur tour augmentent la contracture.
Le bassin s'incline et finalement on fait l'appareil plâtré dans
des positions qui ne sont pas bonnes. Les gens d'un certain
âge supportent mal la suspension. Sous son influence et sous
celle de la douleur, deux de mes malades ont eu des syncopes.
Aussi ai-je définitivement abandonné cette méthode de réduction. Mais j'ai continué à faire l'appareil plâtré.

Je plaçais les malades horizontalement avec un support sous
les épaules, un pelvi-support sous le bassin, et deux autres supports l'un sous le jarret, l'autre sous le talon. Le malade étant
ainsi placé, j'installais une traction avec des poids, et je faisais
un appareil plâtré qui est en somme celui qu'on emploie pour
les coxalgies.

Mais le problème de la coxalgie et celui des fractures de
cuisse ne se ressemblent pas. Il est bien inutile de signaler
toutes les différences : je me bornerai à mentionner celle-ci.
Dans la coxalgie le but est d'immobiliser l'articulation coxo-
fémorale, et cette immobilisation n'a que des inconvénients
dans les fractures du fémur.

D'ailleurs l'appareil engainant tout un membre est le type
de ce qu'il faut éviter en cas de fracture. En outre le point
d'appui ischiatique ne peut être bien utilisé par un appareil
plâtré, ainsi que je le dirai plus loin.

Mes malades, munis du grand appareil plâtré, marchaient.
Hennequin a eu tort de dire le contraire. L'un d'eux le lui a

bien prouvé en lui donnant rendez-vous aux Champs-Élysées. Mais ils marchaient mal puisqu'ils avaient la hanche et le genou immobilisés. Cette méthode ne représente plus pour moi qu'une phase transitoire assez médiocre.

Je vais montrer brièvement en quoi le problème des fractures de cuisse se rapproche et aussi en quoi il diffère de celui des fractures de bras.

Le point d'appui supérieur est excellent, il est bien meilleur que celui du bras, car il est osseux : c'est l'ischion et la branche descendante du pubis. La branche pubienne est presque sous-cutanée, mais l'ischion est recouvert d'une couche épaisse de parties molles, muscle et graisse. C'est un point d'appui qu'il faut poursuivre. Il a cela de commun avec ceux du bras.

Si l'on construit une maison sur des pilotis plantés dans de la glaise, la maison s'enfonce jusqu'à ce que les pilotis arrivent sur un sol résistant. De même un appareil qui doit prendre point d'appui sur l'ischion déprime les parties molles et s'enfonce jusqu'à ce qu'il soit arrêté par le contact médiat avec l'os. Aussi pour réaliser un bon appareil de cuisse permettant l'utilisation du membre, faut-il recourir aux tiges glissant l'une dans l'autre, réglables par des ressorts de manière à poursuivre le point d'appui.

A la partie inférieure, le point d'appui est moins fuyant mais il est plus difficile à utiliser. C'est le bord postérieur des deux condyles fémoraux.

Je l'ai étudié d'abord chez des sujets sains. Après divers tâtonnements, je suis arrivé à cette conclusion qu'il ne peut être utilisé que par un anneau plâtré bien modelé. J'ai construit un de ces anneaux sur un sujet qui n'avait pas de fracture : j'ai constaté qu'il résistait sans glisser à des tractions plus considérables que celles qui sont nécessaires pour réduire une fracture de cuisse et je l'ai fait porter au sujet pendant trois semaines pour bien m'assurer qu'il n'avait pas d'inconvénient.

Il m'a servi pour tous les essais de la construction de l'appareil auquel je me suis arrêté.

Le point d'appui supérieur est utilisé par un arc métallique de courbure complexe. Il s'agissait de trouver une courbure moyenne s'adaptant à tous les bassins adultes. Ceci n'a pas présenté de bien grandes difficultés. Les relations de la branche ischio-pubienne avec l'ischion varient peu quelles que soient les dimensions et la forme du bassin. L'arc métallique s'incline un peu plus en avant ou un peu plus en arrière suivant que le bassin est plus ou moins haut. J'ai pensé un moment que pour parer à cette inclinaison, il faudrait mettre une articulation mobile dans un plan sur la tige antérieure. L'expérience m'a montré que cette articulation n'est point utile et comme il faut toujours viser la simplicité, je l'ai supprimée.

L'appareil a été appliqué à des malades de tailles très diverses. Il a toujours bien fonctionné.

Je n'ai point eu l'occasion de l'appliquer sur des femmes pour des fractures de la diaphyse fémurale. Mais je l'ai appliqué deux fois pour des fractures du col. Il m'a paru que ses courbures convenaient aussi bien aux bassins féminins qu'aux masculins.

Parfois la tige antérieure pointe en avant et reste à distance du collier condylien. Il faut une pression assez forte pour la ramener au contact. Cette disposition qui m'avait d'abord inquiété est en réalité très favorable. L'effort exercé sur la tige antérieure reporte la plus grande partie de la pression sur le point d'appui ischiatique qui est le meilleur.

Il était facile de fixer à l'arc métallique deux tiges, l'une interne, l'autre antérieure. Avec ces deux tiges, il était possible de soigner une fracture dans un lit. Pour les fractures compliquées, c'était déjà un notable avantage, car l'appareil permettait de faire les pansements sans mobiliser les os, mais pour les fractures ordinaires l'avantage était assez mince.

En tout cas, tant qu'il n'était pas possible de faire marcher les malades, le but que je me propose n'était pas atteint ; la méthode que je défends n'était pas appliquée. Encore une fois, c'est l'utilisation fonctionnelle du membre qui transforme le pronostic des fractures, qui hâte la consolidation, qui supprime les atrophies et les raideurs consécutives à l'immobilisation classique, et toutes les séquelles de longue durée que l'on s'est habitué à voir chez les fracturés.

Pour faire marcher un malade dont le fémur est brisé, il fallait une troisième tige, une tige externe. Comment trouver en dehors un bon point d'appui ? Ce problème m'a longtemps arrêté, car en dehors il n'y a pas de point d'appui osseux utilisable.

L'idée m'est venue de me servir comme point d'appui externe d'une courroie inextensible fixée à l'extrémité postérieure et à l'extrémité antérieure de l'arc métallique. Les essais m'ont montré que ce point d'appui est excellent. Les pressions qu'il supporte se transmettent à l'arc : celui-ci s'applique mieux et l'ensemble, la cuisse fracturée et l'appareil, prennent une rigidité très remarquable.

Il fallait en avant un dispositif mettant les vaisseaux fémoraux à l'abri de toute pression. Il n'y avait point là de difficulté sérieuse.

Pour que l'appui externe n'altère pas la peau, je lui ai donné la forme d'un gros cylindre dans lequel passe la courroie. La surface de pression est ainsi élargie, et grâce à cela je n'ai point vu d'altération de la peau se produire à ce niveau.

Ce n'est pas tout. Il m'a semblé que cette tige externe avec le cylindre qui la surmonte pourrait être utilisée pour ramener en dedans le fragment supérieur qui a toujours tendance, surtout dans les fractures hautes, à se porter en dehors.

Avec la courroie unissant les deux extrémités de l'arc métallique, le cylindre, quand la traction était établie, se plaçait trop haut. Pour l'abaisser, j'ai incurvé vers le bas l'extrémité postérieure de l'arc. Grâce à cet artifice, le cylindre se place sur la face externe du grand trochanter. Ainsi la pièce externe joue un double rôle ; non seulement elle donne à l'appareil une rigidité indispensable, mais elle agit sur le fragment supérieur pour corriger dans une certaine mesure sa tendance à se porter en dehors.

Quand la cuisse est considérablement œdématiée et le genou distendu par l'hydarthrose, les points d'appui inférieurs, condyliens, sont difficilement utilisables. Il est possible par une pression modérée de réduire notablement et rapidement l'œdème. L'anneau plâtré peut agir, il n'est pas inutile, mais sa fixité n'est cependant pas suffisante pour résister à la pression des ressorts de l'appareil. Il tend à glisser et la réduction n'est plus assurée. Dans ce cas, je prolonge le plâtre jusqu'aux malléoles par mon appareil de jambe, c'est-à-dire que j'adjoins à l'appareil de cuisse un appareil de jambe, les deux étant en continuité plâtrée au niveau de l'anneau condylien. Le genou est alors immobilisé, ce qui est un inconvénient. Je le crois inévitable. Je ferai remarquer que si le genou est immobilisé, aucune traction n'est exercée sur les ligaments. Il n'en est pas toujours de même avec l'appareil de Tillaux. Je voyais récemment une jeune fille qui avait été soignée par un chirurgien éminent pour une fracture de cuisse au moyen de l'appareil de Tillaux. Bien que le fémur fût consolidé d'une manière satisfaisante, la laxité du genou était telle que la marche était impossible. D'autre part le genou est immobilisé en rectitude et non pas en flexion comme dans l'appareil d'Hennequin et il y a beaucoup moins d'inconvénient à immobiliser un genou hydarthrosique en extension qu'en flexion. Enfin, l'immobilisation du genou est de durée relativement courte. Avec la méthode que je défends, je le répète encore, la consolidation est extraordinairement accélérée et en général l'œdème disparaît vite. On peut donc rapidement supprimer

la partie jambière de l'appareil. On refait alors l'anneau condylien et les malades peuvent fléchir le genou de quelques,
degrés. Il est vraiment curieux de voir des fracturés de cuisse
marcher au bout d'une vingtaine de jours presque sans boiterie.

Je dois signaler un autre point dont l'importance me paraît
considérable et qui fait partie intégrante de la méthode. C'est
la précocité d'application des appareils.

J'estime qu'une fracture doit être réduite et immobilisée
aussitôt que possible. J'applique ou je fais appliquer mes appareils dès que je vois les blessés.

Bien des chirurgiens sont d'avis qu'il faut d'abord placer le
membre dans une gouttière ou sur une attelle et attendre
quelques jours pour faire la réduction et la contention. Quelques-
uns même conseillent d'attendre que l'œdème soit tombé pour
placer l'appareil, conseil qui aurait pour résultat, si on le sui-
vait à la lettre, de faire attendre dans bien des cas en quelque
sorte indéfiniment.

Je suis convaincu que tout retard dans la réduction et l'application d'un bon appareil est extrêmement préjudiciable au
malade.

Seule la réduction bien maintenue peut faire disparaître complètement les douleurs. Cet avantage bien qu'il ne soit pas
négligeable est cependant secondaire.

Dans une fracture fermée, le travail de réparation commence
bien plutôt qu'on ne le croit. La rapidité des consolidations que
j'obtiens le prouve. La réduction immédiate fait bénéficier le
blessé de ce travail précoce. La réduction retardée le lui fait
perdre et constitue un nouveau traumatisme.

D'autre part, les fractures s'accompagnent dans la majorité
des cas de phénomènes secondaires dont la pathogénie est extrêmement obscure. Les principaux sont l'œdème et les phlyctènes.

L'œdème est dû en partie à l'épanchement sanguin. Mais je ne crois pas que ce soit là sa seule cause. En effet, la réduction et la contention immédiate n'ont évidemment aucune action sur l'épanchement du sang, et elles en ont un très manifeste sur l'œdème.

Il me paraît très probable que ce dernier est en partie conditionné par des troubles de la circulation veineuse. Ceux-ci sont de deux ordres. La dilacération des veines intra-musculaires me paraît capable de jouer un rôle, et ce rôle est sans doute très considérable dans les fractures de jambe. J'ai déjà rappelé l'importance pour la circulation du membre inférieur des énormes lacis veineux qui sont situés dans l'épaisseur même des muscles de la région postérieure et particulièrement dans le soléaire. Quand ces lacis veineux sont dilacérés, ce qui se produit surtout dans les fractures de la partie moyenne avec gros déplacement, le membre reste longtemps œdémateux. La réduction immédiate n'a pas d'action sur les dilacérations déjà produites, mais elle empêche les fragments d'en produire de nouvelles. Tant que le membre n'est pas bien immobilisé dans un bon appareil, le raccourcissement s'accentue; les fragments qui chevauchent davantage peuvent produire de nouveaux dégâts. J'ajoute que les mouvements irréguliers qui se produisent inévitablement quand on cherche à faire la réduction manuelle ont à ce point de vue des inconvénients que n'a pas la traction mécanique. Un membre fracturé doit être traité avec le plus grand respect. Tout mouvement inutile est fâcheux. Toute douleur causée est la preuve d'une aggravation des lésions. Aussi la manière d'examiner les fractures qui était couramment employée il y a quelques années et qui l'est peut-être encore en certains endroits, est-elle véritablement barbare. Dans mon service, la recherche de la crépitation est formellement interdite.

Le rôle du traumatisme nouveau causé par les manœuvres

de réduction manuelle dans les fractures de jambe me paraît
évident. Quand on emploie l'ancienne méthode, après avoir
enlevé les bandes de toile qui maintiennent la gouttière plâtrée,
on les remplace par des bagues d'emplâtre adhésif. Tout le
monde sait qu'il est de règle de poser ces bagues sans serrer.
Et cependant, dans la majorité des cas, il faut les desserrer le
lendemain. C'est la preuve que l'œdème a augmenté, et il ne me
paraît pas douteux que cette poussée nouvelle d'œdème est due
à de nouvelles lésions produites par les à-coups de la traction
manuelle. En effet avec mon appareil, bien que je l'applique
immédiatement, bien qu'il comporte des anneaux plâtrés, on
n'observe pas ces poussées d'œdème d'après la réduction. Les
cas où l'on est obligé de le couper parce qu'il est trop serré sont
tout à fait exceptionnels.

L'autre facteur d'œdème est la coudure des vaisseaux produite inévitablement par le chevauchement, la désaxation,
l'angulation. Il se passe, me semble-t-il, quelque chose d'analogue, à ce que produit la torsion du pédicule de certaines
tumeurs ou du cordon spermatique. Les artères dont la paroi
est plus épaisse résistent mieux, et comme la pression du sang
y est considérable, leur débit est à peine modifié. Au contraire
dans les veines, et parce que leur paroi est mince et parce que
la pression y est faible, la circulation est très diminuée.

La meilleure manière de supprimer cette cause d'œdème est de
réduire aussi précocement et aussi complètement que possible.

De fait, quand les circonstances permettent de réduire une
fracture très peu de temps après sa production, l'œdème est
notablement diminué, souvent réduit à des proportions insignifiantes.

Quand l'œdème s'est déjà produit, la meilleure manière de
le faire rétrocéder est de réduire. Dans ce cas, il faut évidemment refaire au bout de peu de temps un second appareil, mais
cela n'a d'inconvénient que pour le chirurgien.

La pathogénie des phlyctènes est encore plus obscure que celle de l'œdème. Elles ont bien le caractère d'accidents nerveux; mais sont-elles dues à la fracture elle-même ou à des lésions secondaires produites par les fragments déplacés? Nous l'ignorons absolument. Il me semble que la réduction précoce en diminue la fréquence, ce qui tendrait à prouver qu'elles sont dues à des lésions secondaires, mais je ne puis être très affirmatif sur ce point.

En tout cas, il ne me paraît pas douteux que la réduction et la contention immédiate ont d'énormes avantages. Mes fracturés de cuisse marchent déjà à une époque où ceux qui sont soignés par d'autres méthodes attendent encore, dans une gouttière, la réduction.

En terminant ces considérations générales, je voudrais répondre à une objection qui a été faite à mes appareils de bras et de cuisse. On leur reproche d'être coûteux.

Il est certain que la chirurgie moderne est plus coûteuse que l'ancienne. Les hôpitaux temporaires, complémentaires ou auxiliaires, que les nécessités actuelles ont obligé d'établir en si grand nombre sur tout le territoire seront obligés de faire un sacrifice s'ils veulent se servir de mes appareils[1].

Pour les hôpitaux permanents, le sacrifice est minime, car les mêmes appareils peuvent servir indéfiniment. Je me sers encore des premiers appareils de bras qui ont été construits en 1902.

Ce n'est point assez de dire que le sacrifice est minime : il est purement apparent. En réalité ma méthode fait réaliser aux hôpitaux et à la société une économie considérable.

Mes fracturés étant capables de marcher, un grand nombre rentrent chez eux au bout de quelques jours. Il n'est pas rare

---

1. Mᵐᵉ Douine, avec une générosité dont tout le monde doit lui être reconnaissant, a donné pour les blessés un grand nombre de mes appareils. J'ai commencé à les distribuer dans les centres chirurgicaux en montrant la manière de les appliquer.

que les fracturés de jambe (et dans ce cas mon appareil ne coûte
pas plus qu'un appareil plâtré ordinaire) quittent l'hôpital au
bout de dix à quinze jours. Un des premiers malades que j'ai
traité pour une fracture de cuisse par mon nouvel appareil m'a
demandé à rentrer chez lui le vingt-neuvième jour. La durée
d'hospitalisation est donc extrêmement réduite.

Même pour les blessés qui doivent rester à l'hôpital jusqu'à
la guérison complète, la durée de l'hospitalisation est très notablement réduite et parce que la consolidation est plus rapide et
parce que le rétablissement de la fonction est bien plus précoce.
Ceci ressort avec évidence des statistiques du Dr Oudard qui
soigne à l'hôpital maritime de Cherbourg des marins et des
soldats.

Ce n'est pas tout. Avec ma méthode, les diminutions permanentes de capacité professionnelle sont rares et insignifiantes.
M. Oudard dans sa statistique, sur laquelle j'ai fait un rapport
à la Société de chirurgie, et dont les résultats seront rappelés
dans la partie de cet ouvrage consacré aux fractures de jambe,
a montré que dans la période qui a précédé immédiatement
celle où il a appliqué ma méthode, les réformes avec pension
n'étaient point rares à la suite des fractures de jambe, tandis
que depuis qu'il l'a adoptée, aucune réforme n'a été nécessaire.

Ainsi même pour les fonds appartenant en propre aux hôpitaux, ma méthode, bien loin d'être une charge, est un avantage
économique.

Si, au lieu de se placer à ce point de vue étroit, on envisage
la question sous une forme plus générale, on voit que la méthode
de traitement des fractures qui est exposée dans cet ouvrage fait
réaliser à la société une économie considérable et parce qu'elle
abrège la durée de l'incapacité totale, et parce qu'elle diminue
la fréquence et le degré des incapacités partielles permanentes.

Post-scriptum. — Depuis que ce chapitre est écrit, un certain nombre de modifications de mes appareils ont été proposées. Les efforts faits dans ce sens me causent une grande joie. Ils prouvent en effet que la méthode entre de plus en plus dans la pratique.

Les modifications dont j'ai eu connaissance jusqu'ici me paraissent n'avoir qu'un intérêt très relatif. Quand il en paraîtra une présentant de réels avantages, je serai le premier à l'adopter.

Il est possible que je fasse moi-même une modification qui sera d'ordre économique et non thérapeutique. Fileter une tige est moins coûteux que la percer de trous. Il est donc tout indiqué, pour abaisser le prix des appareils, d'adopter le réglage des ressorts par des écrous. Mais il reste à trouver un dispositif permettant le blocage. Cette modification ne changera d'ailleurs absolument rien à la méthode.

FRACTURES DE JAMBES

Par J. MARCHAK

Interne des hôpitaux.

Le premier appareil de marche directe pour le traitement des fractures de jambes a été appliqué par le professeur Delbet le 20 novembre 1906. Depuis cette date la méthode de la marche directe a été employée dans son service d'une façon systématique et intégrale pour le traitement de toutes les fractures et le nombre des cas traités est actuellement assez considérable pour que nous puissions en faire une étude d'ensemble, donner des statistiques pour chaque variété de fracture, indiquer les avantages énormes de la méthode et dissiper les doutes des incrédules au sujet de son application et de ses résultats.

La méthode a fait ses preuves. Toutes les fractures, depuis les plus bénignes — fractures du péroné, — jusqu'aux plus graves — fracture de Dupuytren — fractures obliques avec très gros déplacement — ont été traitées par la même méthode et aujourd'hui après neuf ans d'observation nous sommes en mesure d'affirmer l'excellence de cette méthode qui ne nous a donné que de belles et rapides guérisons avec restitution complète des fonctions du membre.

Notre collègue Legrand, ancien interne de M. le professeur Delbet, nous communiquait récemment le fait suivant : Un malade évacué du front pour fracture de jambe, muni d'un appareil de marche, arrive dans un hôpital de l'arrière quelques jours après le traumatisme. Le malade marchait si bien que le médecin de ce nouvel hôpital mettait en doute la réalité de la fracture. C'est seulement sur l'insistance de M. Legrand, qu'en faisant une radiographie on démontra clairement son existence.

On a toujours tiré de la méthode son maximum de rendement et dans les cas très rares où la restitution fonctionnelle n'a pas été complète, l'amélioration a été telle, qu'aucune autre méthode n'en aurait pu donner de semblable.

On nous a quelquefois objecté que l'application de l'appareil est difficile. Rien n'est moins vrai. Il suffit de lire attentivement les communications et les articles faits à ce sujet pour se convaincre que cette difficulté est illusoire et que l'application du plâtre par la méthode du professeur Delbet est des plus simples.

Plusieurs chirurgiens, entre autres M. Oudard de Cherbourg, qui l'avait déjà employée quarante-deux fois en 1900, ont pu construire avec succès l'appareil de marche, sans avoir jamais vu son application à Necker et sans autre guide que l'article de Mocquot et Caraven [1]. Remarquons que M. Oudard étant médecin militaire a toujours traité des militaires dont aucun n'a été réformé à la suite du traumatisme.

En tout cas, par une description aussi détaillée et aussi claire que possible nous espérons bien vaincre la crainte des prétendues difficultés que suscite la construction de l'appareil de marche.

Nous avons souvent entendu dire : la méthode est excellente pour toutes les fractures, mais il ne paraît pas possible de l'employer pour les fractures de Dupuytren. Eh bien, nos meilleurs résultats ont été obtenus pour les fractures bi-malléolaires. Les réductions par la traction continue ont été parfaites, la contension par les plâtres a été excellente et nos malades ont guéri en marchant avec des articulations souples et mobiles.

---

1. Mocquot et Caraven. *Revue de Chirurgie*, 1906, p. 309.

Les fractures de Dupuytren c'est le triomphe de la méthode, c'est le plus grand progrès réalisé par l'appareil de marche directe.

« J'ai coutume de dire, écrit M. Delbet[1], que si l'on m'avait condamné, il y a dix ans, à une fracture de jambe, j'aurais supplié qu'on ne me fît pas une fracture de Dupuytren, tandis que si l'on me condamnait à la même peine aujourd'hui, je demanderais justement qu'on me fasse une fracture de Dupuytren. »

Les résultats brillants obtenus par la méthode de la marche directe pour le traitement des fractures de Dupuytren plaident en notre faveur et il nous est inutile d'insister davantage.

Nous avons pu traiter par la même méthode les fractures ouvertes, graves. Avec une petite modification apportée à l'appareil, le traitement des fractures ouvertes devient le même que celui des fermées. Cette modification présente actuellement un intérêt particulier en raison des blessures de guerre. Avec l'appareil de marche on peut panser les plaies de la jambe fracturée et conserver au malade non seulement la mobilité des articulations du genou et du cou-de-pied, mais lui permettre également de marcher pendant toute la durée de son traitement. L'immobilité trop prolongée des fractures ouvertes traitées par le plâtre ordinaire rend souvent le membre impotent longtemps après l'ablation du plâtre, car les articulations deviennent raides et les muscles atrophiés.

Or nous avons traité un certain nombre de fractures ouvertes par la méthode de la marche directe et nous avons pu non seulement conserver aux malades des articulations souples et mobiles avec un raccourcissement minime, mais encore leur permettre de marcher pendant toute la durée du traitement.

Il faut dire cependant que chez certains malades infectés, des escharres surviennent qui obligent à enlever l'appareil.

1. *Bull. et Mém. de la Société de Chirurgie*, t. XLI, n° 5, 1915.

CHAPITRE PREMIER

HISTORIQUE

« Espérer faire marcher utilement les blessés atteints de fractures du tibia n'est pour l'instant qu'un beau rêve dont le lendemain, quelque désirable qu'il soit, ne peut encore être prévu », écrivait Hennequin en 1897 dans la Revue d'Orthopédie.

Eh bien, le rêve de M. Hennequin est aujourd'hui une réalité. Non seulement le blessé marche et n'ankylose pas ses articulations, mais encore il marche utilement puisque les légers mouvements se produisant entre les fragments osseux, loin d'empêcher la consolidation de la fracture, la favorisent plutôt. Il faut bien dire que par « marche utile », Hennequin entendait celle qui permettait aux malades de travailler. Pour le professeur Delbet, ce mot a un tout autre sens. La marche est utile pour la cure de la fracture. D'ailleurs certains de nos malades ont pu reprendre leurs occupations avant la consolidation.

La méthode ambulatoire a été d'abord employée à l'étranger par Reyher[1] (1882), Dombrowsky[2] (1881), Zelenkow[3] (1887), Heusner[4] (1890), Krausé[5] (1891).

Elle n'a fait son apparition en France qu'en 1894 avec Lapeyre

---

1. Reyher-Freubert. *Zur behaudlund der Fracturen der Unteren Extremität*, Wratch, 1882.

2. Dombrowsky. *Saint-Pétersbourg med. Wochewschrift*, 1881, n° 32.

3. Zelenkow. *Saint-Pétersbourg med. Wochewschrift*, 1889, n° 9.

4. Heusner. *Deutsche med. Wochewschrift*, 1890, p. 845.

5. Krausé. *Deutsche med. Wochewschrift*, 1891, n° 13, p. 457.

qui fait sa thèse inaugurale sur un appareil de marche qu'il employait dans le service de M. le Professeur Le Dentu.

Volkowich en Russie l'emploie encore actuellement de même que Reclus l'appliquait en France.

Mais tous les appareils antérieurs n'avaient qu'un seul but : permettre au malade de marcher, lui éviter une longue immobilisation au lit et même dans quelques cas poursuivre ses travaux.

Aucun de ces appareils n'a réussi à atteindre l'objectif principal proposé par le professeur Delbet qui est de faire marcher « utilement » le malade en lui assurant la conservation intégrale de ses articulations. Tous ces appareils, faits en bois ou en plâtre avec des étriers en fil de fer sur lesquels marchaient les malades, permettaient tout juste la déambulation mais les articulations restaient raides et, suivant l'expression de M. Delbet, « le malade marchait comme s'il était amputé ».

Lucas-Championnière a bien compris tous les dangers d'une longue immobilisation ; il voyait bien les raideurs articulaires du genou et du cou-de-pied, les atrophies musculaires et les troubles trophiques graves de toute la jambe et c'est pourquoi, sans doute, sa réaction contre l'immobilisation des fractures a été si violente. Peut-être Lucas-Championnière a été mal compris quand il disait « que le bon fonctionnement d'un membre n'est pas lié à son retour à la forme normale et qu'il serait ridicule de sacrifier à une rectitude inutile les conditions bien plus essentielles du retour à la fonction », puisque, entraînés par ses idées, certains médecins ont voulu traiter toutes les fractures par le massage, sans choisir les cas. Bien souvent à la suite de ce massage les malades gardaient des déformations navrantes. Lucas-Championnière recommandait de ne traiter par sa méthode que les fractures sans déplacement, mais il était loin de l'idée de masser par exemple une fracture oblique de la jambe ou une fracture de Dupuytren. C'est parce qu'il a été frappé par les complications graves de « l'immobilisation absolue », qu'il a été le promoteur d'une théorie contraire, celle de la « mobilisation absolue ».

L'immobilisation, telle qu'on l'entend habituellement, comprend l'application d'une gouttière plâtrée ou d'un appareil de Maisonneuve partant des orteils, remontant jusqu'au tiers inférieure de la cuisse, immobilisant l'articulation du genou et du cou-de-pied.

Cette méthode présente plusieurs graves défauts : raideur des articulations, atrophie musculaire, troubles trophiques de toute la jambe.

Pour essayer de vaincre ces raideurs articulaires et les atrophies musculaires, consécutives à l'immobilisation plâtrée il faut, nous le savons tous, deux ou trois mois de traitement actif. Mais très souvent tous les traitements n'aboutissent pas à un résultat heureux et le malade garde pour toute sa vie des articulations raides et des muscles atrophiés, incompatibles avec un bon fonctionnement du membre.

L'immobilisation du genou est évidemment grave ; il faut parfois un temps assez long pour vaincre sa raideur, mais on y arrive quand même, car on a affaire à une articulation indemne, sauf dans les cas rares où la fracture siège au quart supérieur et où l'on peut rencontrer des désordres articulaires.

Mais la question est autrement sérieuse quand il s'agit de la tibio-tarsienne. Très souvent, surtout dans les fractures obliques, il se produit un épanchement sanguin dans la synoviale et alors la raideur articulaire par l'immobilisation forcée et prolongée est beaucoup plus grave et souvent impossible à supprimer complètement.

De plus, les tendons glissent mal dans leur gaines et aggravent pour leur part le manque de souplesse d'une articulation longtemps immobilisée.

Le membre immobilisé a une vie ralentie, les troubles tro-

phiques, qui ne tardent pas à apparaître, sont si habituels qu'on
les considère comme les séquelles de la fracture : l'atrophie
musculaire, dont nous parlions, est masquée par la graisse,
le membre est rouge, œdématié, couvert de sueurs, peu utilisable. Les troubles sont très persistants et souvent il faut un
temps très prolongé pour que le blessé marche sans peine et
correctement. Si la fracture est consolidée au bout d'un long
séjour au lit, souvent pénible et parfois néfaste pour l'état
général du malade, le membre n'est pas encore « utilisable »,
car les troubles que nous avons énumérés sont plus difficiles à
guérir que la fracture elle-même et des mois entiers sont parfois
nécessaires après l'accident, pour que le blessé puisse « réellement bien marcher » et se considérer comme guéri. Mais cette
guérison complète n'est pas la règle et souvent le blessé garde
des conséquences de sa fracture pour toute sa vie.

Nos observations cliniques de troubles graves dus à l'immobilisation sont confirmées par l'expérimentation : Reyher en
immobilisant des temps variables les membres postérieurs des
chiens a pu voir au microscope l'évolution de lésions causées
par l'immobilisation. Il constate au bout de vingt-trois jours
comme lésion première, une notable atrophie musculaire.
Comme seconde lésion survenue après soixante-deux jours il
remarque un raccourcissement important des ligaments et de la
capsule articulaire. Enfin après cent vingt-sept jours, les os
étaient déformés au niveau des points qui n'étaient plus en contact. Comme autre expérience Reyher immobilisait un membre
pendant un temps assez long et faisait ensuite mouvoir les articulations. Les mouvements produits déterminaient la formation d'un épanchement sanguin. Il pensait que le raccourcissement de la capsule et des ligaments restreignait le champ des
mouvements que doit permettre l'articulation, et qu'alors des

1. Reyher-Freubert. *Zur Behaudlung der Fracturen der Unteren Extremitat,*
Wratch, 1882.

mouvements même peu étendus, produisaient une véritable
entorse de l'articulation avec un épanchement articulaire d'origine inflammatoire consécutive.

Nous ne voulons pas entrer dans les détails de la pathogénie
de la production de l'épanchement, mais nous indiquons ces
expériences intéressantes, qui confirment la clinique et prouvent
une fois de plus la gravité de l'immobilisation absolue. C'est
peut-être l'épanchement qui se produit pendant les essais de
mobilisation d'un membre déplâtré, source d'une douleur vive
qui empêche le malade de marcher assez longtemps après l'a-
blation du plâtre.

Une autre question se pose : l'immobilisation absolue, avec son
cortège de troubles graves tels que raideurs articulaires,
atrophie musculaire, troubles trophiques du membre, est-elle
indispensable à la bonne consolidation d'un os fracturé ?

Avec Mocquot et Caraven nous pouvons hardiment répondre :
« Non ». Lucas-Championnière a bien montré que les petits
frottements automatiques qui se produisent entre les fragments
osseux « loin d'empêcher la consolidation la favorisent plutôt ».
Ses travaux ont été confirmés par les recherches expérimen-
tales de Cornil et Coudray et cette théorie est d'autant plus
exacte qu'il suffit, comme l'a montré Malgaigne en cas de pseudarthrose, de faire marcher le malade dans un bon appareil
pour obtenir la consolidation. Burns a obtenu 78 guérisons
sur 84 pseudarthroses traitées par cette méthode [1].

Entre la théorie ancienne de l'immobilisation absolue et celle
de la mobilisation à outrance de Lucas-Championnière, se
place la méthode de la marche directe du professeur Delbet.
Elle substitue à la mobilisation passive de Championnière la
mobilisation active qui est bien plus avantageuse, tout en assurant la contention. Avec l'appareil de marche, le blessé con-

---

1. Burns. *Beitrage zur klin. chirurgie*, 1893.

serve toute la mobilité et la souplesse de ses articulations du genou et du cou-de-pied, mais son membre fracturé est solidement maintenu dans un plâtre, qui l'empêche de souffrir et lui permet de bien marcher. De plus, quand on enlève le plâtre, la jambe fracturée n'est pas seulement consolidée, elle est complètement guérie.

CHAPITRE II

DÉFAUTS DE LA RÉDUCTION HABITUELLE ET PRINCIPE DE RÉDUCTION DES FRACTURES PAR L'EXTENSION CONTINUE

Quand on réduit une fracture il ne faut pas songer à réaliser une coaptation anatomique des fragments osseux, mais avant tout et surtout il faut penser à un bon résultat fonctionnel. « C'est la physiologie du membre plutôt que son anatomie qu'il faut restaurer » dit M. Delbet.

Avant l'application de la radiographie à la vérification de la réduction des fractures, on a cru à la possibilité de la réduction anatomique bout à bout.

Quand le membre était dans un état fonctionnel parfait, on se félicitait du succès de la réduction.

Grande fut la désillusion des auteurs quand ils constatèrent par la radiographie que leurs réductions, loin d'être parfaites, étaient fort incomplètes.

D'autre part, la radiographie a prouvé que la réduction anatomique n'est point indispensable à un bon fonctionnement du membre et qu'il suffit d'obtenir un bon axe et le maximum de longueur pour que celui-ci conserve toute sa valeur fonctionnelle.

D'ailleurs, nul n'ignore les grandes difficultés qu'on éprouve quand on réduit les fractures à ciel ouvert au cours d'une intervention sanglante ; les tractions de l'opérateur et de l'aide sont correctes, fortes, mais la réduction ne se produit pas, malgré tous les efforts; quand on désire l'obtenir à tout prix, il faut saisir les deux bouts osseux dans deux grands daviers et encore est-on parfois obligé de réséquer l'un d'eux.

Cette expérience démontre bien l'impossibilité d'obtenir, par de simples tractions, la coaptation des fragments bout à bout, qui d'ailleurs est loin d'être indispensable au bon fonctionnement du membre.

Mais ce qui est absolument indispensable pour son fonctionnement, c'est le rétablissement de l'axe de la jambe et la suppression aussi complète que possible du chevauchement, c'est-à-dire de son raccourcissement. Sans un bon axe une jambe fracturée ne peut pas fonctionner correctement. Un raccourcissement d'un centimètre, même d'un centimètre et demi, est compatible avec un bon fonctionnement du membre. Le malade ne boite pas, son raccourcissement n'est même révélé que par une mensuration exacte, car il est compensé par une petite inclinaison du bassin du même côté.

Disons tout de suite que ce n'est qu'exceptionnellement que nous avons pu éviter ce petit raccourcissement dans les fractures diaphysaires avec un grand déplacement; mais par notre méthode de réduction nous avons pu obtenir le maximum d'allongement et le plus grand nombre de nos malades ont quitté l'hôpital avec un raccourcissement anatomique, mais non fonctionnel. Qu'importe au malade d'avoir un raccourcissement d'un centimètre, pourvu qu'il marche bien sans claudication et sans douleur?

Il nous semble que la technique habituelle de la réduction manuelle n'est nullement satisfaisante; c'est son principe même qui est faux. La force humaine la mieux appliquée, la plus résistante, la plus habile, n'est pas capable d'obtenir la réduction brusque. C'est en fatiguant les muscles du blessé par une traction continue, qu'on arrive à diminuer en partie le chevauchement. Cette traction ne peut pas être musculaire, et ne peut être exécutée par la force manuelle du chirurgien, car il faut qu'elle soit prolongée et régulière.

En général, quand on veut réduire une fracture on saisit fortement le pied, la main gauche sous le talon et la main droite sur l'avant-pied. On tire alors pendant que l'aide fait une contre-extension.

La force humaine n'est pas capable de tirer d'une façon invariable pendant les dix à quinze minutes indispensables pour la réduction : l'aide et le chirurgien se fatiguent au bout de deux ou trois minutes, ils relâchent leur traction et ce relâchement inconscient est suivi d'une reprise. Ces alternatives provoquent chez le malade une souffrance atroce, suivie d'une contracture musculaire d'origine réflexe, donc involontaire et impossible à éviter.

Ce n'est qu'en fatiguant les muscles qu'on peut obtenir une réduction aussi complète que possible, et pour cela il faut que la traction soit régulière et prolongée. C'est une condition *sine quâ non* de la réduction. Et souvent les tractions manuelles, loin d'être utiles à la réduction, lui sont nuisibles, car elles ont seulement pour effet d'augmenter la contracture musculaire et avec elle le déplacement osseux.

La réduction manuelle a un autre grave défaut : quand on cherche à réduire une fracture on empaume le talon pour exercer la traction sur le pied; la main qui le soutient porte inévitablement en haut le fragment inférieur de la fracture, tandis que le fragment supérieur entraîné par la pesanteur se porte en bas. Il en résulte la formation d'un angle obtus entre les deux fragments.

D'autre part, on cherche toujours à mettre le pied à angle droit, mais on oublie que la jambe du blessé est complètement contracturée et que par conséquent aucun mouvement n'est possible dans l'articulation tibio-tarsienne.

Alors que l'on croit agir sur l'articulation tibio-tarsienne,
on agit sur la solution de continuité pathologique. Autrement

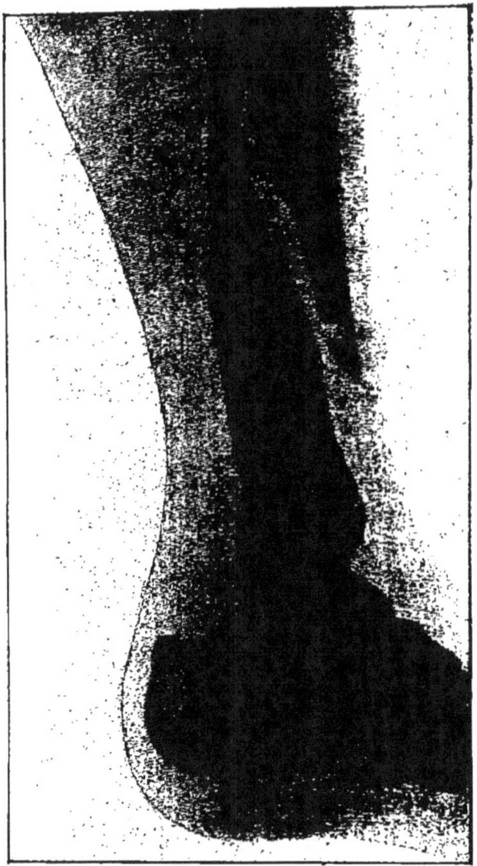

Fig. 1. — Fracture oblique de jambe avant la réduction.

dit la flexion ne se produit pas dans l'articulation tibio-tarsienne, mais dans le foyer de fracture; ainsi s'augmente l'angulation déjà produite par la pesanteur.

Comme exemple de cette mauvaise réduction, nous donnons
deux radiographies faites avant et après l'application par un

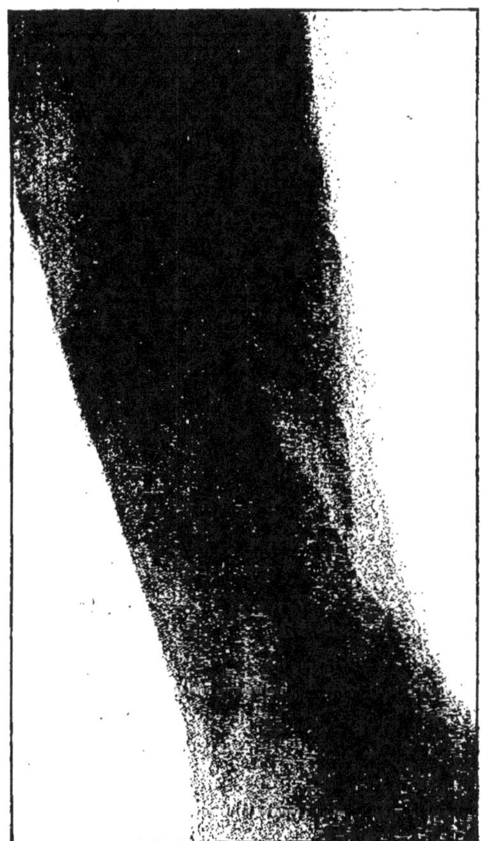

Fig. 2. — La même fracture dans l'appareil plâtré (appareil de Maisonneuve
après réductions par le procédé classique.

On remarque l'angulation antérieure des fragments.

bon chirurgien de l'appareil de Maisonneuve. On voit que l'axe
du membre est meilleur avant la réduction et qu'une angulation
considérable s'est formée après (fig. 1 et 2).

Nous avons entre les mains une gouttière plâtrée appliquée pour une fracture diaphysaire par un chirurgien éminent. On voit nettement sur la photographie que nous donnons, une courbure concave en avant attestant une angulation énorme (fig. 3).

Nous avons vu quelquefois, pendant la réduction des fractures obliques avec un gros chevauchement du fragment supé-

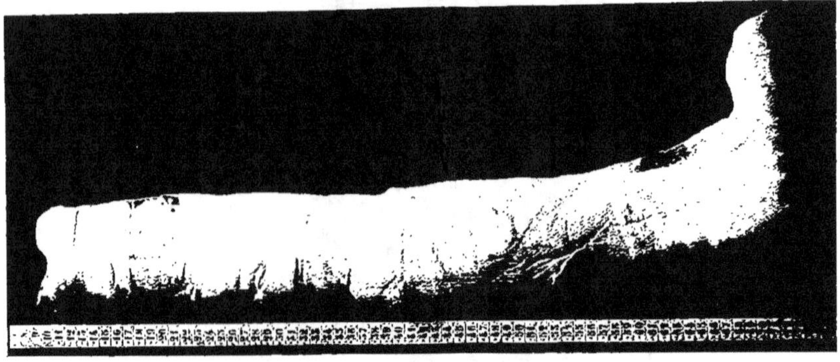

Fig. 3. — Gouttière plâtrée appliquée pour une fracture diaphysaire.
On voit la courbure concave en avant attestant une angulation énorme.

rieur en avant, en dedans et en bas, le chirurgien appliquer une main, ou un doigt sur ce fragment avec l'espoir de le remettre à sa place. Quelle illusion ! Alors que cette réduction est très difficile quand au cours d'une intervention sanglante on prend les fragments osseux entre deux daviers, comment pourrait-on en venir à bout par une pression simple, ne s'appliquant même pas directement à l'os, mais à tout le membre en bloc. Nous pouvons affirmer sans hésitation que la réduction du fragment supérieur ne s'obtient pour ainsi dire jamais par la pression directe du doigt.

Nous sommes persuadé que le seul facteur qui intervient dans la réduction des fractures, c'est la décontracture du muscle. C'est en le fatiguant par la traction continue et régulière qu'on peut obtenir son relâchement et une réduction partielle.

La réduction des fractures de Dupuytren avec une luxation du pied en arrière est considérée par tous les chirurgiens comme la plus difficile. En effet il arrive que pour l'obtenir, on endorme le malade, car aucune traction manuelle, le blessé étant contracturé, n'est capable de corriger le déplacement énorme du pied en arrière.

Au contraire, on réduit aisément les fractures de Dupuytren avec luxation du pied en arrière par la simple traction continue pendant vingt-trente minutes sans faire souffrir les malades.

L'anesthésie générale est capable, sans aucun doute, de remédier à tous les inconvénients de la réduction manuelle, puisque au cours du sommeil chloroformique le relâchement musculaire est complet. Mais est-elle toujours inoffensive ? N'est-elle pas nuisible ?

Elle n'est pas toujours inoffensive, surtout chez les gens âgés, chez ces gros emphysémateux et alcooliques que nous voyons souvent à l'hôpital, chez ces cochers rouges, gras et congestionnés qui tombent de leur siège (accident si fréquent) et se fracturent la jambe. L'anesthésie générale peut déterminer chez ces malades des accidents graves.

Elle peut être utile pour autant qu'elle détermine, comme nous l'avons dit plus haut, un relâchement musculaire, mais elle peut être nuisible et même dangereuse [surtout chez les alcooliques] pendant la période d'excitation, car alors les mouvements violents du membre peuvent amener des désordres graves dans le foyer de la fracture et même des perforations de la peau dans les fractures en V du tibia, et dans les fractures de Dupuytren avec fort valgus.

Mais il est surtout inutile d'endormir les malades puisque par la traction mécanique, telle que nous l'employons, on réduit aussi bien les fractures et sans aucune douleur. Il est même étonnant de voir la cessation des douleurs aussitôt que la traction est installée et toute la réduction et la correction de l'axe du membre fracturé se produire sans aucune souffrance. Maintenant grâce à la méthode de la traction continue, la question de l'anesthésie générale.ne se pose même pas.

Nous avons indiqué tous les défauts de la réduction habituelle et ceux de l'immobilisation dans un plâtre ordinaire d'un membre fracturé. Nous les résumerons en quelques mots :

Défauts de la réduction manuelle. — La réduction manuelle provoque de la douleur et secondairement une contracture musculaire réflexe qui augmente le chevauchement et rend la réduction impossible.

Elle provoque, d'autre part, une angulation des fragments qui détruit l'axe normal d'appui.

Défauts de la gouttière plâtrée ordinaire. — L'immobilisation engendre une raideur articulaire, qui persiste des mois après l'ablation du plâtre et qui par sa ténacité empêche le bon fonctionnement du membre.

L'atrophie musculaire qu'entraîne l'immobilisation absolue, constitue un facteur important de la faiblesse du membre persistant des mois après l'ablation du plâtre.

Le membre est atteint de troubles trophiques tels que : l'adipose sous-cutanée masquant l'atrophie, les varicosités, les œdèmes persistants, les sueurs couvrant le membre devenu bleuâtre, troubles que l'on considère comme la séquelle habituelle d'une fracture et qui sont dus en partie à la thérapeutique.

CHAPITRE III

APPLICATION DE LA MÉTHODE

Le traitement comprend trois temps :

1° La réduction qu'on obtient par l'extension continue ;

2° L'application du plâtre ;

3° La marche sur le membre fracturé, combinée avec des exercices gymnastiques.

Nous considérons ce troisième temps comme tout aussi important que les deux premiers, car il ne suffit pas que le malade marche, il faut encore l'obliger, pour la réussite du traitement, à marcher correctement en pliant bien ses articulations. Ce n'est qu'en observant scrupuleusement ce dernier principe qu'on évite les raideurs articulaires, les atrophies musculaires et tous les autres troubles dont nous venons de parler. C'est ce troisième temps qui est peut-être le plus difficile à réaliser et pour le malade et pour le chirurgien, car il demande une surveillance pour les malades qui n'en comprennent pas la nécessité ou qui n'y mettent pas de bonne volonté. Bien des accidentés du travail désirent vivement conserver une séquelle de leur fracture. La différence entre cette catégorie de malades et ceux qui n'ont à attendre aucune indemnité est extraordinaire.

Nous nous permettrons d'insister particulièrement sur ce troisième temps.

PREMIER TEMPS, RÉDUCTION DE LA FRACTURE

La réduction est obtenue par la traction continue.

Pour procéder à la réduction de la fracture nous couchons le malade sur une table en bois longue de 2 mètres au moins. A l'aide de deux briques de 10 centimètres de hauteur placées sous les deux pieds du bout de la table correspondant aux membres inférieurs, on la soulève suffisamment, pour que le seul poids du corps du malade assure la contre-extension.

Le membre est vaseliné ou rasé avant l'application de la réduction. En le soulevant légèrement au-dessus du plan de la table, nous glissons sous lui l'appareil de Scultet (fig. n° 5) qui nous permettra plus tard de sécher et de mouler notre plâtre sans être obligé de soulever le membre pour rouler les bandes autour de la jambe.

Nous avons été fort surpris récemment quand un chirurgien éminent nous a demandé le but du Scultet. Il fait partie intégrante de la méthode. Il est indispensable. C'est lui qui permet de terminer l'appareil sans interrompre la traction. Si l'on devait rouler des bandes autour du membre, il faudrait, pour le faire, supprimer l'extension. Non seulement le résultat serait compromis, mais la méthode n'existerait pas.

Nous indiquerons plus loin la manière de préparer et d'utiliser l'appareil de Scultet. Insistons pour l'instant sur ce fait qu'il faut glisser l'appareil sous le membre du malade avant la réduction, car une fois la traction installée il ne faut plus l'interrompre. L'extension doit persister tout le temps nécessaire à la réduction de la fracture, à l'application et à la dessiccation du plâtre.

Notre traction continue s'effectue par des poids, que nous attachons par l'intermédiaire d'un étrier qu'il faut coudre au niveau des malléoles. Grâce aux poids on peut exercer sur une jambe fracturée une traction convenable de valeur rigoureusement constante sans éveiller de douleurs. Par sa continuité et sa régularité notre traction fatigue les muscles, dont la contracture cesse rapidement. Ainsi on peut réduire le chevauchement au minimum et souvent même le supprimer.

Pour éviter l'angulation des fragments par la même extension, il faut coucher le malade comme nous l'avons déjà dit, sur un plan rigide. C'est le plan qui corrigera le défaut capital des réductions manuelles.

En effet quand un individu sain est couché sur une table rigide, le talon et la face postérieure du mollet reposent sur le même plan. Faites coucher de cette façon un fracturé de jambe et vous éviterez certainement l'angulation en avant qui est à peu près inévitable dans la réduction manuelle.

Cette angulation ne se voit pas quand le blessé est dans son lit : le mollet déprime le matelas, et le talon, quoique soulevé, paraît être sur le même plan que le mollet. Mais il suffit de mettre un membre plâtré par le procédé habituel sur un plan résistant pour s'apercevoir de cette incurvation en avant. Quand le mollet repose, le talon reste à distance du plan résistant.

Vous n'avez pas à tirer en avant et en haut le pied du malade, pour le soutenir et le mettre à l'angle droit par rapport à la jambe, comme dans la réduction manuelle. Par conséquent, le membre étant dans sa position physiologique vous évitez l'angulation et vous maintenez la jambe en bon axe dans le plan antéro-postérieur.

Le plan rigide seul permet de donner à la jambe malade sa position physiologique qui évite la déviation de l'axe du membre et l'angulation en avant.

La correction des déviations du pied dans le sens transversal se fait très facilement par comparaison entre le pied malade et le pied sain. Habituellement la traction suffit à la produire. Dans quelques cas il faut y aider en refoulant légèrement le pied.

Pour vérifier la correction du raccourcissement il suffit également de comparer le membre blessé avec le membre sain. Un autre moyen de vérification est la mensuration. Quand l'interligne articulaire du genou est bien perceptible sur les deux

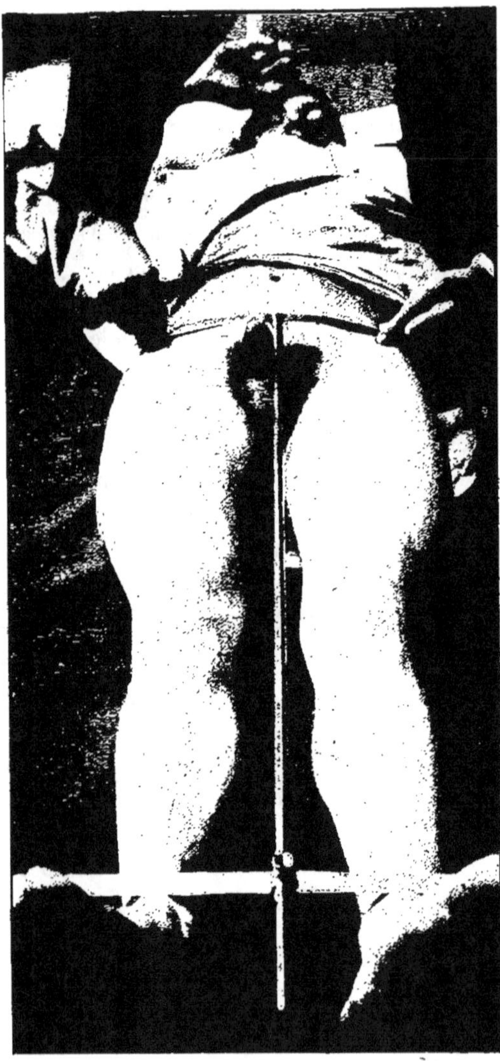

Fig. 4. — Appareil du professeur Delbet pour la mensuration exacte
des membres inférieurs.

membres, on peut faire la mensuration de cette interligne à la pointe d'une malléole. On peut aussi mesurer la longueur de tout le membre en partant des épines iliaques. Mais il faut pour cela que les deux membres soient dans une position exactement symétrique par rapport à l'axe vertical du bassin.

Par cette méthode, on ne peut guère arriver à la précision qu'au moyen de l'instrument de M. Delbet (fig. 4). Une lame métallique souple est appliquée sur les épines iliaques antéro-supérieures. Perpendiculairement à cette lame et en son milieu est soudée à angle droit une tige rigide. La lame étant appliquée sur les deux épines iliaques, la tige donne l'axe vertical du bassin. On place les deux membres symétriquement par rapport à la tige. On fait ensuite glisser sur la tige une deuxième lame souple qui est disposée de façon à rester toujours perpendiculaire à la tige et par conséquent parallèle à la première. Les points des deux membres qui correspondent à cette lame mobile sont nécessairement à la même distance des cavités cotyloïdes. On la fait glisser jusqu'aux malléoles. Si le raccourcissement est complètement corrigé, les pointes des mêmes malléoles de chaque côté correspondent au même bord de la lame. Si elles ne correspondent pas, la différence de leur niveau mesure exactement le raccourcissement.

Cet appareil est indispensable pour les mensurations exactes, car sans son concours on s'expose aux erreurs les plus grossières.

En clinique courante on peut se passer de cette mensuration rigoureuse, car l'extension rend le chevauchement aussi petit que possible et s'il reste un petit raccourcissement, il est tellement minime qu'il ne s'oppose en rien au bon fonctionnement du membre.

Nous faisons notre extension en prenant nos points d'appui sur les os mêmes. En arrière la saillie du calcanéum, en avant le relief des os du tarse sont largement suffisants pour l'application de l'extension et offrent une prise facile. On nous a demandé à maintes reprises si la peau en ces points est capable de supporter la traction assez forte que nous employons. En effet, la peau du pied étant fragile s'ulcérerait facilement si l'extension était prolongée. Mais le temps nécessaire à la réduction n'excède jamais quinze à vingt minutes. La dessiccation du plâtre pendant laquelle l'extension doit rester appliquée ne demande pas plus de temps. En trente ou trente-cinq minutes, la peau ne s'altère pas. Nous n'avons jamais vu d'altération cutanée consécutive à notre mode d'extension. Étant donné le nombre de cas que nous avons observés, nous pouvons affirmer qu'elle est inoffensive.

Pour appliquer notre extension au point voulu nous employons un étrier fait de trois bandelettes de toile larges de 3 centimètres environ. Les deux premières ont une longueur de 20 à 25 centimètres, la troisième de 35 environ. Ces mesures sont d'ailleurs variables suivant le volume du cou-de-pied.

La première bandelette est placée sur le dos du pied, le plus haut possible sur l'articulation tibio-tarsienne et ses deux extrémités amenées au bord antérieur des malléoles, les dépassent et parviennent sous la pointe de chaque malléole (externe et interne) (fig. 5).

La deuxième bandelette prend son point d'appui sur le dessus du calcanéum. La saillie à cet endroit étant considérable, permet une forte traction et c'est précisément cette bandelette qui doit en supporter le maximum tandis que la première s'appuie sur le col de l'astragale. Les deux chefs de la bandelette postérieure sont conduits en bas et en avant jusque sous la pointe de chaque malléole où ils retrouvent les deux chefs de la bandelette antérieure. On confie alors à un aide les angles sous-malléolaires formés par les bandelettes (antérieure et postérieure) et on applique la troisième qui passe sous le pied dans l'axe des os de la jambe. Les deux extrémités externe et interne sont placées sur les angles externe et interne formés par les deux bandelettes précédentes sous la pointe des malléoles. On saisit alors d'une main entre le pouce et l'index, les trois bandelettes réunies du côté externe et on les fait solidement coudre ensemble sans changer leurs rapports. On les remet ensuite en place et on fait coudre l'intersection des bandelettes du côté interne. Cette opération est facile quand on tire l'appareil vers la jambe jusqu'à ce que l'étrier touche la

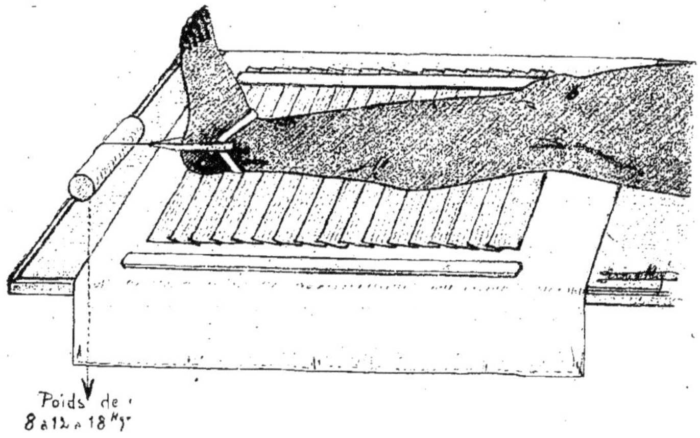

Fig. 5. — L'appareil de Scultet est glissé sous le membre avant l'extension. Etrier à trois bandelettes pour l'extension continue.

plante du pied. La couture faite il suffit, pour appliquer l'extension de redescendre l'appareil sur le cou de pied sur lequel il a été moulé. Au cours de l'application de l'étrier il faut bien veiller à ce que la réunion des deux bandelettes supérieure et inférieure se fasse non pas en avant des malléoles mais sous elles. Il importe de placer l'étrier aussi exactement que possible au niveau de la région sous-malléolaire si l'on veut obtenir une traction, en bon axe. Si l'angle est placé en avant des malléoles, la traction s'exerce surtout sur la bandelette antérieure et le pied se met en équinisme. S'il est placé trop en arrière la traction s'exerçant surtout sur la bandelette postérieure, le

talon pourrait être soulevé si l'on se servait d'une poulie de réflexion trop haute.

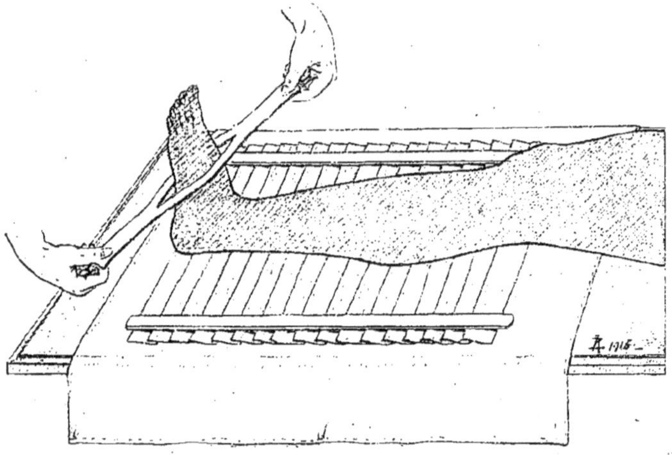

Fig. 6. — 1er temps de l'application de l'extension continue au moyen
d'une bandelette ; à travers la fente de la bandelette on glisse le pied.

L'étrier peut aussi être construit .avec une seule bande

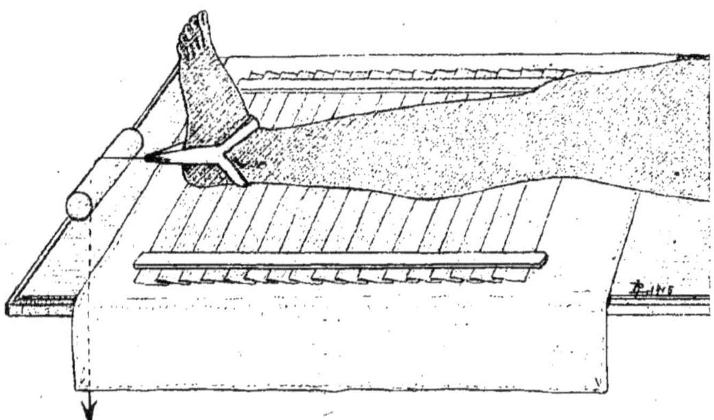

Fig. 7. — Le pied est glissé au travers de la fente de la bandelette. Celle-ci
entourant le cou-de-pied est placée transversalement puis retournée pour former l'étrier.

de toile longue de 50 centimètres, large de 6 centimètres. Au milieu de celle-ci on pratique une fente de 7 à 8 centimètres dans le sens longitudinal et on essaie d'y glisser le pied. Si la fente est trop petite pour livrer passage au cou-de-pied on peut l'agrandir d'un centimètre mais il faut éviter qu'elle soit trop grande car alors elle s'appliquerait mal sur le point d'appui de la traction. La bande de toile est ainsi amenée jusqu'au-dessus des malléoles. On saisit ses deux extrémités libres et après les avoir rabattues, on les réunit par un nœud sous la plante du pied (fig. 6, 7).

Ce petit appareil est plus facile à construire que l'étrier précédent, plus simple, plus rapide mais il présente des inconvénients. Très souvent le pied œdématié présente au niveau du talon un diamètre supérieur à celui qu'il présente au niveau des malléoles obligeant ainsi à fendre trop largement la bande de toile devant servir d'étrier et à prendre un mauvais point d'appui. Le procédé est douloureux. Non seulement il oblige à mouvoir le membre du blessé pour le soulever mais encore le passage forcé du talon au travers de la fente est une source de souffrance.

Ainsi malgré la simplicité du deuxième appareil de traction nous préférons le premier, car il s'applique toujours mieux au point osseux choisi et voulu sans être douloureux.

Nous attachons alors à l'étrier une corde de 60 à 70 centimètres. Au point de réflexion de la corde sur la table, on glisse une bande en toile roulée pour servir de poulie de réflexion. Cette bande peut d'ailleurs être remplacée par tout corps cylindrique tel que verre, billot, ou véritable poulie si on en dispose (fig. 5).

La poulie improvisée ne doit pas être sur un plan supérieur à celui de l'étrier. Sinon, la bandelette inférieure glisserait sous le calcanéum, le talon abandonnerait le contact de la table tandis qu'au niveau du foyer de fracture se produirait une angulation que ce procédé de réduction a justement pour but d'éviter.

Tandis que d'une main on maintient la poulie en bonne position on accroche de l'autre les poids déterminés en évitant toute secousse et toute brusquerie dans la traction. Le poids à utiliser est extrêmement variable suivant l'âge du malade, sa musculature et la gravité de la fracture.

Chez les enfants il ne faut pas dépasser 7 à 8 kilogrammes tandis que chez les adultes on peut atteindre 20. Il est évident qu'un sujet fortement musclé exige une traction plus forte.

La traction a pour but de triompher de la contracture musculaire. On peut arriver à ce résultat avec un poids relativement faible. C'est une affaire de temps. Il faut d'autant plus de temps que le poids est plus petit. Il y a intérêt à aller vite. La situation du malade couché sur une table de bois n'est pas fort agréable : le temps du chirurgien est précieux. S'il faut éviter toute brusquerie, il n'y a aucun avantage à apporter à la réduction une lenteur inutile. La meilleure pratique nous paraît être d'employer le poids maximum qui peut être supporté sans douleur et sans inconvénient pour la peau. A la suite de tâtonnements, nous avons adopté pour les adultes le poids de 18 kilogrammes. Ce n'est que dans des cas très exceptionnels que nous le diminuons ou l'augmentons. Chez des individus très malingres on peut descendre à 15 kilogrammes, monter à 20 chez les individus exceptionnellement musclés.

Notre étrier prenant son point d'appui sur l'os ne peut déraper, quelque traction que l'on exerce et lorsqu'il est bien fait, il maintient le pied à l'angle droit. Ceci est d'ailleurs sans importance, puisque l'appareil laisse libre l'articulation tibio-tarsienne. Il faut veiller à ce que les deux pieds demeurent en position symétrique. On corrige les déviations soit en dedans soit en dehors en reportant soit en dedans soit en dehors l'axe de la traction. Ceci peut se faire simplement en déplaçant la corde sur la bande où elle se réfléchit. Parfois la corde a été mal fixée sur l'étrier, il faut changer son point d'attache en le reportant soit en dedans soit en dehors.

Enfin parfois la rotation en dehors du segment inférieur, sous-jacent à la fracture tend à persister malgré la traction. Il faut alors déplacer les points de croisement des bandes qui forment l'étrier, et reporter le croisement externe un peu en avant de la pointe de la malléole. On doit arriver à donner au pied une attitude correcte par le simple jeu de l'étrier sans qu'il y ait besoin de le maintenir à la main.

Le moment où la jambe du blessé est posée sans extension sur la table est douloureux, car alors la déviation et la déformation s'accentuent. Toute douleur cesse aussitôt que l'extension est commencée pourvu qu'elle ne soit pas brusque. Les muscles se décontracturent et rapidement on peut constater le relâchement complet. Souvent à ce moment même nous avons entendu dire au malade : « Voilà le premier moment depuis mon accident où je ne souffre pas ».

Il faut bien veiller à ce que le rouleau de bande qui constitue la poulie ne glisse pas sur le coin de la table. Cet accident arrive parfois. Par l'interruption brusque de la tension se produit très vite une nouvelle contracture musculaire, sous l'influence de la douleur et on perd pour la réduction du membre tout ce qu'on avait gagné jusqu'au moment de la chute de la poulie.

La réduction se produit régulièrement sans à-coups, sans souffrance pour le malade. Elle se fait pour ainsi dire automatiquement.

Il s'agit de savoir quand la contracture est vaincue. C'est la palpation du corps charnu du jambier antérieur qui renseigne sur ce point. La consistance du muscle est très ferme tant qu'il est en contracture. Dès qu'il cède, il devient plus souple malgré la traction. Avec un peu d'habitude, on perçoit très bien la différence. Dès que la contracture a disparu, on a obtenu de la réduction tout ce que l'on en peut obtenir. A ce moment, nous préparons la bouillie plâtrée.

RÉSULTATS OBTENUS PAR LA MÉTHODE D'EXTENSION CONTINUE

Nous les divisons en cinq groupes :

1° *Extension appliquée aux petites fractures.*

Péroné. Malléole interne seule. Dans ce cas elle n'a pour but que de maintenir la correction de la déviation du pied en dedans ou en dehors.

2° *Extension appliquée aux fractures obliques.*

3° *Extension appliquée aux fractures de Dupuytren.*

4° *Extension appliquée aux fractures sus-malléolaires.*

5° *Cas absolument atypiques.*

2° *Extension appliquée aux fractures obliques de la jambe.*

Dans ce genre de fractures l'extension mécanique rend des services énormes.

Est-il possible de corriger complètement le grand déplacement et le chevauchement des fragments dans les fractures obliques ? Le fragment supérieur du tibia se déplace généralement en bas, en avant, et en dedans ; le fragment inférieur en haut, en arrière, et en dehors. Souvent la pointe du fragment supérieur fait saillie sous la peau. Le pied ballant se met dans une position quelconque. Notre but dans ce cas est de donner au membre un bon axe, de corriger autant que possible le déplacement latéral et de diminuer le raccourcissement.

Nous avons toujours réussi à donner au membre un bon axe. L'angulation antérieure, comme nous l'avons expliqué précédemment, presque inévitable avec le procédé habituel de réduction est facilement supprimée par le fait que le malade est couché sur un plan résistant et qu'on ne soulève le talon à aucun moment. Donc l'angulation antérieure ne se produit pas. Le chevauchement latéral, qui est bien visible sur la radiographie, ne se corrige qu'en partie par la traction continue. Quand ce chevauchement est trop grand il faut employer une plus grande force de traction (jusqu'à 20 kilogs), mais il est complètement inutile d'essayer d'exercer avec la main une pression quelconque soit en dedans soit en dehors avec l'idée de repousser les fragments à leur place. Cette manœuvre est non seulement impuissante, mais mauvaise. La pression manuelle sur un fragment osseux détermine une vive douleur. Cette douleur provoque une nouvelle contracture musculaire allant à l'encontre de notre but même : le relâchement musculaire par l'extension continue. Nous n'agissons sur les os qu'indirectement en fatiguant les muscles qui maintiennent les os fracturés en mauvaise position.

Nous ne corrigeons pas complètement le déplacement latéral ; mais nous le réduisons à tel point qu'il n'est plus gênant et que les aplombs du membre ne sont pas troublés.

La réduction anatomique est presque toujours impossible. Le bout à bout n'existe pas. Il persiste même, le plus souvent, un certain chevauchement, mais il est très faible. Nos raccourcissements sont toujours minimes, car ils ne dépassent que rarement 1 à 1 centimètre et demi. Ils sont anatomiques et non fonctionnels, invisibles à l'œil, quand le malade, qui ne boite pas du tout, marche. Il se produit une inclinaison correspondante du bassin, corrigeant les petits raccourcissements anatomiques. Il importe peu au malade d'avoir un raccourcissement imperceptible à la fois pour lui et pour les autres.

Le malade par exemple (observ. n° 65) dont nous donnons la radiographie (planche radiographique 10) qui avait un chevauchement énorme a gardé un raccourcissement de 1 centimètre et demi relevé à la mensuration précise. Il a marché sans boiter, a complètement guéri en 40 jours, reprenant son métier de maître-d'hôtel le lendemain de sa sortie de l'hôpital.

Dans les fractures obliques avec très gros déplacement, alors que le fragment supérieur fait saillie sous la peau, la menaçant de perforation, il faut employer une très grande force de traction jusqu'à 20 kilogs et la prolonger une demi-heure. Dans ce cas la réduction est difficile et il faut la pratiquer le plus tôt possible après l'accident. Dans un cas pareil (Observ. n° 66) nous avons réussi à réduire une fracture oblique du premier coup. Le chevauchement était tel que la peau menacée par le fragment supérieur était déjà rouge. Par une forte traction de 20 kilogs prolongée une demi-heure nous avons vu disparaître le chevauchement et nous avons appliqué le plâtre séance tenante. A aucun moment de notre réduction nous n'avons essayé de repousser les fragments saillants avec notre doigt sachant bien l'inutilité de cette manœuvre et même son danger, car elle pouvait provoquer la douleur avec pour conséquence une nouvelle contracture musculaire.

La réduction s'est opérée d'elle-même. Le malade a pu se lever le troisième jour après l'application de son plâtre et il a quitté l'hôpital le 7e jour après son traumatisme. Nous l'avons revu trois mois après. Il marchait très correctement bien qu'on sentît facilement le cal volumineux. Le raccourcissement anatomique était de 1 à 2 centimètres. Mais il ne gênait pas les fonctions du membre.

Nous pouvons maintenant répondre hardiment par la négative à la question que nous nous posions au début de ce chapitre : « Est-il possible de corriger complètement le déplacement et le chevauchement des fragments ». La réduction anatomique et complète des fragments dans les fractures obliques avec grand déplacement est une exception rare. Mais si la réduction parfaite est à peu près impossible, on peut et on doit réduire le raccourcissement, supprimer toute angulation et rétablir les axes. Non seulement on le doit, mais on y réussit aisément par notre méthode d'extension. Et à cette condition, le résultat fonctionnel, qui seul compte, est parfait, car les malades marchent sans boiter.

3° *Extension appliquée aux fractures de Dupuytren avec ou sans luxation du pied en arrière.*

Pour les fractures du type Dupuytren, la question se pose tout autrement. Comme pour toutes les fractures qui intéressent les surfaces articulaires la réduction anatomique parfaite est indispensable au bon fonctionnement du membre. Cette réduction s'obtient avec une extraordinaire facilité par la méthode du professeur Delbet. Aussi, bien que la réduction des fractures de Dupuytren ait été et soit encore l'objet de nombreuses discussions, nous n'insisterons pas. Rien en effet n'est plus simple que de les réduire avec le mode d'extension que nous avons exposé.

Il nous paraît même inutile d'en étudier les variétés anatomiques, car sur les 75 cas que nous rapportons, il n'y en a pas un où la réduction n'ait été obtenue. D'ailleurs ce qui importe, c'est le côté clinique, et il ne concorde pas toujours avec le côté anatomique. Ainsi, s'il est vrai que le fragment marginal postérieur, sur lequel M. Quénu a si justement insisté, entraîne un déplacement postérieur énorme, il y a des cas où ce déplacement existe sans fragment marginal postérieur.

Nous envisagerons seulement deux variétés de cas suivant que le déplacement postérieur est plus ou moins marqué.

Quand il est peu marqué il s'agit de corriger le valgus et d'immobiliser par la traction continue le cou-de-pied dans un bon axe pour le plâtrer ensuite dans cette position. Pour corriger la déviation en dehors, au lieu d'employer la manœuvre brutale, très violente, indispensable avec le procédé habituel pour forcer le pied en varus nous employons la simple traction continue qui corrige elle-même la déviation en dehors et remet le pied dans l'axe de la jambe. Cette réduction se fait sans douleur, facilement et toujours correctement.

Quand le pied est fortement luxé en arrière, la réduction se fait avec la même facilité et pourtant nous connaissons toutes les difficultés qu'on éprouve au cours de la réduction de ces fractures par le procédé manuel. On est obligé d'endormir le malade et le résultat n'est pourtant atteint que péniblement. Par contre avec la traction continue cette réduction s'obtient aussi facilement que pour toutes les autres fractures. Elle se fait automatiquement pour ainsi dire et ni le malade ni le médecin n'arrivent à saisir le moment précis où se réduit la luxation de l'astragale.

Il faut cependant dire que dans certains cas, la réduction ou du moins la contention n'est pas parfaite du premier coup Il faut alors refaire un second-appareil, sous la traction, au bout de 4 ou 5 jours quand l'œdème a disparu ou a au moins notablement diminué.

Nous donnons quelques radiographies de réductions obtenues (planches radiographiques 1, 2, 3, 4, 5).

4° Extension appliquée aux fractures sus-malléolaires.

Dans ce cas la déviation du pied en dedans ou en dehors peut être considérable, très douloureuse. Le pied se déplace souvent en arrière. Il faut soigneusement corriger ce déplacement par l'extension continue. Quant au raccourcissement il n'existe pour ainsi dire pas, le chevauchement étant toujours minime. Dans ce cas l'extension continue rend de grands services, mettant le pied en position correcte et corrigeant facilement sa déviation en dehors ou en dedans par le simple déplacement de la poulie.

5° *Extension appliquée à quelques cas atypiques.*

Enfin nous avons eu l'occasion de traiter quelques cas tellement graves avec des désordres articulaires si prononcés qu'au premier abord une intervention sanglante seule semblait capable de les corriger.

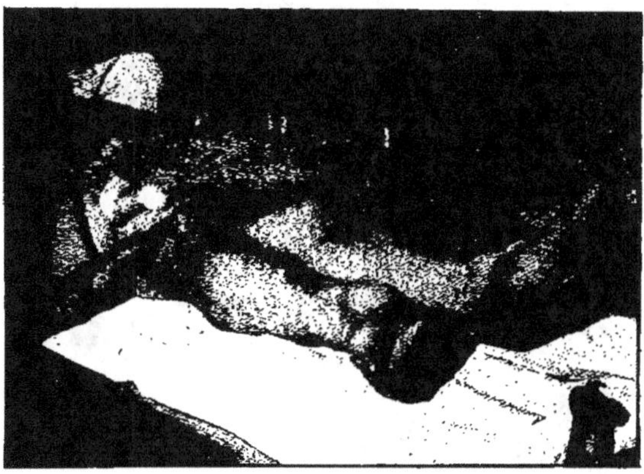

Fig. 8. — Fracture du péroné avec arrachement du ligament latéral interne. On voit que le pied repose par son bord externe sur la table. Laxation complète du pied en arrière.

Fidèles à notre méthode nous avons appliqué systématiquement notre extension continue et les résultats ont été aussi heureux que pour les autres fractures : Nous avons appliqué notre appareil immédiatement dans un cas de fracture atypique par cause indirecte. Le pied reposait par sa face externe sur le plan du lit. L'extrémité inférieure du tibia faisait une forte saillie de 3 centimètres sur la face antérieure du membre formant avec l'astragale dont le grand axe était devenu transversal un angle droit. La malléole péronière semblait avoir suivi le pied dans son déplacement. — A la radiographie (dont nous donnons la reproduction (radiographies n° 11, 12) le pied est transversal, le tibia est perpendiculaire au grand axe de l'astragale. Le péroné est fracturé à sa partie moyenne avec grand écartement des fragments. Pourtant, malgré ces désordres énormes,

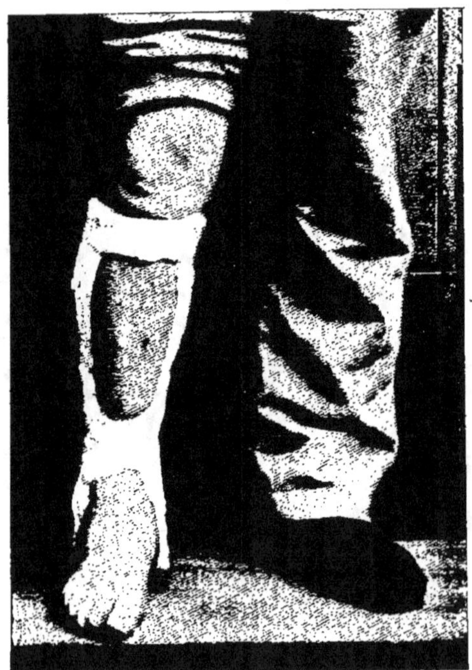

Fig. 9. — Le même malade 10 jours après son accident.

la réduction a été parfaite. Le pied paraît normal sur la radiographie. (Radio n° 11, 12.) Le malade a très bien marché avec une articulation souple.

Nous donnons la photographie d'un autre cas de déplacement énorme. La réduction a été obtenue très simplement sous l'action de la traction continue. L'appareil a été appliqué par notre collègue Lamarre, interne actuel du professeur Delbet; le

malade a commencé à marcher le troisième jour, et le résultat
a été parfait (fig. 8 et 9).

Nous n'avons jusqu'ici observé qu'un cas (1 sur 123) où
l'extension continue n'ait pas donné une réduction satisfaisante. Il s'agissait d'une fracture du tiers moyen, avec forte
saillie du fragment supérieur en avant. La traction continue n'a
eu et ne pouvait avoir aucune action sur ce déplacement.
M. Mathieu a bien voulu appliquer lui-même dans ce cas l'appareil de Lambret qu'il a perfectionné avec M. Quénu. La réduction a été à peu près obtenue ; mais des altérations cutanées
ont obligé à enlever trop tôt l'appareil et le déplacement s'est
reproduit. Dans ces cas, d'ailleurs tout à fait exceptionnels
puisque nous n'en avons observé qu'un sur 123, peut-être vaudrait il mieux faire l'ostéosynthèse.

DEUXIÈME TEMPS DU TRAITEMENT. APPLICATION DU PLATRE

Préparation des pièces de tarlatane et du plâtre. — La jambe
sous l'extension continue a pris sa forme correcte. L'essen-
tiel est maintenant de la maintenir dans cette forme jusqu'à
la dessiccation du plâtre sans modifier la traction.

Dès que la contracture musculaire est vaincue, nous préparons la bouillie plâtrée pour y tremper les pièces en tarlatane
découpées d'avance.

Notre appareil plâtré est composé de deux colliers se moulant
sur deux points d'appui à la partie supérieure et inférieure de
la jambe et de deux tiges latérales qui les réunissent. Il faut
donc préparer d'avance deux attelles latérales et deux colliers :
un supérieur et un inférieur.

Le collier supérieur est constitué d'une bande de seize feuilles
de tarlatane, d'une largeur de trois travers de doigt (5 centimètres) sur une longueur de 65 centimètres (fig. 10, *a*). Cette
dimension doit permettre à la bande de faire deux fois le tour
complet du jarret.

Le collier inférieur, également découpé en tarlatane, comprend une partie moyenne, sorte de chappe, et deux bandelettes qui s'en détachent (fig. 10, *b*).

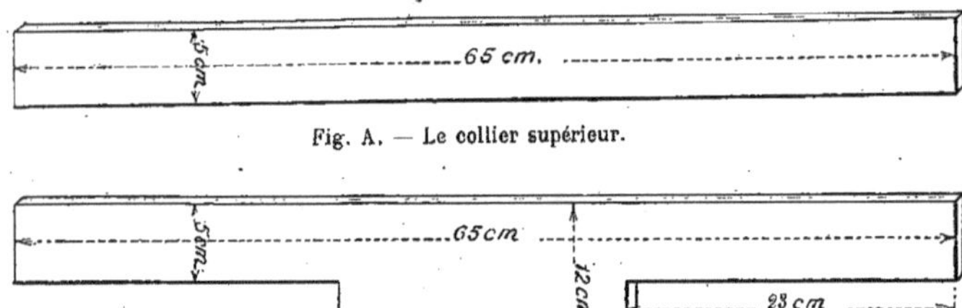

Fig. A. — Le collier supérieur.

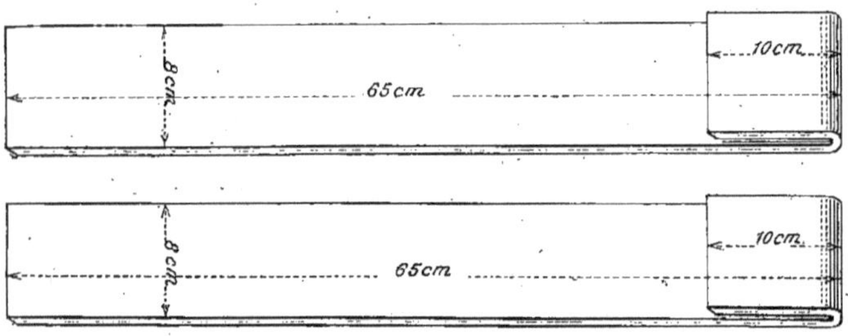

Fig. B. — Le collier inférieur avec la chappe.

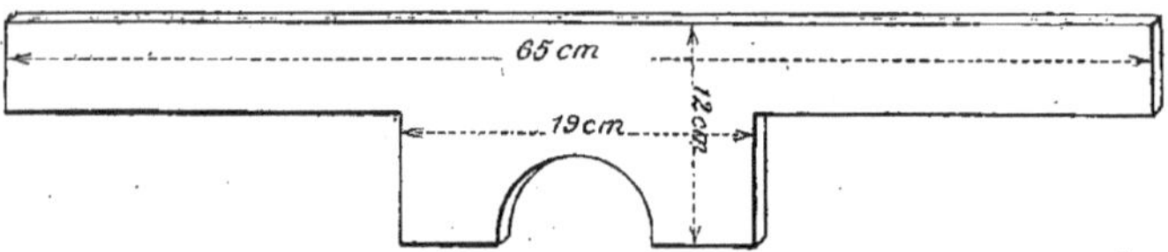

Fig. C et D. — Attelles latérales. L'extrémité inférieure de chaque attelle est repliée
sur une longueur de 10 à 12 centimètres.

Fig. E. — Le collier inférieur avec l'évidement du bord inférieur de la chappe.

Fig. 10. — Colliers et attelles.

Inutile de dire que la chappe et les deux bandelettes sont taillées d'une seule pièce.

La hauteur de la chappe doit être suffisante pour qu'arrivant en bas sous le talon à quelques millimètres du sol elle atteigne en haut la partie supérieure de la dépression sus-malléolaire (12 centimètres).

Sa largeur est telle que repliée derrière le talon ses extrémités antérieures arrivent au bord antérieur des malléoles (19 centimètres). Elle se prolonge latéralement par deux bandes larges de 5 centimètres longues de 25, destinées à entourer la partie inférieure de la jambe et à constituer le collier inférieur. La pièce a une longueur totale de 65 centimètres.

On se rendra bien compte de sa forme et de ses dimensions sur la figure ci-jointe (fig. 10, B).

Au début de la méthode, nous réservions la chappe talonnière aux fractures de Dupuytren. Pour les autres fractures, nous faisions le collier inférieur comme le collier supérieur. C'est ce qui est décrit dans l'article de Mocquot et Caraven. Plus tard, nous nous sommes rendus compte que la chappe était plus commode pour tous les cas, appliquant mieux les bandelettes latérales aux malléoles que la simple bande. Actuellement la pièce inférieure est la même pour toutes les fractures.

Les deux colliers, supérieur et inférieur, devant servir de point d'appui aux tuteurs latéraux, l'endroit de leur application doit être précisé avec soin. Ainsi le collier inférieur est moulé sur la dépression sus-malléolaire. Ce point d'appui est solide et fixe. En effet, si on applique le pouce et l'index au-dessus des deux malléoles et qu'on tire vers le bas, on peut se rendre compte que ces saillies font un relief suffisant pour permettre de bien saisir le membre et sont par conséquent d'excellents points d'appui.

Le collier supérieur se moule sur la dépression de la jarretière au-dessous des plateaux du tibia. Ce point d'appui est également très solide et très fixe. On s'en rendra compte en prenant

---

1. Certains malades s'étant plaints d'une douleur assez vive apparaissant deux ou trois jours après l'application du plâtré au niveau de la partie postéro-inférieure du talon, nous avons été amenés à pratiquer quelquefois l'évidement de la partie inférieure de notre chappe (fig. 10, e).

la jambe à pleine main au niveau de la jarretière. Si on remonte vers la racine du membre on s'aperçoit que la main bute contre la face inférieure des plateaux tibiaux qui constituent le point d'appui recherché. C'est d'ailleurs celui qu'on utilise dans les appareils pour amputés de la partie inférieure de la jambe.

Attelles latérales. — Il ne vous reste qu'à préparer les deux attelles latérales, tuteurs destinés à maintenir les deux colliers supérieur et inférieur dans la situation qu'ils ont sous la traction. C'est par l'intermédiaire de ces tiges que sera transmis le poids du corps du malade, du collier supérieur au collier inférieur sans modifier la position des fragments osseux de la fracture. Les tuteurs étant pour ainsi dire les supports qui remplacent les os fracturés doivent être très solides et leur épaisseur est plus considérable que celle des colliers. Les deux tuteurs latéraux doivent présenter une longueur suffisante pour que, partant en haut de l'interligne du genou, ils arrivent à un centimètre du niveau de la plante lorsque leur extrémité inférieure est repliée sur une longueur de 10 à 12 centimètres (fig. 10, *c* et *a*). Ils ont 65 centimètres de long, 8 centimètres de large et sont formés de 24 épaisseurs de tarlatane.

Cette épaisseur considérable est nécessaire, car les tuteurs latéraux doivent transmettre le poids du corps d'un collier à l'autre. Les deux réunis représentent 48 épaisseurs de tarlatane. L'expérience a montré que lorsqu'ils sont bien plâtrés et que le plâtre est bon, leur résistance est suffisante.

Pendant la période de tâtonnements, en 1906, M. Delbet ne faisait descendre les tuteurs latéraux que jusqu'à la pointe des malléoles. Avec le concours de ses internes de cette époque, Mocquot et Caraven, il a examiné les malades sous la radioscopie, couchés et debout, le membre en repos puis portant le poids du corps ou encore pendant qu'ils provoquaient des mouvements du pied. Ils ont constaté que les mouvements de flexion et d'extension ne produisaient aucune modification dans les rapports des fragments osseux. Les mouvements d'abduction occasionnaient un léger déplacement des fragments et déterminaient de la douleur. Pour remédier à cela il a suffi de faire descendre les deux attelles latérales jusqu'au niveau de la plante du pied sous forme de deux petits béquillons étroitement moulés sur les côtés du cou-de-pied mais ne reposant pas sur le sol ; ceux-ci ne permettent que les mouvements de flexion et d'extension du pied en empêchant complètement les mouvements de latéralité. A la radioscopie nous nous sommes rendus compte que l'appareil ainsi disposé devient absolument contentif et la clinique nous l'a bien prouvé par la marche directe du malade sur la plante même.

Nous disions plus haut qu'il faut avant la réduction du membre glisser sous la jambe un appareil de Scultet. Il est indispensable de le glisser avant la réduction et non avant l'application du plâtre pour ne plus interrompre l'extension une fois qu'elle est installée.

Préparation du Scultet (fig. 11). — Sur une serviette on dispose une série de bandelettes imbriquées de bas en haut, d'une longueur de 50 centimètres qui permettront plus tard d'entourer l'appareil plâtré pour le mieux appliquer et pour le sécher sans imprimer au membre le moindre mouvement. Les bandelettes sont roulées à leurs deux extrémités sur une attelle en bois comme dans le véritable appareil de Scultet. Mais ces attelles ne servent pas du tout à la contention. Elles ont simplement pour but d'empêcher le déplacement des bandelettes pendant l'application du plâtre. L'appareil de Scultet ainsi préparé est glissé sous le membre fracturé, dès que l'étrier est construit et avant que la traction soit appliquée. Il est placé de telle façon que l'imbrication des bandelettes aille de bas en haut, c'est-à-dire que la première bandelette à rouler soit celle qui correspond au talon.

Les différentes pièces de l'appareil, le collier supérieur et inférieur, les deux attelles latérales et le Scultet sont préparés dans le service avant l'application de l'extension continue. C'est

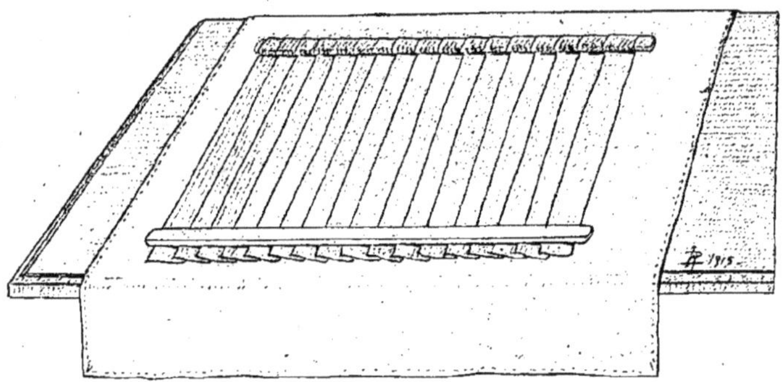

Fig. 11. — L'appareil de Scultet. Les bandelettes en toile imbriquées les unes sur les autres sont maintenues en place par deux attelles en bois.

seulement quand la contracture est vaincue et que la réduction s'est faite automatiquement que nous préparons la bouillie plâtrée pour y tremper les différentes pièces de l'appareil.

Préparation de la bouillie. — Pour préparer cette bouillie nous procédons de la façon suivante :

Dans un récipient contenant environ 6 verres d'eau froide on projette le plâtre en le saupoudrant avec la main. Tout d'abord il est rapidement imbibé et tombe au fond du récipient. On continue jusqu'au moment où l'imbibition devient lente au point que les dernières portions jetées surnagent à la surface. Alors seulement on peut commencer à gâcher avec la main, en ayant soin de mêler intimement le plâtre avec l'eau et d'écraser les grumeaux tombés au fond du vase. Si l'on a bien procédé et si l'on a employé un plâtre assez pur et bien asséché, on obtient une bouillie homogène de la consistance d'une crème légère.

Il ne faut pas craindre de faire la bouillie trop liquide. La tarlatane n'en sera que mieux imprégnée et le plâtre prendra lentement, mais sûrement, pourvu qu'il soit de bonne qualité.

Nos pièces ne doivent pas sécher trop vite car elles doivent se coller les unes aux autres et former ensemble un seul bloc.

Ce point a son importance : on nous a quelquefois objecté que les différentes pièces plâtrées tiennent mal les unes avec les autres. La raison en est que la bouillie étant trop épaisse le plâtre sèche trop vite, et qu'alors les pièces constituant l'appareil n'ont pas le temps de s'accoler et durcissent séparément.

Cet inconvénient peut tenir aussi à ce que les diverses pièces ont été plongées successivement dans la bouillie plâtrée. Quand on procède ainsi, les premières pièces immergées absorbent beaucoup plus d'eau que de plâtre, et la bouillie qui reste est trop épaisse pour bien imprégner les dernières.

Il faut prendre bien soin de plonger toutes les pièces simultanément dans la bouillie plâtrée. Quand elles sont toutes et tout entières immergées, on les sépare et on les malaxe de manière qu'elles s'imbibent sur toutes leurs faces et dans toute leur épaisseur.

Ces minutieux détails ont une importance. C'est d'eux que dépend le succès.

En résumé préparez une bouillie liquide sans craindre qu'elle le soit trop, imprégnez vos pièces également, étalez-les sur la table, jetez un peu de plâtre sec sur les bandes de tarlatane imprégnées de bouillie et repassez-les avec votre main. Les bandes vous paraîtront peut-être trop molles ; le plâtre trop liquide. Ne craignez pas pour cette raison qu'il ne prenne pas, la bouillie étant préparée de la façon indiquée, le plâtre prendra parfaitement et les pièces de l'appareil constitueront un seul bloc. La dessiccation sera peut-être plus lente. Mais ceci n'a aucun inconvénient, puisqu'elle se fait sous la traction mécanique, sans même que le chirurgien ait besoin de surveiller le malade.

Application du plâtre.

Le collier supérieur est placé au niveau de la dépression de la jarretière. Il faut bien veiller à ce qu'il soit situé notablement au-dessous de l'articulation et que son bord supérieur ne remonte pas trop haut dans le creux poplité pour ne pas gêner les mouvements du genou. Le collier doit passer sur la tubérosité

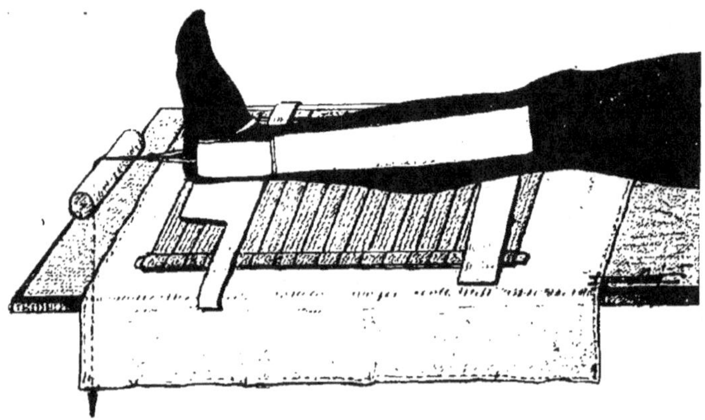

Fig. 12. — L'extension continue est installée ; on a glissé sous le membre fracturé les colliers supérieur et inférieur ; on applique l'attelle latérale dont l'extrémité inférieure est repliée sur une hauteur de 10 centimètres.

antérieure du tibia mais sans descendre sur la crête tibiale où les pressions sont intolérables et déterminent rapidement des escarres. Quand on n'a pas l'habitude d'appliquer l'appareil, on peut se tromper grossièrement sur le siège du collier supérieur. En général, les débutants ont plutôt tendance à le placer trop haut que trop bas. Dans ses leçons aux élèves, M. Delbet recommande de saisir la jambe dans son tiers supérieur avec le pouce d'un côté et les quatre doigts de l'autre, puis de remonter en glissant vers le genou jusqu'à ce que l'on soit arrêté par la saillie des plateaux tibiaux. On marque ce point au crayon dermographique. C'est là que doit être placé le milieu du collier supérieur. Ce collier étalé est glissé sur l'appareil de Scultet (fig. 12).

Nous plaçons ensuite le collier inférieur, la chappe. On tâche de la glisser sous le talon du malade sans soulever la jambe. Cette manœuvre est plus facile à exécuter si on glisse la chappe d'abord sous la face postérieure du tendon d'Achille qui est concave et qu'on la redescende ensuite jusque sous le

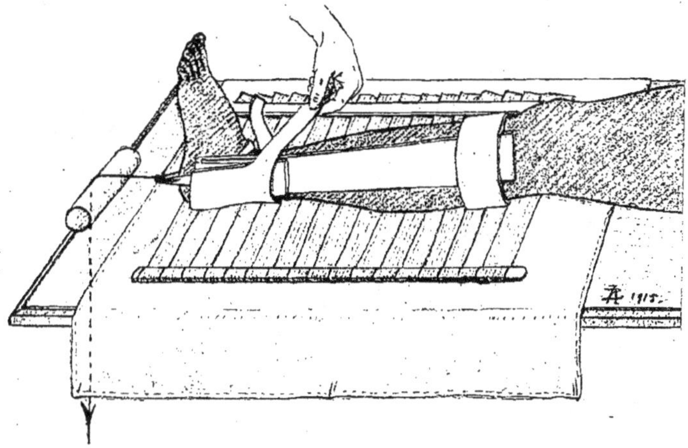

Fig. 13. — Les deux attelles latérales sont appliquées. Le collier supérieur est fermé. On ferme le collier inférieur dans la dépression sus-malléolaire en croisant obliquement les chefs en avant pour laisser place au tendon du jambier antérieur.

talon en exerçant des tractions sur ses deux angles inférieurs. Le bord inférieur de la chappe doit rester à quelques millimètres au-dessus du niveau de la plante du pied. Celle-ci doit reposer directement sur le sol lorsque le malade marche. Le milieu de la chappe correspond à l'axe médian de la jambe et les bande-lettes qui la prolongent sont étalées sur l'appareil de Scultet (fig. 12).

Parfois, il est impossible de les glisser sous le talon sans soulever légèrement le pied. Il faut alors le faire avec les plus grandes précautions sans interrompre l'extension.

On applique ensuite les deux attelles latérales, l'une en dedans, l'autre en dehors. Leur extrémité supérieure atteint le niveau de l'interligne du genou ; en bas, pour leur donner plus de solidité on les plie de manière à les doubler sur une hauteur de 7 à 8 centimètres. Leur extrémité inférieure doit rester à 1 centimètre au-dessus du niveau de la plante du pied (fig. 12).

Les attelles latérales arrivent en avant jusqu'au bord anté-

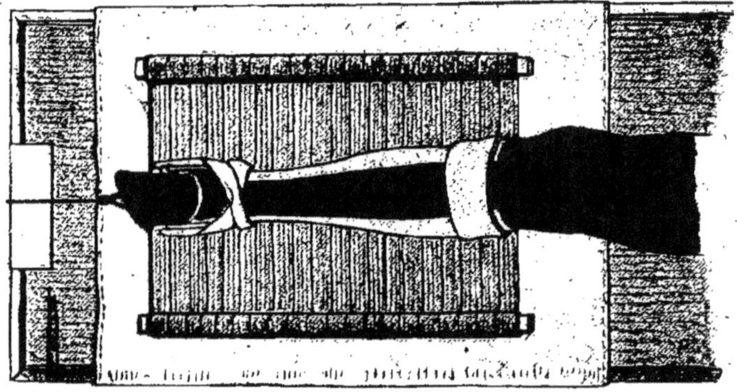

Fig. 14. — Vue de l'appareil d'en haut.

rieur des malléoles (en dehors et en dedans). Elles peuvent les dépasser de quelques millimètres. Deux aides, qui n'ont pas besoin d'être expérimentés, les maintiennent en haut et en bas.

Il faut bien veiller à ce qu'elles soient appliquées exactement sur les faces latérales de la jambe ni trop en arrière ni trop en avant et qu'elles soient parallèles. On a généralement tendance à placer l'attelle externe trop en avant.

On croise ensuite les extrémités de la chappe, tandis que celle-ci embrasse la dépression sus-malléolaire, pour prendre son point d'appui en bas sur le relief des malléoles (fig. 13). Ses deux chefs viennent en avant se croiser très obliquement, remontant haut sur la face antérieure de la jambe (fig. 14). Cela

est nécessaire à cause de la forte saillic du tendon du jambier
antérieur, peu maintenu par le ligament annulaire du tarse. Ne
craignez pas de croiser les deux bandelettes trop haut. On a
toujours tendance à les croiser trop bas ; alors les mouvements du tendon du jambier antérieur détermineront une douleur vive sur son relief et empêcheront la flexion du pied au
delà de l'angle droit. Quand le malade est couché, on a l'impression que le croisement est placé trop haut et cependant il

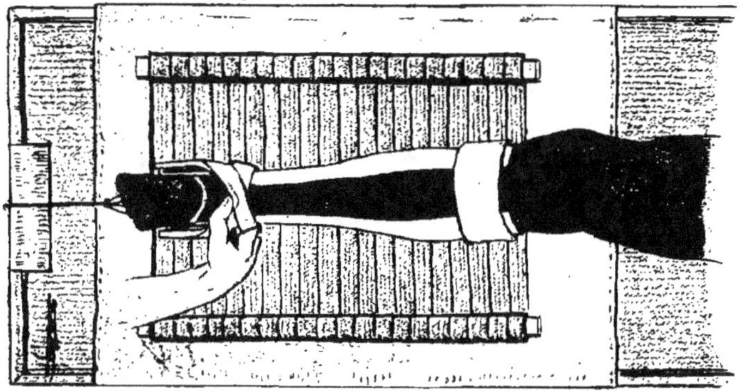

Fig. 15. — En moulant avec les pouces on arrondit les angles et on transforme
en ogive la partie antérieure du collier inférieur.

est presque toujours trop bas, empêchant la flexion du pied.
Donc faites le croisement haut, très haut.

Le point où se refléchit le tendon du jambier antérieur quand
le muscle se contracte est très variable suivant les sujets ; il
dépend de la longueur du ligament frondiforme. M. Delbet conseille aux débutants de se rendre compte du point de réflexion
en faisant contracter le muscle du côté sain, et de marquer au
crayon dermographique sur le membre malade le point correspondant. L'ogive du collier inférieur doit passer au-dessus de
ce point. D'un coup de pouce (voy. fig. 15), on arrondit les
angles à ce niveau. Il né doit rester là rien d'offensant, car il

est indispensable que le jeu du tendon du jambier antérieur soit absolument libre.

On croise ensuite en bonne place les deux chefs du collier supérieur. On passe d'abord l'un des chefs sur la partie antérieure de la jambe et on le conduit du côté opposé jusqu'au point où le membre repose sur la table. On coupe l'extrémité d'un coup de ciseaux si elle est trop longue. Puis on saisit l'autre extrémité et on répète pour elle la même manœuvre en la passant par-dessus la première (fig. 13).

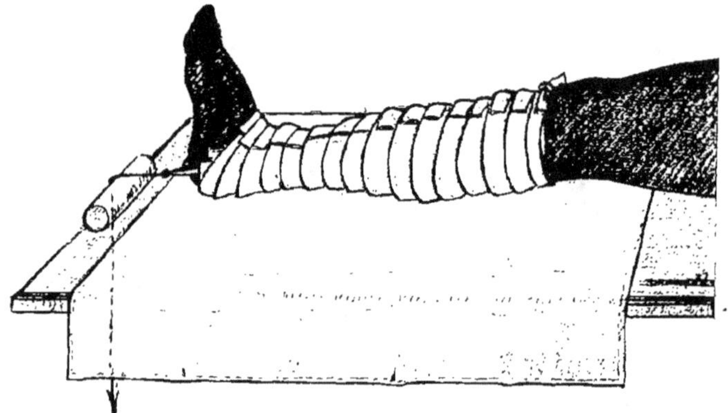

Fig. 16. — L'extension est maintenue. L'appareil de Scultet est appliqué.
On supprime les poids quand le plâtre est complètement sec.

Les deux colliers passent par-dessus les tuteurs latéraux. Ils doivent être exactement appliqués mais sans striction.

Toutes les pièces du plâtre sont maintenant en place. Il reste à le mouler et à le modeler.

Moulage et modelage du plâtre. — On moule les diverses pièces de l'appareil sur le membre au moyen de l'appareil de Scultet (fig. 16).

Pour cela on enlève les attelles de bois qui maintiennent les bandes de toile et on applique ces dernières de bas en haut. On saisit l'un des chefs de la bande qui est sous le talon, pendant que l'aide prend l'autre chef et le maintient. On passe sur la jambe le premier chef, l'aide le saisit en même temps qu'il croise l'autre chef par-dessus le premier au-devant du cou-de-pied. On répète la même opération successivement pour toutes les bandes qui s'imbriquent. Quand on est arrivé à la bande la plus élevée, celle qui correspond au collier supérieur, on en

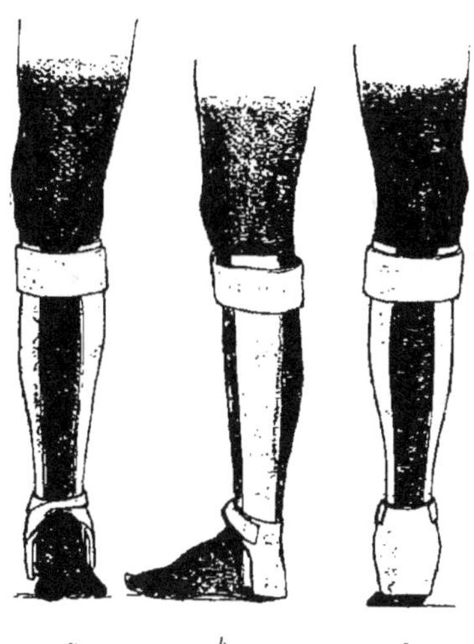

Fig. 17. — *a*) Vue de l'appareil de face. *b*) Vue de profil. *c*) Vue d'arrière.

noue les deux chefs. Toutes les bandes, en raison de leur imbrication, se trouvent ainsi fixées.

Les bandes doivent appliquer exactement les pièces plâtrées sur la peau mais sans serrer. Il reste à modeler l'appareil au niveau des points d'appui. Pour cela on exerce avec les deux mains une pression en bas sur le versant supérieur des deux malléoles pendant que l'aide exécute une manœuvre analogue en haut. Il déprime le collier et les tuteurs latéraux en dedans et en dehors sous le relief des plateaux du tibia. A l'aide des deux index on déprime légèrement le collier supérieur sur ses faces externe et interne au niveau de la jarretière, afin d'assurer le contact avec les points d'appui.

Au bout de quelques minutes on peut cesser la pression, car le plâtre commence à prendre et les bandes plâtrées sont déjà modelées.

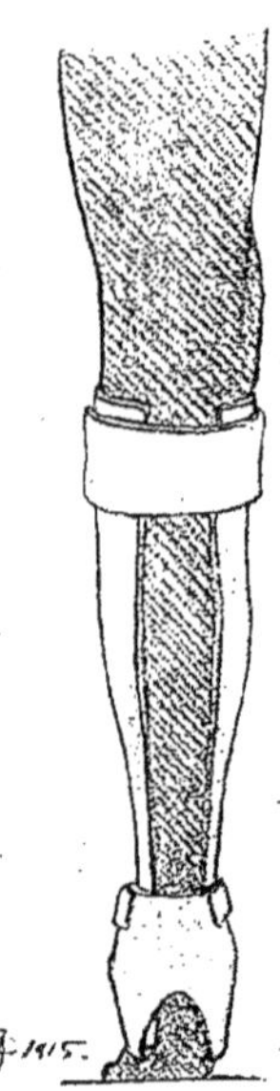

Généralement 10-15 minutes sont nécessaires à la dessiccation du plâtre et pendant tout ce temps nous maintenons l'extension, ne la supprimant que lorsque le plâtre est bien pris.

Il ne suffit pas d'enlever les poids, il faut aussi enlever l'étrier. Pour cela, soulevant un peu la première bande du Scultet, on découvre la bande antérieure de l'étrier, celle qui passe sur l'astragale et on la coupe d'un coup de ciseaux. Saisissant chacun de ses deux bouts, on les fait glisser sur le côté et au moyen de quelques tractions on entraîne la bande rétrocalcanéenne qui se dégage entre le plâtre et le talon.

Fig. 18. — Vue de l'appareil en arrière avec l'ogive au niveau du talon.

Quant aux bandes du Scultet, nous les laissons en place généralement jusqu'au lendemain. Le plâtre acquiert ainsi plus de solidité.

Rappelons encore une fois, en terminant, que tout l'appareil se construit sous la traction continue. A aucun moment celle-ci n'est interrompue. Aucune manœuvre ne peut troubler la réduction. Aucun mouvement n'est imprimé au membre; tout se passe sans douleur.

TROISIÈME TEMPS DU TRAITEMENT : MARCHE ET GYMNASTIQUE

Un des avantages de notre plâtre est d'être léger et bien sup-

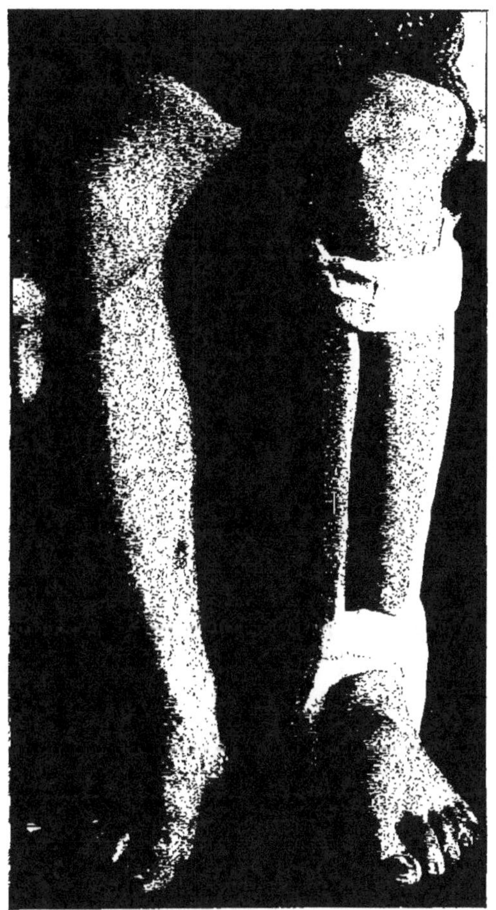

Fig. 19. — Vue de l'appareil de marche de face.

porté par le malade, qui ressent un véritable soulagement

aussitôt qu'il est appliqué. Maintes fois nous avons constaté que le plâtre une fois pris, le malade encore couché sur la table d'opération pouvait lever lui-même son membre fracturé.

Il s'agit maintenant de le mettre debout et de le faire marcher. Il faut bien veiller à ce que le malade pose complètement son pied à terre et qu'il exécute avant tout le mouvement de flexion du cou-de-pied.

Il arrive parfois que ce mouvement ne peut être exécuté correctement parce que, malgré toutes les précautions prises, l'ogive antérieure du collier inférieur est trop basse et gêne le tendon du jambier antérieur. Il est nécessaire dans ce cas de dégager, en abrasant le plâtre, aussi haut que possible jusqu'à ce que les mouvements de flexion du pied sur la jambe ne soient plus entravés. Il est capital que la flexion dépasse l'angle droit.

Le malade se plaint quelquefois, aussi, d'une douleur au niveau de la partie postéro-inférieure du talon. Il suffit alors d'abraser le plâtre avec une pince coupante pour dégager la région douloureuse.

De même si le bord antérieur de l'extrémité inférieure de l'attelle externe gêne le malade ou détermine une douleur, ce qui arrive surtout quand cette attelle a été placée trop en avant, on abrase le plâtre. Quant à l'artifice qui consiste à glisser sous le plâtre un tampon de coton, il est déplorable. Il peut soulager momentanément s'il s'agit d'une simple irrégularité. Mais le volume du coton s'ajoute à celui du plâtre et généralement la pression n'est que plus douloureuse.

Une petite phlyctène peut se montrer dans un endroit quelconque de la jambe, il faut la ponctionner et la protéger du plâtre. Cet accident est d'ailleurs très rare.

Le plâtre ne doit occasionner aucune douleur ; il faut veiller à ce que en aucun point de la jambe, pas plus au point de la fracture qu'en un autre point quelconque, le malade ne ressente

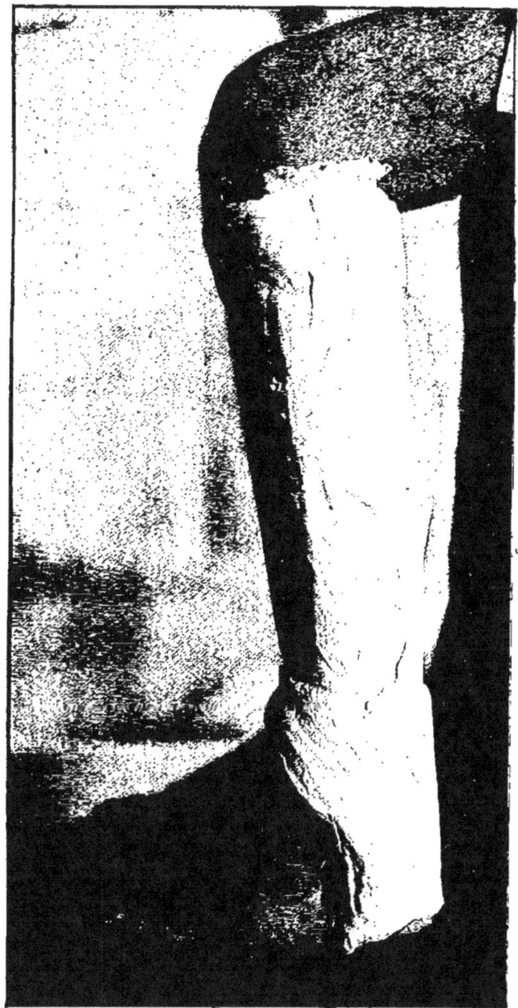

Fig. 20. — Vue de l'appareil de marche de profil.

le moindre mal, car alors il refuse de marcher et perd, par

conséquent, la majeure partie du bénéfice de la méthode de la marche directe.

En surveillant bien la confection et l'application du plâtre, afin qu'il ne puisse occasionner aucune gêne, aucune souffrance complémentaire, en remédiant aux points douloureux s'ils viennent à se produire, on efface toute inquiétude de l'esprit du malade et il marche avec assurance. Tous ces détails ont une énorme importance, car si vous supprimez la douleur de la fracture mais que votre plâtre, par un défaut quelconque, soit cause de souffrance en un point sain de la jambe, la méthode de marche perdra tout crédit dans l'esprit du malade qui veut, avant tout, ne pas souffrir. Pour qu'il se décide à marcher il faut donc lui épargner toute espèce de douleur.

Il nous est difficile de préciser d'avance le siège possible de la douleur, car sa cause est accidentelle et non fondamentale, mais ce que nous savons bien, c'est qu'on peut toujours y remédier.

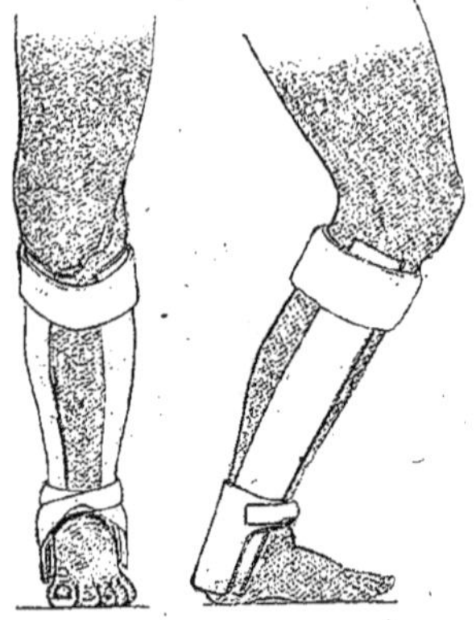

Fig. 21. — Mouvement de flexion du cou-de-pied.

Il va sans dire que les abrasements ne doivent compromettre ni la solidité du plâtre, ni la rectitude du membre. L'appareil ne doit pas causer de douleurs, et il doit permettre la flexion du pied au delà de l'angle droit. S'il ne remplit pas ces conditions, il faut le refaire.

On peut lever le malade dès le lendemain de l'application de l'appareil. Nous avons même vu un grand nombre de blessés marcher dès le lendemain en s'aidant de béquilles. Évidemment la marche est alors un peu douloureuse, pénible, mais les malades prennent vite confiance en leur appareil auquel ils s'habituent.

Le plus souvent nous ne permettons au malade le premier jour que de se lever et d'exécuter des mouvements de flexion

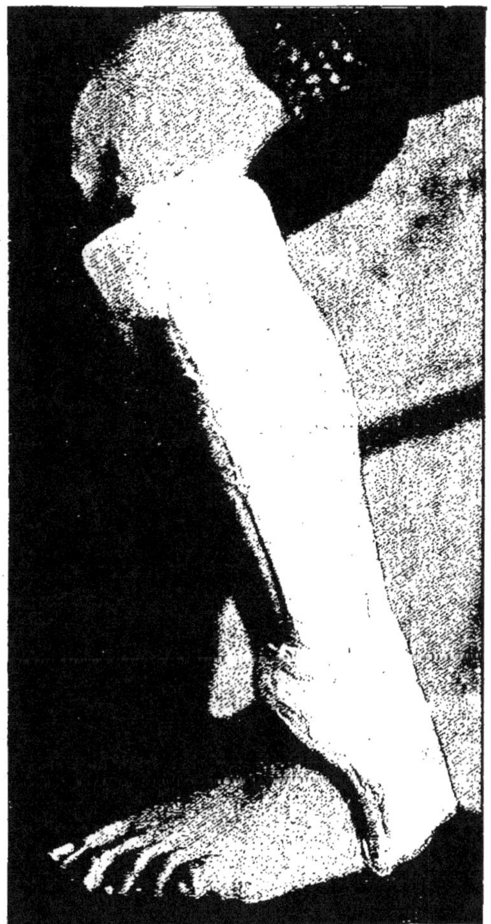

Fig. 22. — Mouvement de flexion, gymnastique articulaire.

On voit que les mouvements se passent dans l'articulation tibio-tarsienne. Toute la plante du malade repose sur le sol ; la flexion est réelle et efficace.

du cou-de-pied et d'extension. C'est le troisième jour généralement que la marche devient réelle. D'ailleurs dans nos tableaux nous avons entendu par marche du malade, cette marche réelle avec ou sans canne.

Dans les fractures simples, telles que les fractures du péroné, les malades marchent toujours au premier ou deuxième jour. Si dans d'autres fractures plus graves la marche est plus tardive tous les malades se lèvent le premier jour et font au moins quelques pas.

On observe assez fréquemment, lorsque le blessé se maintient debout, une véritable inhibition des muscles. Les malades sont incapables de faire l'effort de volonté nécessaire pour prendre point d'appui sur leur jambe; mais ces phénomènes sont de courte durée et disparaissent au bout de un à deux jours. L'idée de marcher avec une jambe fracturée paraît au premier abord si étrange au malade que souvent il refuse catégoriquement. A l'hôpital, l'exemple des autres blessés qui marchent avec leur appareil suffit pour vaincre leur appréhension. Le deuxième jour après l'application du plâtre le malade marche avec des béquilles. Un peu plus tard avec une canne puis sans aucun appui.

Il nous est difficile de fixer la date exacte à laquelle il faut toujours lever le malade. En principe le plus tôt possible. On doit faire varier le jour de la marche réelle suivant les cas. Ainsi un homme de faible volonté avec une fracture grave n'est capable de marcher qu'au bout de cinq à six jours tandis qu'un blessé avec une fracture du péroné marche bien le lendemain, parfois même sans canne.

Sans doute la marche par elle-même est un avantage énorme dont la perspective est infiniment agréable au malade redoutant d'être cloué à son lit pendant deux ou trois mois. De plus si on se place au point de vue utilitaire, on voit quelle peut être la valeur d'un procédé permettant au blessé de vaquer rapidement à ses occupations alors qu'il aurait été pendant des semaines condamné à une inactivité absolue. On peut voir dans nos sta-

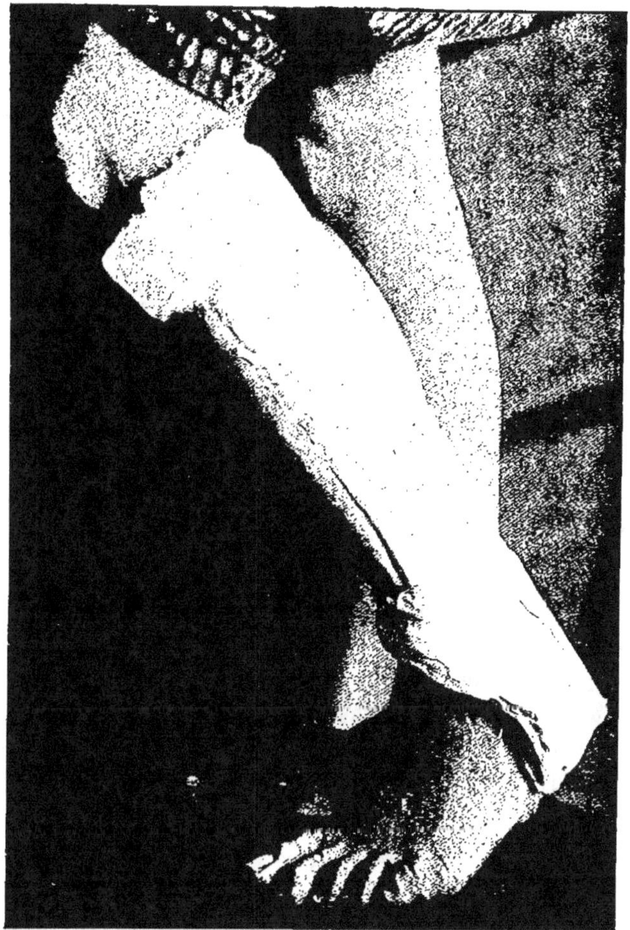

Fig. 23. — Faux mouvement. Le malade repose seulement sur la pointe des orteils et, au lieu de plier le pied sur la jambe, fléchit son articulation métacarpo-phalangienne. L'articulation tibio-tarsienne reste immobile.

tistiques qu'un grand nombre de malades ont pu rentrer chez eux au bout de dix à douze jours.

Mais pour nous l'exécution des mouvements articulaires qu'entraîne la marche est bien plus importante que la marche elle-même parce qu'elle évite les raideurs articulaires.

Le but de la méthode est non pas de permettre au malade de reprendre ses occupations. Ce résultat est atteint et nous nous en félicitons, mais ce n'est pas celui que vise la méthode de la marche directe. M. Delbet a toujours insisté sur ce point et il y est revenu dans la première partie de cet ouvrage. Le but est de faire fonctionner tous les organes de manière à entretenir la trophicité de tous les tissus. Seuls les mouvements volontaires permettent de réaliser ce desideratum. Ni la mobilisation passive, ni le massage n'ont le même effet. Nos malades ne sont massés à aucun moment. Dans la clientèle, il est bon de confier les sujets pusillanimes à un masseur. Son rôle est alors non de les masser mais de diriger leurs exercices.

Le malade doit exécuter, avant même de marcher, des mouvements de flexion du cou-de-pied. Le meilleur moyen consiste à faire mettre les deux pieds joints et à faire exécuter au malade alternativement des mouvements de flexion du genou sans que le talon quitte le sol, comme une véritable gymnastique pendant une demi-heure le matin, une demi-heure le soir. Cette gymnastique est extrêmement importante. Elle fait partie du traitement. Tous nos malades y sont soumis (fig. 21, 22).

Ces mouvements doivent être faits avec le plus grand soin. Il faut veiller en particulier à ce que la flexion du membre soit réelle et efficace.

Certains malades en effet, comme le montre notre photographie n° 23 compensent la flexion de l'articulation tibio-tarsienne par une flexion de l'articulation métacarpo-phalangienne qui, dans ce cas, seule travaille. La tibio-tarsienne reste alors inactive.

Pour mettre réellement en jeu l'articulation tibio-tarsienne il faut que la plante du pied repose complètement sur le sol pendant la flexion comme le montrent la photographie n° 22 et la figure n° 21.

Quand le malade commence à marcher, il faut veiller avec soin à ce qu'il marche correctement, avec flexion rigoureuse du genou et surtout du cou-de-pied en s'appuyant bien sur le membre blessé. Il ne s'agit pas qu'il marche vite; il faut qu'il marche bien en appuyant toute la plante sur le sol, en fléchissant correctement le cou-de-pied.

Certains malades, insuffisamment surveillés, marchent si mal qu'il serait préférable pour eux de ne pas marcher du tout. Les uns marchent sur le talon, les autres exclusivement sur le bord externe de leur pied; les troisièmes maintiennent le genou et le pied en extension ne faisant jamais passer le membre sain devant le membre fracturé. Ces manières vicieuses de marcher empêchent de tirer de la méthode tous ses avantages. Elles fixent le pied en mauvaise position et les mouvements articulaires ne s'exécutent pas.

L'appareil de marche présente avant tout aux yeux du malade cet énorme avantage social de n'en pas faire un invalide. Dès qu'on lui fait entrevoir qu'il est en état de marcher il sacrifie au fait de marcher vite, celui de marcher bien. Dans ces conditions nous avons parfois du mal à obtenir du malade qu'il suive les principes rigoureux de la méthode. Il est cependant indispensable que les principes passent au premier plan, même s'ils contrarient l'impatience du blessé.

La marche du malade doit être de la part du chirurgien l'objet d'une surveillance constante. Il doit apprendre à marcher à son blessé dont il doit solliciter également un effort personnel car il faut que le malade s'applique à marcher correctement et à exécuter docilement les mouvements articulaires qu'on lui indique. Le chirurgien doit faire marcher son malade devant lui.

Aussi disions-nous au début de ce travail que le troisième temps du traitement est peut-être le plus difficile et pour le malade et pour le chirurgien.

DATE DE L'APPLICATION DU PLATRE

Il faut appliquer le plâtre le plus tôt possible après l'accident, et aussi souvent que nous l'avons pu nous l'avons appliqué dès les premières heures. De cette façon nous avons pu éviter le gonflement qui se produit sans cela si constamment après le traumatisme. On verra dans nos statistiques que notre conduite est légitime car un grand nombre de malades, auxquels nous avons appliqué le plâtre immédiatement ou le premier jour après l'accident ont recouvré les fonctions de leur membre dans les deux ou trois jours qui ont suivi l'application du plâtre. Quand le malade arrive tardivement à l'hôpital (deuxième ou troisième jour après l'accident) il faut encore appliquer le plâtre immédiatement. La majorité des chirurgiens admettent que dans ces cas, il vaut mieux attendre que l'œdème ait diminué. M. Delbet enseigne le contraire. Il estime que le déplacement est une des causes de l'œdème et que la meilleure manière de le faire disparaître est de réduire et de maintenir réduit. Plusieurs malades ont eu l'impression que leur œdème avait diminué pendant le temps qu'on appliquait l'appareil. Dans la service du professeur Delbet, l'application de l'appareil est toujours faite dès l'entrée du malade à l'hôpital. Evidemment quand l'œdème est considérable, les malades ne vont pas jusqu'à la guérison avec le premier appareil. Il faut en faire un second dès que le premier devient trop lâche. Ce second appareil est appliqué bien plus tôt que ne serait le premier si l'on attendait que l'œdème ait disparu en laissant le membre dans une gouttière.

Worms et Hamand [1] proposent d'attendre une quinzaine de jours, avant l'application du plâtre dans les fractures de Dupuytren. Pendant ce temps ils exercent une traction continue sur le membre.

Nous considérons cette attente de quinze jours comme déplorable surtout dans les fractures de Dupuytren. On ne peut pas exercer pendant ce temps une extension suffisante. Donc on ne peut obtenir de réduction. Et celle-ci devient plus difficile à obtenir au moment de l'application du plâtre, car les rétractions ligamenteuses et capsulaires sont déjà constituées.

M. Thinesse [2], dans sa thèse, propose également dans toutes les fractures d'attendre quelques jours avant l'application de l'appareil de marche. Pendant ce temps, il exerce sur le membre une compression avec une bande élastique de caoutchouc dans l'intention de diminuer le gonflement. Mais la réduction et l'immobilisation agissent bien plus efficacement pour empêcher le gonflement de se produire et pour le faire disparaître lorsqu'il existe déjà. En outre comme nous l'avons déjà dit, la réduction est toujours plus difficilement obtenue après une attente. La réparation commence de très bonne heure : une réduction tardive est un nouveau traumatisme. Enfin ce retard empêche l'utilisation fonctionnelle précoce du membre, dont l'importance est extrême.

Comme deuxième objection à la pose immédiate de l'appareil de marche, M. Thinesse craint que les changements qui peuvent survenir à la suite du dégonflement du membre ne nécessitent le remplacement d'un appareil de marche par un autre. Nous ne voyons aucun inconvénient pour le malade à ce que le plâtre trop large soit remplacé par un autre, attendu que cette application n'est pas douloureuse, et qu'au contraire, le malade profiterait largement de l'application pré-

1. Worms et Hamand. Archives générales de chirurgie, n° 12, t. VI, p. 1211.
2. Thinesse. Thèse de Nancy, 1912.

coce qui éviterait le gonflement qui suscite tant de craintes à
M. Thinesse.

D'autre part M. Thinesse croit l'application précoce du plâtre
rendue impossible par le gonflement subit qui peut apparaître
pendant les jours qui suivent le traumatisme. Nous lui répondrons qu'il ne doit rien craindre de ce genre, car le plâtre appliqué de façon immédiate empêche le gonflement, tandis que
l'attente avec une réduction et une contention imparfaite contribuent à le provoquer.

Dans tous les cas nous tâchons d'abréger autant que possible
le temps écoulé entre l'accident et l'application du plâtre. Encore
une fois, quel que soit le gonflement, nous l'appliquons dès que
nous voyons le malade. Nous n'ignorons pas que l'appareil
appliqué dans ces conditions ne pourra être définitif, qu'il faudra en faire un second. Mais, nous le répétons, la réduction et
l'immobilisation sont le meilleur moyen de faire disparaître
l'œdème et aussi de supprimer les douleurs.

Seules les phlyctènes très étendues nous obligent quelquefois
à attendre. Nous parlons des phlyctènes qui existent déjà. Quant
à la crainte de les voir se produire, elle ne nous empêche jamais
d'appliquer l'appareil. Il nous semble même que la réduction
très précoce et la contention efficace empêchent leur formation.
Il est difficile d'être très affirmatif sur ce point, mais notre impression est que dans les cas où la réduction et la contention
sont faites dans les quelques heures qui suivent le traumatisme,
les phlyctènes sont rares.

DURÉE DE L'APPAREILLAGE

Nous ne sommes point exactement renseignés sur l'époque
où le cal est assez solide pour que le malade puisse marcher
sans appareil. Nous savons que la consolidation est très accélérée. Ainsi M. Routier a présenté à la Société de Chirurgie un

malade traité par la méthode du professeur Delbet et dont la
fracture (fracture oblique à l'union du tiers moyen et du tiers
inférieur) était consolidée au vingt-sixième jour.

Si nous sommes si mal renseignés sur le temps moyen nécessaire à la consolidation, c'est que nos malades quittent en
général l'hôpital bien avant d'être guéris. Comme ils peuvent
circuler, ils ne sont pas pressés d'y revenir. L'un d'eux n'est
revenu qu'après plus de deux mois. Comme nous lui demandions
pourquoi il avait gardé son appareil si longtemps, il nous répon-
dit que pouvant sans gêne vaquer à ses occupations, il avait
simplement attendu pour le faire enlever qu'il eût un jour de
liberté.

Nous disons aux malades qui quittent l'hôpital de revenir le
trente-cinquième jour. Mais ils ne reviennent pas tous à la date
fixée.

NOMBRE DE PLATRÉS

Presque toujours on est obligé de faire plusieurs appareils
successifs. Quelques jours après l'application du plâtre l'œdème
diminue, le membre dégonfle et l'appareil ne s'applique plus
exactement aux points d'appui. La marche serait alors dangereuse car le membre mal maintenu pourrait prendre une position vicieuse. Il faut donc refaire un nouveau plâtre.

Dans le service de M. Delbet on a l'habitude de vérifier à
chaque instant le degré de contention réalisé par l'appareil et
de marquer sur la jambe d'un trait de crayon le niveau des
colliers supérieurs et inférieurs ; dès que, le malade étant debout,
les traits ne correspondent plus exactement aux bords du plâtre,
il faut refaire un nouvel appareil.

MARCHE A SUIVRE DANS LE TRAITEMENT DES FRACTURES
PAR LA MÉTHODE DE LA MARCHE DIRECTE

1° Commencer le traitement le plus tôt possible.

2° Préparer et rassembler les différents objets nécessaires à la réduction et à l'application du plâtre :

a) Appareil de Scultet (p. 89).

b) Bandelettes de toile pour la construction de l'étrier.

c) Une aiguille et un fil fort.

d) Une bande de toile roulée servant de poulie.

e) Deux attelles latérales et deux colliers découpés dans une pièce de tarlatane et cousus (p. 85).

f) Corde de 1 mètre de longueur.

g) Poids 15 à 20 kilogrammes.

h) Deux briques pour surélever le pied du lit.

3° Coucher le malade sur une table longue de 2 mètres en surélevant par les deux briques l'extrémité de la table qui correspond aux pieds.

4° Vaseliner le membre.

5° Glisser sous la jambe fracturée l'appareil de Scultet.

6° Coudre l'étrier de traction sur le membre fracturé (p. 72).

7° Attacher les poids au moyen d'une corde à l'étrier.

8° Préparer la bouillie plâtrée et y tremper les pièces en tarlatane qui constituent l'appareil.

9° Appliquer l'appareil (p. 92).

a) Glisser le collier inférieur et le collier supérieur.

b) Appliquer les tuteurs latéraux.

c) Fermer le collier inférieur en forme d'ogive à sa partie antérieure, et appliquer les bords de la chape sur la partie inférieure des tuteurs latéraux.

d) Fermer le collier supérieur.

10° Entourer le plâtre par les bandelettes de toile de l'appareil de Scultet.

11° Supprimer l'extension et enlever l'étrier quand le plâtre est bien pris.

12° Enlever les bandelettes de toile au bout de vingt-quatre heures.

13° Faire lever le malade au bout de vingt-quatre heures en lui faisant exécuter le mouvement d'extension et de flexion du cou-de-pied (p. 100).

14° Faire marcher le malade au bout de trois jours, d'abord à l'aide de béquilles ou avec une canne suivant l'importance de la fracture.

15° Faire exécuter journellement au malade la gymnastique indiquée.

16° Enlever le plâtre au bout de trente-cinq à quarante jours.

INDICATIONS DE L'APPLICATION DE LA MÉTHODE

Quelles sont les variétés de fracture susceptibles d'être traitées par la méthode de la marche directe ? Nous affirmons sans hésitation que toutes les fractures de jambe peuvent et doivent être traitées par la marche directe[1]. Notre statistique le prouve surabondamment car les fractures les plus graves avec des désordres articulaires énormes ont guéri d'une façon parfaite aussi bien que les fractures les plus bénignes.

Et pour nous, toutes les fractures, à n'importe quel âge, avec n'importe quel état général doivent être traitées par notre méthode.

En effet ni la gravité exceptionnelle de la fracture, ni l'âge très avancé du malade, ni sa première jeunesse, ni son mauvais

---

1. Exception faite des fractures de l'extrémité toute supérieure du tibia.

état général, ni sa sensibilité exagérée ne sont pour nous des contre-indications de la méthode.

L'âge du malade n'est certainement pas une contre-indication. On verra dans nos observations un grand nombre de fracturés âgés qui ont guéri complètement leur fracture sans aucun trouble ultérieur, en conservant même une souplesse parfaite des articulations. Nous allons plus loin en affirmant que les vieillards profitent davantage de notre méthode qui leur permet de quitter rapidement le lit et d'éviter de cette façon les accidents de stase pulmonaire qui parfois les emportent.

Les enfants supportent admirablement nos appareils et se prêtent très bien à la méthode. Le professeur Broca traite couramment leurs fracturés par la méthode du professeur Delbet ; il nous a déclaré que ses résultats sont toujours satisfaisants, pour ne pas dire brillants. M. Lenormant l'a employée également à maintes reprises. Il a rapporté à la Société de Chirurgie le 19 novembre 1913 qu'il l'emploie d'une façon systématique chez les grands enfants et les adolescents. Il a été frappé de la rapidité avec laquelle les malades ont réellement marché avec leur appareil. Dès le lendemain de l'application ils ont pu se lever et circuler dans les salles. La plupart ont été renvoyés chez eux au bout de trois ou quatre jours, revenant seulement à l'hôpital pour l'ablation de l'appareil. Malheureusement M. Lenormant ne donne pas les observations détaillées de ces malades et les précisions nous manquent.

M. Parthenay dans sa thèse de Paris 1914 donne quatre observations de petits malades (un de six ans, deux de sept ans et un de onze ans) traités par la méthode de la marche directe. Les résultats du traitement sont excellents. Ses malades ont marché dès le deuxième ou troisième jour. Ils marchent sans claudication et parmi les autres enfants, il était impossible de reconnaître les fracturés. La consolidation osseuse a été très rapide et quand au bout de vingt-cinq jours on enlevait le plâtre, leur jambe était solide sans aucun trouble trophique ni articulaire. Les petits malades sortaient guéris de leur plâtre. (Observ. fractures obliques 99, 101, 105, 106, 107.)

La gravité exceptionnelle des fractures ne constitue pas non plus pour nous une contre-indication de la méthode.

D'abord un grand nombre de nos malades, atteints des fractures les plus graves, ont guéri très souvent sans garder de traces de leur accident et si quelques-uns parmi les 295 que nous présentons n'ont pas profité de tous les avantages de la méthode, certainement leur guérison était telle qu'aucune autre méthode n'aurait pu en donner de meilleure.

Un certain nombre de malades, d'ailleurs très petit, n'ont pas pu marcher pendant deux et quelquefois trois mois. Ces blessés graves ont cependant profité pendant ce temps de la liberté des mouvements de l'articulatien tibio-tarsienne et on a pu pendant leur séjour au lit leur faire exécuter les mouvements de flexion et d'extension du genou et du pied. De cette façon on a pu éviter même chez les malades cloués dans leur lit la raideur articulaire inévitable avec toutes les autres méthodes. Même ces malades gravement atteints ont guéri dans des conditions satisfaisantes et la méthode a donné un avantage certain.

Il faut s'entendre sur le mot : la gravité de la fracture. Généralement on considère qu'une fracture de Dupuytren avec luxation du pied en arrière et en dehors est une fracture des plus graves. On verra que pour nous il n'en est rien. C'est justement cette variété de fracturés qui nous a donné les meilleurs résultats, pour ainsi dire inattendus. Il est vrai qu'avant l'application de la méthode de la marche directe, ces fractures étaient très graves et les malades gardaient parfois pour toute leur vie un certain degré d'impotence.

Quelles sont donc les fractures qu'on peut appeler graves. Avant tout les fractures compliquées : les grandes pertes de substance osseuse avec les grandes plaies cutanées ne permettent pas quelquefois d'appliquer l'appareil de marche aussitôt que cela est nécessaire pour la réussite absolue du traitement et la marche de ces malades est évidemment sensiblement retardée.

Les fractures diaphysaires avec les très grandes déviations, même celles où la pointe du fragment supérieur menace la peau ou la perfore, ne constituent pas de contre-indication à la méthode. Un nombre considérable (121) de ces fractures diaphysaires graves ont guéri par la méthode de la marche directe. On verra plus tard, quand nous analyserons cette variété de fracturés, que les contre-indications pour les fractures diaphysaires n'existent pas. Nous avons eu l'occasion (observ. 65) de traiter par notre méthode une fracture vraiment grave avec désordres articulaires énormes. La réduction, de même que la contention plâtrée, ont été très satisfaisantes. Le malade a marché le quatrième jour.

La sensibilité exagérée du malade n'est pas non plus une contre-indication de la méthode. Nous avons pu observer un certain nombre de malades craintifs, timides, de volonté faible, qui se sont opposés à la méthode. D'abord ils nous ont supplié de les endormir pour pratiquer la réduction et l'application du plâtre. Presque toujours nous avons pu les convaincre qu'ils ne souffriraient pas. En effet, comme nous le leur avions dit, la réduction s'est effectuée sans souffrance et les malades nous ont affirmé qu'à partir du moment de la réduction, ils n'ont plus souffert de leur fracture.

Une fois l'appareil posé, ils refusaient parfois de marcher. Souvent notre persuasion était suffisante pour vaincre leur résistance. Mais un certain nombre de malades ont refusé de marcher longtemps après l'application du plâtre. Ce sont les accidentés du travail qui nous donnent le plus de peine à ce point de vue. Même ceux-là ont profité de l'appareil de marche. Car on a pu, par l'exécution des mouvements articulaires, leur éviter les raideurs. L'hypersensibilité ne constitue donc pas non plus une contre-indication de la méthode.

En résumé nous ne connaissons pas de fractures qui ne soient susceptibles d'être traitées par la méthode de la marche directe. Toutes sans exception, rectilignes aussi bien que fortement déviées, à tous les âges, avec n'importe quel état général, doivent être traitées dans le plus bref délai possible par l'appareil de marche.

Nous ne connaissons pas de fractures fermées où l'on puisse déclarer d'emblée que la méthode du professeur Delbet n'est pas applicable. Nous l'avons toujours appliquée et sur les 295 cas que nous rapportons, nous n'en avons trouvé qu'un seul où la réduction n'ait pas été satisfaisante.

RÉSULTATS GÉNÉRAUX OBTENUS PAR LA MÉTHODE
DE LA MARCHE DIRECTE

Notre étude comprend 295 cas dont 200 sont personnels et 95 rapportés par des auteurs différents.

Ce chiffre de 95 est d'ailleurs loin de comprendre tous les cas traités jusqu'à ce jour.

Nous apprenons journellement qu'on applique la méthode dans beaucoup de services. Malheureusement les observations n'ont pas été prises, et faute de renseignements précis sur ces cas, nous n'avons pas pu en tenir compte dans notre statistique. Mais personne ne nous a dit ne pas être satisfait de la méthode.

Ainsi le Dr Finikoff de l'hôpital Oboukoff de Pétrograd nous a écrit qu'il a appliqué la méthode de la marche directe dans 23 cas, mais faute d'observations détaillées nous devons nous en tenir à les mentionner simplement. Emerveillé par les résultats obtenus M. Finikoff nous écrivait, quelque temps avant la déclaration de guerre, en nous communiquant son chiffre global

et en se réservant de nous envoyer plus tard les observations
détaillées.

Il est frappant de constater que M. Finikoff n'avait jamais
vu appliquer d'appareil de marche et qu'il a pu le construire
exclusivement d'après notre rapport fait au Congrès de chirurgie de Pétrograd (décembre 1913).

M. Lenormant dans sa communication à la société de chirurgie, de même que M. Routier à la même séance, ont déclaré
qu'ils emploient couramment la méthode du Professeur Delbet
mais n'ont pas publié leurs observations [1].

M. le professeur Broca nous a dit qu'il l'emploie couramment
mais ne nous a pas donné de détails.

L'emploi de l'appareil de marche est devenu si fréquent qu'on
ne prend plus d'observation, comme on n'en prend plus pour
la cure radicale d'une hernie. Et si nous savons que la méthode
est couramment appliquée, c'est que nous nous sommes activement intéressés à sa généralisation.

M. Souligoux l'emploie régulièrement dans son service de
même que dans sa clientèle privée. Pour lui l'avantage pri-
mordial de la méthode réside dans la conservation intégrale des
articulations et dans l'absence d'atrophie musculaire. Nous le
remercions de nous avoir autorisé à l'employer constamment
dans son service.

Nous remercions M. Mauclaire qui nous a autorisé également
à l'appliquer dans son service et a même présenté deux cas à
la société de chirurgie, séance du 7 mai 1915.

Notre statistique, bien qu'incomplète pour les raisons que nous
venons de dire, comporte cependant un nombre de faits suffisants pour nous permettre, non seulement d'indiquer les résultats obtenus mais encore d'étudier la gravité de chaque variété
de fractures, les accidents qui se sont produits avant, au cours

Séance du 28 novembre 1913. T. XXXIX, n° 35.

et après l'application du plâtre, enfin la façon dont on peut les éviter.

Nous insisterons sur l'importance du troisième temps du traitement en essayant de démontrer que les troubles consécutifs à l'application du plâtre et l'insuffisance d'amplitude des mouvements articulaires sont presque toujours dus soit à une gravité exceptionnelle de la fracture, soit à l'insuffisance de la marche et surtout des exercices gymnastiques pendant le traitement.

Quant aux troubles consécutifs à l'application du plâtre tels que l'œdème des membres, l'atrophie musculaire, ils n'existent pour ainsi dire pas. L'absence d'atrophie musculaire est la règle, c'est pourquoi nous n'avons pas cru nécessaire de le mentionner dans nos statistiques.

Les œdèmes rares, passagers, ne constituent pas un trouble permanent et leur durée est tout à fait éphémère.

Il nous a paru intéressant de relever la durée de l'hospitalisation. En la comparant à la durée moyenne dans les cas de fracture traitées par les procédés habituels nous avons pu constater qu'elle a considérablement diminué.

En effet, si on considère toutes les variétés de fractures traitées par notre méthode, cette durée moyenne d'hospitalisation s'élève à 24 jours, tandis que le chiffre moyen généralement admis par les données de l'assistance publique s'élève à 2 mois 1/2, trois mois.

Le traitement est incontestablement moins long mais le principal avantage réside dans ce fait qu'il peut être continué dehors, puisque le malade marche avec son plâtre et quitte le plus souvent l'hôpital avant le temps nécessaire à la consolidation complète.

Ce résultat nous semble d'un grand intérêt. Non seulement le prix moyen de l'hospitalisation des fracturés est abaissé d'une façon très appréciable pour l'hôpital, mais encore nous y voyons tous les avantages sociaux qu'en retirent les malades, ayant la possibilité de reprendre leurs occupations d'une façon précoce.

La durée exacte du traitement complet à partir du jour de l'accident jusqu'à celui du retour à l'activité fonctionnelle intégrale est difficile à indiquer d'une façon précise. Cette difficulté est inhérente à l'originalité même de la méthode puisque le malade sortant de l'hôpital avant sa guérison réelle nous échappe quelquefois. En règle générale nous sommes persuadés que du jour où le malade quitte son plâtre il est guéri. Ses articulations sont souples, ses muscles ne sont pas atrophiés, le membre ne présente pas les troubles trophiques qui sont habituels avec les procédés ordinaires de traitement des fractures. En un mot, le malade sort de son plâtre guéri.

Toute différente est la durée totale du traitement par les procédés employés couramment. Le malade reste dans sa gouttière plâtrée 35 à 45 jours. Pendant ce temps surviennent de nouvelles complications dues à l'immobilisation. elle-même et le moment où il quitte son plâtre indique seulement que sa jambe est consolidée. Mais il est bien loin d'être guéri puisque le membre est impotent. Les articulations sont raides. Le moindre mouvement est douloureux, les muscles sont atrophiés et le membre, bleuâtre et œdématié, entre dans une nouvelle phase de traitement, comportant des massages et la mobilisation progressive des articulations. Ce lemps est extrêmement long, pénible, et dure presque toujours de deux à trois mois, pour ne pas dire plus. Cette période n'existe pas pour nos malades car comme nous l'avons déjà dit, du jour où ils sortent de leur plâtre, ils sont guéris.

Notre traitement a réussi dans tous les cas. Dans 97 p. 100 les résultats fonctionnels ont été complets et le nombre des échecs partiels est très petit. Même pour les échecs partiels relatifs, le résultat a été tel qu'aucune autre méthode n'aurait pu en donner de meilleur.

Nous avons même traité en nombre considérable les fractures ouvertes et nous constatons que les résultats ont été aussi brillants que pour les fractures fermées. Evidemment, la durée du traitement a été plus longue que pour les fractures fermées ; les malades ont marché plus tardivement et par conséquent leurs articulations ont peut-être perdu une partie de l'amplitude de leurs mouvements. Mais si on compare les résultats de notre traitement avec ceux des méthodes ordinaires, on aperçoit facilement la différence et dans la durée du traitement et dans les résultats obtenus.

Cependant dans les fractures ouvertes, la méthode ne peut pas toujours être régulièrement appliquée. On est obligé dans bien des cas d'employer des attelles coudées. C'est un point sur lequel nous reviendrons.

Dans les cas d'infections graves, il se produit parfois des escarrhes extraordinairement rapides qui obligent à enlever l'appareil. Le plus souvent nous avons pu le réappliquer assez vite pour que les blessés en bénéficient. Cependant dans un cas tout récent qui ne figure pas dans la statistique, il a été impossible de le remettre. Il s'agissait d'un blessé de guerre, qui avait eu les deux os pulvérisés par une balle. Il a fait une eschare au niveau de la partie interne du collier supérieur. On a enlevé l'appareil pour placer le membre dans un scultet. Il a fait alors une autre eschare sur le talon, large eschare sans tendance à la cicatrisation. Il a été impossible de réappliquer l'appareil.

Dans tous les autres cas de fractures ouvertes, nous avons pu appliquer l'appareil, souvent il est vrai avec des intermittences, mais tous nos malades ont guéri. Aucun n'a eu de pseudarthrose, aucun n'a eu le membre à ce point déformé qu'il reste inutilisable. Il ne faut pas oublier que cette dernière éventualité se produit quelquefois après les fractures compliquées. Récemment encore M. Delbet a dû amputer un malade qu'il n'avait pas soigné. Le pied, bien que la consolidation fût obtenue, était à ce point dévié qu'il n'était qu'un objet de gêne. Les troubles trophiques entretenaient de vastes ulcérations, qui ne laissaient d'autres ressources que l'amputation.

Il nous est difficile, dans ce chapitre des résultats généraux, d'étudier chaque cas en particulier et pour la clarté de la description des résultats acquis par notre méthode nous avons divisé tous les cas traités en douze groupes. Dans chacun d'eux nous étudierons toutes les modalités du traitement et les résultats obtenus.

Notre classification est la suivante :

1° Fractures obliques.

2° Fractures bi-malléolaires dans lesquelles entrent les fractures de Dupuytren.

3° Fractures de la malléole externe.

4° Fractures sus-malléolaires.

5° Fractures par éclatement de l'extrémité inférieure du tibia.

6° Fractures directes de jambe à la partie moyenne.

7° Fractures esquilleuses.

8° Fractures de la malléole interne.

9° Fractures du péroné au quart supérieur avec gros diastasis de l'articulation tibio-tarsienne, type Maisonneuve par diastasis.

10° Fractures de l'extrémité supérieure de la jambe.

11° Fractures exceptionnelles.

12° Fractures ouvertes.

Nous présentons les observations de chaque groupe de fractures sous forme de tableaux qu'on trouvera à la fin de l'article.

On y verra les renseignements suivants :

1° *Nom et âge du malade.*

2° *Date de sa fracture.*

3° *Sexe.*

4° *Étude clinique et radiographie.*

5° *Temps écoulé entre l'accident et l'application du plâtre.*

6° *Nombre de plâtres appliqués au cours du traitement.*

7° *Le jour où le malade a commencé à marcher.* — Nous enten-·dons par marche non pas le lever du malade ; celui-ci ayant lieu de façon systématique le lendemain ou le surlendemain après l'application du plâtre, mais la marche réelle et effective.

8° *La durée de l'application du plâtre.* — Malheureusement cette durée ne nous a pas toujours été connue car un grand nombre de malades ont quitté l'hôpital avec leur plâtre et ne sont jamais revenus pour le faire enlever. Nous avons l'habitude d'envoyer nos malades, une fois l'appareil posé et la marche obtenue, dans les asiles de convalescence (Vincennes et Vésinet) où peut-être le médecin, constatant la guérison complète de la fracture ne voit pas la nécessité de nous les renvoyer pour faire enlever le plâtre. Un certain nombre d'autres rentrant directement à leur domicile ne sont jamais revenus. Tout permet de supposer que le résultat était bon, puisqu'ils avaient jugé leur guérison suffisante pour les dispenser d'une nouvelle visite. Notre supposition est d'autant plus exacte que la majorité des malades qui reviennent nous voir est constituée de malades à fractures graves s'inquiétant de l'état de leur jambe.

9° *Durée de l'hospitalisation,* étudiée pour chaque variété de fracture en particulier et montrant bien les différences de longueur du traitement suivant la gravité de la fracture.

10° *Résultats immédiats.* — Dans cette colonne nous avons étudié les résultats obtenus par la réduction et par l'application du plâtre. Nous entendons par résultat immédiat, le progrès acquis au jour de la sortie du malade du service.

11° Les *résultats éloignés* qui sont mentionnés dans la colonne suivante ne sont malheureusement pas complets. Depuis un an nous les avons recherchés soigneusement. Nous avons invité tous les malades à venir nous voir à l'hôpital, ou, s'ils ne le pouvaient pas, à répondre à un questionnaire écrit que nous joignions à leur convocation.

Modèle du questionnaire.

Nous vous serions reconnaissants de nous dire :

1° Si vous souffrez en marchant.

2° Si votre jambe est droite.

3° Si elle enfle le soir.

4° Si vous ne boitez pas en marchant.

5° Si vous avez pu reprendre votre métier.

Toutes les fois que cela nous a été possible et que la fracture présentait un intérêt réel, quant à son résultat éloigné, nous nous sommes rendus au domicile même des malades afin d'apprécier de visu le résultat éloigné de notre traitement.

Enfin nous avons eu le plaisir de trouver des malades qui avaient prévenu notre désir, soit en nous écrivant des lettres de reconnaissance, soit en venant faire constater leur validité.

Pourtant, malgré nos efforts un trop grand nombre nous ont échappé, soit qu'ils aient changé de domicile, soit par mauvaise volonté.

En tout nous mettons sous les yeux 295 cas avec 150 résultats éloignés, soit 51,1 p. 100.

Quoique ce nombre n'englobe pas toutes les fractures traitées par la méthode, il est assez considérable pour permettre de juger avec certitude les résultats définitifs auxquels nous sommes en droit de nous attendre. Ceci est d'autant plus vrai que ce sont surtout les bons cas qui nous ont échappé, non seulement parce qu'ils n'avaient plus besoin de nos conseils, mais parce que nous nous sommes appliqués à rechercher les mauvais.

Ajoutons que beaucoup de malades étaient des accidentés du travail. On sait la mentalité d'un grand nombre de ces malheureux qui croient avoir intérêt à rester impotents.

12° Dans le chapitre réservé aux observations, nous avons indiqué les petits accidents survenus au cours du traitement et qui expliquent les singularités de chaque cas. D'autre part nous avons fait remarquer toutes les fois qu'il nous était impossible d'indiquer la durée de l'application du plâtre, le malade étant sorti avec celui-ci et n'étant pas revenu pour le faire enlever.

CHAPITRE IV

FRACTURES OBLIQUES

Nous étudions dans ce chapitre 123 cas dont 75 sont personnels et inédits, et 48 dus à différents auteurs.

Les résultats éloignés nous ont été connus 47 fois sur les 75 cas traités pour la majorité dans la clinique du professeur Pierre Delbet et aussi au cours de cette année à l'hopital de la Charité dans les services de MM. Souligoux et Mauclaire.

En ce qui concerne les 48 cas dus aux différents auteurs, 18 résultats éloignés seulement sont connus.

Pour tous les cas rapportés dans notre travail nous donnons donc 53 p. 100 des résultats éloignés. Pour nos 75 cas, le pourcentage s'élève à 63,5 p. 100. Pour les 48 autres il est de 38 p. 100.

Toutes les fractures obliques étudiées en bloc nous ont donné d'excellents résultats et nous nous permettrons avant tout de donner quelques chiffres.

La souplesse articulaire a été parfaite 109 fois sur 123, ce qui fait dans 88 p. 100 des cas.

Le raccourcissement, allant de 1/2 centimètre à 3 centimètres (dans trois cas seulement), a été noté 40 fois ce qui fait 32 p. 100. Quant à la claudication elle a été constatée dix fois en tout, soit, dans 8 p. 100 des cas.

On voit par conséquent que le plus grand nombre des raccourcissements n'ont pas été suivis de claudication, mais au contraire ont été compensés, comme nous l'avons déjà dit, par une inclinaison du bassin.

Les résultats immédiats ont été bons, dans 116 cas sur 123 où le membre a recouvré son intégrité fonctionnelle. Le pourcentage est de 94,3 p. 100.

Les résultats éloignés ont été connus 65 fois. Ils ont été bons dans 60 cas.

Sur 65 malades qui ont répondu à notre appel 20 seulement ont répondu à la question de la reprise du métier. Aucun de ces 20 malades ne nous a déclaré n'avoir pas pu reprendre son métier.

Ces chiffres pris en bloc pour toutes les fractures obliques ne sont pas suffisamment démonstratifs et n'expliquent pas toujours le rapport entre la gravité de la lésion et les résultats obtenus. Aussi nous avons subdivisé les fractures obliques en 4 groupes que nous étudierons chacun en particulier, tant au point de vue des résultats immédiats que de celui des résultats éloignés.

Ces groupes sont :

Fractures obliques avec petit déplacement.

Fractures obliques avec grand déplacement.

Fractures obliques avec déplacement tel que les fragments osseux menaçaient la peau.

Fractures anciennes non consolidées par les procédés habituels.

Avant de donner les résultats, immédiats ou éloignés, pour les groupes que nous venons d'indiquer, nous étudierons pour toutes les fractures obliques :

1° Le sexe des malades auxquels l'appareil a été appliqué.

2° L'âge des malades.

3° Le temps écoulé entre l'accident et l'application du plâtre.

4° Le nombre des plâtres.

5° Le jour de la marche du malade.

6° La durée de l'application du plâtre.

7° La durée de l'hospitalisation.

Sexe. — Sur 123 cas, nous avons traité 110 hommes et 13 femmes. Il est intéressant de remarquer que les femmes supportent notre appareil aussi bien que les hommes : 12 résultats sur 13 ont été absolument parfaits. Un cas seulement (obs. n° 12) n'a pas donné de résultat complet. Mais la malade était atteinte d'une arthrite tabétique qui l'empêchait de marcher suffisamment pour assouplir ses articulations.

Age. — Nous avons traité 5 enfants de 6 ans à 11 ans, les résultats ont été excellents et la briéveté du traitement a été remarquable (Obs. 99-101-105-106-107).

De même, nous avons été amenés à appliquer notre appareil à des vieillards. (Obs. 24 : 67 ans; obs. 51 : 72 ans; obs. 66 : 77 ans.)

Dans ce dernier cas, le résultat a été absolument parfait. Dans les deux autres, la marche a été insuffisante mais les malades n'ont pas perdu la souplesse de leurs articulations, grâce aux mouvements qu'on leur faisait exécuter dans leur lit.

Temps écoulé entre l'accident et l'application du plâtre. — Comme nous l'avons déjà dit nous avons toujours cherché à réduire ce temps à son minimum.

Dans 27 cas le plâtre a été appliqué immédiatement après l'accident :

—	23	—	—	1 jour	—
—	19	—	—	2 —	—
—	5	—	—	3 —	—
—	15	—	—	4 —	—
—	3	—	—	5 —	—
—	6	—	—	6 —	—
—	8	—	—	7 —	—
—	3	—	—	8 —	—
—	3	—	—	9 —	—

Dans l'observation n° 7 l'application a été retardée (9 jours) par crainte d'un anévrysme diffus.

Obs. n° 49 et 85. L'application du plâtre a été retardée par un gonflement immédiat trop considérable (9 jours). Actuellement nous n'attendrions plus.

Obs. n° 100. La jambe présentait un gonflement énorme avec phlyctènes empêchant d'utiliser les points d'appui (10 jours).

Obs. n° 14. La plaie cutanée a retardé l'application de 11 jours.

Obs. 77, obs. 6. Le retard dans ces deux cas est dû à l'étendue des phlyctènes (12 et 13 jours).

L'application a été retardée de 18 jours (obs. 66), 21 jours (obs. 117) par des plaies cutanées importantes.

Nombre de plâtres appliqués dans les cas de fractures obliques. — Il faut presque toujours appliquer deux ou trois plâtres pour la bonne réussite du traitement. Comme nous l'avons déjà dit, le membre dégonfle rapidement après le premier et la marche alors peut devenir dangereuse, car le membre est peu maintenu dans l'appareil.

Ainsi, pour le plus grand nombre de nos malades (68 cas sur 123) nous avons été amenés à faire deux plâtres, le deuxième se fait au moment où le membre est dégonflé et cette date tombe en moyenne au 10° jour.

Dans 28 cas nous avons été obligés de changer notre plâtre trois fois soit à cause de la longue durée de son application, soit à cause d'une petite blessure quelconque déterminée par un plâtre précédent.

Dans 20 cas, un seul plâtre a suffi.

Dans 3 cas, nous avons été obligés de changer l'appareil 4 fois :

Dans le cas n° 31 (4 fois) à cause de la gravité exceptionnelle de la fracture et de la consolidation particulièrement lente, à tel point que nous avons cru utile de donner au malade de la thyroïdine.

Dans le n° 13, (4 fois) à cause de la gravité de la fracture.

Dans un seul cas n° 41 ou a dû appliquer 5 plâtres parce que le malade, traité d'abord par l'appareil de Quenu, présentait une consolidation extrêmement lente.

Le changement de plâtre n'est pas douloureux.

Chaque fois que l'on refait le plâtre, il faut réappliquer l'extension. Cette précaution n'est peut-être pas toujours utile, mais en la négligeant on s'exposerait à des déplacements secondaires. Nous recommandons formellement de faire tous les plâtres sous l'extension.

Marche du malade. — La marche réelle du malade, celle qui met en jeu les muscles avec point d'appui effectif sur la plante dépend de trois facteurs différents.

1° La gravité de la lésion.

2° La volonté du malade et son désir de marcher.

3° L'apparition de quelques petits accidents (écorchure de la peau, phlyctènes, douleurs au niveau d'un point quelconque causées par le plâtre) survenus au cours du traitement et parfois il suffit d'une douleur insignifiante qui ne correspond même pas à la fracture pour que la marche soit retardée. C'est pourquoi il faut surveiller attentivement la jambe plâtrée et réparer immédiatement le moindre accident survenu au cours du traitement. Ces accidents sont d'ailleurs rares. Ils nous sont arrivés 17 fois (Observ. 2-5-7-12-17-24 27-30-31-43-55-56-57-58-75-106-117).

Dans deux cas les malades ont marché immédiatement. Nous entendons par immédiatement une heure et demie à deux heures après l'application du plâtre (Obs. n° 120-121).

Dans un des cas (Obs. 121) le malade est rentré chez lui le jour même avec son plâtre.

Dans 3 cas les malades ont marché le 1er jour.

— 11 —	—	2e —
— 15 —	—	3e —
— 6 —	—	4e —
— 9 —	—	5e —
— 1 —	—	6e —
— 6 —	—	7e —
— 5 —	—	8e —
— 2 —	—	9e —
— 14 —	—	10e —
— 2 —	—	11e —
— 12 —	—	6e —
— 13 —	—	5e —
— 2 —	—	15e —
— 2 —	—	17e —
— 2 —	—	18e —
— 1 —	—	19e —

Obs. n° 17. La marche a été retardée par l'apparition d'une grosse phlyctène.

Dans 2 cas les malades ont marché le 22e jour (Obs. 117-62). (Obs. 117-62).

Dans l'observation n° 62 la marche a été retardée à cause de la mauvaise application d'un premier plâtre.

Dans l'observation n° 117, la marche a été retardée parce que l'anneau supérieur a déterminé une grosse phlyctène.

Dans un cas, le malade a marché au 23° jour à cause d'une mauvaise application (Obs. n° 63) du premier plâtre, fait en dehors du service.

Dans un cas (Obs. n° 1) le malade a marché seulement le 33e jour, c'était le premier cas de fracture oblique traité par cette méthode et M. Delbet n'a pas osé laisser le malade marcher plus tôt. Le deuxième malade atteint d'une fracture oblique a marché au 24° jour.

Le malade n° 23 a marché au bout de 30 jours. Il avait été traité antérieurement pendant six semaines par un appareil ordinaire, qui avait raidi sa jambe.

Le malade n° 25 a marché seulement au bout de 30 jours à cause de sa mauvaise volonté évidente (accident du travail.)

Le malade n° 5 a marché le 38° jour à cause de l'état pathologique de sa jambe ayant subi antérieurement une astragalectomie.

Le malade n° 31 a marché seulement au bout de 42 jours à cause de la gravité exceptionnelle de sa fracture.

Le malade n° 41 a marché seulement le 55° jour ayant été traité antérieurement par l'appareil de Quénu.

Dans l'observation n° 91 la marche a été retardée de 4 mois à cause d'une eschare déterminée par le plâtre (Observation du major Plisson). La consolidation était déjà ébauchée en bonnes conditions au bout de 15 jours quand on a dû supprimer le premier plâtre. Une traction continue a été installée ensuite, pendant la durée de laquelle on a soigné l'eschare.

La marche du malade a été retardée d'abord par l'eschare ensuite par le retard de consolidation. Au point de vue de la marche nous ne pouvons tenir compte de cette observation puisque l'appareil n'a été appliqué que pendant quinze jours.

Dans trois cas, les résultats nous sont inconnus.

En moyenne, en tenant compte de toutes les fractures graves, sauf la dernière, dont on ne peut tenir compte dans nos statistiques, nos malades ont marché au bout de 8 jours.

Si on ne tient pas compte des retards apportés à la marche soit par les accidents, soit par la mauvaise volonté du malade ou par la gravité exceptionnelle des fractures, nos malades ont marché 6 jours après l'application du plâtre.

Nous répétons que ce chiffre correspond à la marche effective du malade et non pas à son lever de son lit car presque tous les malades ont pu mettre leur jambe par terre à partir du 2° jour et exécuter les mouvements de flexion ayant pour but d'assouplir leurs articulations.

Durée de l'application du plâtre. — La durée de l'application du plâtre varie avec la gravité des fractures, avec l'âge du malade et avec l'activité de consolidation (formation du cal).

1 cas.	20 jours.			
1 —	21 —			
1 —	22 —	Enfant	7 ans	
1 —	24 —	—	16 —	
3 —	25 —	—	6 —	
1 —	28 —			
1 —	29 —	—	7 —	
3 —	30 —	—	11 —	
1 —	32			
1 —	33			
1 —	34			
4 —	35			
3 —	36			
10 —	37			
5 —	38			
3 —	39			
15 —	40			
2 —	41			
3 —	42			
1 —	43			
1 —	44			
6 —	45			
3 —	47			
1 —	48			
3 —	50			
1 —	52			
1 —	55			
2 —	56			
3 —	60			

Dans le dernier cas (Obs. 24), malgré l'application prolongée du plâtre, due aux retards apportés à la consolidation, l'articulation est restée souple de même que dans l'observation 9 et 2.

Dans l'observation 9, la flexion du pied ne dépasse pas l'angle droit.

Dans un cas (70 jours, Obs. 34), la consolidation a été particulièrement lente. On a donné à la malade de la thyroïdine. 4 plâtres.

Pour 9 malades nous n'avons pas de renseignements sur la durée de l'application du plâtre, car sortis de l'hôpital bien avant la date de l'ablation du plâtre, ils ne sont jamais revenus pour le faire enlever.

Pour 23 cas les auteurs différents n'ont pas donné de renseignements.

La moyenne pour 90 fractures obliques traitées est de 36 jours.

Pour les enfants l'application du plâtre a été particulièrement courte. (Obs. 99-101-105-107, Obs. Parthenay), soit une moyenne de 25 jours.

Durée de l'hospitalisation. — Par notre méthode la durée de l'hospitalisation est considérablement diminuée pour deux raisons :

D'abord parce que la consolidation est plus rapide ; ensuite parce que le plus grand nombre des malades quittent l'hôpital avant l'expiration du temps nécessaire à la consolidation de la fracture.

Dans notre statistique, en ce qui concerne les fractures obliques (123 cas) entrent également les cas de M. Oudard, de MM. Plisson, Dugay et Dejouany, tous médecins militaires, qui ont été obligés de garder leurs malades jusqu'à complète guérison. Ils ne peuvent en effet laisser sortir le malade avant la consolidation. Il faut remarquer que le congé de convalescence accordé est toujours très court dans ces cas.

Dans 1 cas le malade a quitté l'hôpital immédiatement après l'application du plâtre.

Dans 3 cas le malade a été hospitalisé 1 jour.
   — 1 —   —   3 —
   — 2 —   —   4 —
   — 1 —   —   9 —
   — 1 —   —   11 —
   — 2 —   —   14 —

Dans 6 cas le malade a été hospitalisé 15 jours.

—	4	—	—	16	—
—	4	—	—	17	—
—	1	—	—	19	—
—	7	—	—	20	—
—	1	—	—	21	—
—	2	—	—	22	—
—	5	—	—	23	—
—	5	—	—	25	—
—	2	—	—	27	—
—	2	—	—	28	—
—	4	—	—	30	—
—	1	—	—	31	—
—	3	—	—	32	—
—	2	—	—	33	—
—	1	—	—	34	—
—	1	—	—	35	—
—	1	—	—	37	—
—	2	—	—	38	—
—	2	—	—	39	—
—	4	—	—	40	—
—	2	—	—	42	—
—	1	—	—	43	—
—	1	—	—	44	—
—	3	—	—	45	—
—	1	—	—	46	—
—	1	—	—	47	—
—	1	—	—	48	—
—	2	—	—	49	—
—	7	—	—	50	—
—	1	—	—	51	—
—	6	—	—	55	—
—	1	—	—	56	—
—	1	—	—	57	—
—	7	—	—	60	—
—	1	—	—	62	—
—	1	—	—	75	—
—	1	—	—	210	—
—	9	—	—	inconnus.	

Nous éliminons de notre statistique le cas de 210 jours n° 41 parce que le malade a été traité d'abord par l'appareil de Quenu et ensuite seulement par notre méthode.

La moyenne d'hospitalisation est alors de 32 jours.

Ce chiffre présente un grand intérêt si on le compare avec celui de la durée de l'hospitalisation pour les fractures diaphysaires traitées par le procédé habituel. M. Oudard donne le chiffre de 102 jours; l'assistance publique compte généralement trois mois. On voit donc nettement que par notre méthode les malades guérissent non seulement dans de meilleures conditions avec restitution intégrale des fonctions de leurs membres, mais encore séjournent moins longtemps à l'hôpital. Les chiffres de M. Oudard sont d'un grand intérêt pour la méthode. Ses malades n'ont quitté l'hôpital qu'étant complètement guéris. Donc les chiffres d'hospitalisation correspondent pour lui à la guérison. La moyenne chez lui est de 54 jours.

Sur 73 de nos malades traités dans le service de M. Delbet, 61 ont quitté l'hôpital au bout de 26 jours, avant la fin de la durée moyenne d'application du plâtre qui est de 36 jours.

Donc 85 p. 100 de nos malades n'ont pas attendu le jour de l'ablation de leur plâtre pour quitter l'hôpital.

Il serait intéressant d'étudier la durée de l'hospitalisation des malades dans les cas exceptionnellement graves où l'application du plâtre a été très longue.

Dans les cas de fractures non consolidées par les procédés habituels, après une immobilisation très prolongée, il nous a suffi d'appliquer notre plâtre pour que la marche étant devenue possible, le malade quitte l'hôpital très rapidement.

Ainsi dans l'observation n° 15, le malade entré avec une fracture datant de 10 mois a quitté l'hôpital le 1er jour après l'application du plâtre. Il a gardé celui-ci chez lui 4 mois.

Dans l'observation n° 23 la fracture date de 6 semaines. Le malade reste à l'hôpital 15 jours et garde son plâtre pendant 3 mois.

Dans l'observation n° 122, après 42 jours d'immobilisation, le malade marche avec son plâtre le deuxième jour, mais ne quitte pas l'hôpital, étant blessé de guerre.

Enfin dans l'observation n° 123, après 48 jours de traitement par la gouttière de Maisonneuve, la fracture non consolidée , est traitée par la méthode de l'appareil de marche : le malade reste à l'hôpital le temps nécessaire à la consolidation de sa fracture, c'est-à-dire 43 jours.

Ces 4 observations ont un grand intérêt, surtout les deux premières montrant bien que le plâtre est très bien supporté par le malade, après sa sortie de l'hôpital pendant une longue durée, et qu'il permet ainsi de traiter les pseudo-arthroses.

D'autre part, il n'est nullement nécessaire de garder ces malades à l'hôpital pendant la longue période de traitement.

Pour les fractures très graves qui ont nécessité une longue application du plâtre, le séjour à l'hôpital a été également abrégé. Ainsi, dans l'observation n° 31, malgré les 70 jours d'application plâtrée et la gravité exceptionnelle de la fracture, le malade est resté à l'hôpital seulement 47 jours.

De même, dans l'observation (21) (9), le malade reste à l'hôpital 33 jours et garde son plâtre 60.

Dans un cas (Obs. n° 2) le malade est resté à l'hôpital 75 jours à cause de la gravité exceptionnelle de sa fracture. Il a fallu réséquer la pointe du fragment supérieur qui avait perforé la peau.

Accidents survenus au cours de l'application du plâtre. — Quelques petits accidents, souvent dus à l'inattention du chirurgien, peuvent venir troubler la bonne marche du traitement.

D'une manière générale les débutants ont tendance à placer l'anneau inférieur trop bas et le supérieur trop haut.

Quand l'anneau inférieur est trop bas, les mouvements du jambier antérieur sont gênés et il en résulte de petites ulcérations. Celles-ci, dans les observations 55, 62, 63, 91, sont venues entraver la marche du malade.

Même quand il ne survient pas d'ulcérations, la position trop basse du collier supérieur est extrêmement fâcheuse. Elle empêche de fléchir le pied au delà de l'angle droit : le malade ne peut pas marcher correctement ; il ne tire pas de la méthode les avantages qu'elle doit donner.

Quand on place l'anneau supérieur trop haut, il gêne les mouvements du genou et de même que l'anneau inférieur provoque de petites ulcérations comme dans les observations 43, 57, 106.

En serrant trop ces deux colliers on peut encore, au lieu d'empêcher le gonflement, le provoquer. Pour éviter cet accident, il suffit d'appliquer les anneaux en les modelant soigneusement sans les serrer. Nous avons eu deux accidents de ce genre, observations 75 et 91.

S'il survient des phlyctènes, ce qui est d'ailleurs extrêmement rare, il suffit de les ponctionner (obs. 17, 27, 30, 43, 55).

En tout sur 123 fractures, nous avons eu à déplorer 12 accidents différents, que tous, sans nul doute, nous aurions pu éviter par un soin et une attention plus grands.

Résultats immédiats et éloignés pour les fractures obliques. — Comme nous l'avons déjà dit nous avons divisé ces fractures en 4 groupes :

Fractures obliques avec petit déplacement ;

Fractures obliques avec gros déplacement ;

Fractures obliques avec déplacement énorme menaçant la peau ;

Fractures anciennes non consolidées par les procédés ordinaires.

FRACTURES OBLIQUES AVEC UN FAIBLE DÉPLACEMENT

Nous avons traité 40 fractures obliques avec un faible déplacement. Les résultats immédiats ont été parfaits dans 39 cas.

Le jour où nos malades ont quitté leurs plâtres, ils ont marché très correctement, sans boiter : trois de ces malades seulement (Obs. 17, 89, 99) ont boité très légèrement. Les autres (36 cas) ont marché sans fatigue et sans boiterie.

Un cas a été mauvais. Il s'explique d'une part par l'état pathologique de la jambe (troubles variqueux) et d'autre part par l'âge du malade, 67 ans (Obs. 24). Le gonflement en raison des troubles circulatoires est resté si considérable qu'on ne pouvait pas faire marcher régulièrement le malade.

Souplesse articulaire. — Les mouvements de l'articulation tibio-tarsienne n'ont jamais été perdus par le malade.

Chez 37 sur 40 l'articulation tibio-tarsienne a conservé l'intégrité de ses mouvements.

Dans 2 cas (Obs. 8 et obs. 90) la souplesse n'a pas été parfaite. Dans l'observation n° 8, la flexion dépassait l'angle droit et dans l'observation 90 due à M. Plisson, la raideur relative était due à la mauvaise volonté évidente du malade.

Dans un cas (Obs. 24), l'articulation est restée enraidie. Nous avons déjà signalé ce malade comme étant atteint de troubles variqueux qui l'ont empêché de marcher au cours du traitement.

Nous voyons bien que nos malades ont conservé presque tous leur articulation dans une intégrité fonctionnelle complète. Ce point est pour nous d'une importance capitale.

Si un malade traité par la méthode ordinaire ne marche pas du jour de la consolidation de sa fracture, c'est surtout parce que ses articulations sont raidies et que son membre impotent n'est pour lui qu'un point d'appui. Les articulations étant raides, la marche est alors impossible.

Deux ou trois mois de traitement sont alors nécessaires pour rendre aux articulations une partie de leur souplesse, tandis qu'avec notre méthode, du jour où il quitte son plâtre, le malade marche correctement.

Claudication. — Nous avons dit tout à l'heure que 3 malades (Obs. 77, 89, 99) ont présenté une légère claudication au jour de l'enlèvement du plâtre. Le malade n° 7 a néanmoins repris son service de marin après deux mois de convalescence, et nous savons bien que la claudication est incompatible avec le métier de matelot.

Dans l'observation n° 89, M. Oudard nous indique que le malade a boité légèrement. Sans doute cette claudication n'a pas été grande puisque le malade (matelot) n'a pas été réformé.

Dans l'observation 99, le Dr Walch mentionne une légère claudication en faisant remarquer que le malade ne présente ni œdème, ni atrophie musculaire, ni raideur articulaire.

Raccourcissement. — Le raccourcissement a existé seulement 5 fois sur ces 40 cas. Dans l'observation n° 17, le raccourcissement est de 2 centimètres. L'apparition de grosses phlyctènes a obligé d'élargir le premier plâtre ; le raccourcissement a peut-être été secondaire.

Dans l'observation n° 34, le raccourcissement est de 10 à 12 millimètres ; le malade ne boite pas. Le raccourcissement est donc anatomique et non fonctionnel.

De même dans l'observation n° 35 le raccourcissement de 1 centimètre ne trouble aucunement la marche du malade.

Deux fois (Obs. 20 et Obs. 84) le raccourcissement était de 1/2 centimètre.

Résultats éloignés. — Pour ces 40 cas, ils nous sont connus 20 fois. Les 20 fois ils ont été parfaits. Les malades nous témoignent de leur satisfaction ; leurs articulations sont souples, leurs muscles ne sont pas atrophiés et ils marchent comme s'ils n'avaient jamais eu de fracture. Fréquemment même, en examinant ces malades, il nous a été, longtemps après leur accident, impossible de distinguer la jambe malade de la jambe saine.

Les examens radiographiques ont montré que dans tous les cas l'axe du membre a été rétabli : c'est là le but fondamental de la réduction et toujours il a été atteint.

Quant au chevauchement latéral il a été corrigé dans la grande majorité des cas si bien qu'il n'était plus gênant pour le malade. Les raccourcissements anatomiques même ont été exceptionnels. Nous n'avons jamais vu d'angulations antérieures.

Nous avons déjà dit que l'angulation antérieure est en général déterminée par un traitement vicieux.

FRACTURES OBLIQUES AVEC GROS DÉPLACEMENT

Nous avons traité 63 fractures obliques avec un gros déplacement. La plupart de ces fractures étaient du type classique et siégeaient au niveau du tiers moyen et du tiers inférieur. Quelques-unes siégeaient à la partie moyenne. Le péroné était fracturé quelquefois au même niveau que le tibia, le plus souvent à un niveau supérieur, dans quelques cas au niveau de son col.

Le trait de fracture du tibia était toujours très oblique, fractures classiques en bec de flûte, spiroïdes ou hélicoïdales, allant parfois jusqu'à l'articulation tibio-tarsienne.

Le déplacement était toujours grand ; les fragments supérieurs se dirigeaient en bas, en avant et en dedans ; les fragments inférieurs en haut, en dehors et en arrière.

On n'a jamais pu réussir à obtenir une réduction parfaite. Un certain déplacement des fragments a toujours persisté. Après la réduction nous avons pu seulement rendre le raccourcissement tel qu'il devienne anatomique et non fonctionnel, et nous avons toujours pu rétablir l'axe du membre.

Quant au chevauchement latéral, il est notablement diminué mais il n'est pas complètement supprimé. L'extrémité inférieure du fragment supérieur verse un peu en dedans du fragment inférieur.

Ces trois éléments, diminution ou suppression du raccourcissement, rétablissement de l'axe du membre, réduction du chevauchement latéral, ont suffi pour rendre au membre son intégrité fonctionnelle sans le rétablissement du bout à bout anatomique.

M. Thinesse n'est pas de notre avis. Il croit qu'il est plus avantageux dans les fractures en V avec grand chevauchement, de recourir à la réduction par la méthode sanglante accompagnée ou non de suture osseuse avec fils d'argent ou agrafes de Jacoël. Nous nous opposons nettement à l'opinion de M. Thinesse. Nous pensons au contraire que par ces procédés on retardera la consolidation de la fracture. Les ostéo-synthèses qui donnent le bout à bout et qui doivent en apparence donner un résultat brillant en donnent certainement un inférieur au nôtre. Le membre est bien droit. La rectitude est absolue. La radiographie a donné une satisfaction complète au chirurgien, mais le malade, immobilisé pendant deux mois dans une gouttière plâtrée, garde son membre atrophié avec des articulations raides.

Par notre méthode — méthode fonctionnelle, — nous avons toujours obtenu, dans les fractures obliques même les plus graves, une correction suffisante avec la conservation de toutes les fonctions. Nos malades ont gardé leurs muscles en pleine activité, et leurs articulations souples avec absence de troubles trophiques, quoique le chevauchement n'ait jamais été réduit complètement et que les os n'aient jamais été mis bout à bout.

Avec toutes les autres méthodes, avec toutes les sutures osseuses, plaques de Lane ou vis de Lambotte, agrafes de

Jacoël ou sutures osseuses au fil métallique, la consolidation malgré le bout à bout a été en général plus lente, et tous les inconvénients de la longue immobilisation sont inévitables avec ce mode de traitement.

Les compagnies d'assurances le savent si bien, qu'à Anvers où la méthode a reçu une large extension, elles refusent d'indemniser l'ouvrier dont la jambe a éte traitée par cette méthode.

Nous croyons que contrairement à la conviction de M. Thinesse, dans les fractures obliques avec un gros chevauchement, notre méthode a fait ses preuves et les malades de cette catégorie ont guéri aussi bien que ceux atteints d'une fracture du péroné. On en trouve la preuve dans plusieurs de nos observations et par exemple au n° 68, où le malade atteint d'une fracture en V avec un chevauchement énorme a repris, son service de maître d'hôtel, le lendemain de l'ablation de son plâtre, quarante jours après son accident. (Radio, n° 10.)

Les sutures osseuses et tous les procédés sanglants, améliorent les pronostics fonctionnels (les seuls qui comptent) des fractures graves en V, si on les compare à ceux que donnaient les anciennes méthodes, mais leurs résultats ne sont pas plus favorables que ceux donnés par notre méthode.

Ce qui d'ailleurs empêcherait la méthode sanglante de se généraliser, même si elle donnait de brillants résultats, c'est qu'elle nécessite un outillage spécial et des chirurgiens de profession. La méthode du professeur Delbet, au contraire, par sa simplicité et la facilité de son application doit se répandre et se répand déjà avec rapidité.

M. Lane affirme qu'une fracture traitée par un appareil plâtré et non par une ostéo-synthèse n'est pas guérie convenablement. Nous ne connaissons pas les résultats qu'avait obtenus M. Lane par les procédés d'immobilisation plâtrée, mais ce que nous savons bien, c'est que par notre méthode de la marche directe, nos malades ont guéri dans un temps extrêmement court et que nous avons pu leur rendre non seulement de bonnes et solides jambes, mais encore que nous leur avons conservé la souplesse absolue de leurs articulations sans aucune atrophie musculaire. Ce fait en lui-même est plus éloquent que tous les discours du monde.

A. *Souplesse articulaire.* — Nos malades ont en général conservé une souplesse articulaire parfaite. Sur 63 cas étudiés dans ce chapitre des fractures obliques avec gros déplacement, 5 malades seulement ont conservé une légère raideur.

Dans l'observation n° 7, la marche a été retardée par crainte d'un anévrisme diffus, ce qui explique la légère raideur articulaire.

La malade n° 12 n'a pas eu la souplesse articulaire parfaite, étant atteinte d'une arthrite tabétique.

Il a été difficile de faire marcher la malade du n° 25 en raison de son âge.

Dans le cas n° 51, la souplesse n'a pas été absolue, car le malade trop âgé (72 ans) n'a pas exécuté les mouvements de gymnastique que nous recommandons.

B. *Raccourcissement.* — Les raccourcissements ont été observés 26 fois.

16 fois le raccourcissement était de 1 centimètre.
4	—	—	—	1	—	1/2
4	—	—	—	2	—	
2	—	—	—	1	—	1/2

C. *Claudication.* — Le raccourcissement n'a d'importance que s'il entraîne la claudication.

Or aucun de nos malades pour lesquels le raccourcissement était de 1 centimètre (voir même 1 centimètre 1/2 sauf 2 cas, obs. 79-51) n'a présenté de claudication. (Voir les observations 4, 9, 11, 14, 30, 33, 38, 44, 45, 47, 50, 62, 63, 69, 74, 75, 80, 84, 87.)

Quatre malades ont eu un raccourcissement de 2 centimètres. Trois d'entre eux ont boité très légèrement. Un a marché normalement.

Le malade ayant 3 centimètres de raccourcissement a boité.

Par contre, 2 malades n'ayant aucun raccourcissement ont boité. Cela montre qu'il ne faut pas imputer la claudication au raccourcissement seul. D'autres facteurs sont capables de déterminer le même effet.

Nous voyons donc qu'avec un raccourcissement de 1 centimètre 1/2, la boiterie est exceptionnelle. Au delà de ce chiffre, elle devient presque constante. Mais avec 2 centimètres, elle est très minime.

D. *Résultats immédiats.* — Les résultats immédiats ont été bons dans 61 cas sur 63. Les malades ont marché correctement le jour de l'ablation de leur plâtre.

Dans 2 cas, le résultat n'a pas été absolument parfait. Dans les observations n° 25-51, la marche n'a pas été satisfaisante à cause du raccourcissement respectivement de 2 centimètres et de 1 centimètre et 1/2 et du manque de souplesse articulaire.

Par contre, 3 de nos malades avec un raccourcissement de 2 centimètres (Obs. 39, 46, 73), ont donné de très bons résultats immédiats, sauf une légère claudication dans les deux premiers cas.

Le malade atteint d'un raccourcissement de 3 centimètres a donné un très bon résultat. Articulation restée souple. Pas d'atrophie musculaire. Pas d'œdème, mais une légère claudication.

Deux de nos malades ont présenté des récidives de leurs fractures.

Le malade n° 7 avait gardé son plâtre pendant 32 jours et était resté à l'hôpital 39 jours. Le jour où il a quitté l'hôpital, sa jambe était solide et il marchait très correctement. Au 60° jour le malade est atteint d'un nouveau traumatisme (glisse sur trottoir) et une nouvelle fracture se produit à la même jambe. Peut-on imputer à notre méthode un tel accident. Nous ne croyons pas qu'on puisse établir un rapport entre la consolidation primitive et le deuxième accident.

Dans l'observation n° 90 de M. Plisson, la seconde fracture s'est produite au bout de 4 mois. Un traumatisme sérieux l'a déterminé — chute dans un escalier.

M. Plisson déclare qu'il n'existe aucun rapport entre la première fracture et la seconde.

E. *Résultats éloignés pour les fractures avec gros déplacement.* — Nous connaissons 25 résultats éloignés sur 63 cas traités.

Vingt-quatre fois ce résultat a été bon.

Une fois, il n'a pas été parfait (Obs. n° 25), en raison de la gravité de la fracture et de la mauvaise volonté évidente que le malade a montrée au cours du traitement.

Sur les 63 cas traités, 41 sont personnels. Malheureusement sur ceux-ci, nous ne connaissons que 14 résultats éloignés. Malgré tous nos efforts, il nous a été impossible de revoir les autres malades. Ils n'ont pas répondu à nos convocations. Tout permet de supposer qu'ils ne trouvaient rien qui laisse encore à désirer dans leur état.

Les résultats éloignés obtenus par M. Oudard pour ses malades (Obs. 73 à 89), ont une grande importance. Tous ceux-ci, sauf un dont on n'eut pas de nouvelles, ont parfaitement guéri puisqu'ils ont pu reprendre leur service de marins, témoignant par là de l'intégrité fonctionnelle de leur membre.

FRACTURES OBLIQUES AVEC DÉPLACEMENT ÉNORME
AVEC OU SANS MENACE DE PERFORATION DE LA PEAU

Nous avons traité 13 fractures de cette variété que nous étudions à part en raison de leur gravité exceptionnelle et de l'extrême rareté des bons résultats obtenus dans ces cas par les méthodes ordinaires.

Nous entendons par le terme de fractures obliques avec déplacement énorme des fractures avec un chevauchement complet des deux os l'un sur l'autre. 7 fois sur 13 le chevauchement a été tel que le fragment supérieur, non seulement faisait saillie sous la peau, mais menaçait de la perforer.

Dans tous ces cas nous avons appliqué notre méthode intégralement, sans rien changer à notre technique.

La réduction seulement a été un peu plus difficile. La traction a été exécutée avec 20 kilogrammes. On a dû la maintenir parfois pendant une demi-heure pour obtenir un bon axe.

Une fois même, le malade étant très musclé (Obs. 22), nous avons été obligés, pour vaincre la résistance de ses muscles, d'injecter de la novocaïne dans le foyer de la fracture. Dans tous les autres cas notre traction a été suffisante pour diminuer le raccourcissement et rétablir la rectitude du membre.

Dans l'observation n° 100, le raccourcissement étant de 5 centimètres avant l'extension a été réduit à 3. Par définition même de ces fractures (fractures avec chevauchement énorme), le chevauchement primitif est toujours grand, et malgré cela, 1 fois seulement le raccourcissement est resté de 3 centimètres (Obs. n° 100). 2 fois 2 centimètres (Obs. n° 13) et (Obs. 22) ; 2 fois 1 centimètre 1/2 (Obs. 2, 70) ; 5 fois de 1 centimètre (Obs. 16, 55, 65, 66, 118).

Un chirurgien éminent de Paris hésita tout d'abord à nous laisser appliquer notre méthode à un malade (Obs. n° 70) présentant une fracture de cette catégorie, c'est-à-dire avec menace de perforation de la peau par la saillie du fragment supérieur. Il proposa au malade l'intervention sanglante, et sur son refus il nous l'abandonna. Comme on le voit (Obs. 70) le résultat a été excellent et le malade a gardé seulement un raccourcissement de 1 centimètre 1/2 marchant sans claudication, grâce à la souplesse absolue de ses articulations et à l'absence d'atrophie musculaire. La radiographie nous montre bien que nos réductions sont incomplètes, que le chevauchement persiste toujours en partie mais la fonction n'en est pas moins rétablie.

Pour nous, pourvu que le résultat fonctionnel soit bon, notre but est atteint et nous ne nous inquiétons pas s'il y a ou non bout à bout.

Souplesse articulaire. — Deux de nos malades (Obs. n° 2 et n° 13) n'ont pas gardé leurs articulations souples. Les 11 autres ont conservé toute leur souplesse articulaire.

Le malade n° 2, a conservé une certaine raideur à cause de sa marche tardive.

Le malade n° 13, en raison de la gravité de sa fracture.

Raccourcissement. — 11 malades sur 13, comme nous l'avons déjà dit, ont gardé un raccourcissement variant de 1 à 3 centimètres. 3 seulement d'entre eux ont boité (Obs. 100, 22, 13).

Résultats immédiats. — Les résultats immédiats ont été bons dans 12 cas. Le 13ᵉ (Obs. n° 13) n'a pas été parfait, le malade marchant en boitant, avec une articulation peu souple.

Deux fois — dans l'observation n° 2 et n° 100 — la saillie du fragment supérieur a fini par perforer la peau. Le traitement ne fut pas interrompu. On réséqua cette saillie en appliquant un pansement comprenant à la fois la jambe et les deux attelles plâtrées. Les malades ont recommencé à marcher dès le lendemain de cette petite opération.

Résultats éloignés. — Quant aux résultats éloignés, ils nous ont été connus 9 fois sur 13, et dans tous les cas, ils ont été bons. Trois des malades (Obs. n° 55, 65, 66) ont pu reprendre leur métier du jour où leur plâtre a été enlevé, et ils ont gardé l'activité fonctionnelle intégrale de leur jambe.

Dans l'observation n° 91, un accident arrivé au 15° jour du traitement a retardé la marche du malade. Le Dr Plisson, en appliquant l'anneau inférieur l'a peut-être trop serré sur le tendon d'Achille. Une petite eschare s'était formée en cet endroit. La consolidation était déjà ébauchée.

On a installé ensuite la traction continue, mais le malade a profité quand même de la méthode, la réduction ayant été complète, avec un axe parfait.

La consolidation ébauchée avait d'ailleurs déjà permis à la tibio-tarsienne les mouvements du cou-de-pied.

TRAITEMENT PAR LA MÉTHODE DE LA MARCHE DIRECTE
DES ANCIENNES FRACTURES NON CONSOLIDÉES PAR LE PROCÉDÉ HABITUEL

Nous avons traité 4 fractures de cette variété. — Dans l'observation n° 15 il s'agissait d'une fracture oblique datant de 10 mois et non encore consolidée (pseudarthrose). La malade est restée à l'hôpital un seul jour et elle a aussitôt repris ses occupations ; mais 4 mois ont été nécessaires pour obtenir la consolidation complète de la fracture.

Dans les observations n° 23, 122, 123, les malades avaient été traités par l'immobilisation pendant 3 à 7 semaines, et leurs jambes n'étaient pas encore consolidées à cette date.

Dans les observations n° 23 et 123, 3 mois ont été nécessaires à la consolidation. Le malade n° 122 est encore en traitement.

Inutile de dire que ces trois malades ont marché pendant leur traitement et regagné progressivement la souplesse qu'ils avaient perdue pendant l'immobilisation antérieure.

Ces 4 observations ont un grand intérêt par les indications qu'elles donnent pour le traitement des pseudarthroses. On voit qu'on peut en guérir au moins un certain nombre par notre méthode et qu'on peut se passer des interventions sanglantes qui peut-être même ne pourraient pas donner les mêmes résultats que notre méthode.

Plus encore, tandis que celles-ci nécessitent un chirurgien expérimenté, et un outillage spécial, comportent en outre une immobilisation plâtré prolongée qui enraidit forcément les articulations, notre méthode par sa simplicité est à la portée de tout le monde et assure le libre jeu des articulations pendant toute la durée du traitement, permettant même au malade de quitter l'hôpital et de vaquer à ses occupations.

Il est d'ailleurs bien connu qu'il suffit de faire marcher un malade atteint de pseudarthrose en l'immobilisant relativement pour obtenir sa guérison.

Les petits frottements osseux qui se produisent entre les fragments sont pour ainsi dire des excitants de l'ossification. Mais d'ordinaire on appliquait un appareil silicaté qui immobilisait le pied. Si l'on obtenait la consolidation, c'était aux dépens de la souplesse articulaire. Les malades consolidés restaient encore des infirmes. Avec la méthode du professeur Delbet, on traite en même temps la pseudarthose et les raideurs articulaires. Son appareil a donc dans ces cas d'énormes avantages et l'on peut dire qu'il fait entrer le traitement des pseudarthroses de la jambe dans une nouvelle voie.

Nous sommes persuadés qu'un grand nombre de malades atteints de pseudarthrose auxquels on fait des sutures osseuses guériraient dans de meilleures conditions avec la méthode de M. Delbet.

MÉTHODE APPLIQUÉE A QUELQUES CAS EXCEPTIONNELS

Dans l'observation n° 41 la fracture a présenté un chevauchement énorme qu'on n'a pas pu réduire. A cette époque M. Quénu appliquait l'appareil de Lambert qu'il a perfectionné avec M. Mathieu, et nous avons cru utile pour le malade de l'essayer avec l'espoir d'obtenir un meilleur résultat.

M. Mathieu est venu lui-même l'appliquer. De petits foyers de suppuration se sont montrés au niveau de la broche inférieure. On a été obligé d'enlever l'appareil au bout de 15 jours. Le déplacement qui avait été corrigé s'est reproduit. L'appareil de marche n'a pu être appliqué que le 40° jour et la consolidation a été particulièrement lente. Le résultat définitif a été très médiocre. Le membre a gardé une certaine incurvation avec un raccourcissement de 28 millimètres.

Dans l'observation n° 88 le malade avait les deux jambes fracturées et l'appareil de marche appliqué aux deux fractures lui a permis de marcher pendant son traitement et de se guérir complètement, puisqu'étant matelot il n'a pas été réformé. Il avait quitté l'hôpital au 50° jour.

Cette observation mérite une attention spéciale car nous savons tous la longue durée du traitement des fractures des deux jambes. Si la consolidation est obtenue à une date régulière, la marche du malade est toujours très retardée. La souplesse des articulations du genou et du cou-de-pied sont absolument indispensables à l'activité fonctionnelle des membres inférieurs pour la marche. Sans elle ceux-ci sont réduits à n'être que de simples points d'appui. C'est l'usage qu'en fait le malade sortant de son appareil d'immobilisation et ce n'est qu'après un temps très long qu'il peut regagner la souplesse articulaire, et qu'il peut marcher réellement. 3 ou 4 mois sont nécessaires pour atteindre ce résultat, tandis que dans le cas de M. Oudard, 50 jours d'hospitalisation ont suffi.

Enfin un certain nombre de fois (30, 48, 49, 101) nous avons constaté un trait de fracture supplémentaire à celui de la fracture oblique. Nos résultats n'ont pas été différents de ceux obtenus dans les fractures obliques simples.

CHAPITRE V

FRACTURES DE DUPUYTREN

Nous donnons 75 observations de fractures de Dupuytren
traitées par la méthode de M. Delbet dont 53 personnelles et 22
recueillies dans diverses publications.

Les résultats que nous avons obtenus par la méthode de la
marche directe ont dépassé nos espérances et les pronostics
des fractures bi-malléolaires se trouvent complètement transformés.

Les fractures de Dupuytren sont par la méthode devenues
les fractures les plus bénignes.

Le major Plisson (Obs. 67) écrit que le résultat obtenu « était
inespéré ».

Au début de l'application de la méthode, nous étions nous-
mêmes étonnés de la facilité et de la rapidité avec laquelle nos
malades marchaient correctement, en même temps que les
troubles consécutifs disparaissaient.

Si nous insistons un peu sur les brillants résultats obtenus
par la méthode dans le traitement des fractures de Dupuytren,
c'est que nous voyons tous les jours, autour de nous, douter de
la possibilité d'une guérison rapide des fractures bi-malléolaires.
On nous dit qu'on accepte bien de faire marcher une fracture
oblique, mais qu'à aucun prix on ne consentirait à appliquer
la méthode aux fractures de Dupuytren.

Le pronostic sévère pour les fractures de Dupuytren est tellement ancré dans l'esprit des chirurgiens qu'il leur paraît trop dangereux de faire marcher leurs malades. Ils se rappellent bien les résultats parfois insuffisants qu'ils ont obtenu malgré tous leurs efforts, et la gravité exceptionnelle de ces fractures ne leur paraît pas être du ressort du traitement par la méthode de la marche directe.

A toutes ces craintes nous répondrons par des faits que nous mettons sous leurs yeux dans le chapitre des résultats obtenus pour les fractures de Dupuytren. Ils montreront bien la facilité avec laquelle se réduisent ces fractures, leur contention satisfaisante par l'appareil de marche, la facilité et la rapidité avec laquelle les malades guérissent. Ils montreront également que ces grandes fractures avec luxation complète du pied en arrière, pour la réduction desquelles l'anesthésie générale est considérée par beaucoup comme nécessaire, se réduisent avec facilité, et sans aucune douleur, pour ainsi dire automatiquement par l'extension continue.

Nos résultats ont été brillants dans 97 p. 100 des cas et comme pour le major Plisson ces résultats ont un caractère inespéré. Les fractures de Dupuytren, comme nous l'avons déjà dit, c'est le triomphe de la méthode.

La durée du traitement, c'est-à-dire celle de l'application du plâtre est en moyenne de 36 jours. La durée de l'hospitalisation est de 25 jours. Nous appellerons tout à l'heure durée du traitement celle de l'application du plâtre, car du jour où le malade sort de son plâtre, il est guéri. Ces chiffres diffèrent trop de ceux qu'on admet généralement dans les fractures de Dupuytren pour que nous insistions davantage sur l'efficacité et la rapidité de la méthode. Nous avons divisé l'étude de ces fractures en trois groupes :

1° Fractures bi-malléolaires sans luxation du pied en arrière ;

2° Fractures bi-malléolaires avec luxation complète du pied en arrière ;

3° Fractures de Dupuytren vicieusement consolidées et améliorées par la méthode du professeur Delbet.

Comme pour les obliques, avant de donner les résultats,
immédiats et éloignés, nous indiquerons la marche du traitement
pour les fractures bi-malléolaires.

TEMPS ÉCOULÉ ENTRE L'ACCIDENT ET L'APPLICATION DU PLATRE

Pour les 53 cas traités à la clinique du professeur Delbet à
Necker, ce temps a été en moyenne de 3 jours.

7 fois on a appliqué le plâtre immédiatement :

17	—	—	—	le 1ᵉʳ jour.
12	—	—	—	le 2ᵉ —
3	—	—	—	le 7ᵉ —
1	—	—	—	le 4ᵉ —
3	—	—	—	le 5ᵉ —
4	—	—	—	le 6ᵉ —
2	—	—	—	le 9ᵉ —
1	—	—	—	le 10ᵉ —
2	—	—	—	le 12ᵉ —

Dans les observations n° 2 (9ᵉ jour) n° 1 et 3 (12ᵉ jour), le
retard s'explique par notre inexpérience, ces cas étant les premiers traités par la méthode de la marche directe.

Dans l'observation n° 10 le retard est expliqué par l'état
pathologique de la malade hémiplégique.

La plupart des autres chirurgiens que nous citons dans notre
travail ont cru que l'application précoce de l'appareil de marche,
dans les fractures de Dupuytren, peut être dangereuse et ils
l'ont retardé systématiquement et volontairement. Leur moyenne
est de 6 jours. Nous avons déjà répondu à leurs objections dans
la première partie de notre travail au chapitre de la date d'application du plâtre.

Dans aucun de nos cas personnels, le retard de l'application de l'appareil n'a été volontaire.

NOMBRE DE PLATRES

Dans la grande majorité des cas, 41 sur 78, on a été obligé d'appliquer deux plâtres. Cependant dans 17 cas, un seul a suffi tandis que dans 11 cas, il a fallu appliquer 3 plâtres.

Dans 3 cas on a été obligé de changer le plâtre 5 fois.

Dans l'observation n° 19 ces cinq changements ont été nécessités par une consolidation particulièrement lente de la fracture (90 jours) et par le dégonflement progressif mais lent du membre.

Dans l'observation n° 25 on a dû changer l'appareil parce que les deux premières tentations de réduction, faites le 1ᵉʳ et le 10ᵉ jour, ont été insuffisantes.

Il faut bien remarquer que ces réductions insuffisantes après la première tentative sont rares, et nous les rencontrons seulement deux fois. (Obs. 12, 25.)

Quand la radiographie montre que la réduction est insuffisante après une première tentative, nous la recommençons par la même méthode d'extension continue sans anesthésier le malade.

SEXE

Nous avons traité 60 hommes et 15 femmes. Les femmes supportent l'appareil aussi bien que les hommes. Chez les femmes, dans 2 cas le résultat a été un peu insuffisant. Elles n'ont pas voulu marcher correctement ni exécuter la gymnastique articulaire au cours du traitement.

Quant à la malade n° 15 la gravité exceptionnelle de sa fracture (on sentait le bord du tibia à fleur de peau) explique peut-être le léger valgus qu'elle a gardé au bout de 3 ans, comme seul trouble dû à son accident.

Toutes les autres malades femmes (13) ont très bien supporté le plâtre et ont exécuté très correctement la marche, aussi bien que la gymnastique que nous leur recommandions.

AGE DU MALADE

Nous n'avons pas eu l'occasion de traiter d'enfants atteints de fractures de Dupuytren. Par contre nous avons traité six malades d'âge avancé : 61 ans (Obs. 10) ; 62 ans (Obs. 3) ; 67 ans (Obs. 16); 68 ans (Obs. 75); 72 ans (Obs. 26); 73 ans (Obs. 40).

Dans tous les cas, les résultats ont été excellents, nos malades âgés ont guéri très rapidement en gardant une souplesse complète de leurs articulations.

MARCHE DU MALADE

Le jour de la marche des malades est un peu plus tardif que dans les cas de fractures obliques. En moyenne le malade marche réellement au septième jour.

Notre chiffre moyen est un peu élevé parce qu'il comprend toutes les fractures bi-malléalaires, aussi bien celles avec faible déplacement, que celles qui s'accompagnent de désordres articulaires très graves.

Dans ces dernières, les déchirures ligamenteuses doivent avoir le temps de se réparer au moins en partie, avant que les articulations puissent être mises en jeu.

Si nous nous proposions seulement de faire marcher le malade avec notre plâtre, nous y réussirions immédiatement, à la condition de négliger les mouvements articulaires. Or ceux-ci sont pour nous le principal but à atteindre et la gymnastique articulaire est plus importante que la marche elle-même.

La marche a été par conséquent retardée surtout pour les fractures de Dupuytren avec grande luxation du pied en arrière.

2	fracturés ont marché le		1er jour.
13	—	—	2e —
7	—	—	3e —
6	—	—	4e —
5	—	—	5e —
1	—	—	6e —
5	—	—	7e —
2	—	—	8e —
1	—	—	9e —
4	—	—	10e —
2	—	—	11e —
4	—	—	12e —
3	—	—	13e —
2	—	—	15e —
1	—	—	17e —
1	—	—	28e —

Dans cette dernière (Obs. n° 1), nous avons été retenus par la crainte due à l'inexpérience, car c'était le premier cas traité par la méthode.

Dans le cas où le malade a marché le 17e jour (Obs. n° 43), la marche a été retardée à cause du diastasis énorme de l'articulation avant l'application du plâtre et de la douleur provoquée par le mouvement de la marche.

Dans tous les autres cas la marche a été plus ou moins précoce suivant le degré des désordres articulaires et la sensibilité du malade.

Mais du jour où celui-ci s'est mis à marcher, rapidement et progressivement la marche est devenue de plus en plus correcte, non douloureuse, à tel point que la plus grande partie de nos malades a pu quitter l'hôpital vers le 25e jour.

Or pour qu'un malade regagne son domicile de lui-même, il est nécessaire qu'il se serve aisément de sa jambe. On voit bien par conséquent que la grande majorité de nos malades a pu quitter l'hôpital avant la fin du traitement, dont la moyenne est de 35 jours.

Au point de vue du début de la marche nous mettons à part trois cas (Obs. n° 28), où le malade atteint de délirium tremens très grave a marché très tardivement au 25e jour. (Obs. 36) où des phlyctènes apparues après l'application du plâtre nous ont obligé de supprimer l'appareil momentanément.) Enfin dans l'observation du major Plisson (n° 67), où la marche a été retardée probablement par la crainte qu'avait le chirugien de faire lever son malade trop tôt.

DURÉE DE L'APPLICATION DU PLATRE

La durée moyenne de l'application du plâtre pour les fractures bi-malléolaires est de 35 jours. Ce chiffre est extrêmement éloquent et paraît peut-être au premier abord trop restreint. On est habitué en effet, dans ces fractures, à considérer une immobilisation de 50 jours comme indispensable à la consolidation et à la réparation des désordres articulaires.

Notre chiffre de 35 est un chiffre moyen. Car 19 de nos malades ont quitté leur appareil de marche avant cette date. Nous avons même des cas (Obs. 70, 45, 46) où le membre était déjà consolidé au 25e, 26e et 28e jour.

Pour tous les cas, notre chiffre moyen est de 35 jours, de beaucoup inférieur à celui qu'on admettait jusqu'ici.

Nous en arrivons à penser que la consolidation est plus rapide par la méthode du professeur Pierre Delbet.

Dans 1 cas la durée de l'application a été de 25 jours.

—	1	—	—	—	26 —
—	1	—	—	—	28 —
—	5	—	—	—	30 —
—	4	—	—	—	32 —

Dans 2 cas la durée de l'application a été de 33 jours.

—	2	—	—	—	34 —
—	4	—	—	—	35 —
—	4	—	—	—	36 —
—	5	—	—	—	37 —
—	2	—	—	—	38 —
—	5	—	—	—	39 —
—	4	—	—	—	40 —
—	5	—	—	—	42 —
—	2	—	—	—	45 —
—	1	—	—	—	46 —
—	3	—	—	—	50 —
—	1	—	—	—	54 —
—	1	—	—	—	60 —
—	1	—	—	—	68 —
—	1	—	—	—	90 —
—	1	—	—	—	110 —

Dans l'observation n° 1 la durée de 60 jours est explicable par la prudence à laquelle nous contraignait l'inexpérience de notre premier cas. Dans l'observation n° 35 (68 jours) le malade n'était pas revenu pour faire enlever son plâtre. Dans l'observation n° 19 l'application plâtrée a été de 90 jours à cause de la lenteur extrême de la consolidation. Dans l'observation n° 28 (110 jours) le malade rentré chez lui a eu peur de marcher moins bien sans son plâtre qu'avec.

Dans 18 cas le renseignement n'a pas été précisé dans l'observation.

Par le fonctionnement du membre, la consolidation est incontestablement et très notablement accélérée. Mais il n'y a aucun avantage à enlever l'appareil trop tôt, puisque les malades marchent et que beaucoup travaillent tout en le portant. Aussi estimons-nous que dans les fractures avec gros déplacement, il

est préférable de laisser l'appareil en place pendant 45 jours.
On verra d'ailleurs que chez certains malades, il s'est produit
un léger valgus secondaire dû à ce que l'appareil avait été
enlevé trop tôt. M. Delbet estime que pendant la période de
tâtonnements, il a été d'abord trop lentement puis trop vite.

DURÉE DE L'HOSPITALISATION

La durée de l'hospitalisation est en moyenne de 25 jours
pour les malades civils. Pour les militaires traités par les
majors Dejouany, Duguet, Oudard et Plisson, cette durée se
trouve reportée à 46 jours, attendu que les malades ont dû
être conservés à l'infirmerie jusqu'à la mise en congé de convalescence. Notre statistique comprend tous les cas aussi bien
civils que militaires.

1 de nos malades est resté	4 jours.
2 — —	5 —
1 — —	7 —
1 — —	9 —
1 — —	10 —
1 — —	11 —
2 — —	12 —
1 — —	14 —
5 — —	15 —
2 — —	18 —
3 — —	19 —
1 — —	20 —
1 — —	21 —
2 — —	22 —
1 — —	23 —
2 — —	24 —
2 — —	26 —
2 — —	29 —

2 de nos malades sont restés 30 jours.

1	—	—	31 —
2	—	—	32 —
2	—	—	33 —
1	—	—	36 —
2	—	—	38 —
2	—	—	39 —
4	—	—	40 —
1	—	—	41 —
1	—	—	42 —
1	—	—	44 —
2	—	—	45 —
1	—	—	46 —
1	—	—	47 —
1	—	—	48 —
2	—	—	50 —
1	—	—	53 —
1	—	—	54 —
1	—	—	55 —
2	—	—	56 —
5	—	—	60 —
1	—	—	68 —
1	—	—	75 —

Parmi les 75 fractures étudiées dans le travail, 53 ont été traitées dans le service de M. Delbet. Sur ces 53 malades 36 ont quitté l'hôpital avant la consolidation de la fracture. Si dans le reste des cas les malades ont été gardés à l'hôpital pendant un temps plus considérable c'est non pas à cause de leur impotence, mais pour des raisons extramédicales (absence de domicile, accident du travail).

Le malade gardé 75 jours à l'hôpital était le premier cas traité.

Dans l'observation n° 20 la durée de l'hospitalisation a été de deux mois à cause de la gravité exceptionnelle de la fracture.

La brièveté de la durée d'hospitalisation est d'autant plus remarquable que les chirurgiens ont coutume de considérer les fractures de Dupuytren comme les plus graves alors que nos malades rentrent chez eux, leur membre étant en pleine fonction malgré qu'ils portent encore l'appareil de marche.

RÉSULTATS IMMÉDIATS ET RÉSULTATS ÉLOIGNÉS
DANS LES FRACTURES DE DUPUYTREN

Sur les 75 cas que nous rapportons dans ce travail nous n'avons pu connaître les résultats éloignés que dans 63 p. 100, soit, dans 40 cas, malgré nos recherches tout particulièrement actives pour les fractures malléolaires. Nous aurions voulu en effet venir confirmer par le plus grand nombre possible de résultats éloignés nos brillants résultats immédiats.

Les réductions dans les fractures de Dupuytren se font toujours correctement et facilement par la méthode de l'extension continue. Comme nous l'avons déjà dit, l'anesthésie n'a jamais été employée car toutes les manœuvres se font sans douleurs. Les grosses luxations du pied en arrière se réduisent toujours, quand elles ne sont pas anciennes, par la simple traction sans qu'on s'aperçoive du moment précis où s'opère la réduction. Le relâchement musculaire est progressif et quand il est complet la réduction se produit d'elle-même. Nous avons divisé les 75 cas que nous présentons dans ce travail en trois groupes :

Fractures bi-malléolaires sans luxation du pied en arrière;

Fractures de Dupuytren avec luxation de l'astragale en arrière ;

Fractures exceptionnelles dans lesquelles entrent également les fractures de Dupuytren vicieusement consolidées.

Fractures bi-malléolaires sans luxation du pied en arrière. —

Sur les 45 cas de ce groupe, 25 sont personnels et 20 dus à des auteurs différents ; 44 fois sur 45 les résultats immédiats ont été excellents. Le membre a été mis dans un bon axe. La marche précoce et indolore était la règle et les malades gardant leur articulation souple sans aucune trace d'atrophie musculaire ont presque toujours pu, comme nous l'avons déjà montré, rentrer chez eux avant l'expiration du temps nécessaire à la consolidation. 44 malades sur 45 de cette catégorie ont gardé la souplesse absolue de leur articulation.

44 malades n'ont pas présenté de claudication. Dans un seul cas le résultat a été insuffisant : Obs. n° 32. Il s'agit d'une femme atteinte d'une fracture de Dupuytren avec un ballottement astragalien considérable et qui, de plus, n'a pas voulu marcher correctement au cours de son traitement. Elle a gardé une articulation pas tout à fait souple et un léger valgus. C'est le seul cas qui ne nous ait pas donné complète satisfaction.

Sur ce nombre (45) nous avons pu réunir 26 résultats éloignés et tous les 26 sont excellents. Nous ferons remarquer que dans ce chiffre sont compris 16 résultats éloignés recueillis par M. Oudard, Plisson, Worms et Hamand, Parthenay. Tous ces auteurs sont d'accord avec nous pour affirmer l'excellence des résultats éloignés.

Dans 12 résultats éloignés dus à MM. Oudard et Plisson, il s'agit de malades militaires. Il a été facile alors à ces auteurs de suivre les résultats éloignés. Leurs malades après une période de traitement et une courte convalescence ont repris leur service militaire, ce qui suppose l'intégrité fonctionnelle de leur jambe fracturée.

Quatre de nos malades ne sont pas revenus nous voir après un court séjour à l'hôpital (Obs. 13, 18, 46, 50) ce qui semble être une preuve de leur satisfaction complète puisqu'ils n'ont pas jugé à propos de revenir nous demander conseil.

L'observation n°8 est particulièrement intéressante. Le malade (maître d'hôtel) a repris son service, sa jambe étant encore dans le plâtre ; nous avons pu le suivre à longue échéance. Jamais nous n'avons constaté de troubles provenant de sa fracture. On ne pouvait pas distinguer la jambe qui avait été fracturée.

Le malade n° 17 nous écrit au bout de trois ans qu'il ne se rappelle pas laquelle des deux jambes a été blessée mais qu'il croit que c'est la gauche.

Le malade n° 75 a repris son métier de charretier le lendemain de sa sortie d'hôpital.

Nous avons choisi ces trois cas comme exemples, mais on verra en lisant nos tableaux que les malades ont pu reprendre leur service et vaquer à leurs occupations pour ainsi dire du jour où ils ont quitté leur plâtre.

Fractures de Dupuytren avec luxation du pied en arrière. — Dans ce groupe figurent 25 observations dont 24 sont personnelles.

Dans tous les 25 cas, la luxation de l'astragale en arrière a été complète. Les désordres étaient par conséquent extrêmement graves. Très souvent, le rebord tranchant du tibia allait jusqu'à menacer la peau. Pourtant seulement dans quatre cas, ils ont été accompagnés de fractures marginales postérieures du tibia. Ceci montre bien que la coexistence des deux lésions n'est pas constante et qu'il y a un grand nombre de luxations de l'astragale en arrière qui ne sont pas accompagnées d'une fracture marginale postérieure du tibia (Obs. 34, 35, 52, 67).

Dans un cas (Obs. n° 48) nous avons constaté la coexistence d'une fracture marginale antérieure du tibia avec une luxation de l'astragale en arrière.

Dans un cas (Obs. n° 12) la réduction a été insuffisante à la première tentative, et la luxation de l'astragale a été réduite seulement à la deuxième fois. Malgré la gravité de sa fracture

le malade a quitté l'hôpital le dixième jour après l'application
du plâtre et il n'est jamais revenu.

Dans l'observation n° 15 de même que dans l'observation
n° 24 la première tentative ayant été insuffisante a été suivie
d'une deuxième après laquelle la réduction a été complète.

Pour les 25 cas les résultats immédiats ont été bons dans
21 cas. Nous comprenons sous le terme de « bon » la marche
parfaite du malade ; la souplesse absolue de l'articulation et
l'absence d'atrophie musculaire. Il est évident qu'un malade
atteint d'une fracture de Dupuytren datant de 35 jours peut
garder une certaine sensibilité et que son membre peut être
légèrement gonflé à cette époque. Nous l'avons soigneusement
noté dans tous les cas où cela s'est présenté.

Les 4 cas qui ne nous ont pas donné satisfaction complète
sont rapportés dans les observations n⁰ˢ 1, 19, 28 et 47.

Le malade n° 1 revu 7 ans après son traumatisme a présenté un léger valgus. Son articulation ne dépassait pas l'angle
droit. Mais le malade marchait bien, boitant légèrement.

Dans l'observation n° 28, le malade, revu au bout de 4 ans,
présentait un valgus et marchait en boitant. Il a touché de la
compagnie d'assurances 216 francs par an.

Les malades des n⁰ˢ 19 et 47 ont présenté un léger valgus
au bout de 5 mois et au bout de 2 mois.

Dans le n° 19 ce valgus est expliqué par la gravité exceptionnelle de la fracture. Le bord du tibia était à fleur de peau. Le
léger valgus est le seul trouble qu'il a gardé de son traumatisme. Ce trouble est vraiment minime étant donnée la grande
gravité de la fracture.

Dans l'observation n° 47, le valgus a été produit pendant le
traitement. Le plâtre a déterminé une écorchure au niveau du
collier supérieur. Il a été enlevé et le malade a marché sans
plâtre. C'est alors qu'est apparu le valgus. L'immobilisation
avait été trop courte.

Dans 2 cas (Obs. 36, 39) les malades se sont plaints d'une douleur pendant la marche.

Les résultats éloignés ont été connus, 12 sur 25. Dans 10 cas ils ont été aussi bons que les immédiats, et c'est à peine si un léger épaississement au niveau de la malléole interne permettait parfois de reconnaître la jambe malade.

Les 2 cas qui nous ont paru insuffisants (Obs. n° 1, 28) seraient peut-être de bons résultats pour les chirurgiens qui traitent les fractures de Dupuytren par la méthode d'immobilisation.

Peut-on reprocher à la méthode d'être insuffisante parce que deux malades ont gardé une légère claudication avec un léger valgus, et que deux autres n'ont gardé qu'un léger valgus sans claudication, alors que 21, malgré les fractures les plus graves, ont guéri sans aucun incident ?

Nous nous permettrons de faire remarquer que le malade n° 16 a très bien supporté notre plâtre malgré sa jambe variqueuse et son âge très avancé (67 ans). Ce malade a quitté l'hôpital au 23° jour.

En terminant ce chapitre nous insisterons encore une fois sur la facilité avec laquelle nous avons pu réduire les luxations du pied en arrière. En même temps nous constatons l'extrême brièveté de l'invalidité.

Nous croyons que cela est d'autant plus important que la plupart des chirurgiens ne sont pas de notre avis, hésitant toujours à appliquer la méthodo pour les fractures graves de Dupuytren. Nous espérons que nos résultats sont suffisamment éloquents par eux-mêmes pour les convaincre.

CAS PARTICULIERS

Dans ce groupe nous étudions trois cas très graves, absolument atypiques.

1° Dans l'observation n° 25 c'est le ligament latéral interne

qui avait cédé et non la malléole. La saillie inféro-interne du
tibia menaçait la peau et l'écartement entre l'astragale et la
malléole interne était de 3 centimètres. Malgré la gravité exceptionnelle de la fracture, qui a nécessité l'application de cinq
plâtres, le malade a guéri complètement et revu au bout d'un
an il marchait sans aucune claudication, gardant seulement un
léger valgus. Notre moyen de réduction sans aucune anesthésie
a suffi à corriger tous ces graves désordres articulaires et le
malade a pu marcher avec son plâtre au 13ᵉ jour.

2° Dans les observations nᵒˢ 34 et 35 on verra également
l'extrême gravité des lésions ostéo-articulaires malgré lesquelles la méthode a permis aux malades de se lever au 2ᵉ et
au 9ᵉ jour, de quitter l'hôpital au 40ᵉ et au 32ᵉ jour ; ces deux
malades revus tardivement n'ont présenté aucun trouble, sauf
une certaine sensibilité chez le premier.

Si nous avons étudié à part ces trois observations, c'est que
nous croyons que ces fractures sont le type des fractures les
plus graves qu'on puisse rencontrer et que par conséquent elles
constituent le critérium le plus indiscutable de la méthode.

Nous pouvons maintenant dire avec le professeur Pierre Delbet que le pronostic des fractures de Dupuytren, grâce à sa
méthode est complètement transformé. Etant des plus graves
avant l'emploi de sa méthode, elles sont maintenant bénignes.

MÉTHODE DE LA MARCHE DIRECTE APPLIQUÉE AUX FRACTURES DE DUPUYTREN VICIEUSEMENT CONSOLIDÉES APRÈS OSTÉOTOMIE

Nous étudions 2 cas de ce genre (Obs. 9 et 20). Dans le
premier cas le professeur Delbet a fait une ostéotomie bi-
malléolaire, dans le deuxième, après avoir détruit le cal il a fait
l'enchevillement en passant par la malléole externe. Dans les
deux cas l'appareil de marche a été appliqué directement après
l'opération et les malades ont marché du 20ᵉ au 15ᵉ jour. Le

premier malade a complètement guéri ; chez le deuxième la réduction n'a pu être complètement obtenue et le résultat n'a pas été tout à fait satisfaisant. Mais les mouvements de flexion de son pied ont été considérablement augmentés grâce à la marche précoce.

L'intérêt de ces deux observations est dans l'application de l'appareil après les ostéotomies. On abrège ainsi singulièrement la durée du traitement.

ACCIDENTS ARRIVÉS AU COURS DE L'APPLICATION DU PLATRE

Trois accidents sont arrivés, qu'on peut imputer tous les trois à des fautes dans l'application du plâtre. Dans l'observation 47, une écorchure s'est montrée au niveau du collier supérieur, celui-ci ayant été appliqué trop haut. Cette écorchure était devenue tellement douloureuse qu'elle nous a obligé d'enlever l'appareil de marche.

Dans l'observation n° 53 une petite plaie au talon détermi-nant une vive souffrance a empêché le malade de marcher. C'est parce qu'on n'a pas dégagé à temps le talon, lorsque la petite ulcération s'est montrée, que cet accident est survenu. Enfin dans l'observation n° 63 due à M. Oudard, on a été obligé, à cause du gonflement énorme, de sectionner le collier inférieur.

Peut-être dans ce cas avait-on trop serré le collier. Il ne faut jamais oublier que c'est le modelage qui doit être utilisé et non la striction. En tout cas ces petits accidents ont été sans gravité et il n'est certainement pas de méthode de traitement des fractures qui en mette à l'abri.

CHAPITRE VI

FRACTURES DE LA MALLÉOLE EXTERNE

Notre statistique comprend 31 cas de fractures de la malléole externe dont 30 sont personnels et 1 dû à M. Thinesse (Obs. 29) que nous rangeons ici, faute de savoir où la placer.

Nous appliquons la méthode pour le traitement de ces fractures de la même façon que pour le traitement des autres.

Quoique les déplacements ne soient jamais considérables, que l'axe du membre ne soit pas sensiblement dévié, l'extension est indispensable. L'application du plâtre est alors moins douloureuse et les petites déviations du pied dues à la contracture musculaire sont facilement corrigées par l'extension.

Dans 1 cas, celui de M. Thinesse (Obs. 29), la fracture de la malléole externe a été accompagnée de grands désordres articulaires. La subluxation de l'astragale en arrière dans l'observation n° 15 et l'arrachement du ligament péritonéo-tibial accompagné de lésions articulaires dans l'observation n° 29, ont vraiment nécessité l'application de l'extension.

Dans tous les autres cas les déplacements ont été peu considérables et les désordres articulaires ont été exceptionnels.

5 fois le plâtre a été appliqué immédiatement après l'accident :

12 fois on a attendu 1 jour
4   —   2 jours
1   —   3 —
2   —   4 —

3 fois on a attendu 5 jours.

1   —   7 —

1   —   10 — (Obs. 29).

Dans tous les cas où nous avons vu les malades immédiatement après l'accident nous avons appliqué le plâtre séance tenante, évitant de cette façon le gonflement.

Nombre des plâtres. — Dans 24 cas, un seul plâtre a suffi pour la durée du traitement. 7 fois nous avons été obligés de mettre deux plâtres.

Marche du malade. — Tous nos malades se sont levés le lendemain de l'application du plâtre. La gymnastique articulaire a été exécutée dès ce jour, mais la marche réelle a été reportée en moyenne au 4ᵉ jour.

Dans trois cas, les malades ont marché un jour après l'application du plâtre :

Dans   6 cas   2 jours

— 14 — 3 —

— 3 — 4 —

— 1 — 5 —

— 1 — 10 —

— 1 — 11 —

— 1 — 12 — (Obs. 12).

Durée de l'application du plâtre. — La durée de l'application du plâtre a été en moyenne de 34 jours. Certainement la consolidation était obtenue avant les 34 jours, mais les malades ayant quitté l'hôpital en moyenne au 12ᵉ jour nous n'avons pu enlever l'appareil qu'au jour où ils revenaient nous voir.

2 fois nous l'avons enlevé au 28ᵉ jour

1 —   — 26ᵉ —

3 —   — 27ᵉ —

5 —   — 28ᵉ —

5 fois nous l'avons enlevé au 30ᵉ jour.
1 —   —   33ᵉ —
2 —   —   35ᵉ —
2 —   —   38ᵉ —
2 —   —   43ᵉ —
1 —   —   44ᵉ — (Obs. 29).

Le plus grand nombre des cas dans lesquels la durée d'application dépasse la moyenne sont ceux dans lesquels les malades ne sont pas revenus à la date que nous leur avions fixée.

Seulement dans un cas (29), c'est la gravité exceptionnelle de la fracture, qui a obligé M. Thinesse à maintenir le plâtre 44 jours.

Dans 8 cas nous ne savons pas la durée de l'application du plâtre, les malades n'étant jamais revenus à l'hôpital.

Durée d'hospitalisation. — Le séjour des malades à l'hôpital a été très court. En moyenne de 12 jours.

1 malade a quitté l'hôpital au   2ᵉ jour
2 —   —   3ᵉ —
1 —   —   4ᵉ —
3 —   —   8ᵉ —
5 —   —   10ᵉ —
1 —   —   11ᵉ —
2 —   —   12ᵉ —
2 —   —   13ᵉ —
4 —   —   13ᵉ —
1 —   —   17ᵉ —
2 —   —   18ᵉ —
1 —   —   20ᵉ —
2 —   —   26ᵉ —
1 —   —   28ᵉ —
1 —   —   30ᵉ —
1 —   —   33ᵉ —
1 —   —   62ᵉ — (Obs. 29).

Dans ce dernier cas la longue durée de l'hospitalisation est due, d'après M. Thinesse, à la gravité de la fracture.

Résultats immédiats et résultats éloignés. — Tous les résultats immédiats ont été excellents. Les malades marchaient bien quand ils venaient pour la dernière fois à l'hôpital pour se faire enlever leur plâtre, et celui-ci une fois enlevé, il était bien souvent difficile de distinguer la jambe malade de la jambe saine. La souplesse articulaire a été absolue. On pourrait nous objecter que les fractures du péroné guérissent aussi bien par l'immobilisation ou par les massages simples, mais l'immobilisation est forcément maintenue une trentaine de jours et ce temps est largement suffisant pour déterminer des raideurs articulaires. Quant aux massages ils peuvent donner également de bons résultats dans les fractures sans déplacement mais ils sont loin de permettre au malade de marcher correctement le 4ᵉ jour et de quitter l'hôpital le 12ᵉ.

Pour les fractures avec déplacement, les massages ne peuvent être appliqués. L'axe du membre peut être légèrement dévié par la contracture musculaire et il faut le rétablir.

D'autre part nous ne croyons pas que la marche ne soit pas douloureuse même au bout de 15 à 20 jours dans les fractures du péroné sans déplacement.

Or par la méthode de la marche directe non seulement nous donnons au malade tous les avantages du massage, mais encore nous lui évitons la souffrance. A notre avis le meilleur des massages est la marche elle-même puisqu'elle est active.

Les résultats éloignés nous sont connus seulement dans 5 cas. Dans 4 ils sont absolument parfaits, le malade n° 9 nous écrit que sa jambe est « exactement comme si elle n'avait rien de cassé ».

Dans un cas (Obs. n° 2), un accident a troublé la marche du traitement. Le malade a quitté l'hôpital le 3ᵉ jour. Malgré nos recommandations de revenir nous voir chaque semaine, le malade néglige notre conseil et nous ne savons pas bien ce qui s'est passé. Le malade a subi un nouveau traumatisme pour lequel il n'a pas été soigné. Quand nous l'avons revu au bout de 4 ans, il avait une grosse déviation en valgus. Il semble qu'il se soit fait ultérieurement une fracture de Dupuytren:

CHAPITRE VII

FRACTURES SUS-MALLÉOLAIRES

Nous étudions 14 fractures de cette variété. Le trait de fracture classique a été accompagné quatre fois (Obs. 4, 5, 7, 9) d'un déplacement considérable des fragments et deux fois la mobilité anormale des fragments a été telle que le pied était dévié une fois (Obs. 6) en dedans et en arrière, tandis qu'une autre fois (Obs. 13) il était transporté en dehors.

Le pronostic général de ces fractures est assez bénin. Tous nos malades sans exception ont parfaitement guéri sans aucune complication, dans un très bref délai.

3 fois le plâtre a été appliqué immédiatement après l'accident.

<pre>
6 fois on a attendu 1 jour.
1   —   2 jours.
1   —   4 —
2   —   6 —
1   —   8 —
</pre>

Les 3 derniers cas sont dus au Dr Oudard ; nous ignorons pourquoi il a attendu 2 fois 6 jours et une fois 8 jours pour appliquer l'appareil de marche.

Le nombre des plâtres appliqués a été variable :

<pre>
5 fois un plâtre a suffi.
6 fois on a appliqué 2 plâtres.
2   —   3 —
1   —   4 — (Obs. 5).
</pre>

C'est le dégonflement progressif de la jambe œdématiée qui a nécessité dans ce dernier cas 4 applications successives de l'appareil de marche.

Marche des malades. — Les malades ont marché en moyenne au 5ᵉ jour. Cette moyenne est plutôt élevée à cause de quelques fractures qui ont été accompagnées d'un gonflement énorme qui a empêché la marche précoce du malade.

> 3 malades ont marché le 2ᵉ jour.
> 1 malade a marché le 3ᵉ jour.
> 1 — 4 —
> 1 — 7 —
> 1 — 8 —
> 1 — 9 —
> 1 — 10 —
> 1 — 13 —

Nous n'avons pas compté dans notre statistique le cas 5.

La jambe variqueuse de ce malade ne permettait pas la marche précoce et il n'a marché réellement qu'au 30ᵉ jour quand le gonflement a été complètement disparu. Mais ce malade a profité malgré tout de la méthode, car il a pu mobiliser son articulation tibio-tarsienne tout en étant couché et il a guéri avec une souplesse articulaire complète. La compagnie d'assurances ne lui a payé que 6 p. 100 et quand nous l'avons revu au bout de deux ans et demi sa jambe était dans un parfait état.

La durée de l'application du plâtre a été en moyenne de 38 jours. Le minimum est de 30 jours. Le maximum de 48 jours. Cette durée a été nécessaire dans l'observation 5, chez le malade atteint des troubles variqueux, que nous venons de citer.

La durée de l'hospitalisation a été en moyenne de 24 jours pour les 11 cas traités dans le service du professeur Delbet.

M. Oudard (Obs. 11, 12, 13) a gardé ses malades : 2 fois
50 jours et une fois 56 jours.

1 de nos malades a quitté l'hôpital au bout de 11 jours.

1	—	—	12	—
1	—	—	13	—
1	—	—	14	—
1	—	—	15	—
1	—	—	17	—
1	—	—	19	—
1	—	—	28	—
1	—	—	35	—
1	—	—	43	—
1	—	—	55	— (Ob. 5)

RÉSULTATS IMMÉDIATS ET RÉSULTATS ÉLOIGNÉS

Parmi les 14 fractures de cette catégorie nous trouvons :
8 cas (Obs. 1, 2, 3, 8, 10, 11, 12, 14) avec un trait de fracture
classique mais avec un faible déplacement.

Quatre cas avec un déplacement très prononcé (Obs. 4, 5
7, 9).

Deux cas enfin (Obs. 6, 13) avec des déviations très accen
tuées du pied par rapport à la jambe.

1. Les huit premiers cas ont tous donné de parfaits résultats
et les malades ont guéri rapidement avec une souplesse articulaire complète.

Une fois seulement, dans l'observation n° 2 la souplesse articulaire n'a pas été parfaite car le malade n'a pas marché suffisamment au cours de son traitement, soit par hésitation, soit
par mauvaise volonté (accident du travail).

Sur ces 8 cas trois résultats éloignés nous ont été connus.
Dans ces 3 cas, ils ont été parfaits et les trois malades ont
repris leur métier deux mois après leur accident.

2. Sur les 4 cas où le déplacement était très prononcé (Obs. 4, 5, 7, 9) les résultats obtenus ont été excellents trois fois. Seul le malade n° 5 ne nous a pas donné complète satisfaction : sa jambe étant dans un mauvais état, couverte de varicosités, œdémaciée aussitôt après l'accident et cet œdème s'accentuait chaque fois qu'on mettait debout le malade. C'est pourquoi la marche a été reculée au 30ᵉ jour. La jambe, forcément un peu enraidie, se prêtait mal alors à la marche devenue pénible. Le malade ne boitait pas mais le raccourcissement anatomique était de 1 centimètre. Ce malade revu au bout de deux ans et demi avait pourtant une jambe dans un état parfait et ce n'est que difficilement qu'on distinguait le membre sain de celui qui avait été fracturé.

Chez le blessé n° 7 on a été obligé de sectionner le collier supérieur à cause d'une petite phlyctène qui s'était montrée à ce niveau. Cette phlyctène a guéri au bout de 5 jours. On a pu ensuite appliquer le deuxième plâtre.

3. Dans 2 cas (Obs. 6, 13) les déviations du pied ont été très accusées. Dans l'observation n° 6 cette déviation était en dedans et en arrière. Dans l'observation n° 13 le pied était en entier transporté en dehors. L'extension continue a suffi pour corriger cette déviation. Nos deux malades ont complètement guéri, gardant leur articulation absolument souple. Le blessé n° 13 étant militaire a repris son service au bout de 4 mois.

CHAPITRE VIII

FRACTURES PAR ÉCLATEMENT DE L'EXTRÉMITÉ INFÉRIEURE DU TIBIA

Nous avons observé 6 cas de fracture par éclatement de l'extrémité inférieure du tibia. Presque toujours il y avait une pénétration du fragment diaphysaire supérieur dans la partie spongieuse inférieure du tibia et le plus souvent l'articulation tibio-tarsienne était touchée dans cette variété de fracture.

Ces fractures sont graves et la réduction anatomique est impossible. Aucune traction n'est capable de désengrener les fragments osseux et la réduction ne doit viser que la reconstitution de l'axe du membre. Cette réduction relative est possible par l'ancien procédé de traction mais l'immobilisation très prolongée dans une gouttière de Maisonneuve déterminait presque toujours des raideurs graves de l'articulation tibio-tarsienne, d'autant plus facile à produire que l'articulation était presque toujours ouverte. Cette dernière complication a été facilement évitée par la méthode de la marche directe et cinq sur six de nos malades ont gardé une souplesse articulaire presque complète grâce à la marche précoce, tandis qu'un autre perdait une partie de sa souplesse (Obs. 6).

Le plâtre a été appliqué :

1 fois immédiatement.

1 —   1er jour.

1 —   2e —

1 —   3e —

1 fois le 5ᵉ jour.

1 —   6ᵉ —

Comme pour toutes les autres fractures nous nous sommes astreints à appliquer le plâtre le plus tôt possible et le retard apporté à l'application est dû soit à l'entrée tardive du malade à l'hôpital, soit à la gravité des lésions cutanées.

Quatre fois deux plâtres ont été suffisants pour toute la durée du traitement de ces fractures. Une fois on a appliqué 3 plâtres (Obs. 6), une fois 4 plâtres (Obs. 5).

La marche du malade est plus tardive que dans les autres fractures.

1 malade a marché le 10ᵉ jour (Obs. 3).

1 —   12ᵉ — (Obs. 6).

2 —   15ᵉ — (Obs. 1, 5).

1 —   20ᵉ — (Obs. 2).

1 —   30ᵉ — (Obs. 4).

En moyenne nos malades n'ont marché qu'au 17ᵉ jour tandis que ceux atteints de fractures de Dupuytren et de fractures obliques marchaient le 5ᵉ et le 9ᵉ jour. Ce retard s'explique aisément par la douleur qu'éprouve au début le malade en s'appuyant sur un os éclaté dont les désordres anatomiques ne peuvent pas être corrigés complètement.

Ce retard n'a pas été suffisant pour déterminer une raideur articulaire.

Même le malade n° 4 qui n'a marché qu'au 30ᵉ jour a gardé son articulation presque libre puisque les mouvements articulaires dépassaient l'angle droit mais il faisait des mouvements actifs dans son lit.

La durée de l'application du plâtre a été :

1 fois de 46 jours (Obs. 5).

1 — 7 — (Obs. 6).

2 — 50 — (Obs. 1, 3).

1 — 55 — (Obs. 2).

1 — 60 — (Obs. 4).

Les malades sont donc en moyenne restés à l'hôpital 51 jours.
Quant à la durée de l'hospitalisation elle a été beaucoup plus
courte.

1 malade est resté à l'hôpital 25 jours (Obs. 5).

1 — — 29 — (Obs. 2).

1 — — 30 — (Obs. 6).

1 — — 35 — (Obs. 3).

1 — — 41 — (Obs. 1).

1 — — 52 — (Obs. 4).

En moyenne nos malades ont été hospitalisés 35 jours. Cette
durée est très courte si on la compare à celle qu'exige le traitement par l'immobilisation qui dépasse toujours trois mois.

L'immobilisation plâtrée ordinaire nécessite dans ces cas
graves 50 à 60 jours pendant lesquels l'articulation atteinte
devient complètement raide.

Un mois et souvent plus de mobilisation et de massages articulaires sont alors nécessaires pour lui rendre une partie de sa
souplesse. Quand enfin le malade traité par ce procédé quittait
l'hôpital au bout de trois mois, il n'était pas encore guéri car
son articulation n'était jamais souple, tandis que les malades
traités par la méthode du professeur Pierre Delbet quittent
au 35e jour l'hôpital marchant correctement avec des articulations libres.

RÉSULTATS IMMÉDIATS

Les résultats immédiats ont été bons dans cinq cas sur six.
Nos malades ont marché sans boiter et leurs articulations ont

été souples quatre fois sur six. Deux fois cette souplesse n'a pas été absolue (Obs. 5, 6). Le malade n° 1 ne nous a pas donné pleine satisfaction. Il a boité et cette claudication a persisté trois mois et demi après sa sortie de l'hôpital.

Quant aux désordres osseux déterminés par l'éclatement de l'extrémité inférieure du tibia par pénétration du fragment supérieur, ils ont persisté dans tous les cas et ce n'est que l'axe du membre qui a pu être toujours corrigé.

Dans un cas (Obs. n° 3) l'éclatement de l'extrémité inférieure du tibia a été accompagné d'une luxation en avant de l'astragale, luxation qui n'a pas pu être réduite par l'extension continue puisqu'une intervention sanglante a été nécessaire pour l'obtenir.

RÉSULTATS ÉLOIGNÉS

Ils nous sont connus cinq fois sur six. On ne peut dire que dans cette variété de fracture la guérison du membre est telle qu'on ne peut pas reconnaître la jambe malade de la jambe saine. Le malade présente toujours au niveau de sa fracture un épaississement notable et parfois se plaint de souffrir pendant la marche.

Un seul de nos malades (Obs. n° 1) a continué à boiter trois mois et demi après son accident tandis que les autres ont marché très correctement. Les mouvements articulaires ont été suffisants dans tous les cas.

Un malade (Obs. n° 6) a touché de la Compagnie d'assurances 11 p. 100.

Ces résultats éloignés, que nous avons recherchés avec un grand soin pour cette variété de fractures présentent un grand intérêt vu la gravité de celles-ci, et s'ils ne correspondent pas aux brillants résultats obtenus avec les fractures de Dupuytren, ils sont cependant tels qu'aucune autre méthode n'en puisse donner de semblables.

Nous avons eu l'occasion d'observer récemment un malade atteint de cette variété de fracture il y a deux ans et traité par l'immobilisation. Il marchait en boitant et son articulation tibio-tarsienne était à peu près complètement ankylosée. Ce grave danger de cette variété de fracture par éclatement de l'extrémité inférieure du tibia a été évitée par la méthode de la marche directe.

CHAPITRE IX

FRACTURES DIRECTES DE JAMBE
A LA PARTIE MOYENNE

Nous avons observé 7 cas de fractures de cette variété et tous les 7 ont donné d'excellents résultats. Nous croyons que ces fractures sont relativement bénignes et que leur traitement est plus facile que celui de toutes les autres. Les déplacements ne sont jamais très considérables. L'axe du membre n'est jamais sensiblement dévié.

Un résultat excellent a été obtenu même lorsque les fractures étaient esquilleuses.

1 fois le plâtre a été appliqué immédiatement.

4 —   —   — le 1er jour.

1 —   —   —   — 5e —

1 —   —   —   — 8e —

Ce dernier cas appartient au major Dejouany (Obs. n° 5).

2 fois un plâtre a suffi pour la durée du traitement.

3 — 2 — ont été nécessaires.

2 — 3 —   — (Obs. 2,3).

La marche des malades a été très précoce car ces fractures une fois bien immobilisées deviennent complètement indolores.

1 malade a marché le 1er jour après l'application de son plâtre.

1 —   — 3e —   —   —

2 —   — 6e —   —   —

2 —   — 11e —   — (Obs. 1, 2)

1 —   — 15e —   — (Obs. 5).

Le retard apporté à la marche dans les observations 1 et 2 est expliqué par notre inexpérience de cette variété de fractures , pendant la période de tâtonnements inévitables.

L'observation n° 5 où le malade a marché le 15° jour appartient au major Duguet.

En tenant compte seulement de nos cas personnels nos malades ont réellement marché au sixième jour.

Nous éliminons de cette statistique le cas n° 3 où le malade a marché seulement au 30° jour. A cause du mauvais état de la peau de la jambe du malade, on a été obligé d'enlever l'appareil de marche le onzième jour et de continuer le traitement sur une attelle de Beckel avec extension continue.

La durée de l'application du plâtre a été peut-être dans quelques cas et en particulier dans le cas n° 4 plus longue qu'il n'était nécessaire pour la consolidation. Les malades rentrés chez eux avec leurs plâtres ne sont pas revenus à la date qu'on leur avait fixée. L'explication que nous donnaient les malades a toujours été la même : « je marchais bien avec mon plâtre et je n'étais pas pressé de revenir à l'hôpital. »

La durée de l'application du plâtre a été :

1 fois 31 jours.
1 — 35 —
3 — 40 —
1 — 50 —
1 — 55 —

Dans ce dernier cas (Obs. n° 4), cette longue durée de l'application de l'appareil s'explique par le fait que le malade n'est pas revenu.

En moyenne la durée de l'application du plâtre a été de 41 jours.

La durée de l'hospitalisation a été en moyenne de 33 jours.

Un de nos malades a pu s'en aller le premier jour après l'ap-

plication de son plâtre et n'est revenu qu'au 55° jour pour le
faire enlever.

1 malade est resté à l'hôpital 22 jours.
1   —   —   —   28   —
1   —   —   —   42   —
1   —   —   —   43   —
1   —   —   —   44   —
1   —   —   —   50   —

Ce dernier cas appartient au major Dejouany qui a été obligé
de garder son malade (militaire) jusqu'à sa complète guérison.

La moyenne de 33 jours que nous donnons comme durée
de l'hospitalisation dépasse largement le temps indispensable de cette hospitalisation. Souvent, en effet, nous sommes
obligés de le dépasser pour des raisons étrangères à la marche
du malade telles que sa misère ou sa mauvaise volonté (Accident
du travail).

Les résultats immédiats ont été excellents dans tous les 7 cas.
Tous nos malades ont marché correctement le jour où on a
enlevé leur plâtre. Leurs jambes normales, non œdémaciées,
ont été indolores et leurs articulations ont été absolument
souples.

Sur ces 7 cas nous avons pu vérifier 5 résultats éloignés.
Tous les 5 ont été parfaits, leurs articulations ont été souples et
on ne pouvait pas distinguer la jambe malade de la jambe saine.

CHAPITRE X

FRACTURES ESQUILLEUSES

Nous étudions 6 cas de fractures esquilleuses avec plusieurs
traits de fractures et de grandes esquilles libres.

Ces fractures en apparence graves guérissent très bien par
la méthode de la marche directe, et les malades marchent d'une
façon précoce avec l'appareil du professeur Pierre Delbet. Nous-
même nous avons hésité à faire marcher d'une façon précoce
les malades atteints de cette variété de fracture mais les résultats
ont dépassé nos espoirs. Ces fractures, presque toujours par
choc direct sont presque aussi bénignes que les fractures transversales à la partie moyenne que nous venons d'étudier ; leur
contention par l'appareil est suffisante pour permettre aux
malades de marcher.

Récemment nous avons eu l'occasion de présenter au conseil
de réforme le malade n° 2 (soldat) atteint d'une fracture par
coup de pied de cheval avec 4 traits. On n'a pas voulu croire le
malade affirmant qu'il avait marché deux jours après l'application de son plâtre. On prétendait même qu'il simulait une fracture. Nous avons dû nous-même nous rendre au Conseil, pour
rétablir les faits, radiographie à l'appui.

L'application du plâtre a été comme toujours aussi précoce
que possible.

 1 fois nous l'avons appliqué immédiatement.

 1 —   —   — le 1er jour.

 1 —   —   — 2e —

1 fois nous l'avons appliqué le 3ᵉ jour.
1 —   —   —   4ᵉ —
1 —   —   —   9ᵉ —
2 fois 1 plâtre a été suffisant.
1 — 2 plâtres ont été suffisants.
2 — il en a fallu 3   Obs. 1-4.
1 —   —   4   Obs. 5.

Dans ce dernier cas, 4 applications successives ont été rendues nécessaires par le mauvais état de la jambe qui dégonflait très rapidement.

La marche réelle du malade est très précoce.

2 malades ont marché le 2ᵉ jour.
1 malade a marché   le 3ᵉ —
1 —   —   12ᵉ —
1 —   —   16ᵉ —
1 —   —   30ᵉ —

Nous éliminons de notre statistique ce dernier cas. Le malade a été empêché de marcher, non pas par défaut de la méthode, mais par l'état pathologique de sa jambe qui ne supportait que fort mal le plâtre. La jambe variqueuse du malade ne tolérait pas l'application du plâtre suffisamment moulé pour que la marche soit possible. C'est pourquoi nous n'avons pas pu faire lever le malade.

En moyenne nos malades ont marché au 7ᵉ jour.

La durée de l'application du plâtre est très courte si on la compare à celle qui est nécessaire avec la méthode d'immobilisation.

1 fois cette durée a été de 30 jours.
1 —   —   — 31 —
1 —   —   — 39 —
1 —   —   — 42 —
1 —   —   — 49 —

En moyenne cette durée a été de 38 jours. Si nous insistons un peu sur l'importance de la courte période de mise en plâtre, c'est que nous avons remarqué le contraire par les méthodes d'immobilisation. Nous nous souvenons bien d'un malade vu à Lariboisière il y a 3 ans. Il avait une fracture avec trois traits dans le genre du malade n° 2. Or l'application a été de 60 jours, et ce n'est qu'avec hésitation qu'on a permis au malade de se lever après cette période. La fracture a été considérée comme des plus graves. Ce malade, une fois levé, avait son articulation raide et est resté à l'hôpital 3 mois et demi avant de pouvoir reprendre sa vie normale, tandis que notre malade n° 2, qui avait la même variété de fracture, a quitté l'ambulance au 52ᵉ jour pour se présenter au conseil de réforme où il n'a obtenu que 7 jours de convalescence.

La durée de l'hospitalisation a été en moyenne de 37 jours.

1 malade a quitté l'hôpital au 12ᵉ jour.
1   —   —   17ᵉ —
1   —   —   22ᵉ —
1   —   —   50ᵉ —
1   —   —   52ᵉ —

Résultats immédiats. — Nous avons déjà dit que nous éliminons de notre étude le cas n° 5, étant donné l'état pathologique de la jambe car la méthode n'avait pu y être appliquée. Outre l'état variqueux de la jambe, le malade avait été atteint antérieurement à la même jambe d'une fracture bi-malléolaire traitée par l'immobilisation et ayant enraidi notablement l'articulation tibio-tarsienne.

Les 5 autres malades compris dans la statistique ont donné des résultats immédiats parfaits. Ils marchaient bien avec une articulation souple.

Nous donnons la radiographie du malade n° 2 atteint d'une fracture esquilleuse avec trois traits que nous considérons comme la plus sérieuse, et dont la guérison était parfaite en 52 jours, puisqu'étant militaire, il a quitté l'ambulance à cette date.

Résultats éloignés. — Nous avons eu l'occasion de revoir 4 de ces malades. Ceux-ci nous ont donné complète satisfaction.

Deux d'entre eux, n°s 2, 3, ont repris leur service militaire après un court congé de convalescence. Les 2 autres étaient dans un parfait état.

CHAPITRE XI

FRACTURES DE LA MALLÉOLE INTERNE

Nous avons observé 5 fractures de la malléole interne isolées.

On peut objecter que ces fractures guérissent aussi bien par
les massages simples que par la méthode de la marche directe
et que les malades, même sans appareil du professeur Pierre
Delbet, marchent au bout de 10 à 12 jours.

Nous ne croyons pas que cette marche, même si elle est réelle,
soit indolore ni qu'elle assouplisse par ses mouvements l'articulation tibio-tarsienne. Il est possible que le malade s'appuie sur
son membre. Il est exceptionnel qu'il puisse mettre en jeu son
articulation. L'avantage de cette marche précoce est alors perdu
pour l'assouplissement articulaire. Au contraire par la méthode
du professeur Delbet, la marche indolore et la gymnastique articulaire que nous imposons au malade agissent réellement sur
l'articulation et ne la laissent pas s'enraidir.

D'autre part nous ne croyons pas que la marche sans appareil
soit possible quand la fracture de la malléole interne s'accompagne de diastasis de l'articulation tibio-péronière inférieure.
Parmi les 5 cas que nous avons observés, il en est justement
2 qui ont été accompagnés d'un gros diastasis articulaire
avec un épanchement synovial. Dans ces cas la marche sans
appareil est à notre avis impossible. D'autre part l'immobilisation, dans une gouttière de Maisonneuve, provoque rapidement
les raideurs articulaires favorisées par l'épanchement sanguin
intra-synovial.

Le plâtre a été appliqué :

2 fois le 1er jour.
1 — 3e —
1 — 6e —
1 — 7e —

Nombre des plâtres. — Un seul plâtre a suffi pour le traitement, 4 fois 2 plâtres ont été nécessaires pour toute la durée du traitement.

Les malades ont marché :

1 le 2e jour.
1 — 3e —
2 — 4e —
1 — 10e —

Dans ce dernier cas le diastasis était très prononcé et le gonflement était énorme. Le lever du malade augmentait ce gonflement, la marche précoce était alors contre-indiquée.

La durée de l'application du plâtre est très courte.

2 fois 30 jours.
1 — 32 —
1 — 35 —
1 — 37 —

En moyenne la durée de l'application du plâtre a été de 33 jours.

La durée de l'hospitalisation est en moyenne de 19 jours.

1 malade a quitté l'hôpital le 10e jour.
1 — — 12e —
1 — — 14e —
1 — — 20e —
1 — — 40e —

Ce dernier cas appartient au major Dejouany qui a été obligé de garder son malade militaire jusqu'à guérison complète.

Les résultats immédiats ont été excellents dans 4 cas. Les malades marchaient bien et leurs articulations étaient absolument souples. Le cinquième cas ne nous a pas donné pleine satisfaction (Obs. n° 4) : le malade marchait bien mais son articulation ne dépassait pas l'angle droit. C'est peut-être un grand épanchement synovial qui a été la cause de la raideur.

Les résultats éloignés ont été connus dans 3 cas.

2 fois ils ont été parfaits.

1 fois il a été insuffisant. C'est l'observation n° 4. L'articulation tibio-tarsienne, raide le jour où le malade a quitté l'hôpital, s'était assouplie car elle dépassait déjà l'angle droit, mais au bout de 4 mois elle n'avait pas encore la souplesse complète.

CHAPITRE XII

FRACTURE DU PÉRONÉ AU QUART SUPÉRIEUR

AVEC

GROS DIASTASIS DE L'ARTICULATION TIBIO-TARSIENNE
TYPE MAISONNEUVE PAR DIASTASIS

Nous avons rencontré seulement deux cas de cette variété. Ils nous ont donné d'excellents résultats.

Dans un cas, n° 1, l'astragale a été reporté en dehors et en arrière. Nous avons pu réduire cette fracture par l'extension continue.

Dans le deuxième cas le diastasis articulaire a été peut-être compliqué d'une fracture de la malléole interne.

Dans le 1er cas le plâtre a été appliqué immédiatement.

  — 2° —   —   le 4° jour.

Quatre plâtres ont été nécessaires pour la durée du traitement du premier cas. Un seul a suffi pour le deuxième.

Le premier malade a marché le 12° jour, le second le 2°.

La durée de l'application du plâtre a été de 33 jours et de 39 jours. L'hospitalisation de 19 et de 15 jours.

Les résultats immédiats et les éloignés ont été excellents.

Ces fractures présentent un grand intérêt car les lésions de l'articulation tibio-tarsienne sont toujours très prononcées. Pourtant nos malades ont marché d'une façon très précoce et n'ont gardé aucun trouble de leur accident. Leurs articulations ont été absolument souples et étant donnée l'importance de l'épanchement, il est probable qu'un tel résultat n'aurait pu être obtenu par une méthode d'immobilisation.

CHAPITRE XIII

FRACTURES DE L'EXTRÉMITÉ SUPÉRIEURE

Ces fractures sont heureusement rares ; nous n'en avons observé que quatre cas, auxquels il faut ajouter deux cas anciens qui n'avaient pas été soignés par nous.

Ces fractures sont toujours de cause directe, aussi est-il fort difficile d'en faire une description. Les traits de fractures habituellement multiples dépendent du hasard du traumatisme et sont par suite très variables.

Dans un des cas le déplacement était minime, il s'agissait d'une simple fêlure. Le malade a été traité comme nos autres fracturés, il a très bien guéri. Ce cas est sans intérêt. Il ne faudrait pas s'imaginer que les choses se passent régulièrement d'une manière aussi simple dans les fractures hautes. Elles sont au contraire très graves et très difficiles à traiter.

Une première difficulté vient de l'abondance de l'épanchement sanguin. Le membre, surtout dans sa partie supérieure, est énormément tuméfié, et lorsque les ecchymoses arrivent à la peau, il prend une couleur aubergine. La distension est telle que les tissus perdent de leur résistance. Les troubles trophiques cutanés sont plus marqués que dans aucune autre fracture. Les phlyctènes sont nombreuses et étendues. Le liquide qui les remplit, au lieu d'être citrin et transparent, est souvent opaque et d'un rouge violacé.

L'énorme tuméfaction rend bien difficile l'utilisation des points d'appui supérieurs et d'autre part la diminution de résistance des téguments facilite la production des eschares. Dans deux cas sur trois, celles-ci nous ont obligés d'enlever l'appareil.

Celui-ci n'est d'ailleurs que bien difficilement contentif. Comme nous l'avons dit, les points d'appui ne peuvent pas être bien utilisés. La tendance au déplacement est considérable.

On a décrit diverses variétés de déplacement dans les frac-

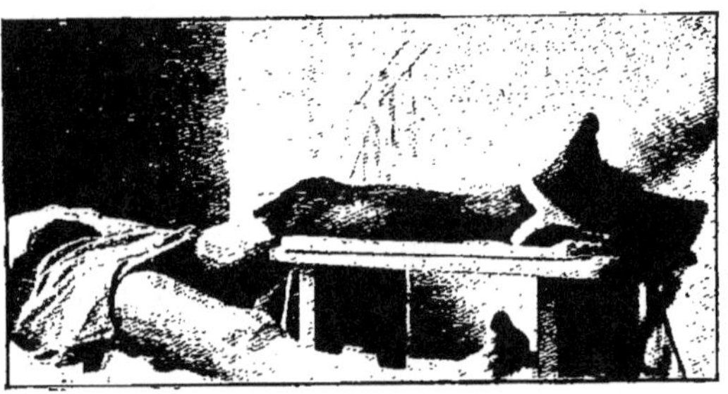

Fig. 24. — L'extension appliquée aux fractures de l'extrémité supérieure de la jambe.

tures hautes. Nous avons toujours observé le même. Il semble être progressif et dans les deux cas de fracture consolidée que nous avons observé, il était énorme. Autant que nous avons pu le savoir, les fractures avaient été traitées par la gouttière plâtrée.

Le fragment supérieur se met en flexion sur le genou, de telle sorte que son extrémité inférieure se porte en arrière. Il en résulte une angulation à sinus antérieur. Chez les deux malades consolidés, la déformation était énorme. On se demandait au premier abord s'il n'existait pas une luxation du genou. L'impotence était presque totale.

Dans notre quatrième cas, cette tendance à la rotation en arrière du fragment supérieur était très marquée. Malgré la tuméfaction on sentait par la palpation la résistance osseuse au-dessous du creux poplité,

L'extension appliquée suivant notre manière habituelle ne nous a paru avoir aucune action sur cette attitude du fragment supérieur. M. Delbet eut alors l'idée d'appliquer l'extension sur la jambe fléchie. Il a appliqué le précepte qu'il a exposé dans d'autres parties de cet ouvrage. Quand on ne peut agir sur le fragment supérieur, il faut donner au membre l'attitude qui correspond à la position de ce fragment.

Le malade étant couché sur une table de bois, la jambe fut placée sur un tabouret remontant jusqu'au creux poplité. Elle était ainsi fléchie d'environ 45 degrés. La traction fut appliquée suivant le mode habituel dans cette attitude. La photographie ci-jointe montre le dispositif (fig. 24).

Nous avons appliqué notre appareil ordinaire. Mais au bout de quelques jours il devint manifeste que la jambe avait tendance à se dévier en valgus. Une fissure osseuse remontait jusqu'à l'articulation. Nous avons alors refait un second appareil en plaçant le membre dans la même attitude, mais en remontant les tuteurs latéraux jusqu'au-dessus du genou, et en les fixant au niveau des condyles fémoraux par un troisième collier.

Le but de l'appareil ainsi construit est d'empêcher la déviation en valgus et de maintenir le genou fléchi. Dans ces conditions le malade ne peut naturellement marcher. M. Delbet pense que ce mode de traitement est le meilleur dans les cas complexes; mais il ne s'agit plus là d'une application de sa méthode.

Nous avons observé seulement 4 cas de cette variété. Dans le premier cas la fracture ne s'accompagnait que de faible déplacement qui en faisait plutôt une grosse fêlure qu'une véritable fracture. Un appareil de marche ordinaire appliqué aussitôt après le traumatisme a permis au malade de marcher deux jours après son accident et de quitter l'hôpital au 12ᵉ jour.

Dans les trois autres cas le déplacement au contraire était

énorme et ce n'est qu'une seule fois qu'on a pu le réduire grâce à l'extension continue de la jambe fléchie. L'extension simple, telle que nous l'employons, n'a pas suffi dans les deux autres cas pour réduire de tels déplacements.

Deux fois sur trois les malades n'ont pas pu garder l'appareil de marche car les eschares se sont montrées très rapidement. Le traitement a été continué par une simple extension. Dans un cas le malade a pu garder son plâtre jusqu'au bout.

Dans ce dernier cas on a employé l'extension appliquée sur la jambe fléchie, en mettant le membre sur une tablette de manière que le genou fasse avec la jambe un angle de 135° (fig. 24).

La radiographie nous montre que la réduction de face est excellente.

L'angulation antérieure est disparue. Le malade a pu garder son plâtre pendant 76 jours la jambe étant fléchie sur son genou comme nous l'avons déjà désigné plus haut.

Dans les trois cas que nous venons de mentionner, une grosse hémarthrose accompagnait la fracture, si importante que deux fois nous avons dû la ponctionner.

Nous croyons que la marche directe ne peut pas être appliquée d'une façon précoce dans cette variété de fractures pour deux raisons. La première, c'est que les troubles trophiques graves ne permettent pas toujours de garder l'appareil jusqu'à la consolidation.

La seconde c'est que la réduction nécessite la mise en flexion et le plâtrage du genou.

Jusqu'à présent nous n'avons pas pu obtenir la marche d'un malade atteint d'une fracture haute avec gros déplacement.

CHAPITRE XIV

FRACTURES EXCEPTIONNELLES

Nous avons classé dans cette catégorie deux fractures très rares que nous n'avons eu l'occasion de rencontrer qu'une seule fois chacune.

1° Le pied repose par sa face externe sur le plan du lit. Le tibia est à angle droit avec l'astragale dont le plan est transversal. Le péroné est fracturé à la partie moyenne. (Planche radiog. n° 11, 12.)

Cette fracture est intéressante à cause de la difficulté de sa réduction. Nous avons pu l'obtenir par la méthode d'extension continue sans avoir endormi le malade. Le malade a marché le 4ᵉ jour. L'application du plâtre a été de 25 jours. La durée d'hospitalisation, de 6. Le résultat immédiat a été excellent. Le malade a bien marché avec une articulation absolument souple.

2° Un malade a été atteint d'une fracture des deux jambes. Jambe droite : fracture esquilleuse à la partie moyenne. Jambe gauche : fracture bi-malléolaire. Le malade a marché le 12ᵉ jour et le 23ᵉ jour il quittait l'hôpital pour venir faire enlever son plâtre au 40ᵉ.

Cette observation présente un grand intérêt. Nous n'aurions pas cru nous-même que la marche fût possible quand les deux jambes sont fracturées. Pourtant, à partir du 12ᵉ jour, le malade a marché sans béquilles et le jour où on a enlevé son plâtre, il boitait à peine.

TRAITEMENT DES FRACTURES OUVERTES
PAR LA MÉTHODE DE LA MARCHE DIRECTE

Pour appliquer la méthode de la marche directe au traitement des fractures compliquées, il suffit de modifier les tuteurs latéraux de manière à permettre les pansements. Les photographies ci-jointes montrent les dispositions que l'on peut leur donner (fig. 28 et 29).

Une fracture ouverte non infectée se comporte à peu près comme une fracture fermée. Il y a même des cas où la consolidation n'est pas retardée. Le danger vient de l'infection. Or, M. Delbet insiste beaucoup sur ce point que la meilleure manière de limiter l'infection d'une fracture ouverte est de la réduire et de l'immobiliser en bonne position.

Beaucoup de chirurgiens limitent d'abord leurs efforts aux manœuvres de désinfection, remettant à plus tard le traitement de la fracture elle-même. M. Delbet enseigne que la réduction et la contention doivent être aussi précoces que possible. Les résultats qui ont été obtenus dans son service montrent la valeur de cette pratique.

Aussitôt que le malade arrive à l'hôpital, on pratique toutes les manœuvres que commande la désinfection. Il n'entre pas dans le plan de cet ouvrage de les décrire. Puis, séance tenante, on applique l'appareil sous l'extension. Nous indiquerons plus loin quelles dispositions on donne aux tuteurs latéraux. Pour le moment, nous insistons seulement sur ce point que les règles de la méthode restent les mêmes. Réduction aussi précoce que possible et contention par un appareil qui laisse les articulations libres.

Le principe de la méthode reste aussi le même. Il faut faire marcher les malades dans un double but.

1° Éviter aux articulations les raideurs consécutives à une très longue immobilisation en gouttière plâtrée.

2° Supprimer le long et pénible séjour du malade dans son lit. Ces deux principes ont peut-être encore plus d'importance dans les fractures ouvertes que dans les fractures fermées. L'immobilisation dans les fractures ouvertes est beaucoup plus longue que pour les fractures fermées et par conséquent tous les inconvénients de l'immobilisation ne font que s'aggraver.

Mais la plaie existante qui doit être pansée entraîne forcément des modifications à notre appareil. Il faut que la plaie ne soit pas couverte par le plâtre et qu'elle puisse être pansée.

Au début de l'application de la méthode aux fractures ouvertes nous faisions d'abord la suture osseuse soit avec un fil de fer, soit avec une agrafe de Dujarrier et on appliquait seulement ensuite le plâtre. On s'est aperçu depuis que ces sutures osseuses sont dans ces fractures infectées une source de suppurations intarissables, qu'elles immobilisaient mal et que d'autre part notre plâtre par lui-même est suffisant pour maintenir les fragments préalablement réduits par l'extension continue.

Les attelles latérales qui s'appliquent sur les faces latérales de la jambe où siège généralement la plaie doivent être le plus souvent largement échancrées. Quand la plaie siège à la partie antérieure de la jambe, c'est-à-dire au niveau de la crête tibiale, entre les deux attelles, cette modification n'est pas indispensable et il suffit de dégager les alentours de la plaie en abrasant légèrement les bords antérieurs des attelles latérales.

Lorsque la plaie a son siège franchement aux points où doit s'appliquer l'attelle, celle-ci est préparée de la façon suivante.

A la place de la bande latérale nous [...]
de fer que nous coudons en forme d'anse [...]
jeté au-dessus de la plaie (fig. 25).

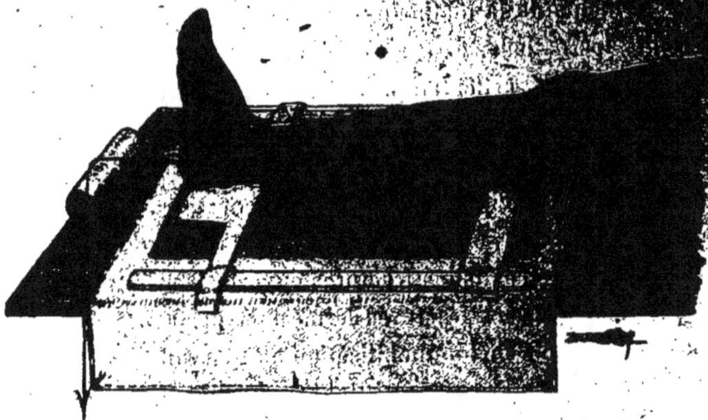

Fig. 25. — Une attelle en forme d'anse remplace le tuteur latéral ou dilatatoire.

Cette attelle de fil de fer est entourée avec des bandes plâ-

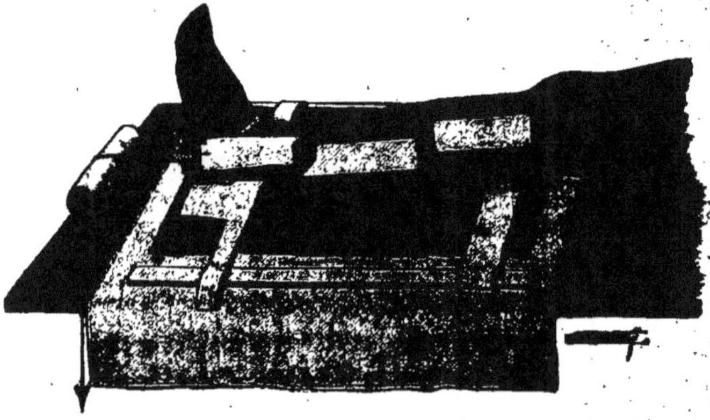

Fig. 26. — L'attelle en fil de fer est entourée des bandes plâtrées.

trées et appliquée alors à la place de l'attelle latérale de tarlatane ordinaire (fig. 26).

Il faut prendre soin que l'attelle de fil de fer soit soigneuse-

ment garnie de plusieurs épaisseurs de tarlatane plâtrée, de
manière à former comme un coussinet qui, moulé aux points
d'appui de l'appareil, assurera la solidité sans toutefois risquer
de blesser le membre. Ces précautions doivent surtout être

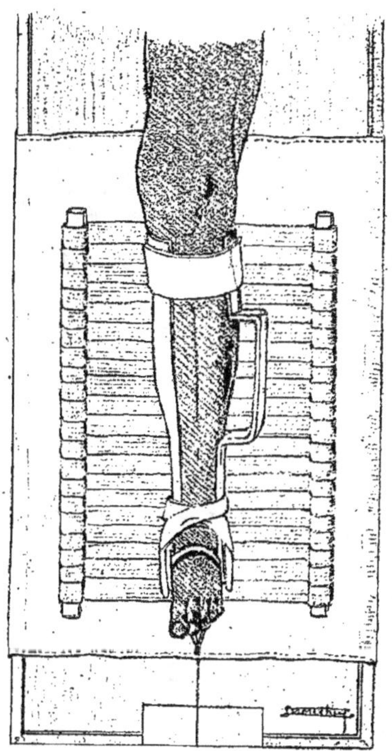

Fig. 27. — Vue de l'appareil d'en haut.

rigoureusement prises au niveau de la région sus-malléolaire
et sous-condylienne, points principaux de pression.

On peut encore glisser l'attelle métallique dans l'attelle en
tarlatane préparée de la même façon que pour les fractures fermées, et préalablement trempée dans la bouillie plâtrée. On
forme alors les deux coussinets en repliant en dedans de

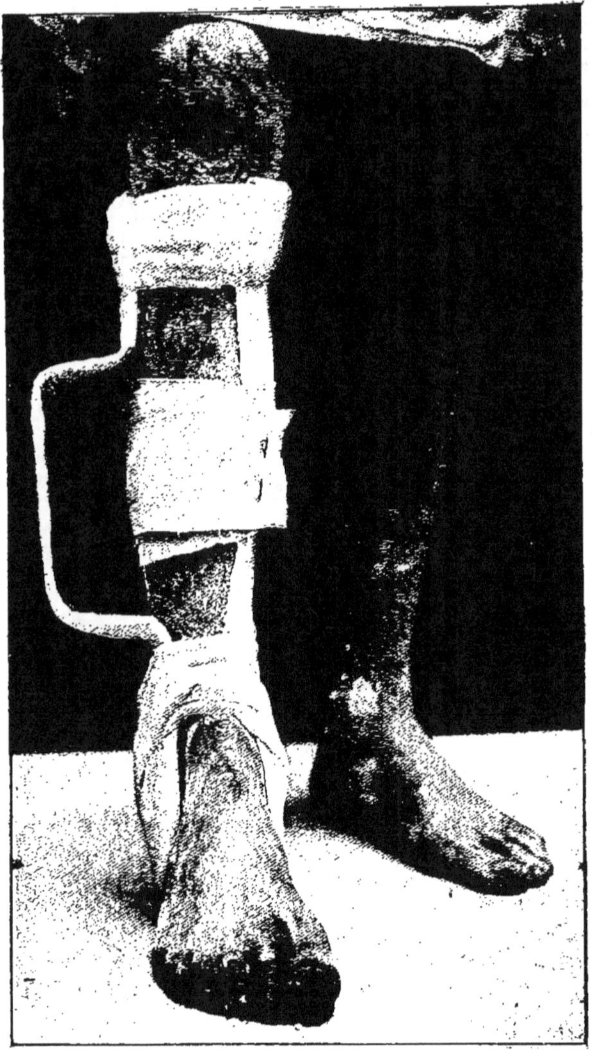

Fig. 28. — Vue de l'appareil de marche appliqué aux fractures ouvertes (de face).

l'attelle en fil de fer les deux extrémités de tarlatane qui la dépassent.

Quant aux colliers supérieur et inférieur, ils sont appliqués
de la même façon que pour les fractures fermées (fig. 16).

Pour sécher le plâtre nous employons également le Scultet.
Seulement on l'applique sans s'occuper de l'anse qu'on laisse
en dehors, entourant seulement à son niveau une attelle laté-

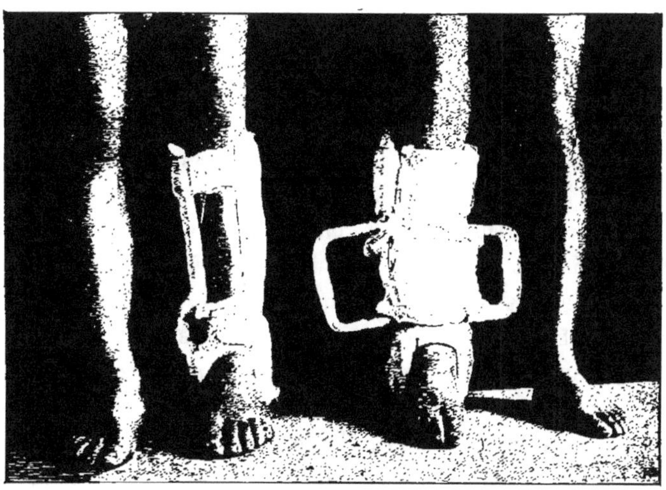

Fig. 29. — Divers types d'appareils de marche appliqués aux fractures ouvertes.

rale et le pansement du côté opposé. On peut ensuite envelopper
par quelques tours de bande l'anse elle-même.

L'extension est maintenue tout le temps nécessaire à la dessiccation du plâtre, ce qui dure en moyenne de quinze à vingt
minutes. Le lendemain nous enlevons les bandelettes en toile
du Scultet et nous pansons la plaie. On peut déjà mobiliser le
cou-de-pied pour qu'il ne perde pas sa souplesse, mais il faut
attendre quelques jours pour faire lever le malade car la douleur est généralement assez vive si on le fait lever trop tôt.

La nécessité de ne pas lever le malade trop tôt (pas avant dix
jours) est explicable par ce fait que le gonflement de la jambe

peut être considérable. Pourtant, pendant toute cette durée, il faut mobiliser l'articulation tibio-tarsienne et le genou.

Il arrive parfois, lorsque les lavages sont trop abondants que le plâtre se ramollisse et maintienne mal le membre fracturé. Cet inconvénient peut être évité si on a eu soin de recouvrir au préalable le plâtre d'une légère couche de vernis ordinaire.

On doit naturellement refaire le plâtre quand il est devenu trop grand par suite du dégonflement du membre.

Le malade peut en principe être levé à partir du 10° jour. Mais il nous est difficile de préciser une date fixe du lever. En pratique cela dépend de la gravité de la blessure, de l'infection, de la tolérance du malade et de sa volonté.

Dans un cas (Obs. 13) notre blessé s'est levé au 3ᵉ jour après l'application du plâtre et a continué à marcher.

Il est évident que notre appareil ne peut être employé que pour les fractures diaphysaires. Les fractures ouvertes sous-condyliennes et les malléolaires ne peuvent pas être traitées par notre méthode car en ces points on ne peut pas interrompre la continuité du plâtre puisqu'ils constituent les points d'appui.

Les avantages de la méthode de la marche directe appliquée aux fractures ouvertes sont énormes. Nous évitons aux malades un séjour très prolongé, 2 ou 3 mois au lit. Nous lui évitons les raideurs articulaires inévitables avec cette longue immobilisation. Nous facilitons les pansements, la région de la plaie étant toujours plus largement découverte qu'à travers une fenêtre plâtrée.

Malheureusement l'appareil n'est pas toujours bien toléré. Il est des malades, en général profondément infectés, chez qui la moindre pression, le moindre contact déterminent de véritables escharres. La nutrition des tissus est si mauvaise et leur résistance si faible que même une attelle ordinaire détermine des plaies difficiles à guérir.

On se rend compte bien vite de l'intolérance de ces malades.

Si on voit apparaître une petite eschare au niveau d'un point d'appui, il ne faut pas hésiter à enlever le plâtre. Avant la guerre nous n'avions pas rencontré ces cas, car les malades civils n'ont pas le temps de s'infecter aussi profondément que les blessés de guerre. Aussi leur tolérance vis-à-vis de l'appareil de marche est-elle plus grande.

RÉSULTATS OBTENUS POUR LES FRACTURES OUVERTES TRAITÉES
PAR LA MÉTHODE DE LA MARCHE DIRECTE

Nous avons, pendant l'impression de cet ouvrage, eu l'occasion d'appliquer 9 appareils de marche pour fractures ouvertes de la jambe. Il ne nous a malheureusement pas été possible d'intercaler ces cas dans nos statistiques, étant donné la difficulté matérielle. Nous donnons seulement des photographies de ces malades montrant les variations qu'il faut apporter à chacun de ces appareils quant à la coudure de l'anse.

Presque tous les malades ont pu marcher en s'aidant de cannes ou de béquilles et exécuter les mouvements articulaires du genou et du cou-de-pied. Même dans les cas où le malade ne pouvait marcher, on a pu mobiliser l'articulation tibio-tarsienne pour ne pas perdre l'élasticité articulaire. Dans tous les cas nous avons appliqué l'appareil le plus tôt possible après la blessure, quitte à intervenir ensuite pour enlever les quelques esquilles qui échappent au premier nettoyage.

Notre étude comprend 25 cas dont 21 personnels, 3 de M. Oudard et 1 de MM. Worms et Hamand. Parmi ces 25 cas, dans 22, la méthode a été appliquée primitivement et on n'a pas employé préalablement d'autre appareil d'immobilisation plâtrée.

Dans 3 cas (Obs. 1, 18, 19) les fractures ouvertes ont été préalablement immobilisées dans une gouttière ordinaire et ce n'est que secondairement qu'on a employé la méthode de la marche directe. Parmi ces 3 cas, un seul appartient au service de M. Delbet.

Les résultats qu'on obtient par la méthode sont très bons si on songe qu'on traite des fractures extrêmement graves qui nécessitaient des mois d'immobilisation quand on les traitait par les moyens ordinaires. Évidemment, la marche ne peut pas être si rapide ni si indolore qu'elle est dans les fractures fermées; évidemment la durée de l'application du plâtre est beaucoup plus longue que pour ces dernières et l'hospitalisation est forcément plus prolongée, étant donnée l'impossibilité de laisser sortir de l'hôpital un malade présentant encore une plaie ouverte. Mais le malade profite néanmoins des avantages de la méthode.

Une grande surveillance est nécessaire pendant le traitement des fractures ouvertes par la méthode du professeur Delbet. Elle est indispensable et aussitôt que le plâtre devient trop lâche ou insuffisamment solide, il faut le changer; dans un cas six plâtres ont été nécessaires pour la réussite du traitement. Nous indiquerons d'abord toutes les modalités de ce traitement avant de donner les résultats immédiats et les résultats éloignés obtenus par la méthode.

DATE DE L'APPLICATION DU PLATRE

Chaque fois que cela nous a été possible nous avons appliqué le plâtre immédiatement après l'accident. Après une désinfection très soignée et l'ouverture large du foyer de la fracture nous appliquons l'appareil de marche immédiatement; 7 fois nous avons pu procéder ainsi : nous n'avons jamais remarqué d'accident quelconque imputable à notre application précoce du plâtre. Bien au contraire la bonne immobilisation épargne au malade la souffrance parfois très vive et les déplacements secondaires difficiles à éviter sans appareil.

2 fois nous avons appliqué le plâtre le 1ᵉʳ jour.

1	—	—	2ᵉ	—
1	—	—	3ᵉ	—
2	—	—	4ᵉ	—
1	—	—	5ᵉ	—
3	—	—	7ᵉ	—
1	—	—	9ᵉ	—
3	—	—	10ᵉ	—
1	—	—	23ᵉ	—

Toutes ces applications tardives sont expliquées soit par l'entrée tardive du malade à l'hôpital, soit par un gonflement avec phlyctènes trop considérable nous empêchant d'appliquer le plâtre immédiatement après la désinfection large.

Le retard a été de 23 jours dans l'observation n° 21, du Dʳ Oudard. Il est facilement expliqué par l'hésitation de M. Oudard, à appliquer la méthode de façon précoce étant donnée la gravité de la fracture.

NOMBRE DE PLATRES

Trois fois seulement un seul plâtre a suffi pour la réussite du traitement. Dans 2 cas il s'agit de fractures déjà anciennes (Obs. 17, 18), et pas consolidées. Dans le 3ᵉ cas (Obs. n° 21) le plâtre a été appliqué très tardivement.

9 fois 2 plâtres ont été nécessaires			
6	—	3	—
1	—	4	—
1	—	5	—
1	—	6	—

Il est difficile de préciser la date des changements du plâtre. Cela dépend de la rapidité de dégonflement du membre qui peut être très variable.

MARCHE DU MALADE

En général la marche a été assez tardive. En moyenne nos malades ont marché au 18ᵉ jour. Comme nous l'avons déjà dit le lever précoce n'est pas conseillé à cause de la douleur assez vive : en outre il faut surveiller l'infection.

Toujours nous recommandons au malade dès les premiers jours qui suivent l'application de l'appareil d'exécuter les mouvements de flexion du cou-de-pied étant couché dans son lit, à défaut de pouvoir faire cette gymnastique debout. Même dans 3 cas le lever a été si indolore et si bien supporté que nous avons conseillé aux malades de marcher immédiatement.

Dans 2 cas ils ont marché le 3ᵉ jour.

3	—	10ᵉ	—
1	—	15ᵉ	—
2	—	20ᵉ	—
1	—	21ᵉ	—
1	—	22ᵉ	—
1	—	23ᵉ	—
1	—	27ᵉ	—
3	—	30ᵉ	—
1	—	33ᵉ	—
1	—	35ᵉ	—

La marche tardive est expliquée soit par la gravité des fractures ou de l'infection, soit par le gonflement trop considérable du membre ; soit encore par la sensibilité du malade. Mais même dans les cas où la marche est tardive, le malade profite de notre appareil ; il lui donne la liberté de l'articulation tibiotarsienne qu'on peut exercer soit activement, soit passivement, le malade étant couché dans son lit. Enfin les pansements se font avec plus de facilité qu'avec n'importe quelle gouttière.

DURÉE DE L'APPLICATION DU PLATRE

En moyenne 63 jours ont été nécessaires pour la durée du traitement. Cette durée comme on le voit est plus longue que pour les fractures fermées, et cela se comprend. Nous savons bien qu'une fracture dont le foyer est ouvert se consolide plus lentement qu'une fermée. Ces grandes plaies septiques sont très lentes à cicatriser et prolongent pour leur part la durée du traitement.

Dans un cas (Obs. 24), 39 jours ont suffi pour la consolidation d'une fracture oblique compliquée :

          1 fois il a fallu.   43
          1 —   45
          1 —   47
          3 —   50
          1 —   52
          2 —   55
          8 —   60
          1 —   67
          1 — . . . .   90 (Observ. 5).
          1 — . . . .   100 (Observ. 14).
          2 — . . . .   180 (Observ. 2, 4).

Dans ces dernières observations (2, 4, 5, 14), la longue durée de l'application du plâtre est expliquée par la suppuration très prolongée des foyers de fracture et par les lenteurs de consolidation.

Mais le malade n° 2 (plâtre de 180 jours) est resté à l'hôpital seulement 43 jours. Le malade n° 4, qui a gardé son plâtre 6 mois, est resté à l'hôpital 3 mois et demi ; le malade n° 5, gardant son plâtre 3 mois, reste à l'hôpital seulement 34 jours et le malade n° 14 qui garde son plâtre 100 jours reste à l'hôpital seulement 44 jours. Ces chiffres démontrent bien que par notre méthode le malade, atteint même des plus graves fractures ayant nécessité une aussi longue durée pour leur consolidation ont pu quitter l'hôpital assez précocement. En tout cas ils n'ont pas été cloués à leur lit pendant ces longs mois qui ont été indispensables à leur guérison complète.

DURÉE DE L'HOSPITALISATION

La durée de l'hospitalisation est en moyenne de 55 jours. Cette moyenne est plus élevée que pour les fractures fermées et cela se comprend étant donnée l'impossibibité de renvoyer de l'hôpital un malade avec une grande plaie ouverte.

D'autres questions extra-médicales (accident du travail, situation sociale du malade) s'ajoutent d'ailleurs pour une grande part aux raisons qui expliquent une durée si prolongée de l'hospitalisation.

Dans 1 cas le malade a quitté l'hôpital au bout de 15 jours.

—	1	—	25 —
—	2	—	30 —
—	1	—	34 —
—	1	—	38 —
—	1	—	42 —
—	1	—	43 —
—	1	—	44 —
—	1	—	50 —
—	6	—	60 —
—	2	—	70 —
—	1	—	75 —
—	1	—	90 —
—	1	—	104 —
—	1	—	105 —

Notre moyenne est de beaucoup inférieure à la moyenne de la durée de l'hospitalisation pour les cas du même genre traités par la méthode ordinaire. D'après les données de l'assistance publique, cette durée est de 3 ou 4 mois. Nous guérissons nos malades en moitié moins de temps, tout en leur permettant de marcher au cours de leur traitement, et en leur laissant leurs articulations libres.

RÉSULTATS IMMÉDIATS ET RÉSULTATS ÉLOIGNÉS

Le principal but visé par la méthode de la marche directe appliquée aux fractures ouvertes, la conservation de la souplesse articulaire, a été atteint. Sur 22 malades traités par notre méthode, 20 ont conservé la souplesse complète de leur articulation du cou-de-pied et du genou. Si ce résultat avait été le seul qu'on ait pu obtenir par la méthode, nous pourrions déjà être satisfaits.

Actuellement quand on voit ce grand nombre de membres atteints par des projectiles de guerre, on remarque la fréquence des raideurs articulaires, après une fracture ouverte. Peut-être, maintenant plus que jamais, on a pu se rendre compte de la gravité de ces raideurs, rendant le membre, parfait en apparence, impotent en réalité.

Par notre méthode ce principal inconvénient des fractures ouvertes est évité.

Nous sommes persuadés que toutes les sutures osseuses faites en milieu infecté ne peuvent donner aucun résultat et actuellement on les a complètement abandonnées dans le service de M. Delbet. L'extension continue seule suffit à mettre le membre dans un bon axe sans qu'on s'occupe de la coaptation bout à bout des fragments osseux. Si la plaie est béante et si on voit nettement les fragments osseux on peut se permettre tout au plus de les prendre dans deux daviers afin d'aider à l'extension continue pour procéder à la réduction. Mais si cette manœuvre présente une difficulté quelconque, il ne faut pas s'acharner à saisir des fragments dans le davier pour obtenir le bout à bout. D'ailleurs les esquilles sont si fréquentes que le bout à bout n'a pour ainsi dire plus de signification.

Nous désinfectons le plus soigneusement les foyers de fracture en faisant les incisions nécessaires pour que la plaie reste largement ouverte et nous cherchons à mettre le membre en bon axe par l'extension continue. Nous n'enlevons les esquilles que si elles sont complètement libres.

En somme, notre conduite au point de vue de la réduction est la même que pour les fractures fermées. Quoique nos réductions aient été le plus souvent imparfaites, nous avons toujours pu donner au membre un bon axe dans lequel nous l'immobilisions par le plâtre.

Cinq fois nous avons constaté un raccourcissement allant de 1 centimètre à 2 centimètres et demi (Obs. 3, 10, 11, 20, 21, 22). Les claudications ne sont marquées qu'à partir de 2 centimètres.

La petite claudication à peine perceptible a été observée dans quelques cas (4) et elle est due peut-être à la douleur qui persiste très longtemps.

Les résultats immédiats ont été bons dans 20 cas. Nous appelons résultat bon, pour une fracture ouverte, quand le malade marche, même en s'appuyant sur une canne et surtout quand l'articulation est libre.

Le résultat n'a pas été tout à fait satisfaisant dans l'observation n° 2. L'agrafe de Jacoel appliquée au cours de l'opération a déterminé une longue suppuration de 5 mois qui ne s'est tarie que du jour où on l'a enlevée. Cette longue suppuration a déterminé une certaine raideur articulaire; le malade revu au bout de 5 ans fléchissait son pied seulement à l'angle droit. Enfin dans l'observation n° 11 le résultat immédiat n'a pas été parfait; le malade ne marchait que péniblement et revu au bout de 18 mois il présentait un raccourcissement de 2 centimètres et demi, marchant avec une légère claudication et prétendant souffrir.

Ces deux cas sont les seuls ne nous ayant pas donné pleine*
satisfaction.

Quant aux résultats éloignés ils ont été connus 13 fois sur 22,
11 fois ils ont été parfaits : les deux autres cas sont ceux que
nous venons de citer.

L'observation n° 14 est particulièrement intéressante. Quatre
mois après une fracture tellement grave qu'on a été obligé de
réséquer des os qui faisaient saillie, le malade nous a écrit que
sa jambe était en parfait état, qu'il faisait de la bicyclette et de
la motocyclette.

Dans l'observation n° 9, il s'agit de fractures des deux jambes,
dont une ouverte. Le malade a marché au 30° jour, et revu au
bout de deux ans, ses deux jambes étaient en parfait état.

Un malade (n° 8) a quitté l'hôpital au 25° jour, marchant
déjà très bien. Il n'est jamais revenu pour faire enlever son
plâtre. Il est vraiment remarquable de voir une fracture ouverte
esquilleuse avec un chevauchement considérable guéri au
25° jour.

Les deux malades de M. Oudard (Obs. 20, 21), malgré leurs
fractures ouvertes, ont quitté l'hôpital au 63° et 55° jour, reprenant leur service militaire à l'expiration du congé de convalescence.

FRACTURES OUVERTES ANCIENNES NON CONSOLIDÉES
PAR L'IMMOBILISATION

Nous avons eu l'occasion de traiter trois fractures ouvertes
non consolidées par l'immobilisation dans une gouttière ordinaire. Dans l'observation n° 1, 3 mois et demi d'immobilisation
n'avaient pas suffi à la consolidation. C'est à ce moment que le
malade nous a été envoyé et que nous avons appliqué l'appareil de marche, la plaie n'étant pas encore cicatrisée. En 2 mois

et demi, après trois applications de plâtre successives, la jambe était complètement consolidée. Nous avons même pu rendre aux articulations une partie de leur souplesse perdue pendant la longue immobilisation.

Dans l'observation n° 18, il s'agit d'un soldat blessé à la guerre par un éclat d'obus qui a déterminé une perte de substance de 25 centimètres à la partie moyenne du tibia. Après avoir enlevé les esquilles et désinfecté soigneusement la plaie, on a placé le malade dans une gouttière de Maisonneuve en l'échancrant pour pouvoir faire le pansement. La plaie était trop large et située trop bas pour qu'on puisse appliquer immédiatement l'appareil de marche. Au bout de 2 mois, quand la partie inférieure de la plaie a été cicatrisée, nous l'avons appliqué avec une anse de fil de fer située le plus bas possible. Le 2e jour notre malade a marché, et sa jambe était complètement cicatrisée et guérie deux mois après. C'est la photographie de ce malade que nous donnons à la figure 29 *a* comme type de l'appareil.

Le troisième cas (fracture ancienne ouverte) était tellement grave que les fragments supérieurs du tibia sortaient de 2 centimètres au dehors de la plaie. Après l'avoir désinfecté très soigneusement à l'éther et appliqué séance tenante un pansement à l'éther, car l'état grave de la jambe nous donnait quelque crainte de gangrène, la jambe fut immobilisée pendant 35 jours dans un appareil ordinaire échancré au niveau de la plaie. C'est alors que nous avons appliqué l'appareil de marche avec lequel le malade a marché jusqu'à la fin de sa guérison à partir du 3e jour. Nous avons réséqué tardivement la pointe tibiale qui faisait saillie sous la peau. De cette façon nous avons pu rendre au malade la souplesse articulaire perdue en partie pendant la période d'immobilisation.

L'intérêt de ces trois observations est dans l'absence de consolidation pendant l'immobilisation ordinaire, tandis que l'appareil de marche en favorisant la vitalité du membre a accéléré la consolidation.

D'autre part on a pu rendre aux malades la souplesse articulaire perdue pendant le premier traitement immobilisant.

NUMÉRO	INITIALE AGE DU MALADE	SEXE	DATE DE LA FRACTURE	ÉTUDE CLINIQUE ET RADIOGRAPHIE	TEMPS ÉCOULÉ entre l'accident et l'application du plâtre.	NOMBRE DE PLATRES
1	H..., 36 ans, valet de chambre.	Masculin.	2 déc. 1906.	Fracture oblique au tiers moyen en V. Péroné près du col. Grand chevauchement en avant et en dedans du fragment supérieur.	4 jours.	2 1° 4° jour. 2° 18° jour.
2	F..., 46 ans.	Masculin.	25 sept. 1907.	Fracture oblique des deux os par coup direct. Siège au tiers moyen. Grand chevauchement. Le fragment supérieur fait saillie sous la peau. Péroné : même niveau. Fragment inférieur fortement déplacé en dedans et en haut chevauche sur le supérieur.	1 jour.	2 2° 33° jour.
3	P..., 24 ans.	Masculin.	31 oct. 1907.	Fracture oblique avec petit déplacement. Péroné au même niveau.	8 jours.	2
4	B..., 15 ans.	Masculin.	21 déc. 1907.	Très oblique, bas et en dehors. Siège à la partie moyenne.	Même jour.	2
5	C..., 42 ans.	Masculin.	10 mars 1908.	Il y a 4 ans le malade a subi une astragalectomie de son pied droit. Marchait mal avant l'accident. Fracture de la jambe gauche. Chevauchement considérable. Péroné au niveau du col.	4 jours.	4 5° jour. 9° — 18° — 27° —
6	K..., 14 ans.	Masculin.	5 mai 1908.	Siège au tiers supérieur. Déplacement considérable du fragment inférieur en haut et en arrière. Péroné au niveau du col. Phlyctènes énormes.	13 jours.	1
7	P..., 39 ans.	Masculin.	2 juin 1908.	Tiers moyen. Grand déplacement. Péroné un peu plus haut. Fragment osseux libre.	9 jours.	2

OBLIQUE DE LA JAMBE

LE MALADE marche le	DURÉE de l'application du plâtre.	DURÉE de l'hospitalisation.	RÉSULTATS IMMÉDIATS	RÉSULTATS ÉLOIGNÉS	OBSERVATIONS
33e jour.	45 jours.	46 jours.	Axe parfait. Marche très correctement sans béquilles. Radiographie : peu de modifications. Pas d'atrophie musculaire.	Revu : un an. Marche très bien. A repris son métier.	
24e jour.	60 jours.	75 jours.	Bonne consolidation. Axe parfait. Articulation tibio-tarsienne dépasse l'angle droit en flexion. Pas d'atrophie musculaire.	Marche bien. Le chevauchement n'est pas corrigé. Raccourcissement 1 cm. 1/2.	Ulcération au niveau de la pointe du fragment supérieur. Résection de cette pointe. Malgré la gravité exceptionnelle, malgré le chevauchement énorme, tel que la pointe du fragment supérieur a perforé la peau, le malade a marché à partir du 24e jour. Il s'est même levé le lendemain de la résection de la pointe du fragment supérieur faite au 45e jour.
10e jour.	40 jours.	45 jours.	Parfait. Marche bien. Articulation souple. Pas d'atrophie.		N'est pas revenu pour enlever son plâtre.
10e jour.	40 jours.	25 jours.	Très bon résultat.		
29e jour.	38 jours.	55 jours. Quitte l'hôpital avec son plâtre.	Marche avec difficulté à cause de son pied droit. Articulation ne dépasse pas angle droit. Radiographie : le chevauchement n'a pas été corrigé par l'extension mais l'axe est parfait.		
9e jour.	30 jours.	40 jours.	Bonne consolidation. Pas de raccourcissement. Radiographie : le chevauchement n'est pas corrigé. Le malade marche très bien.	Revu : 6 ans. On ne reconnaît pas la jambe malade. Aucun trouble. Articulation absolument souple.	L'application du plâtre a été retardée à cause des phlyctènes.
13e jour.	32 jours.	39 jours.	Marche bien. Articulation dépasse l'angle droit. Pas d'atrophie musculaire.	4 mois. Récidive. Angle ouvert en dehors du péroné. La fracture a récidivé au bout de 60 jours par chute dans un escalier.	On a retardé l'application du premier plâtre dans la crainte d'un anévrisme diffus.

NUMÉRO	INITIALE AGE DU MALADE	SEXE	DATE DE LA FRACTURE	ÉTUDE CLINIQUE ET RADIOGRAPHIE	TEMPS ÉCOULÉ entre l'accident et l'application du plâtre.	NOMBRE DE PLATRES
8	C..., 45 ans, cocher.	Masculin.	8 oct. 1908.	Fracture oblique. Chevauchement notable. Péroné même niveau.	7 jours.	2 2º 21º jour.
9	S..., 53 ans.	Masculin.	4 déc. 1908.	Fracture oblique par coup direct. Chevauchement considérable. Péroné à la base.	7 jours.	2 2º 19º jour.
10	D..., 42 ans.	Masculin.	1ᵉʳ janv. 1909.	Fracture oblique du tibia. Renversé par une automobile. Siège à l'union du tiers inférieur et du tiers moyen.	5 jours.	1
11	L..., 45 ans.	Féminin.	24 fév. 1909.	Fracture oblique. Siège à la partie moyenne, avec fissure descendant à l'articulation. Péroné à sa base.	6 jours.	3 2º 11º jour. 3º 22º jour.
12	H..., 42 ans.	Féminin.	21 août 1909.	Fracture oblique chez une tabétique. Déplacement moyen. Siège au quart inférieur.	4 jours.	2 2º 26º jour.
13	L..., 28 ans.	Masculin.	18 oct. 1909.	Fracture oblique. Siège partie moyenne. Déplacement énorme. La pointe du fragment supérieur fait saillie sous la peau, la menace. Réduction très difficile et incomplète.	3 jours.	4
14	J..., 32 ans.	Masculin.	23 nov. 1908.	Fracture oblique par cause directe. Coup de pied de cheval. Tiers moyen. Chevauchement considérable des deux os. Lésion cutanée très prononcée.	11 jours.	3 2º 19º jour. 3º 33º jour.
15	S..., 52 ans.	Féminin.	17 déc. 1909.	Fracture oblique de la jambe datant de dix mois et non encore consolidée. On applique l'appareil de marche avec lequel la malade rentre chez elle.	1 jour.	2

LE MALADE marche le	DURÉE de l'application du plâtre.	DURÉE de l'hospitalisation.	RÉSULTATS IMMÉDIATS	RÉSULTATS ÉLOIGNÉS	OBSERVATIONS
20ᵉ jour.	56 jours.	2 mois. Quitte avec app. silicaté.	Marche bien. Flexion dépasse l'angle droit. Le chevauchement est un peu corrigé.		
18ᵉ jour.	2 mois.	44 jours.	Marche bien. Articulation dépasse l'angle droit. Pas d'atrophie musculaire.	Revu : 4 mois et demi. Marche bien. Se fatigue. Mouvement de flexion dépasse l'angle droit. Raccourcissement 1 centimètre. Pas d'œdème.	
3ᵉ jour.	36 jours.	14 jours.	Marche bien. Articulation souple. Radiographie : le chevauchement n'est pas corrigé. Axe parfait. Pas d'atrophie musculaire.	Revu : 5 ans. A repris son travail après 3 mois. Aucun trouble. Légère saillie du tibia en dedans.	
12ᵉ jour.	50 jours.	42 jours.	Marche bien. Raccourcissement 1 cm. 1/2. Articulation souple. Flexion dépasse l'angle droit. La malade ne boite pas.		
15ᵉ jour.	47 jours.	60 jours.	Marche assez bien. Articulation peu souple car la malade ne marche pas suffisamment à cause de son arthrite tabétique.		La malade est tabétique. Son lever a été retardé.
12ᵉ jour.	40 jours.	60 jours.	Marche en boitant. Peu de souplesse articulaire. Cal énorme. Radiographie : le chevauchement n'est pas corrigé.	Revu : 4 mois. Mouvements tibio-tarsiens libres. Raccourcissement 2 cm 1/2. Marche en traînant un peu la jambe.	
2ᵉ jour.	40 jours.	43 jours.	Très bon résultat. Marche très bien. Articulation souple. Pas d'atrophie musculaire.	Revu : 3 mois. Pas d'œdème. Marche parfaite. Marche toute la journée sans boiter. Raccourcissement 1/2 cm. Mouvements tibio-tarsiens complets.	
1ᵉʳ jour.	4 mois.	1 jour.	Marche bien avec son plâtre. Pas d'atrophie musculaire.	Revue : 2 mois. Peu consolidée. Deuxième appareil de marche. 4 mois : la consolidation paraît complète. Appareil silicaté.	Fracture datant de 10 mois non consolidée traitée par la méthode de la marche directe.

NUMÉRO	INITIALE AGE DU MALADE	SEXE	DATE DE LA FRACTURE	ÉTUDE CLINIQUE ET RADIOGRAPHIE	TEMPS ÉCOULÉ entre l'accident et l'application du plâtre.	NOMBRE DE PLATRES
16	C...	Masculin.	22 nov. 1909.	Fracture oblique avec gros déplacement. Le fragment supérieur menace la peau.	1 jour.	2 2o 6e jour.
17	L..., 39 ans.	Masculin.	13 janv. 1910.	Fracture oblique. Siège au niveau du quart inférieur. Grosse phlyctène.	Immédiatement.	3 2o 18e jour. 3o 25e jour.
18	L..., 48 ans.	Masculin.	15 fév. 1910.	Fracture oblique au tiers inférieur. Petit déplacement.	Immédiatement.	2 2o 12e jour.
19	T..., 39 ans.	Masculin.	23 fév. 1910.	Fracture par coup direct au tiers inférieur. Déplacement minime.	1 jour.	2 2o 18e jour.
20	B..., 16 ans.	Masculin.	23 mars 1910.	Fracture oblique. Tombe en sautant Pied en abduction. Tibia : fracture oblique avec petit chevauchement. Péroné au-dessous de la tête.	2 jours.	2 2o 17e jour.
21	C..., 56 ans.	Féminin.	13 avril 1910.	Fracture oblique basse. Déplacement assez considérable. Grosse déviation de deux fragments formant un angle obtus ouvert en dedans. Déviation du pied en dedans.	1 jour.	1
22	J..., déménageur.	Masculin.	2 mars 1910.	Fracture oblique avec déplacement énorme des fragments par coup direct. Malade très musclé. Pendant la réduction on injecte de la novocaïne dans le foyer.	Immédiatement.	3 2o 14e jour. 3o 22e jour.

LE MALADE marche le	DURÉE de l'application du plâtre.	DURÉE de l'hospitalisation.	RÉSULTATS IMMÉDIATS	RÉSULTATS ÉLOIGNÉS	OBSERVATIONS
				5 mois : Résultat définitif très bon. 5 ans : Marche bien. Ne boite pas. L'articulation tibio-tarsienne dépasse l'angle droit.	
8e jour.	45 jours.	15 jours.	Réduction fort incomplète mais l'axe est parfait. Résultat fonctionnel excellent. Pas d'atrophie musculaire.	Revu : 2 mois et demi. Peu d'œdème. Marche bien. Raccourcissement 1 centimètre. Articulation tibio-tarsienne libre. Demande un certificat pour travailler.	
19e jour.	45 jours.	45 jours.	Marche bien. Raccourcissement 2 cm. Axe parfait. Tibio-tarsienne libre. Radiographie : pas de changement. Pas d'atrophie musculaire.		La marche du malade a été retardée à cause des grosses phlyctènes. On a été obligé d'élargir le premier plâtre et peut-être le raccourcissement a été secondaire.
13e jour.	40 jours.	20 jours.	Bonne consolidation. Raccourcissement 1 cm. Marche très bien. Pas d'atrophie musculaire.	Revu au bout de 4 ans. Résultat parfait. Articulation souple.	
7e jour.	?	17 jours.	Marche très bien. Ne revient pas pour enlever son plâtre.		Le malade ne revient pas pour enlever son plâtre.
7e jour.	37 jours.	38 jours.	Marche bien. Articulation souple. Un peu d'œdème.	Revu : 4 ans. Fait beaucoup de sport. Vient de passer le brevet militaire. Aucune différence entre la jambe malade et la saine. Raccourcissement 1/2 centimètre.	
4e jour.	60 jours.	33 jours.	Très bon résultat. Bonne attitude, bonne consolidation. Le chevauchement n'est pas corrigé. L'axe est parfait. Articulation souple. Pas d'atrophie musculaire.	Revu : 4 ans. Marche bien. Sans fatigue. On ne reconnaît pas la jambe malade.	
20e jour.	42 jours.	23 jours.	Raccourcissement 2 cm. Marche bien, mais boite légèrement.	Revu : 4 ans. Boite légèrement. Raccourcissement 2 centimètres. Enfle le soir. Marche bien, sans fatigue.	Injection de novocaïne pendant la réduction.

NUMÉRO	INITIALE AGE DU MALADE	SEXE	DATE DE LA FRACTURE	ÉTUDE CLINIQUE ET RADIOGRAPHIE	TEMPS ÉCOULÉ entre l'accident et l'application du plâtre.	NOMBRE DE PLATRES
23	C..., 27 ans, déménageur.	Masculin.	13 mars 1910.	Fracture oblique. Soignée pendant six semaines par immobilisation. La jambe n'est pas consolidée. Chevauchement considérable des fragments.	6 semaines.	3 1° 42° jour. 2° 72° jour. 3° 102° jour.
24	C..., 67 ans.	Masculin.	27 avr. 1910.	Fracture oblique par coup direct. Varices énormes.	1 jour.	1
25	M..., 60 ans.	Féminin.	15 mars 1910.	Fracture oblique. Siège à l'union du tiers inférieur et du tiers moyen. Chevauchement considérable.	2 jours.	3 2° 12° jour. 3° 25° jour.
26	T..., 48 ans.	Masculin.	31 mai 1910.	Fracture oblique. Siège à la partie moyenne.	3 jours.	3 2° 9° jour. 3° 20° jour.
27	B..., 19 ans¹/₂.	Masculin.	30 mai 1910.	Fracture oblique. Tiers inférieur. Contusions multiples. Phlyctènes.	Immédiatement.	3 2° 10° jour. 3° 27° jour.
28	C..., 40 ans.	Féminin.	19 juin 1910.	Fracture oblique au tiers moyen. Déplacement considérable.	Immédiatement.	2 2° 12° jour.
29	B..., 53 ans.	Masculin.	15 sept. 1910.	Fracture oblique du tiers moyen. Faible déplacement.	Immédiatement.	2 2° 15° jour.
30	C..., 25 ans.	Masculin.	25 nov. 1910.	Fracture oblique du tibia au tiers moyen. Péroné un peu au-dessus. Fracture esquilleuse du tibia. Déplacement du fragment inférieur en dehors. Phlyctènes. Gros déplacement des fragments du tibia.	1 jour.	2 2° 9° jour.
31	L..., 36 ans.	Féminin.	3 oct. 1910.	Fracture oblique au tiers moyen. Déplacement considérable. Angle très marqué ouvert en ar-	2 jours.	4 1° 2° jour. 2° 10° jour.

LE MALADE marche le	DURÉE de l'application du plâtre.	DURÉE de l'hospitalisation.	RÉSULTATS IMMÉDIATS	RÉSULTATS ÉLOIGNÉS	OBSERVATIONS
30ᵉ jour.	3 mois.	15 jours.	Consolidée au bout de 3 mois. Marche bien en boitant légèrement. Mouvements articulaires dépassent l'angle droit.	Revu : 2 ans. A repris son métier de déménageur. Boite un peu. Raccourcissement 4 centimètres. Mouvements tibio-tarsiens presque complets.	Accident du travail. Indemnité 10 p. 100. Fracture soignée antérieurement par une immobilisation de 6 semaines. Pas de consolidation.
12ᵉ jour.	?	39 jours.	Gonflement considérable de la jambe. On défend au malade de marcher beaucoup à cause de troubles variqueux. Marche avec béquilles.		Le malade a mal marché à cause de troubles variqueux de ses deux jambes. Malade très âgé.
30ᵉ jour.	50 jours.	34 jours.	Marche assez bien avec son plâtre. Cal volumineux. Axe bon.	Raccourcissement 2 centimètres. Revue : 4 mois. Marche assez bien avec canne. Flexion dépasse angle droit. Le chevauchement n'est pas corrigé.	La marche a été retardée à cause de la mauvaise volonté de la malade.
10ᵉ jour.	?	33 jours.	Marche bien avec son plâtre. Ne revient plus. Articulation souple. Le membre n'est pas atrophié.		Le malade n'est pas revenu.
12 jour.	?	32 jours.	Marche bien avec le plâtre. Le chevauchement n'est pas corrigé. L'axe est bon. Articulation souple.		Le lever du malade a été retardé à cause des phlyctènes.
4ᵉ jour.	?	25 jours.	Marche bien avec son plâtre. Radiographie : le chevauchement n'est pas corrigé. Articulation souple.		Le malade ne revient pas pour enlever son plâtre.
5ᵉ jour.	37 jours.	17 jours.	Marche bien. Articulation souple. Axe bien réduit.		
10ᵉ jour.	48 jours.	35 jours.	Marche bien avec et sans son plâtre. Articulation souple. Le chevauchement n'est pas corrigé. Pas d'atrophie.		La marche a été retardée à cause des phlyctènes.
42ᵉ jour.	70 jours.	49 jours.	La malade marche bien avec son plâtre. La réduction est incomplète.	Revue : 5 mois. Bon état. Ne boite pas. Revue : 4 ans. Articula-	La consolidation a été particulièrement lente. On donne à la ma-

NUMÉRO	INITIALE AGE DU MALADE	SEXE	DATE DE LA FRACTURE	ÉTUDE CLINIQUE ET RADIOGRAPHIE	TEMPS ÉCOULÉ entre l'accident et l'application du plâtre.	NOMBRE DE PLATRES
				rière entre les deux fragments. Fracture difficile à réduire et surtout à maintenir. Le fragment supérieur a une tendance à faire saillie en avant dès que la malade contracte son quadriceps. On est obligé de la laisser au lit, la jambe en extension pour relâcher le quadriceps.		3º 15º jour. 4º 28º jour.
32	D..., 46 ans.	Masculin.	16 déc. 1910.	Fracture oblique du tibia au tiers inférieur. Péroné tiers supérieur. Déplacement considérable des fragments du tibia formant un angle obtus ouvert en avant.	1 jour.	3 2º 10º jour. 3º 20º jour.
33	D..., 35 ans, cordonnier.	Masculin.		Fracture oblique de la jambe. Phlyctène. Ecchymoses. Gonflement énorme. Siège tiers inférieur. Péroné tiers supérieur. Chevauchement notable.	Immédiatement.	2 2º 7º jour.
34	P..., 32 ans.	Masculin.	4 juin 1911.	Fracture oblique. Tibia tiers inférieur. Déplacement du fragment inférieur en haut et en dehors.	2 jours.	2 2º 11º jour.
35	C..., 40 ans.	Masculin.	7 juin 1911.	Fracture oblique du tibia tiers moyen. Péroné au niveau du col.	1 jour.	3 2º 8º jour. 3º 19º jour.
36	S..., 27 ans.	Masculin.	15 août 1911.	Fracture oblique des deux os à la partie moyenne. Déplacement minime.	1 jour.	3 2º 13º jour. 3º 23º jour.
37	L..., 44 ans.	Masculin.	20 oct. 1911.	Fracture oblique. Siège à la partie moyenne. Petit déplacement.	4 jours.	2 2º 13º jour.

LE MALADE marche le	DURÉE de l'application du plâtre.	DURÉE de l'hospitalisation.	RÉSULTATS IMMÉDIATS	RÉSULTATS ÉLOIGNÉS	OBSERVATIONS
			Petit déplacement en arrière.	tion libre. Très bon résultat fonctionnel. Axe parfait.	lade de la thyroïdine. Marche retardée à cause de la gravité exceptionnelle de sa fracture.
17e jour.	40 jours.	23 jours.	Le malade marche mal avec son plâtre. Souffre. L'angle des deux fragments tibiaux est corrigé. Articulation souple. Pas d'atrophie musculaire.	Revu au bout de 4 ans. Le malade remercie de sa complète guérison. A repris son métier de mécanicien-ajusteur. Marche bien. La jambe n'enfle pas. Flexion ne dépasse pas l'angle droit.	
8e jour.	38 jours.	20 jours.	Marche très bien. Réduction bonne de face, excellente de profil. Articulation souple.	Revu : 1 an. Marche sans boiter. Raccourcissement 1 centimètre. Ne souffre pas. Cal appréciable. Tibio-tarsienne libre.	
7e jour.	37 jours.	15 jours.	Marche bien avec son plâtre sans canne. Le déplacement n'est pas corrigé. Pas d'atrophie musculaire.	Revu : 2 mois. Marche très bien. Un peu d'œdème. Tibio-tarsienne libre. Raccourcissement 10 à 12 millimètres. Cal un peu gros.	
12e jour.	37 jours.	23 jours.	Le déplacement persiste mais l'axe est parfait. Marche bien. Articulation souple.	Revu : 6 mois. Marche bien. Articulation souple. Raccourcissement 1 centimètre à la mensuration. Debout on ne la voit pas. Ne boite pas. Gros cal au tibia. Revu : 3 ans. Très bien. N'enfle pas.	
13e jour.	?	23 jours.	Marche bien avec son plâtre sans boiter. Articulation souple. Pas d'atrophie musculaire.		Le malade ne revient pas pour enlever son plâtre.
11e jour.	37 jours.	20 jours.	Marche bien. Axe parfait. Articulation libre.		

NUMÉRO	INITIALE AGE DU MALADE	SEXE	DATE DE LA FRACTURE	ÉTUDE CLINIQUE ET RADIOGRAPHIE	TEMPS ÉCOULÉ entre l'accident et l'application du plâtre.	NOMBRE DE PLATRES
38	B..., 24 ans.	Masculin.	20 nov. 1911.	Fracture oblique à la réunion du tiers moyen et du tiers inférieur. Grand déplacement du fragment inférieur en arrière et en dedans.	Immédiatement.	2 2º 9º jour.
39	L..., 21 ans.	Masculin	6 nov. 1911.	Fracture oblique. Fragment inférieur déplacé en haut et en arrière. Fragment supérieur en avant. Angle ouvert en dehors entre les deux fragments.	2 jours.	3 2º 6º jour. 3º 12º jour.
40	C..., 47 ans.	Masculin.	25 déc. 1911.	Fracture oblique du tibia. Tiers moyen. Fragment inférieur déplacé en dehors et en arrière. Péroné au-dessous du col.	Immédiatement.	2 2º 20º jour.
41	T..., 36 ans.	Masculin.	20 fév. 1912.	Fracture grave des deux os au-dessus du tiers moyen avec fragments intermédiaires du tibia en dehors. Appareil de Quenu appliqué au 25º jour. Membre œdématié. Lymphangite. Légère suppuration. Ablation au bout de 15 jours. L'appareil de Quenu a été appliqué par M. Mathieu après de vaines tentatives de réduction par la simple traction.	40 jours.	5 6º 4 mois.
42	C..., 35 ans.	Masculin.	16 mars 1912.	Fracture oblique avec saillie prononcée du fragment supérieur en dedans. Péroné au niveau du col.	1 jour.	2 2º 16º jour.
43	P..., 40 ans.	Masculin.	15 mai 1912.	Fracture oblique avec fragment inférieur faisant saillie en dehors et en arrière. Péroné au quart supérieur.	1 jour.	2 2º 5º jour.
44	B..., 26 ans.	Féminin.	18 nov. 1912.	Fracture oblique. Le fragment inférieur chevauche en arrière et en dehors.	1 jour.	3

LE MALADE marche le	DURÉE de l'application du plâtre.	DURÉE de l'hospitalisation.	RÉSULTATS IMMÉDIATS	RÉSULTATS ÉLOIGNÉS	OBSERVATIONS
10° jour.	37 jours.	11 jours.	Marche bien avec son plâtre. Bonne consolidation. Axe parfait. Le déplacement n'est pas réduit. Raccourcissement 1/2 cm.		
12° jour.	47 jours.	15 jours.	Marche très bien. Raccourcissement 2 cm. On corrige l'angle obtus entre les deux fragments. Mais le déplacement persiste.	Revu au bout de 3 ans. Ne souffre pas. Enfle un peu le soir. Légère déviation en dehors. Boite un peu.	
10° jour.	55 jours.	27 jours.	Raccourcissement 1 cm. 1/2 mais le malade ne boite pas. Articulation pas tout à fait souple. Le déplacement osseux persiste. Pas d'atrophie musculaire.	Revu au bout de 3 ans. Ne souffre pas en marchant. La jambe est droite. Ne boite pas. A repris son métier.	
55° jour.	6 mois.	7 mois.	Déformation considérable. Raccourcissement de 2 cm. Marche en boitant.	Revu 2 mois après. Marche assez bien. Articulation presque souple. Revu : 2 ans. Raccourcissement 28 millimètres. Souffre toujours. Incurvation de la jambe. Impotence relative. Le malade est en procès avec la compagnie.	L'appareil de Quenu a été appliqué car la réduction n'a pas pu être maintenue. Mais cet appareil n'a pas été toléré par le malade. On a été obligé de revenir à notre méthode.
18° jour.	?	20 jours.	Marche bien avec son plâtre. Le chevauchement n'est pas corrigé. Articulation souple.		Ne revient pas.
15° jour.	45 jours.	15 jours.	Très bon résultat. Articulation absolument souple. Le malade marche bien quoique la réduction soit imparfaite.		
7° jour.	30 jours.	40 jours.	Résultat absolument parfait. Le chevauchement n'est pas corrigé. Raccourcissement 1 cm. Ne boite pas.		

NUMÉRO	INITIALE AGE DU MALADE	SEXE	DATE DE LA FRACTURE	ÉTUDE CLINIQUE ET RADIOGRAPHIE	TEMPS ÉCOULÉ entre l'accident et l'application du plâtre.	NOMBRE DE PLATRES
45	R..., 25 ans.	Féminin.	16 nov. 1912.	Fracture en V sans déplacement notable.	2 jours.	2
46	L..., 32 ans.	Masculin.	22 nov. 1912.	Fracture en V. Grand déplacement. Péroné au col.	1 jour.	2 2° 26° jour.
47	B..., 34 ans.	Masculin.	2 déc. 1912.	Fracture en V typique avec péroné au quart supérieur. Grand chevauchement des fragments du tibia.	Immédiatement.	3 2° 11° jour. 3° 19° jour.
48	L..., 19 ans.	Masculin.	4 janv. 1913.	Fracture oblique au tiers moyen. Un long fragment diaphysaire est détaché.	4 jours.	2
49	C..., 45 ans.	Masculin.	15 mars 1910.	Fracture en V avec faible déplacement. Un fragment est détaché le long du bord interne du tibia. Le péroné est luxé en arrière de l'astragale. Le pied est dévié en dehors. Gonflement énorme.	9 jours.	1
50	L..., 38 ans.	Féminin.	30 mai 1913.	Fracture oblique. Gros déplacement avec chevauchement du fragment inférieur sous le fragment supérieur. Péroné au tiers supérieur.	Immédiatement.	2
51	D..., 72 ans.	Masculin.	5 mai 1913.	Fracture oblique. Fragment inférieur en arrière et en dehors chevauche sur le supérieur. Péroné au quart supérieur.	2 jours.	3 2° 10° jour. 3° 23° jour.
52	J..., 33 ans.	Masculin.	11 sept. 1913.	Fracture oblique avec chevauchement des fragments. Péroné : au tiers supérieur.	2 jours.	3
53	L..., 25 ans.	Féminin.	26 oct. 1913.	Fracture oblique. Fragment inférieur en arrière et en dehors. Chevauchement considérable. Péroné au quart supérieur.	Immédiatement.	3

LE MALADE marche le	DURÉE de l'application du plâtre.	DURÉE de l'hospitalisation.	RÉSULTATS IMMÉDIATS	RÉSULTATS ÉLOIGNÉS	OBSERVATIONS
7ᵉ jour.	42 jours.	25 jours.	Résultat parfait. Articulation souple. Raccourcissement 1 cm.	Revue : 2 ans et demi. Très bon. Ne souffre pas. Ne boite pas. La jambe n'enfle pas le soir. A repris son métier au bout de 3 mois (vendeuse).	
10ᵉ jour.	35 jours.	20 jours.	Le chevauchement osseux n'est pas corrigé. Le résultat fonctionnel est très bon. Raccourcissement 2 cm. Boite légèrement, mais le membre n'est pas atrophié.	Revu : 2 ans et demi. Epaississement des régions malléolaires. Mouvements articulaires libres. Boite légèrement. Souffre un peu.	A touché de la compagnie d'assurances 7,5 p. 100.
7ᵉ jour.	38 jours.	30 jours.	Très bon résultat fonctionnel. Le chevauchement n'est pas corrigé. Articulation libre.		
4ᵉ jour.	?	16 jours.	Le malade marche bien avec son plâtre. Le chevauchement n'est pas corrigé. Articulation souple. Pas d'atrophie.		Le malade ne revient pas pour enlever son plâtre.
3ᵉ jour.	34 jours.	19 jours.	Le chevauchement osseux n'est pas corrigé mais le résultat fonctionnel est parfait. Pas d'atrophie musculaire.		
3ᵉ jour.	37 jours.	9 jours.	Résultat parfait mais le chevauchement n'est pas corrigé. Raccourcissement 1 cm. Ne boite pas.		
11ᵉ jour.	37 jours.	38 jours.	Marche avec une canne. Souffre un peu. Articulation presque libre. Raccourcissement 1 cm. 1/2.		Le malade est très âgé.
10ᵉ jour.	40 jours.	25 jours.	Marche bien avec son plâtre. Le chevauchement n'est pas corrigé. Articulation libre.		
4ᵉ jour.	?	27 jours.	Marche bien avec son plâtre. Mouvements articulaires libres. Le chevauchement n'est pas corrigé.		Le malade ne revient pas pour faire enlever son plâtre.

NUMÉRO	INITIALE AGE DU MALADE	SEXE	DATE DE LA FRACTURE	ÉTUDE CLINIQUE ET RADIOGRAPHIE	TEMPS ÉCOULÉ entre l'accident et l'application du plâtre.	NOMBRE DE PLATRES
54	C..., 17 ans.	Féminin.	11 nov. 1913.	Fracture en V à la partie moyenne sans déplacement.	1 jour.	2 2° 10° jour.
55	M..., 20 ans.	Masculin.	2 nov. 1913.	Fract. en V. Déplacement énorme. Siège à la partie moyenne. Fragment inférieur en arrière et en dehors. Péroné : gros déplacement. Angulation postérieure des fragments.	1 jour.	2 2° 9° jour.
56	C..., 32 ans.	Masculin.		Fracture en V au tiers inférieur. Phlyctène énorme. Gonflement considérable. On attend six jours avant l'application du plâtre. Gros déplacement classique. Péroné : au tiers supérieur.	6 jours.	3 2° 11° jour. 3° 20° jour.
57	P..., 43 ans.	Masculin.	20 janv. 1914.	Fracture oblique. Déplacement considérable.	1 jour.	2 2° 10° jour.
58	M..., 44 ans.	Masculin.	18 mars 1914.	Fracture oblique. Déplacement assez marqué. Péroné : 5 centimètres de la malléole.	3 jours.	2 2° 11° jour.
59	C..., 29 ans.	Masculin.	15 avril 1914.	Fracture oblique à la partie moyenne sans déplacement.	Immédiatement.	1
60	L..., 54 ans.	Masculin.	19 avril 1914.	Fracture oblique. Chevauchement du fragment inférieur en arrière et en dedans. Fissure visible jusqu'à l'articulation. Péroné au tiers supérieur.	1 jour.	3 2° 4° jour. 3° 11° jour.
61	A..., 37 ans.	Masculin.	13 juillet 1914·	Fracture oblique avec gros déplacement. Gonflement considérable. Phlyctènes.	5 jours.	3
62	C..., 31 ans.	Masculin.	17 juin 1914.	Fracture en V. Gros déplacement. Fragment inférieur en arrière. Péroné au quart supérieur.	Immédiatement.	3

LE MALADE marche le	DURÉE de l'application du plâtre.	DURÉE de l'hospitalisation.	RÉSULTATS IMMÉDIATS	RÉSULTATS ÉLOIGNÉS	OBSERVATIONS
3e jour.	36 jours.	22 jours.	Résultat fonctionnel parfait. Pas de réduction du chevauchement. Axe parfait. Pas d'atrophie musculaire.		
10e jour.	47 jours.	20 jours.	Correction légère du chevauchement. Axe parfait. Résultat fonctionnel excellent. Pas de déformation. Tibio-tarsienne libre. Pas de douleurs. Raccourcissement 1 cm.	Revu : 8 mois. A repris son métier du jour où on a enlevé son plâtre. Ne souffre pas même après de longues marches. Ne boite pas. N'enfle pas le soir.	Le malade ne marche pas avec le premier plâtre car le collier inférieur est placé trop bas.
13e jour.	40 jours.	28 jours.	Très bon résultat. Pas de raccourcissement. Marche bien. Articulation tibio-tarsienne libre. Le chevauchement n'est pas corrigé.		La marche a été retardée par l'apparition de phlyctènes après l'application du plâtre.
3e jour.	50 jours.	51 jours.	Résultat très bon. Le raccourcissement est corrigé mais le chevauchement persiste.	Revu : 2 mois. Articulation souple. Pas de raccourcissement. Marche bien.	Le malade a fait une écorchure au niveau du collier supérieur mais elle ne l'a pas empêché de marcher.
13e jour.	36 jours.	28 jours.	Le malade marche bien avec son plâtre. Articulation tout à fait souple.	Revu : 3 mois. Résultat excellent. On ne peut pas reconnaître la jambe malade.	Le malade a marché seulement au 13e jour à cause du gonflement considérable après l'application du premier plâtre.
4e jour.	39 jours.	14 jours.	Résultat absolument parfait.	Revu : 3 mois. Résultat parfait. Axe parfait. Enfle un peu le soir. Ne boite pas. A repris son travail.	
8e jour.	56 jours.	20 jours.	Marche très bien. Articulation souple. Le chevauchement n'est pas réduit.		Le malade a gardé si longtemps son plâtre ayant peur de marcher moins bien sans son appareil qu'avec.
10e jour.	40 jours.	32 jours.	Marche bien avec son plâtre. Le chevauchement n'est pas réduit. Articulation souple.		L'appareil a été appliqué tardivement à cause du gonflement et des phlyctènes.
22e jour.	52 jours.	55 jours.	Résultat fonctionnel très bon. Articulation presque libre.	Revu : 2 mois. Marche très bien. Enfle le soir. Raccourcisse-	La marche du malade a été tardive parce que le premier plâtre (ap-

NUMÉRO	INITIALE AGE DU MALADE	SEXE	DATE DE LA FRACTURE	ÉTUDE CLINIQUE ET RADIOGRAPHIE	TEMPS ÉCOULÉ entre l'accident et l'application du plâtre.	NOMBRE DE PLATRES
63	M..., 59 ans.	Masculin.	25 janv. 1914.	Malade mal traité en dehors du service, par l'appareil de marche. L'attelle inférieure étant placée trop bas la marche a été impossible. Fracture oblique. Gros déplacement.	1 jour.	2 2° 22° jour.
64	G..., 30 ans.	Masculin.	2 avril 1914.	Fracture oblique au tiers moyen. Déplacement minime.	jours.	2 2° 15° jour.
65	D..., 50 ans, maîtᵣₑ d'hôtel dans un restaurant.	Masculin.	29 juin 1914.	Fracture en V. Déplacement énorme. Chevauchement du fragment inférieur en arrière de 2 centimètres. Phlyctènes. Gonflement considérable. Menace de perforation de la peau.	7 jours.	2 2° 15° jour.
66	D..., 49 ans.	Masculin.	20 juin 1914.	Gros traumatisme. Déplacement énorme des fragments. Un camion a passé sur la jambe. Grande plaie. Phlyctènes. On attend dix-huit jours pour appliquer le plâtre. Gros déplacement.	18 jours.	2 2° 28° jour.
67	G..., 33 ans.	Masculin.	8 janv. 1915.	Grosse fracture en V avec un déplacement énorme. La pointe fait saillie sous la peau.	Immédiatement.	2 2° 15° jour.
68	N..., 77 ans.	Masculin.	30 nov. 1914.	Fracture oblique par coup direct. Déplacement considérable. Péroné au tiers supérieur.	3 jours.	2 2° 15° jour.
69	N..., 47 ans.	Masculin.	12 déc. 1914.	Fracture en V. Gros déplacement. Péroné au même niveau.	4 jours.	3 2° 10° jour. 3° 30° jour.

LE MALADE marche le	DURÉE de l'application du plâtre.	DURÉE de l'hospitalisation.	RÉSULTATS IMMÉDIATS	RÉSULTATS ÉLOIGNÉS	OBSERVATIONS
				ment 1 centimètre. Mais le malade ne boite pas. Articulation souple.	pareil de marche) a été appliqué, avant l'entrée du malade dans notre service, trop bas, et que les mouvements de l'articulation se sont trouvés gênés.
23e jour.	39 jours.	28 jours.	Le malade marche bien. Articulation libre. Le chevauchement n'est pas corrigé. Pas d'atrophie musculaire.		La marche du malade a été retardée par une mauvaise application du premier plâtre, faite en dehors du service par un chirurgien inexpérimenté.
2e jour.	41 jours.	50 jours.	Le malade marche très bien avec son plâtre. Jambe dans un parfait état. N'enfle pas. Articulation libre. Le membre n'est pas atrophié.	Revu : 4 mois. Résultat parfait. On ne reconnaît pas la jambe malade.	
5e jour.	45 jours.	40 jours.	Marche très bien avec son plâtre. Articulation souple. Très bon résultat. Raccourcissement 1 cm. Pas d'atrophie musculaire.	Revu : 4 mois. Marche très bien. Axe parfait. Raccourcissement 1 centimètre, mais le malade ne boite pas. Ne souffre pas. La jambe n'enfle pas. A repris son métier au bout de 41 jours (maître d'hôtel dans un restaurant).	
2e jour.	45 jours.	23 jours.	Très bon résultat. Souplesse de l'articulation tibio-tarsienne. Raccourcissement 1 cm., mais le malade ne boite pas. Pas d'œdème.	Revu : 3 mois. A repris son métier de vendeur dans un magasin le jour même de l'ablation du plâtre.	
2e jour.	43 jours.	16 jours.	Marche bien. Articulation souple. Le chevauchement n'est pas corrigé.		
5e jour.	38 jours.	30 jours.	Marche très bien. Axe parfait. Articulation souple. Léger legis valgus.		Malade très âgé.
2e jour.	40 jours.	30 jours.	Le malade marche très bien avec son plâtre. Enfle un peu le soir. Raccourcissement 1 cm.,	Revu : 2 mois. Résultat absolument parfait. Aucun trouble.	

NUMÉRO	INITIALE AGE DU MALADE	SEXE	DATE DE LA FRACTURE	ÉTUDE CLINIQUE ET RADIOGRAPHIE	TEMPS ÉCOULÉ entre l'accident et l'application du plâtre.	NOMBRE DE PLATRES
70	P.., 50 ans.	Masculin.	5 janv. 1915.	Fracture oblique. Déplacement énorme. La saillie du fragment supérieur menace la peau. Réduction avec 20 kg.	Immédiatement.	2 2° 15° jour.
71	T..., 31 ans.	Masculin.	8 sept. 1914.	Fracture en V par chute de cheval.	2 jours.	2
72	B..., 30 ans.	Masculin.	20 nov. 1914.	Fracture en V par chute de cheval.	7 jours.	2
73	L..., 44 ans.	Masculin.	12 sept. 1910.	Fracture oblique à l'union du tiers moyen et du tiers inférieur. Péroné plus haut.	Immédiatement.	2 2° 18° jour.
74	C..., 22 ans.	Masculin.	11 oct. 1913.	Fracture oblique du tibia à l'union du tiers inférieur et du tiers moyen. Péroné au quart supérieur.	2 jours.	3 2° 17° jour. 3° 28° jour.
75	O..., 17 ans.	Masculin.	19 oct. 1910.	Fracture oblique presque transversale du tibia et du péroné, à la réunion du tiers inférieur et tiers moyen.	Immédiatement.	2 2° 22° jour.
76	D..., 57 ans.	Masculin.	23 sept. 1910.	Fracture oblique avec gros déplacement. Péroné au quart supérieur.	2 jours.	1
77	L..., 26 ans.	Masculin.	19 févr. 1911.	Fracture oblique au tiers inférieur. Péroné au quart supérieur. Phlyctènes.	12 jours.	2 2° 29° jour.

LE MALADE marche le	DURÉE de l'application du plâtre.	DURÉE de l'hospitalisation.	RÉSULTATS IMMÉDIATS	RÉSULTATS ÉLOIGNÉS	OBSERVATIONS
			mais le malade ne boite pas. Le chevauchement n'est pas corrigé.	—	
3e jour.	40 jours.	16 jours.	Marche bien avec son plâtre. Le raccourcissement est diminué, reste 1 cent. 1/2. Le chevauchement n'est pas corrigé.	Revu : 2 mois. Marche bien. Articulation souple. Axe parfait. Pas d'atrophie musculaire. On voit la saillie du fragment supérieur.	Le collier inférieur a été fait plus large qu'à l'ordinaire pour maintenir la saillie du fragment supérieur après la réduction.
3e jour.	45 jours.	3 jours.	Marche bien. Articulation souple. Le chevauchement n'est pas corrigé. Pas d'atrophie musculaire.	Revu : 4 mois. Impossibilité de distinguer la jambe malade quand le malade est chaussé. Souplesse absolue de l'articulation. Enfle un peu le soir.	
2e jour.	39 jours.	40 jours.	Marche très bien avec son plâtre. Articulation souple. Pas d'atrophie.		
?	?	60 jours.	Raccourcissement de 2 cm. Pas de raideur articulaire. Bon axe. Marche sans canne. Légère claudication.	Reprend son travail d'ouvrier à l'arsenal après quelques semaines de repos.	Observation du Dr Oudard.
?	?	57 jours.	Bonne consolidation. Marche bien. Axe en bonne direction. Raccourcissement 1 cm. Mais le malade ne boite pas. Pas d'atrophie.	Reprend son service à l'expiration de son congé de convalescence de 1 mois.	Id.
?	?	48 jours.	Consolidation en bonne direction. Raccourcissement 1 cm. Pas de raideur articulaire. Ne boite pas. Pas d'atrophie.	Reprend son travail après quelques semaines de repos.	Le Dr Oudard a été obligé de sectionner le collier supérieur à cause du gonflement. Peut-être la bande était-elle trop serrée, ce qui expliquerait ce gonflement.
?	?	55 jours.	Pas de déformation. Pas de raccourcissement. Claudication très légère. Marche sans canne.	Reprend son métier d'ouvrier au bout de quelques semaines.	Id.
?	?	55 jours.	Consolidation en bonne direction. Raccourcissement 1 cm. Claudication	Reprend son service de matelot à l'expiration de son congé	Id.

NUMÉRO	INITIALE AGE DU MALADE	SEXE	DATE DE LA FRACTURE	ÉTUDE CLINIQUE ET RADIOGRAPHIE	TEMPS ÉCOULÉ entre l'accident et l'application du plâtre.	NOMBRE DE PLATRES
78	F...., 45 ans.	Masculin.	23 févr. 1911.	Fracture oblique presque transversale. Union du tiers inférieur et du tiers moyen. Déformation angulaire de la jambe. Légère rotation en dehors du segment inférieur.	4 jours.	3 2° 16° jour. 3° 25° jour.
79	P..., 24 ans.	Masculin.	15 juillet 1911.	Fracture oblique du tibia droit à la partie moyenne. Fracture du péroné au-dessous de son extrémité supérieure (2 travers de doigts).	7 jours.	2 2° 24° jour.
80	D..., 30 ans.	Masculin.	17 juillet 1911.	Fracture oblique du tibia droit à deux travers de doigts au-dessus de la malléole interne. Fracture du péroné à l'extrémité supérieure.	8 jours.	2 2° 17° jour.
81	B..., 24 ans.	Masculin.	30 août 1911.	Fracture presque transversale du tibia à l'union du tiers inférieur et du tiers moyen. Fracture esquilleuse du péroné légèrement au-dessus.	4 jours.	3 2° 10° jour. 3° 20° jour.
82	K..., 23 ans.	Masculin.	29 févr. 1912.	Fracture du tibia au quart inférieur. Fracture du péroné à trois travers de doigts de l'extrémité supérieure.	7 jours.	2 21° jour.
83	L..., 40 ans.	Masculin.	22 avr. 1912.	Fracture du tibia droit à trois travers de doigts au-dessus de la malléole. Fracture oblique avec chevauchement en bas, en dehors et en avant. Péroné au quart supérieur.	4 jours.	2 2° 11° jour.
84	L..., 22 ans.	Masculin.	22 août 1912.	Fracture oblique à l'union du tiers moyen et du tiers inférieur avec chevauchement.	6 jours.	2 2° 21° jour.

LE MALADE marche le	DURÉE de l'application du plâtre.	DURÉE de l'hospitalisation.	RÉSULTATS IMMÉDIATS	RÉSULTATS ÉLOIGNÉS	OBSERVATIONS
			légère. Articulation souple. Pas d'atrophie musculaire.	de convalescence (2 mois).	
?	?	55 jours.	Consolidation sans raccourcissement. Pas de raideur articulaire. Légère claudication.	Reprend son travail après quelques semaines de repos.	Id.
?	?	50 jours.	Consolidation parfaite. Axe en bonne direction. Raccourcissement de 1 cm. 1/2. Boite légèrement. Pas d'atrophie musculaire.	Reprend son service de canonnier au 2º régiment d'artillerie à pied à l'expiration du congé de convalescence.	Observation du Dr Oudard,
?	?	49 jours.	Bonne consolidation. Axe en bonne direction. Raccourcissement légèrement inférieur à 1 cm. Pas de raideur articulaire. Reprend son travail après un mois de repos.	Revu : 1 an. Résultat parfait. Marche bien. N'accuse aucune douleur. Aucune gène fonctionnelle au niveau de la jambe malade.	Id.
?	?	50 jours.	Bonne consolidation. Axe en bonne direction. Le raccourcissement n'atteint pas 1 cm. Pas de raideurs articulaires. Boite très légèrement. Mais pas d'atrophie musculaire.	Reprend son service dès l'expiration de son congé de convalescence.	Id.
?	?	62 jours.	Consolidation en bonne direction. Boite légèrement.	Reprend son service à l'expiration de son congé.	Id.
?	?	50 jours.	Consolidation en bonne direction. Pas de raccourcissement.	Reprend son service dès 1 mois et demi (2º maître à bord d'un cuirassé).	Id.
?	?	55 jours.	Consolidation en bonne direction. Raccourcissement 1 cm. Pas de raideur articulaire. Légère claudication. Pas d'atrophie.	Reprend son service à l'expiration de son congé. Pas de claudication.	Id.

NUMÉRO	INITIALE AGE DU MALADE	SEXE	DATE DE LA FRACTURE	ÉTUDE CLINIQUE ET RADIOGRAPHIE	TEMPS ÉCOULÉ entre l'accident et l'application du plâtre.	NOMBRE DE PLATRES
85	R..., 28 ans.	Masculin.	3 mars 1913.	Fracture oblique au tiers inférieur. Péroné au quart supérieur. Gonflement immédiat énorme.	9 jours.	?
86	P..., 36 ans.	Masculin.	20 avril 1913.	Fracture oblique du tibia à la réunion du tiers inférieur et du tiers moyen. Péroné au même niveau. Chevauchement facile à réduire. Le déplacement se reproduit. On applique alors l'appareil de marche qui le maintient.	7 jours.	3 2° 18° jour. 3° 54° jour.
87	P..., 33 ans.	Masculin.	3 mars 1913.	Fracture oblique du tibia à l'union du tiers moyen et du tiers inférieur avec chevauchement considérable. Péroné au tiers supérieur.	6 jours.	1
88	G..., 23 ans.	Masculin.	23 juillet 1913.	Fracture oblique des deux jambes. Jambe droite, fracture sus-malléolaire. Jambe gauche : au tiers moyen. Péroné au même niveau.	8 jours.	2
89	G..., 29 ans.	Masculin.	22 août 1913.	Fracture du tibia et du péroné à la partie moyenne.	6 jours.	2 2° 13° jour.
90	C..., 21 ans.	Masculin.	21 avril 1913.	Fracture oblique.	Immédiatement.	2 2° 30° jour.
91	X..., ?	Masculin.	?	Fracture oblique avec grand chevauchement. Déviation angulaire marquée avec saillie du fragment supérieur menaçant	2 jours.	1

LE MALADE marche le	DURÉE de l'application du plâtre.	DURÉE de l'hospitalisation.	RÉSULTATS IMMÉDIATS	RÉSULTATS ÉLOIGNÉS	OBSERVATIONS
?	?	55 jours.	Consolidation en bonne direction. Pas de raideur articulaire. Pas d'atrophie musculaire.	Reprend son service au bout d'un mois (brigadier).	Id.
?	?	62 jours.	Bonne réduction. Bien maintenu. Pas de déformation. Mais la consolidation n'est pas complète. On applique un troisième plâtre. Pas d'atrophie musculaire.		Id.
?	?	47 jours.	Consolidation en bonne direction. Raccourcissement 1/2 cm. Pas de raideur articulaire. Marche normale.	Reprend son service (soldat) au bout de 6 semaines.	Id.
?	?	50 jours.	Consolidation en bonne direction. Marche bien avec une canne. Articulations souples. Pas d'atrophie.		(Fracture des deux jambes). Id.
?	?	60 jours.	Bonne consolidation. Marche bien à l'aide d'une canne. Boite légèrement.		(En congé de convalescence). Id.
32e jour.	?	60 jours.	Le malade marche bien mais avec une mauvaise volonté évidente.		Médecin-major Plisson. Avec son appareil le malade reste couché pendant 30 jours au lit. On fait exécuter continuellement les mouvements articulaires. Au bout de 4 mois le malade, par une chute dans l'escalier, se casse la même jambe. Application de l'appareil de marche que le malade garde 45 jours pendant lesquels il marche. Le Dr Plisson ne voit pas de rapport entre le 2e accident et la consolidation de la jambe après le premier.
4 mois.	15 jours.	?	Pas de déformation apparente. Articulation souple. Un peu d'atrophie du mollet.		Id.

NUMÉRO	INITIALE AGE DU MALADE	SEXE	DATE DE LA FRACTURE	ÉTUDE CLINIQUE ET RADIOGRAPHIE	TEMPS ÉCOULÉ entre l'accident et l'application du plâtre.	NOMBRE DE PLATRES
				la peau. Application d'une gouttière d'Hergott avec laquelle le déplacement persiste.		
92	Lieut. M..., 35 ans.	Masculin.	?	Fracture en V ou tiers inférieur de la jambe. Le fragment supérieur embroche la peau. Fracture du péroné au tiers supérieur.	Immédiatement.	2 2° 8° jour.
93	Général X....	Masculin.	?	Fracture oblique avec grand déplacement.	7 jours.	2 2° 25° jour.
94	M..., 24 ans.	Masculin.	4 mars 1915.	Fracture oblique avec un petit déplacement.	5 jours.	1

LE MALADE marche le	DURÉE de l'application du plâtre.	DURÉE de l'hospitalisation.	RÉSULTATS IMMÉDIATS	RÉSULTATS ÉLOIGNÉS	OBSERVATIONS
			La réduction a été complète tandis qu'avec la traction manuelle on n'avait pas pu l'obtenir.		On a été obligé d'enlever le plâtre au bout de 15 jours car l'anneau inférieur étant trop serré avait amené une eschare au niveau du tendon d'Achille. La consolidation était déjà ébauchée en bonne position au bout de 15 jours. On applique alors une traction continue et on fait exécuter les mouvements articulaires. La marche a été reculée par un retard de consolidation.
15e jour.	45 jours.	55 jours.	Correction absolue. Aucun raccourcissement. Pas d'atrophie du mollet. Pas de limitation des mouvements de flexion du cou-de-pied et d'extension. Le malade est très satisfait.	A repris son service sans aucune déformation.	Observation major Duguet. Le fragment osseux qui menaçait la peau a fini par la perforer. Malgré que la fracture soit devenue ouverte, la consolidation n'a pas été retardée. Plus tard on a réséqué cette pointe à la cocaïne locale.
3e jour.	42 jours.	Soigné à domicile.	Le malade marche progressivement depuis le lendemain où il se rend au rapport. Fait avec son plâtre des voyages en chemin de fer. Au bout d'un mois monte et descend les escaliers. Au bout de 33 jours promenade de 1 km. Au bout de 50 jours monte à cheval. Au bout de 2 mois monte à cheval pendant 2 heures au cours d'une manœuvre.		Observation du professeur Broca (inédite).
2e jour.	38 jours.	42 jours.	Résultat absolument parfait. Articulation souple. Marche très bien à la sortie de l'ambulance.		

NUMÉRO	INITIALE AGE DU MALADE	SEXE	DATE DE LA FRACTURE	ÉTUDE CLINIQUE ET RADIOGRAPHIE	TEMPS ÉCOULÉ entre l'accident et l'application du plâtre:	NOMBRE DE PLATRES
95	I..., 39 ans.	Masculin.	8 mars 1910.	Fracture oblique avec chevauchement.	Immédiatement.	2 2° 15° jour.
96	C..., 23 ans.	Masculin.	27 sept. 1910.	Jambe en mauvais état. Plusieurs plaies. Fracture oblique.	3 jours.	1
97	D..., 59 ans.	Masculin.	10 avril 1910.	Fracture oblique spiroïde.	2 jours.	1
98	J..., 38 ans.	Masculin.	25 août 1910.	Fracture oblique avec petit déplacement.	2 jours.	1
99	A..., 16 ans.	Masculin.	27 sept. 1910.	Fracture oblique avec petit déplacement.	4 jours.	1
100	G..., 32 ans.	Masculin.	5 sept. 1912.	Fracture oblique à l'union des parties moyenne et inférieure. Raccourcissement 5 cm. Déplacement énorme. Phlyctènes et gonflement énorme. Pansements humides.	10 jours.	1
101	T..., 6 ans.	Masculin.	27 juin 1913.	Fracture oblique du tibia par coup direct. Siège au tiers inférieur. Pas de déplacement. Un autre trait de fracture au-dessus. Traction 5 kgs.	Immédiatement.	2 2° 4° jour.
102	G..., 40 ans.	Masculin.	19 avril 1913.	Fracture oblique avec un grand déplacement. Phlyctènes.	2 jours.	2 2° 11° jour.

LE MALADE marche le	DURÉE de l'application du plâtre.	DURÉE de l'hospitalisation.	RÉSULTATS IMMÉDIATS	RÉSULTATS ÉLOIGNÉS	OBSERVATIONS
3e jour.	40 jours.	15 jours.	Marche très bien. Articulation souple. Pas d'atrophie musculaire.		Archives générales de chirurgie, n° 12. Tome 6, 25 décembre 1910. (Worms et Hamand).
10e jour.	30 jours.	32 jours.	Fonctions complètes du membre. Pas d'atrophie musculaire. Pas de raideur articulaire.		Id.
3e jour.	25 jours.	?	Cal solide. Marche bien. Articulation tibio-tarsienne souple.		Id.
2e jour.	44 jours.	4 jours.	Au bout de 4 jours le malade va à son travail. Marche parfaitement sans appui. Articulation libre.		Id.
3e jour.	24 jours.	34 jours.	Marche bien. Boite légèrement. Ni œdème, ni atrophie musculaire. Articulation souple.		Observation du Dr Walch. In thèse de M. Parthenay. Paris 1914.
10e jour.	37 jours.	50 jours.	Marche avec une légère claudication. Raccourcissement 3 cm. Articulation libre.		Id.
6e jour.	25 jours.	1 jour.	Le petit malade marche très bien avec son deuxième plâtre car le premier étant trop serré a déterminé une petite excoriation. Avec le deuxième plâtre, il jouait, marchait très bien. Excellent résultat.		Observation de M. Parthenay. Id. *Enfant de 6 ans.*
5e jour.	41 jours.	50 jours.	Raccourcissement 3 cm. Boite légèrement. Pas d'atrophie musculaire. Articulation souple. Pas d'œdème.		Dr Walch. Id. L'auteur fait remarquer combien court a été le traitement de ce malade. Par l'immobilisation la guérison n'aurait sûrement pas demandé moins de 3 à 4 mois.

NUMÉRO	INITIALE AGE DU MALADE	SEXE	DATE DE LA FRACTURE	ÉTUDE CLINIQUE ET RADIOGRAPHIE	TEMPS ÉCOULÉ entre l'accident et l'application du plâtre.	NOMBRE DE PLATRES
103	B..., 38 ans.	Masculin.	15 juillet 1913.	Fracture oblique avec peu de déplacement.	1 jour.	2 2° 10° jour.
104	T..., 39 ans.	Masculin.	24 févr. 1913.	Fracture oblique à l'union du tiers inférieur et du tiers moyen. Déplacement considérable.	4 jours.	2 2° 10° jour.
105	A..., 7 ans.	Masculin.	20 août 1912.	Fracture oblique du tibia à l'union du tiers inférieur et du tiers moyen. Traction 5 kgs.	2 jours.	3 2° 4° jour. 3° 7° jour.
106	B..., 7 ans.	Masculin.	1er août 1912.	Fracture oblique du tiers moyen. Traction 5 kgs.	1 jour.	2 2° 20° jour.
107	X..., 11 ans.	Féminin.	28 avril 1912.	Fracture oblique à la partie moyenne sans déplacement.	Immédiatement.	1
108	L..., 46 ans.	Féminin.	16 mai 1912.	Fracture hélicoïdale du tibia. Déformation du tiers inférieur de la jambe avec chute du pied en arrière. La réduction par traction est facile.	Immédiatement.	1
109	N..., 40 ans.	Masculin.	30 juillet 1912.	Fracture oblique de la jambe au tiers inférieur avec gros déplacement.	2 jours.	2 2° 12° jour.

LE MALADE marche le	DURÉE de l'application du plâtre.	DURÉE de l'hospitalisation.	RÉSULTATS IMMÉDIATS	RÉSULTATS ÉLOIGNÉS	OBSERVATIONS
5e jour.	33 jours.	37 jours.	Pas d'œdème. Pas d'atrophie musculaire. Articulation libre. Boite légèrement.	Le malade reprend son service du jour où il quitte l'hôpital.	Observation du Dr Walch. Id.
2e jour.	41 jours.	45 jours.	Pas d'œdème. Cal peu perceptible. Pas d'atrophie musculaire. Articulation libre. Boite légèrement.		Observation du Dr Walch. Id.
8e jour.	22 jours.	25 jours.	Très bon résultat.		Observation Parthenay. In thèse 1914, Paris. *Enfant de 7 ans.*
10e jour.	29 jours.	30 jours.	Marche très bien avec son plâtre. Pas de trace d'accident.		Observation Parthenay. In thèse Paris, 1914. Une petite escarre s'était formée au niveau du creux poplité parce que le collier supérieur était placé trop haut. *Enfant de 7 ans.*
1er jour.	30 jours.	15 jours.	Marche très bien. Ne conserve aucun trouble dans la fonction de son membre.		Clinique du Dr Dehely. In thèse Parthenay. La marche rapide est expliquée par le désir de la petite malade de faire sa première communion le lendemain. *Enfant de 11 ans.*
8e jour.	?	Soignée à domicile.	La réduction est parfaite mais la marche est retardée par l'apparition de phlyctènes au niveau du collier supérieur. La convalescence est assez courte.	Au bout de 50 jours le malade marche sans boiter. Revue : 6 mois. A la jambe restée légèrement gonflée. Légères douleurs.	Clinique du Dr Dehelly. Observation du Dr Parthenay. Paris 1914.
4e jour.	35 jours.	?	La solidité de l'appareil étant douteuse on ne peut autoriser immédiatement la marche. On mobilise pourtant le cou-de-pied. Au 35e jour le malade marche assez facilement. Boite très peu. La boiterie ne persiste qu'un mois environ.		Clinique du Dr Walch. Observation Parthenay. Paris 1914. Le Dr Parthenay attribue à la mauvaise réduction préalable le retard apporté à la guérison. Pourtant, étant donné le gros déplacement, la durée du traitement est minime relativement à celle qu'aurait demandée un appareil d'immobilisation.

NUMÉRO	INITIALE AGE DU MALADE	SEXE	DATE DE LA FRACTURE	ÉTUDE CLINIQUE ET RADIOGRAPHIE	TEMPS ÉCOULÉ entre l'accident et l'application du plâtre.	NOMBRE DE PLATRES
110	R..., 14 ans.	Masculin.	7 oct. 1913.	Tibia droit. Trait de fracture oblique d'avant en arrière et de haut en bas, partant d'un point à l'union du tiers moyen et du tiers inférieur pour aboutir à 2 cm. environ de l'articulation tibio-tarsienne. Gonflement considérable à la partie inférieure de la jambe.	6 jours.	1
111	T..., 39 ans.	Masculin.	8 mars 1910.	Fracture par coup direct. A la radiographie fracture du tibia oblique, en biseau à l'union du tiers moyen et du tiers inférieur. Léger chevauchement des fragments. Pas de déviation. Traction 20 kgs.	Immédiatement.	2 2° 15° jour.
112	D..., 48 ans.	Masculin.	13 mars 1910.	La radiographie décèle un trait de fracture partant du bord interne du tibia, et se dirigeant vers son extrémité inférieure rompant le péroné à la base de la malléole. Pas de déplacement.	1 jour.	2 2° 12° jour.
113	D..., 50 ans.	Masculin.	10 avril 1910.	Fracture oblique de la jambe gauche. Radiographie : un trait de fracture très oblique partant de la partie moyenne du tibia pour aboutir à la base de la malléole externe elle-même solutionnée. Léger déplacement des fragments. Tuméfaction assez considérable du membre.	1 jour.	2 2° 12° jour.
114	J..., 38 ans.	Masculin.	25 août 1910.	Fracture oblique de la jambe droite. Radiographie. Traits de fracture sensiblement transversaux et dans le prolongement l'un de l'autre, au niveau du tibia et du péroné, à l'union du tiers moyen et du tiers inférieur.	2 jours.	1
115	L...?	Masculin.	2 nov. 1911.	Fracture au tiers moyen. Ecchymoses. Gonflement. Raccourcissement 2 cm.	4 jours.	2 2° 21° jour.
116	D..., 38 ans.	Masculin.	5 déc. 1911.	Fracture des deux os de la jambe droite au tiers moyen.	4 jours.	1
117	M..., 41 ans.	Masculin.	10 déc. 1911.	Fracture en V du tibia. Grosse esquille intermédiaire de 8 cm. ayant tendance à faire saillie	21 jours.	2 2° 36° jour.

LE MALADE marche le	DURÉE de l'application du plâtre.	DURÉE de l'hospitalisation.	RÉSULTATS IMMÉDIATS	RÉSULTATS ÉLOIGNÉS	OBSERVATIONS
9ᵉ jour.	28 jours.	?	Le malade marche bien. Ne boite pas. Raccourcissement 1 cm. à peine. Pas d'atrophie musculaire.		Id.
3ᵉ jour.	40 jours.	16 jours.	Marche très facile sans raideurs articulaires. A la radiographie on reconnaît un cal bien constitué. Pas d'atrophie musculaire.		Observation des Dr Worms et Hamand. In thèse Thinesse. Nancy, 1912.
3ᵉ jour.	?	17 jours.	Marche bien, légères douleurs.	Revu : 15 jours. Marche seul sans difficulté. Cal solide. Pas de déviation.	Id
3ᵉ jour.	25 jours.	?	Cal solide. Articulation tibio-tarsienne souple. Pas de craquements. Marche bien. Pas d'atrophie musculaire.		Id.
3ᵉ jour.	33 jours.	4 jours.	Le cal est résistant. Un peu gros. La fonction articulaire est normale. Le malade marche parfaitement sans appui. A repris son travail 4 jours après l'accident avec son plâtre. (Ajusteur.)		
5ᵉ jour.	20 jours.	21 jours.	Le blessé marche bien. Au bout de 20 jours fracture consolidée. Cal normal sans raccourcissement.		Observation Thinesse. In thèse Thinesse. Nancy, 1912.
5ᵉ jour.	?	?	La convalescence dure six semaines. Résultat parfait.		Id.
22ᵉ jour.	?	?	Cal peu volumineux. Jambe solide. Raccourcissement insignifiant.		Id. La marche a été retardée parce que le collier su-

NUMÉRO	INITIALE AGE DU MALADE	SEXE	DATE DE LA FRACTURE	ÉTUDE CLINIQUE ET RADIOGRAPHIE	TEMPS ÉCOULÉ entre l'accident et l'application du plâtre.	NOMBRE DE PLATRES
				en avant. Le trait de fracture siège au tiers moyen.		
118	R..., 18 ans.	Masculin.	28 janv. 1912.	Fracture au tiers inférieur des deux os de la jambe. Chevauchement de 3 cm. Eraflures de la peau.	4 jours.	2 2° 15° jour.
119	D..., 27 ans.	Masculin.	19 mars 1912.	Fracture des deux os de la jambe au tiers moyen. Radiographie. Trait de fracture un peu oblique de haut en bas et d'arrière en avant avec chevauchement de 3 cm.	4 jours.	2 2° 21° jour.
120	O..., 32 ans.	Masculin.	?	Fracture oblique du tibia au niveau du tiers moyen. Le fragment supérieur fait saillie et chevauche de 4 cm. sur le fragment inférieur. Réduction au moyen de l'appareil de Scultet.	?	1
121	R..., 21 ans.	Masculin.	20 avril 1912.	Fracture au niveau du tiers moyen de la jambe droite. Radiographie : trait de fracture du tibia en L avec chevauchement de 2 cm. Pansement compressif.	6 jours.	2
122	B..., 30 ans.	Masculin.	18 mars 1913.	Le malade a été traité pendant 42 jours à Paris par un éminent chirurgien d'une fracture oblique avec un chevauchement énorme. On lui applique la gouttière plâtrée de Maisonneuve. On constate une forte angulation de la jambe au niveau de la fracture, faisant angle obtus en avant. Elle est très visible quand on pose le plâtre sur un plan horizontal. Appareil de marche posé le 43° jour.	42 jours.	1
123	X..., sous-officier indigène.	Masculin.	?	Fracture oblique des deux os de la jambe au tiers inférieur. Chute de bicyclette. Réduction pénible. Gouttière d'Hergott. Au 45° jour pas de consolidation. 2° gouttière pendant 40 jours sans résultat. Articulation gonflée et raide. Atrophie.	85 jours.	1

LE MALADE marche le	DURÉE de l'application du plâtre.	DURÉE de l'hospitalisation.	RÉSULTATS IMMÉDIATS	RÉSULTATS ÉLOIGNÉS	OBSERVATIONS
			Articulation souple. Pas d'atrophie.		périeur étant placé trop haut a déterminé une blessure.
5e jour.	21 jours.	?	Fracture bien consolidée sans raccourcissement notable. Le blessé n'a aucune difficulté à marcher.		Id.
5e jour.	40 jours.	22 jours.	La jambe est solide. Cal bien formé. Pas de raccourcissement. Le malade marche facilement. Résultat parfait.		Id.
Immédiatement.	?	?	Fracture bien consolidée. Raccourcissement 1/2 cm. Marche bien.		Id.
Immédiatement.	40 jours.	Immédiatement	Cal peu volumineux. Pas de raccourcissement. Jambe très solide, très bon résultat.		
1er jour.	En traitement.	En traitement.			
2e jour.	41 jours.	44 jours.	Pas de douleur ni de gêne véritable. Léger œdème et gonflement le soir. Consolidation complète, légère angulation antérieure due certainement à l'insuffisance de la réduction manuelle. Raccourcissement 1 cm. Marche facile. Boiterie imperceptible.		Observation Dejouany. In Tunisie médicale. (1914). Application de l'appareil pour une pseudo-arthrose.

NUMÉRO	INITIALE AGE DU MALADE	SEXE	DATE DE LA FRACTURE	ÉTUDE CLINIQUE ET RADIOGRAPHIE	TEMPS ÉCOULÉ entre l'accident et l'application du plâtre.	NOMBRE DE PLATRES
1	T..., 49 ans.	Masculin.	15 oct. 1907.	Fracture de Dupuytren. Luxation complète de l'astragale en arrière. Péroné : 4 cm. au-dessus de la malléole. Tibia : fracture marginale postérieure.	12 jours.	2
2	C..., 22 ans.	Masculin.	16 fév. 1908.	Dupuytren type. Phlyctène considérable empêche d'appliquer le plâtre immédiatement. Luxation de l'astragale en arrière. Diastasis considérable. Péroné au tiers inférieur. Rachi-anesthésie pour application du plâtre.	9 jours.	2
3	V..., 62 ans.	Masculin.	29 mars 1908.	Dupuytren type. Ballottement astragalien. Pied rejeté en arrière.	12 jours.	3
4	C..., 45 ans.	Masculin.	24 août 1908.	Dupuytren type. Ballottement astragalien. Diastasis.	3 jours.	2 9e jour.
5	M..., 28 ans.	Féminin.	4 oct. 1908.	Dupuytren type. Déviation du pied en dehors.	6 jours.	2 2e application 27e jour.
6	C.... 35 ans, charretier.	Masculin.	2 sept. 1908.	Dupuytren type sans déplacement de l'astragale. Ballottement du pied.	3 jours.	1

DE DUPUYTREN

LE MALADE marche le	DURÉE de l'application du plâtre.	DURÉE de l'hospitalisation.	RÉSULTATS IMMÉDIATS	RÉSULTATS ÉLOIGNÉS	OBSERVATIONS
28° jour.	60 jours.	75 jours.	Le malade marche avec son appareil. La réduction est parfaite sur une radiographie faite dix jours après l'application du premier plâtre.	Revu 5 mois après. Mouvements articulaires ne dépassent pas l'angle droit. Revu 7 ans après. Ne souffre pas en marchant. Boite un peu. Légère déviation. Articulation dépasse l'angle droit.	
15° jour. 20° jour sans canne.	40 jours.	42 jours.	A la radiographie déplacement bien corrigé. Très bon résultat. Articulation souple.		
5° jour av. canne. 8° jour sans canne. 24° jour descend escalier.	32 jours.	46 jours.	Fracture consolidée au 32° jour. Marche parfaite. Articulation souple.		
15° jour.	46 jours.	54 jours.	Malade marche bien sans fatigue. Articulation souple.	Revu : 1 an. Marche bien. Fait son métier debout toute la journée. Flexion dépasse l'angle droit. Extension bonne. Epaississement de la malléole interne. Léger cal. peu volumineux du péroné.	
7° jour. 17° jour marche sans canne.	50 jours.	29 jours. Quitte l'hôpital avec son appareil.	Marche parfaite. Articulation souple.		La malade ne revient pas à l'hôpital avant le 50° jour ayant des craintes de marcher moins bien sans appareil qu'avec son appareil.
4° jour.	28 jours.	36 jours. Avec appareil silicaté.	Marche parfaite. Articulation souple.		

NUMÉRO	INITIALE AGE DU MALADE	SEXE	DATE DE LA FRACTURE	ÉTUDE CLINIQUE ET RADIOGRAPHIE	TEMPS ÉCOULÉ entre l'accident et l'application du plâtre.	NOMBRE DE PLATRES
7	L..., 45 ans.	Masculin.	8 déc. 1908.	Dupuytren type.	6 jours.	1
8	H..., 41 ans,	Masculin.	16 nov. 1908.	Fracture de Dupuytren. Malléole interne arrachée projetée en dedans. Péroné double fracture à la base et au tiers inférieur.	6 jours.	1
9	P..., 19 ans.	Féminin.	6 mai 1909.	Fracture ancienne de Dupuytren avec consolidation vicieuse. Radiographie : déplacement du pied en arrière. Le bord antérieur du tibia tombe en avant de la tête de l'astragale. Ostéotomie sous chloroforme. Application du plâtre au cours de l'opération.	1 mois.	1
10	P..., 61 ans.	Féminin.	29 août 1909.	Hémiplégie il y a 4 ans. Dupuytren type. Léger déplacement en arrière.	10 jours.	2
11	G..., 33 ans.	Masculin.	30 nov. 1909.	Fracture de Dupuytren type.	1 jour.	2
12	B..., 48 ans.	Masculin.	1er janv. 1910.	Fracture de Dupuytren. Luxation de l'astragale en arrière. Réduction très difficile. On n'arrive pas la première fois. On recommence le lendemain. Réduction parfaite.	2 jours.	3 2o 2o jour. 3o 8e jour.
13	L..., 50 ans.	Masculin.	23 avril 1910.	Dupuytren bas. Forte déviation du pied en dehors.	1 jour.	2 2o 7e jour.
14	B..., 20 ans.	Féminin.	17 juillet 1910.	Dupuytren type sans déplacement. Ballottement astragalien.	2 jours.	1
15	C..., 55 ans.	Masculin.	6 sept. 1910.	Dupuytren bas. Déplacement très accusé du pied en arrière. Il semble qu'il y a une fracture de la tubérosité postérieure de l'astragale.	1 jour.	3 2o 10e jour. 3o 24e jour.

LE MALADE marche le	DURÉE de l'application du plâtre.	DURÉE de l'hospitalisation.	RÉSULTATS IMMÉDIATS	RÉSULTATS ÉLOIGNÉS	OBSERVATIONS
4° jour.	37 jours.	22 jours.	Marche bien avec son plâtre. Articulation souple.	Revu : 3 mois et demi. Marche bien. Pas d'œdème. Flexion dépasse l'angle droit. Se plaint de douleurs pendant le travail (accident du travail).	
7° jour.	36 jours.	12 jours.	Parfait. Le malade a repris son service de maître d'hôtel avec son plâtre.	Revu : 6 mois. Résultat excellent. Articulation souple. Pas d'œdème.	
20° jour.	50 jours.	66 jours.	La malade a quitté l'hôpital en marchant bien avec l'intégrité fonctionnelle de sa jambe.		Ce cas présente un grand intérêt car l'application a été très tardive.
7° jour.	33 jours.	39 jours.	Bonne consolidation. Marche bien. Souplesse de l'articulation.		
6° jour.	37 jours.	19 jours.	Très bon résultat. Articulation souple.	Revu : 2 mois. Marche bien. Articulation souple.	
5° jour.	?	10 jours.	Part avec son plâtre marchant correctement et ne revient pas.		Le malade n'est pas revenu faire enlever son plâtre.
10° jour.	?	19 jours.	Très bonne réduction. Marche bien avec son plâtre.		Le malade ne revient pas faire enlever son plâtre.
4° jour.	37 jours.	15 jours.	Le malade marche bien avec son plâtre. Articulation souple après l'ablation. Léger œdème.		
11° jour.	39 jours.	33 jours.	Le malade marche bien avec son plâtre. La radiographie faite sept jours après l'accident montre que le déplacement du pied en arrière persiste en partie. On re-		

NUMÉRO	INITIALE AGE DU MALADE	SEXE	DATE DE LA FRACTURE	ÉTUDE CLINIQUE ET RADIOGRAPHIE	TEMPS ÉCOULÉ entre l'accident et l'application du plâtre.	NOMBRE DE PLATRES
16	B..., 67 ans.	Féminin.	13 nov. 1910.	Dupuytren type avec déplacement du pied en arrière.	2 jours.	3 2° 11° jour. 3° 23° jour.
17	L..., 36 ans.	Masculin.	16 janv. 1911.	Fracture Dupuytren type. Jambe gauche. Ballottement astragalien.	1 jour.	3 2° 15° jour. 3° 21° jour.
18	H..., 34 ans.	Masculin.	18 mars 1911.	Dupuytren bas sans déplacement.	2 jours.	2 2° 14° jour.
19	N..., 30 ans.	Féminin.	22 mai 1911.	Dupuytren type. Pied en valgus. On sent le bord du tibia à fleur de peau. Déplacement complet du pied en arrière.	1 jour.	5 2° 9° jour. 3° 22° jour. 4° 37° jour. 5° 50° jour.
20	C..., 46 ans.	Masculin.	29 mai 1911.	Enchevillement après fracture de Dupuytren vicieusement consolidée. La fracture date de 3 mois. La fracture n'a été immobilisée que le 28° jour. Déplacement secondaire. Opération : résection de la malléole interne et destruction du cal. Réduction facile. On passe la cheville par la malléole externe et on fixe le pied en varus. On enlève la cheville le 19° jour.	3 mois.	3
21	C..., 19 ans.	Masculin.	26 juin 1911.	Fracture de Dupuytren typique. Péroné à 9 cm. au-dessus de la malléole externe. Arrachement de la malléole interne. Déplacement du pied en dehors.	2 jours.	2 2° 15° jour.

LE MALADE marche le	DURÉE de l'application du plâtre.	DURÉE de l'hospitalisation.	RÉSULTATS IMMÉDIATS	RÉSULTATS ÉLOIGNÉS	OBSERVATIONS
			fait alors une deuxième réduction qui corrige complètement ce déplacement. Articulation absolument souple.		
10e jour.	35 jours.	23 jours.	Correction du déplacement en arrière par l'extension. La malade marche bien mais souffre un peu car la jambe est variqueuse et œdémaciée avant l'accident.	Revue : 2 mois. Attitude parfaite. Pas de déformation. Pas d'épaississement de la région malléolaire. Articulation absolument souple.	Le plâtre a été bien toléré par la malade malgré que sa jambe était variqueuse.
3e jour.	35 jours.	37 jours.	Marche très bien. Articulation absolument souple.	Le malade nous écrit au bout de 3 ans qu'il ne se rappelle pas laquelle des deux jambes a été blessée. Croit que c'est la gauche.	
3e jour.	34 jours.	15 jours.	Marche très bien avec son plâtre. Souplesse articulaire.		Le malade ne revient pas.
12e jour.	90 jours.	60 jours.	Réduction parfaite de la fracture. Consolidation très lente. Marche très bien avec ou sans plâtre. Souplesse articulaire.	Revu : 6 mois. Boite légèrement. Léger valgus. Souffre en marchant. Flexion dépasse l'angle droit. Revue : 3 ans. Marche bien. Ne souffre pas. Léger valgus.	
15e jour.	82 jours.	22 jours.	Marche en boitant avec son plâtre. Souffre.	Revu : 3 ans. Axe légèrement en dedans. Marche mal. Prétend souffrir. Cou-de-pied épaissi.	Cette observation présente un grand intérêt, car il s'agit d'une ancienne fracture vicieusement consolidée.
4e jour.	32 jours.	33 jours.	Le déplacement est corrigé. L'axe est très bon. Le malade marche avec une canne. Articulation souple.		

NUMÉRO	INITIALE AGE DU MALADE	SEXE	DATE DE LA FRACTURE	ÉTUDE CLINIQUE ET RADIOGRAPHIE	TEMPS ÉCOULÉ entre l'accident et l'application du plâtre.	NOMBRE DE PLATRES
22	R..., 40 ans.	Masculin.	22 mai 1911.	Fracture de Dupuytren avec grosse déformation. Arrachement du rebord antérieur de la mortaise. Déplacement du pied en dehors.	2 jours.	3 2° 12° jour. 3° 20° jour.
23	H..., 29 ans.	Masculin.	30 oct. 1911.	Fracture de Dupuytren type. Léger déplacement du pied en arrière et en dehors.	3 jours.	2
24	G..., 39 ans.	Masculin.	17 oct. 1911.	Fracture de Dupuytren. Péroné 7 cm. de la pointe de la malléole externe. Tibia : arrachement du rebord interne du tibia et de la malléole interne. Luxation du pied en arrière.	1 jour.	2 2° 9° jour.
25	B..., 57 ans.	Masculin.	16 oct. 1911.	Fracture de Dupuytren. Arrachement du ligament latéral interne. La saillie inféro-interne du tibia menace la peau. Déviation du pied en dehors. Ballottement astragalien. Ecartement d'au moins 3 cm. entre l'astragale et la malléole interne. C'est à la troisième tentative de réduction qu'on arrive à réduire le pied.	1 jour.	5 1° 1er jour. 2° 4° jour. 3° 9° jour. 4° 24° jour. 5° 36° jour.
26	D..., 72 ans.	Masculin.	4 oct. 1911.	Fracture de Dupuytren. Diastasis très prononcé. Grand écartement entre l'astragale et la partie interne de la mortaise. Gros déplacement du pied en dehors et en arrière.	1 jour.	3
27	L..., 50 ans.	Masculin.	15 déc. 1911.	Fracture de Dupuytren typique sans déplacement.	2 jours.	3 2° 20° jour. 3° 1 mois.
28	P..., 54 ans.	Masculin.	24 janv. 1912.	Fracture de Dupuytren gauche. Déviation de l'astragale en arrière. Déviation du pied en dehors. Le malade fait du delirium tremens.	Immédiatement.	2 2° 11° jour.

LE MALADE marche le	DURÉE de l'application du plâtre.	DURÉE de l'hospitalisation.	RÉSULTATS IMMÉDIATS	RÉSULTATS ÉLOIGNÉS	OBSERVATIONS
10° jour.	36 jours.	27 jours.	Consolidation parfaite. Réduction parfaite. Souplesse absolue de l'articulation tibio-tarsienne. Atrophie musculaire presque pas marquée. Axe parfait.	Revu : 3 ans. Résultat parfait. Ne souffre pas. Ne boite pas. La jambe n'enfle pas le soir. A repris son métier de journaliste au bout de 3 mois. Excellent résultat.	
13° jour.	37 jours.	24 jours.	Résultat parfait.	Revu : 3 ans. A repris son travail 3 mois après. La jambe fracturée est normale.	
11° jour.	39 jours.	15 jours.	La luxation du pied en arrière est réduite. Pas de raccourcissement. Epaississement de la région malléolaire. L'axe est bon. Mouvements articulaires libres. Marche bien sans souffrir.		
13° jour.	50 jours.	2 mois.	Réduction complète des désordres articulaires. Le malade marche très bien avec son plâtre sans boiter. Le malade vient à pied à l'hôpital avec son plâtre pour le faire enlever. Mouvements tibio-tarsiens libres.	Revu au bout d'un an. Marche bien sans aucune claudication. Léger valgus.	
12° jour.	39 jours.	1 mois.	Le résultat est bon. Le déplacement est corrigé. Diastasis disparu. Très bon résultat. Articulation souple.	Revu au bout d'un an. Région malléolaire épaissie. Saillie de la malléole interne. Marche bien. Articulation souple.	
5° jour.	42 jours.	38 jours.	Marche très bien au bout de 50 jours. Très bon résultat à tous les points de vue. Articulation libre. Pas d'atrophie musculaire.		
25° jour.	110 jours.	40 jours.	Marche bien avec son plâtre. Ne revient pas pour l'enlever. Articulation souple.	Revu. Marche assez bien. Déviation du pied en dehors. Revu au bout de 4 ans. Valgus assez prononcé. Boite légère-	Le plâtre a été gardé si longtemps par le malade chez lui car il a eu peur de marcher moins bien sans le plâtre qu'avec.

NUMÉRO	INITIALE AGE DU MALADE	SEXE	DATE DE LA FRACTURE	ÉTUDE CLINIQUE ET RADIOGRAPHIE	TEMPS ÉCOULÉ entre l'accident et l'application du plâtre.	NOMBRE DE PLATRES
29	B..., 32 ans.	Masculin.	15 mars 1912.	Déplacement du pied en dehors. Chute du pied en arrière.	Immédiatement.	2 2° 13° jour.
30	L..., 43 ans.	Masculin.	22 mars 1912.	Déviation du pied en arrière et en dehors. Mais le malade avait son pied en valgus très accusé avant son accident. Réduction avec une traction de 20 kgs.	Immédiatement.	3 2° 12° jour. 3° 28° jour.
31	T..., 40 ans.	Masculin.	11 mai 1912.	Fracture de Dupuytren type avec déviation du pied en dehors.	2 jours.	2 2° 8° jour.
32	F..., 32 ans.	Féminin.	21 avril 1912.	Fracture de Dupuytren type avec déviation en dehors. Mobilité anormale considérable.	3 jours.	2
33	P..., 55 ans.	Masculin.	3 nov. 1912.	Fracture de Dupuytren type avec déplacement complet du pied en arrière.	1 jour.	3
34	K..., 55 ans.	Féminin.	22 janv. 1910.	Fracture de Dupuytren basse. Malléole interne détachée du rebord du tibia. La mortaise tibiale est rapportée en dehors. Luxation complète de l'astragale en arrière. Fracture marginale postérieure du tibia avec probablement déchirure du ligament postérieur. Péroné à la base.	1 jour.	2 2° 11° jour.
35	A..., 36 ans.	Féminin.	20 fév. 1913.	Fracture de Dupuytren basse avec fracture marginale postérieure. Déviation très prononcée de l'astragale en dehors et en arrière. Le rebord antérieur de la mortaise tibiale est arraché. Péroné : Fracture oblique à la base de la malléole externe.	2 jours.	2 2° 8° jour.

LE MALADE marche le	DURÉE de l'application du plâtre.	DURÉE de l'hospitalisation.	RÉSULTATS IMMÉDIATS	RÉSULTATS ÉLOIGNÉS	OBSERVATIONS
				ment. Prétend souffrir. A touché de la compagnie d'assurances 216 fr. par an.	
8e jour.	?	15 jours.	Marche bien avec son plâtre. Articulation souple. Ne souffre pas.		Le malade ne revient pas faire enlever son plâtre.
13e jour.	?	28 jours.	Marche bien avec son plâtre. Articulation souple.	Revu : 6 mois. Marche bien. Valgus comme avant le traumatisme.	
12e jour.	38 jours.	26 jours.	Résultat excellent. Tibiotarsienne libre. Pas de déformation.		
8e jour.	34 jours.	20 jours.	Articulation pas tout à fait mobile. La malade n'a pas voulu marcher correctement. Consolidation bonne. Léger valgus.		
4e jour.	36 jours.	18 jours.	Résultat parfait. Réduction complète du déplacement du pied en arrière. Articulation libre.		
2e jour.	54 jours.	40 jours.	Résultat excellent. Réduction parfaite de la luxation de l'astragale. Les mouvements articulaires sont presque libres.	Revue : 6 mois. Aucune déformation. Se plaint de quelques douleurs après la marche. La flexion est légèrement limitée. Revue : 2 ans. Fait des ménages. Prétend souffrir en marchant. Articulation tibiotarsienne absolument libre. Douleurs à la partie postérieure de l'articulation.	
9e jour.	68 jours.	32 jours.	Résultat excellent. Réduction parfaite de la luxation. Articulation libre.	Revue 5 mois après. Marche bien mais se fatigue. Aspect normal. Articulation libre.	Le plâtre a été gardé si longtemps car la malade ne revenait pas pour l'enlever ayant peur de marcher moins bien sans plâtre qu'avec.

NUMÉRO	INITIALE AGE DU MALADE	SEXE	DATE DE LA FRACTURE	ÉTUDE CLINIQUE ET RADIOGRAPHIE	TEMPS ÉCOULÉ entre l'accident et l'application du plâtre.	NOMBRE DE PLATRES
36	B..., 55 ans.	Masculin.	31 mars 1913.	Fracture de Dupuytren type. Subluxation du pied en arrière. Le premier plâtre a été enlevé à cause des phlyctènes.	Immédiatement.	2 2° 19° jour.
37	B..., 38 ans.	Féminin.	20 avril 1913.	Dupuytren type sans déplacement.	Immédiatement.	2
38	A..., 36 ans.	Masculin.	16 mai 1913.	Dupuytren type. Diastasis. Déviation du pied en dehors.	1 jour.	3 2° 11° jour. 3° 17° jour.
39	D..., 38 ans.	Masculin.	5 mai 1913.	Dupuytren type. Subluxation du pied en arrière. Déviation en dehors.	2 jours.	2
40	V..., 73 ans.	Masculin.	9 juin 1913.	Dupuytren type.	Immédiatement.	1
41	C..., 22 ans.	Féminin.	19 août 1913.	Fracture bimalléolaire renversée type Tilliaux.	Immédiatement.	2 2° 4° jour.
42	L..., 48 ans.	Masculin.	1er sept. 1913.	Fracture de Dupuytren très prononcée. Luxation complète de l'astragale en arrière avec déviation en dehors. Arrachement de la partie antérieure de la mortaise tibiale. Péroné : 7 cm. de la malléole externe. Surface angulaire entre les deux fragments. Chevauchement considérable.	5 jours.	5 2° 9° jour. 3° 15° jour. 4° 25° jour. 5° 29° jour.
43	T..., 50 ans.	Masculin.	15 oct. 1913.	Fracture de Dupuytren type. Ballottement astragalien. Le malade entre trois jours après son accident mais on est obligé d'attendre trois jours avant l'application du plâtre en raison du gonflement.	6 jours.	2 2° 16° jour.
44	R..., 59 ans.	Masculin.	4 mai 1914.	Fracture de Dupuytren type. Subluxation de l'astragale en arrière. Grosses phlyctènes.	9 jours.	1
45	C..., 32 ans.	Masculin.	10 août 1914.	Fracture de Dupuytren type sans déplacement.	1 jour.	1
46	P..., 54 ans.	Masculin.	29 juin 1914.	Fracture de Dupuytren type. Diastasis.	5 jours.	1
47	C..., 35 ans.	Masculin.	10 mars 1914.	Fracture de Dupuytren type. Luxation du pied en arrière et en dehors.	2 jours.	1

LE MALADE marche le	DURÉE de l'application du plâtre.	DURÉE de l'hospitalisation.	RÉSULTATS IMMÉDIATS	RÉSULTATS ÉLOIGNÉS	OBSERVATIONS
20e jour.	42 jours.	21 jours.	Bon résultat. Marche bien avec son plâtre. Réduction parfaite. Articulation souple.	La jambe enfle le soir. Marche bien sans boiter. Souffre un peu.	
5e jour.	33 jours.	18 jours.	Bon résultat. Marche bien.		
3e jour.	42 jours.	24 jours.	Très bon résultat. Aucune déformation. Marche sans canne. Articulation libre.	Revu : un an. Aucune trace de son accident.	
5e jour.	36 jours.	14 jours.	Marche bien. Articulation souple.	Revu : 16 mois. Souffre un peu. Ne boite pas. La jambe est droite.	
2e jour.	30 jours.	6 jours.	Résultat absolument parfait.		
2e jour.	32 jours.	5 jours.	Très bon résultat.	Revu : 15 mois. Ne souffre pas. Pas d'œdème. Ne boite pas.	
3e jour.	40 jours.	47 jours.	Réduction parfaite de la luxation de l'astragale. Les fragments du péroné restent déplacés. Le malade marche très bien. Articulation souple.		
17e jour.	39 jours.	32 jours.	Très bon résultat. Marche bien. Articulation souple. Pas de ballottement.		La marche a été retardée à cause de la douleur pendant les mouvements articulaires.
2e jour.	35 jours.	12 jours.	Résultat parfait.		Le plâtre a été appliqué tardivement à cause des phlyctènes. Reste 9 jours sur une attelle de Beckel.
1er jour.	26 jours.	4 jours.	Marche très bien avec son plâtre.		
2e jour.	?	11 jours.	Marche très bien. Articulation souple.		Le malade ne revient pas pour faire enlever son plâtre.
10e jour.	30 jours.	41 jours.	Le malade marche avec un léger valgus. Articulation souple.	Revu : 2 mois. A repris son métier. Enfle un peu le soir. Léger valgus.	Le plâtre a été enlevé trop tôt à cause d'une écorchure au niveau du collier supérieur et

NUMÉRO	INITIALE AGE DU MALADE	SEXE	DATE DE LA FRACTURE	ÉTUDE CLINIQUE ET RADIOGRAPHIE	TEMPS ÉCOULÉ entre l'accident et l'application du plâtre.	NOMBRE DE PLATRES
48	T..., 35 ans.	Masculin.	2 juillet 1914.	Fracture bimalléolaire. Arrachement marginal antérieur. Luxation du pied en arrière. Phlyctène énorme. OEdème considérable.	5 jours.	1
49	S..., 31 ans.	Masculin.	2 août 1914.	Fracture de Dupuytren basse.	1 jour.	2 2° 20° jour.
50	O..., 45 ans.	Masculin.	6 déc. 1914.	Fracture bimalléolaire. Petit déplacement. Gonflement considérable.	4 jours.	1
51	L..., 20 ans.	Féminin.	2 oct. 1914.	Fracture de la malléole interne à sa base. Péroné oblique en bas et en avant. Pas de ballottement astragalien.	1 jour.	1
52	G..., 32 ans.	Féminin.	27 oct. 1914.	Fracture de Dupuytren. Luxation de l'astragale en arrière. Tibia : fracture de la malléole interne et marginale postérieure.	1 jour.	1
53	V..., 35 ans.	Féminin.	22 déc. 1914.	Fracture bimalléolaire sans déplacement notable.	1 jour.	2 2° 10° jour.
54	F..., 18 ans.	Masculin.	5 nov. 1910.	Fracture de Dupuytren sans déplacement. Equinisme.	8 jours.	2 2° 25° jour.
55	G..., 33 ans.	Masculin.	31 nov. 1910.	Fracture de Dupuytren sans déplacement. Léger varus. Equinisme. Phlyctènes.	13 jours.	1
56	R..., 23 ans.	Masculin.	15 mars 1911.	Fracture de Dupuytren. Pied en dehors.	3 jours.	2 2° 14° jour.
57	F..., 23 ans.	Masculin.	9 aout 1911.	Fracture de Dupuytren. Péroné à 5 cm. au-dessus de la malléole. Tibia à la base de la malléole interne. Peu de déplacement.	9 jours.	2 2° 20° jour.
58	D..., 40 ans.	Masculin.	25 déc. 1911.	Fracture de Dupuytren basse.	6 jours.	2 2° 13° jour.

LE MALADE marche le	DURÉE de l'application du plâtre.	DURÉE de l'hospitalisation.	RÉSULTATS IMMÉDIATS	RÉSULTATS ÉLOIGNÉS	OBSERVATIONS
2e jour.	?	5 jours.	Marche très bien avec son plâtre. Articulation souple.		le malade a continué à marcher sans plâtre. Le valgus s'est montré après l'ablat. du plâtre. Le malade n'est pas revenu pour faire enlever son plâtre.
2e jour.	37 jours.	39 jours.	Marche très bien. Résultat absolument parfait.		
3e jour.	?	19 jours.	Marche très bien avec son plâtre. Articulation souple.		Le malade ne revient pas pour faire enlever son plâtre.
1er jour.	35 jours.	9 jours.	Résultat parfait.		
2e jour.	42 jours.	7 jours.	La luxation de l'astragale est réduite. Marche bien. Articulation souple.	Revu : 1 mois. Enfle un peu le soir. A repris son métier de femme de chambre. Articulation souple.	
3e jour.	38 jours.	15 jours.	Marche bien. Flexion dépasse l'angle droit.		Petite plaie au talon déterminant une souffrance empêchant la malade de marcher.
?	?	56 jours.	Le malade marche bien avec ou sans plâtre. Consolidation en bonne direction. Pas de raideur articulaire. Pas de claudication.	Le malade reprend son travail quelques jours après sa sortie de l'hôpital.	Obs. Dr Oudard. Hôpital militaire de Cherbourg.
?	?	60 jours.	Le malade marche bien avec son plâtre. Le 5e jour l'articulation est complètement souple.	Reprend son travail au bout de quelques jours (ouvrier mécanicien).	Id.
?	?	40 jours.	Pas de déformation. Pas de raideur articulaire. Pas de claudication.	Reprend son service de caporal au 25e de ligne.	Id.
?	?	80 jours.	Pas de déformation. Mouvements de l'articulation libres. Légère claudication.	Reprend son service de caporal au 25e de ligne.	Id.
?	40 jours.	30 jours.	Consolidation parfaite. Pas de raideur articulaire. Légère claudication.	Reprend son service d'employé au bout de 2 mois. Aucun trouble. Pas de claudication.	Id.

NUMÉRO	INITIALE AGE DU MALADE	SEXE	DATE DE LA FRACTURE	ÉTUDE CLINIQUE ET RADIOGRAPHIE	TEMPS ÉCOULÉ entre l'accident et l'application du plâtre.	NOMBRE DE PLATRES
59	N..., 22 ans.	Masculin.	27 mars 1912.	Fracture de Dupuytren. Léger équinisme.	6 jours.	?
60	M..., 22 ans.	Masculin.	3 juil. 1912.	Fracture de Dupuytren sans déplacement.	7 jours.	2 2° 16° jour.
61	L..., 24 ans.	Masculin.	31 août 1912.	Fracture de Dupuytren avec léger varus équin.	7 jours.	?
62	M..., 31 ans.	Masculin.	8 mars 1913.	Dupuytren avec valgus et équinisme.	7 jours.	2 2° 18° jour.
63	L..., 40 ans.	Masculin.	13 mars 1914.	Fracture de Dupuytren avec luxation du pied en arrière. Coup de hache.	Immédiatement.	2 2° 16° jour.
64	B..., 24 ans.	Masculin.	2 avril 1913.	Fracture de Dupuytren avec ballottement astragalien sans déviation du pied.	8 jours.	2 2° 22° jour.
65	D..., 46 ans.	Masculin	14 avril 1913.	Fracture de Dupuytren avec ballottement astragalien.	7 jours.	?
66	M..., 20 ans.	Masculin.	29 mars 1913.	Fracture bimalléolaire. Application de l'appareil ordinaire pendant trois jours. Puis appareil de marche.	11 jours.	1
67	M..., 22 ans, étudiant.	Masculin.	29 avril 1913.	Fracture de Dupuytren type avec subluxation du pied en arrière. Fragment postérieur du tibia luxé en arrière.	9 jours.	2 2° 15° jour.
68	D..., 16 ans, Worms et Hamand.	Féminin.	4 déc. 1909.	Fracture de Dupuytren type avec déviation du pied en dehors et diastasis de l'articulation.	3 jours.	2 2° 16° jour.

LE MALADE marche le	DURÉE de l'application du plâtre.	DURÉE de l'hospitalisation.	RÉSULTATS IMMÉDIATS	RÉSULTATS ÉLOIGNÉS	OBSERVATIONS
?	?	53 jours.	Cal peu volumineux. Pas de raideur articulaire. Pas de claudication.	Reprend son service après 1 mois de convalescence (soldat au 25ᵉ de ligne).	Obs. Dr Oudard. Hôpital militaire de Cherbourg.
?	?	48 jours.	Cal non douloureux. Pas de raideur articulaire ni de claudication.	Reprend son service au bout d'un mois.	Id.
?	?	40 jours.	Pas de raideur articulaire. Marche bien.		Id.
?	?	45 jours.	Articulation libre. Marche bien.	Reprend son métier au bout de 20 jours.	Id.
?	?	60 jours.	La réduction est complète. Le malade marche sans canne. Claudication à peine appréciable. Résultat remarquable.	Reprend son service de cuisinier au bout d'un mois.	Le Dr Oudard a réduit immédiatement la luxation du pied en arrière mais n'a pas pu la maintenir. Quelques heures après il applique l'appareil de marche. Le lendemain, à cause du gonflement énorme il est obligé de sectionner le collier inférieur. La réduction se maintient alors. Peut-être a-t-il trop serré le collier inférieur, ce qui expliquerait le gonflement.
?	?	55 jours.	Pas de déformation. Pas de douleurs. Pas de raideurs articulaires.	Reprend son service de torpilleur breveté de la défense fixe au bout d'un mois.	Id.
?	?	60 jours.	Pas de douleurs. Pas de déformation. Marche bien.	Reprend son service d'ouvrier après quelques jours de repos.	Id.
?	54 jours.	68 jours.	Guérison absolue. Pas de déformation. Pas d'élargissement des malléoles.	Reprend son service immédiatement. Marche très bien.	Obs. major Plisson.
40ᵉ jour.	60 jours.	60 jours.	Axe normal. Pas d'écartement intermalléolaire. Articulation libre. Pas d'atrophie musculaire. Correction du déplacement du pied en arrière et réduction du fragment tibial postérieur.	Résultat absolument inespéré.	Id.
2ᵉ jour.	45 jours.	29 jours.	Le malade sort avec son plâtre et travaille dans l'atelier jusqu'à l'abla-	Revu : 2 mois. Jambe absolument normale.	Obs. Worms et Hamand.

NUMÉRO	INITIALE AGE DU MALADE	SEXE	DATE DE LA FRACTURE	ÉTUDE CLINIQUE ET RADIOGRAPHIE	TEMPS ÉCOULÉ entre l'accident et l'application du plâtre.	NOMBRE DE PLATRES
69	G..., 17 ans¹/₂,	Masculin.	22 août 1910.	Fracture de Dupuytren type sans déplacement. Fracture antérieure du tibia.	2 jours.	2 2ᵉ 11ᵉ jour.
70	L..., 26 ans.	Masculin.	12 avril 1913.	Fracture double du péroné gauche avec arrachement de la pointe malléolaire interne. A la radiographie deux traits de fracture. 1ᵒ à 8 cm. environ de la pointe malléolaire ; 2ᵒ à 12 cm.	1 jour.	1.
71	D..., 16 ans.	Féminin.	4 déc. 1909.	Fracture de Dupuytren avec déformation caractéristique. Trait de fracture à la base de la malléole interne. Deuxième à cinq travers de doigts au-dessus de la malléole péronière. Déplacement assez marqué du pied en dehors. Diastasis assez considérable de l'articulation tibiopéronière. Traction 18 kgs pendant 20 minutes.	3 jours.	2 2ᵒ 16ᵒ jour.
72	G..., 17 ans¹/².	Masculin.	22 août 1910.	Fracture de Dupuytren. Siège à la jambe droite. Radiographie : fracture de la base de la malléole interne du péroné à 8 cm. au-dessus de la pointe de la malléole externe. OEdème très marqué dans la région du cou-de-pied. Léger déplacement du pied en dedans. Traction de 15 kgs pendant 15 minutes.	2 jours.	2 2ᵒ 11ᵒ jour.
73	P..., 45 ans.	Masculin.	18 juil. 1912.	Fracture bimalléolaire avec diastasis important.	12 jours.	2 2ᵒ 12ᵒ jour.
74	B..., 35 ans.	Masculin.	31 janv. 1912.	Fracture de Dupuytren avec déviation du pied en dehors. Diastasis très marqué.	8 jours.	2 2ᵒ 20ᵒ jour
75	R..., 68 ans.	Masculin.	31 déc. 1911.	Fracture bimalléolaire typique.	6 jours.	2 2ᵒ 25ᵒ jour.

LE MALADE marche le	DURÉE de l'application du plâtre.	DURÉE de l'hospitalisation.	RÉSULTATS IMMÉDIATS	RÉSULTATS ÉLOIGNÉS	OBSERVATIONS
			tion du plâtre. Articulation souple. Marche bien sans douleur.		
3e jour.	30 jours.	38 jours.	Articulation souple. Marche bien. Pas de douleurs.	2 mois après son accident reprend son métier d'aide-maçon. Pas de traces de son accident.	Obs. Worms et Hamand.
7e jour.	25 jours.	27 jours.	Marche parfaite. Excellent résultat. Pas d'œdème. Pas d'atrophie musculaire. Pas de claudication.		Service du Dr Walch. In thèse Parthenay. Paris, 1914.
2e jour.	1o 13 j. 2o 32 j.	31 jours.	La malade reprend sa vie journalière à sa sortie de l'hôpital. Au bout de six jours elle marchait sans grande gêne avec une seule béquille.	Revue : 2 mois. Excellent résultat.	Obs. des Drs Worms et Hamand. In thèse Thinesse. Nancy, 1914.
4e jour.	30 jours.	56 jours.	La marche est aisée. Les articulations sont souples et très mobiles. Ni douleur ni gêne.	Reprend son métier de maçon quelques jours après sa sortie de l'hôpital.	Id.
2e jour.	42 jours.	44 jours.	Marche presque sans difficulté sans gêne articulaire. Pas d'atrophie musculaire.		Id.
12e jour.	45 jours.	45 jours.	Résultat magnifique. Le malade a fourni une grande course à pied le jour de sa sortie de l'hôpital.		Id.
2e jour.	30 jours.	26 jours.	Résultat excellent. Articulation libre. Pas d'atrophie musculaire. Marche très bien.	Le malade reprend son métier de charretier le lendemain de sa sortie de l'hôpital.	Id.

FRACTURES DE LA

NUMÉRO	INITIALE AGE DU MALADE	SEXE	DATE DE LA FRACTURE	ÉTUDE CLINIQUE ET RADIOGRAPHIE	TEMPS ÉCOULÉ entre l'accident et l'application du plâtre.	NOMBRE DE PLATRES
1	P..., 34 ans.	Masculin.	29 févr. 1908.	Eclatement de la malléole externe.	2 jours.	2
2	H..., 50 ans.	Féminin.	20 juin 1910.	Fracture de la malléole externe à sa base.	1 jour.	1
3	M..., 45 ans.	Masculin.	4 sept. 1910.	Fracture de la malléole externe à sa base.	1 jour.	1
4	D..., 36 ans.	Masculin.	9 sept. 1910.	Traits de la fracture : un trait à la base de la malléole externe, l'autre marginale postérieure.	2 jours.	1.
5	D..., 42 ans.	Masculin.	5 déc. 1910.	Péroné à la base de la malléole externe. Peut-être malléole interne.	1 jour.	2 2° 9° jour.
6	A..., 23 ans, étudiant en médecine.	Masculin.	1er avril 1911.	Fracture du péroné à la base de la malléole externe. Gonflement et phlyctène.	1 jour.	2 2° 13° jour.
7	P..., 40 ans, employé.	Masculin.	15 févr. 1911.	Fracture oblique du péroné au-dessus de la base de la malléole externe.	5 jours.	1
8	R...,	Féminin.	30 juillet 1911.	Fracture de la malléole externe.	4 jours.	1
9	C..., 30 ans.	Masculin.	15 juin 1911.	Fracture oblique de la malléole externe.	2 jours.	1
10	C..., 30 ans.	Masculin.	7 nov. 1911.	Fracture du bord postérieur de la malléole externe.	Immédiatement.	1

MALLÉOLE EXTERNE

LE MALADE marche le	DURÉE de l'application du plâtre.	DURÉE de l'hospita-lisation.	RÉSULTATS IMMÉDIATS	RÉSULTATS ÉLOIGNÉS	OBSERVATIONS
10e jour.	42 jours.	33 jours.	Bon. Marche bien. Articulation souple.		
2e jour.	25 jours.	3 jours.	Marche très bien avec son plâtre. Souplesse articulaire.	La malade ne revient pas à l'hôpital pour faire changer son plâtre devenu trop grand. La jambe est mal maintenue. Elle la recasse de nouveau. Fracture de Dupuytren.	Valgus très prononcé. Boite en marchant. Souffre. Axe en dehors.
3e jour.	30 jours.	10 jours.	Marche très bien, sans canne. Souplesse articulaire.	Revu : 4 ans. Résultat parfait. Aucun trouble.	
5e jour.	35 jours.	15 jours.	Marche bien. Souplesse articulaire.		
4e jour.	?	12 jours.	Le malade marche très bien avec son plâtre. Souplesse articulaire.		Le malade ne revient pas pour faire enlever son plâtre.
3e jour.	26 jours.	4 jours.	Marche très bien. Souffre un peu en marchant. Souplesse articulaire.	Revu : 1 an. Marche très bien. Aucune différence avec la jambe saine.	
2e jour.	?	2 jours.	Le malade marche bien avec son plâtre. Souplesse articulaire.		Le malade ne revient pas pour faire enlever son plâtre.
3e jour.	?	18 jours.	Marche bien avec son plâtre. Souplesse articulaire.		Ne revient pas pour faire enlever son plâtre.
3e jour.	27 jours.	10 jours.	Marche bien. Articulation souple.	Revu : 3 ans. A repris son métier au 35e jour. Le malade nous écrit que sa jambe est « exactement comme si elle n'avait rien de cassé ».	
3e jour.	28 jours.	11 jours.	Marche très bien avec son plâtre. Articulation souple.		Ne revient pas.

NUMERO	INITIALE AGE DU MALADE	SEXE	DATE DE LA FRACTURE	ÉTUDE CLINIQUE ET RADIOGRAPHIE	TEMPS ÉCOULÉ entre l'accident et l'application du plâtre.	NOMBRE DE PLATRES
11	F..., 19 ans.	Masculin.	5 janv. 1912.	Fracture de la malléole externe à sa base. Vient tardivement (16e jour).	16 jours.	1
12	L..., 21 ans.	Masculin.	23 févr. 1912.	Fracture du péroné à 5 cm. de la pointe de la malléole externe avec angle considérable des deux fragments regardant en dedans.	Immédiatement.	2 2° 15° jour.
13	P...,?	Masculin.	29 mai 1912.	Fracture du péroné au-dessus de la malléole externe et chevauchement énorme.	1 jour.	1
14	C..., 33 ans.	Masculin.	19 mars 1913.	Fracture de la malléole externe à sa base avec gros diastasis tibio-tarsien. Subluxation de l'astragale en arrière.	1 jour.	1
15	J..., 35 ans.	Masculin.	19 avril 1913.	Fracture de la malléole externe oblique.	1 jour.	1
16	V..., 41 ans.	Masculin.	21 juillet 1913.	Fracture du péroné à 3 cm. de la pointe.	Immédiatement.	1
17	B..., 22 ans.	Féminin.	23 août 1913.	Fracture de la malléole externe.	3 jours.	1
18	D..., 29 ans.	Masculin.	20 juin 1913.	Fracture de la malléole externe. Gonflement considérable.	Immédiatement.	2 2° 10e jour.
19	C..., 28 ans.	Féminin.	17 nov. 1913.	Fracture du péroné à la base de la malléole externe.	4 jours.	2 2° 7° jour.
20	L..., 30 ans.	Masculin.	11 avril 1914.	Fracture du péroné à la base de la malléole externe.	Immédiatement.	1
21	C...,	Masculin.	7 avril 1914.	Fracture du péroné à la base de la malléole externe.	1 jour.	1

LE MALADE marche le	DURÉE de l'application du plâtre.	DURÉE de l'hospitalisation.	RÉSULTATS IMMÉDIATS	RÉSULTATS ÉLOIGNÉS	OBSERVATIONS
2e jour.	25 jours.	3 jours.	Marche bien. Résultat parfait. Articulation souple.		
12e jour.	30 jours.	17 jours.	Le résultat est bon. Articulation souple.	Revu : 2 mois. Marche très bien.	
6e jour.	33 jours.	13 jours.	Marche bien avec son plâtre. Articulation souple.		
3e jour.	30 jours.	12 jours.	Résultat fonctionnel parfait. Articulation souple.		
4e jour.	42 jours.	25 jours.	Résultat parfait. Articulation souple.	Revu : 2 ans. Résultat parfait.	
3e jour.	27 jours.	8 jours.	Résultat parfait. Articulation souple.		
3e jour.	28 jours.	15 jours.	Résultat parfait. Articulation souple.		
4e jour.	30 jours.	25 jours.	Résultat parfait. Articulation souple.		
1er jour.	?	13 jours.	Marche très bien avec son plâtre. Articulation souple.		Le malade ne revient pas pour faire enlever son plâtre.
3e jour.	28 jours.	8 jours.	Résultat absolument parfait. Articulation souple.		
3e jour.	30 jours.	10 jours.	Résultat parfait. Articulation souple.		

NUMÉRO	INITIALE AGE DU MALADE	SEXE	DATE DE LA FRACTURE	ÉTUDE CLINIQUE ET RADIOGRAPHIE	TEMPS ÉCOULÉ entre l'accident et l'application du plâtre.	NOMBRE DE PLATRES
22	B..., 38 ans.	Masculin.	19 juin 1914.	Grosses phlyctènes. Gonflement considérable. Fracture de la malléole externe.	7 jours.	1
23	E..., 36 ans.	Masculin.	21 févr. 1914.	Fracture de la malléole externe avec ballottement astragalien.	Immédiatement.	1
24	P..., 49 ans.	Masculin.	14 mars 1914.	Fracture de la malléole externe.	2 jours.	1
25	L..., 30 ans.	Masculin.	28 avril 1914.	Fracture oblique de la malléole externe.	1 jour.	1
26	T..., 28 ans.	Féminin.	20 sept. 1914.	Fracture de la malléole externe oblique en bas et en avant. OEdème considérable.	5 jours.	1
27	H..., 40 ans.	Féminin.	9 nov. 1914.	Fracture de la malléole externe à sa base.	1 jour.	1
28	R..., 32 ans.	Masculin.	13 mars 1912.	Fracture du tiers inférieur du péroné avec lésions articulaires. Le pied est dévié en dedans. Gonflement assez notable. Ecchymoses. Radiographie : fracture du péroné au tiers inférieur. Arrachement du ligament péronéo-tibial inférieur.	10 jours.	2 2° 21° jour.
29	S..., 63 ans.	Masculin.	30 octobre 1913.	Fracture de la malléole externe. Trait de fracture oblique d'avant en arrière et de haut en bas.	1 jour.	1
30	M..., 43 ans.	Masculin.	6 octobre 1913.	Fracture de la malléole externe à sa base.	5 jours.	1
31	B..., 35 ans.	Masculin.	20 nov. 1910.	Fracture marginale postérieure de la malléole externe.	1 jour.	1

LE MALADE marche le	DURÉE de l'application du plâtre.	DURÉE de l'hospitalisation.	RÉSULTATS IMMÉDIATS	RÉSULTATS ÉLOIGNÉS	OBSERVATIONS
1er jour.	?	8 jours.	Marche bien avec son plâtre. Articulation souple.		Le plâtre est appliqué tardivement à cause des phlyctènes. N'est pas revenu pour faire enlever son plâtre.
2e jour.	?	20 jours.	Le malade marche très bien. Articulation souple.		Le malade ne revient pas pour faire enlever son plâtre.
3e jour.	?	15 jours.	Marche bien. Articulation souple.		Le malade n'est pas revenu pour faire enlever son plâtre.
3e jour.	?	10 jours.	Marche très bien. Résultat parfait. Articulation souple.		Le malade n'est pas revenu pour faire enlever son plâtre.
1er jour.	35 jours.	15 jours.	Très bon résultat. Marche bien. A repris son métier de couturière après l'ablation du plâtre. Articulation souple.		
3e jour.	38 jours.	28 jours.	Le malade marche très bien. Résultat parfait. Articulation souple.		
11e jour.	44 jours.	62 jours.	Le blessé a toujours bien marché. Sort parfaitement guéri. Articulation souple.		Obs. Thinesse. In thèse Thinesse, Nancy, 1912.
5e jour.	28 jours.	30 jours.	Résultat absolument parfait.		
2e jour.	28 jours.	18 jours.	Résultat parfait.	Revu : 2 mois. Résultat excellent.	In thèse Parthenay, Paris.
2e jour.	?	10 jours.	Marche très bien avec son plâtre.		Ne revient pas pour faire enlever son plâtre.

FRACTURES SUS-

NUMÉRO	INITIALE AGE DU MALADE	SEXE	DATE DE LA FRACTURE	ÉTUDE CLINIQUE ET RADIOGRAPHIE	TEMPS ÉCOULÉ entre l'accident et l'application du plâtre.	NOMBRE DE PLATRES
1	C..., 51 ans.	Féminin.	8 mars 1909.	Fracture sus-malléolaire.	1 jour.	1
2	L..., 52 ans.	Féminin.	26 janv. 1910.	Déplacement peu marqué.	1 jour.	3 2° 8° jour. 3° 18° jour.
3	E..., 30 ans, porteur de pianos.	Masculin.	2 juin 1911.	Fracture transversale en rave des deux os. Petit déplacement.	Immédiate-ment.	2 2° 11° jour.
4	L..., 36 ans.	Masculin.	17 oct. 1911.	Fracture transversale du tibia. Un peu oblique du péroné. Dé-placement en arrière du frag-ment inférieur du tibia.	1 jour.	1
5	D..., 54 ans.	Masculin.		Fracture transversale de la jambe. Renversé par un autobus. Par coup direct. Jambe dans un très mauvais état. Chevauchement énorme des fragments.	Immédiate-ment.	4 2° 10° jour. 3° 15° jour. 4° 35° jour.
6	B..., 18 ans.	Masculin.	10 mai 1912.	Fracture sus-malléolaire. Dévia-tion du pied en dedans et en arrière.	1 jour.	2 2° 13° jour.
7	B..., 49 ans.	Masculin.	10 avril 1914.	Fracture par coup direct (coup de pied de cheval). Déplacement	1 jour.	3 2° 8° jour.

MALLÉOLAIRES

LE MALADE marche le	DURÉE de l'application du plâtre.	DURÉE de l'hospitalisation.	RÉSULTATS IMMÉDIATS	RÉSULTATS ÉLOIGNÉS	OBSERVATIONS
8e jour.	40 jours.	35 jours.	Résultat parfait. Articulation souple.		
10e jour.	42 jours.	28 jours.	Marche bien. Un peu d'œdème. Tibio-tarsienne un peu raide.		La souplesse articulaire n'a pas été complète car la malade avait peur de marcher avec son appareil par hésitation.
7e jour.	36 jours.	15 jours.	Marche bien. Articulation souple. On sent le cal.	Revu : 3 ans. A repris son métier 3 mois après son accident. Marche sans boiter. Pas d'œdème. Aucune différence avec la jambe saine.	
4e jour.	37 jours.	14 jours.	Résultat parfait. Le déplacement en arrière est corrigé. Articulation souple.		
30e jour.	48 jours.	55 jours.	Raccourcissement 1 cm. Marche péniblement. Accident du travail.	Revu : 3 mois. Marche avec douleur. Gros cal. Tibio-tarsienne libre. Revu : 6 mois. Marche bien. La compagnie d'assurance a payé 6 p. 100. Revu : au bout de 2 ans 1/2. Parfait.	
10e jour.	42 jours.	15 jours.	Très bon résultat. Articulation tibio-tarsienne libre. Léger épaississement du cou-de-pied. Marche bien.		
9e jour.	33 jours.	11 jours.	Bonne correction. Marche bien. On sent le cal sur		On a été obligé d'enlever le premier plâtre à cause de

NUMÉRO	INITIALE AGE DU MALADE	SEXE	DATE DE LA FRACTURE	ÉTUDE CLINIQUE ET RADIOGRAPHIE	TEMPS ÉCOULÉ entre l'accident et l'application du plâtre.	NOMBRE DE PLATRES
				considérable. Péroné. Gros chevauchement des fragments.		3º 15º jour.
8	L..., 48 ans.	Masculin.	3 août 1914.	Fracture sus-malléolaire. Petit déplacement. Phlyctène.	4 jours.	1
9	T..., 61 ans.	Masculin.	5 déc. 1914.	Fracture sus-malléolaire. Déplacement considérable.	2 jours.	1
10	H..., 33 ans.	Féminin.	25 nov. 1914.	Fracture sus-malléolaire sans déplacement. Péroné à 7 cm. de la base.	1 jour.	1
11	C..., 36 ans, observations Audard.	Masculin.	8 sept. 1912.	Fracture sus-malléolaire des deux os de la jambe.	6 jours.	2 2º 21º jour.
12	S..., 26 ans. Id.	Masculin.	2 mars 1913.	Fracture sus-malléolaire des deux os de la jambe gauche. Fragments en biseau.	6 jours.	2 2º 16º jour.
13	Caporal X... ? Id.	Masculin.	?	Fracture sus-malléolaire transversale. Le pied est tout entier transporté en dehors. OEdème énorme.	8 jours.	2 2º 20º jour.
14	D..., 48 ans. (Worms et Hanard).	Masculin.	12 mars 1910.	Fracture sus-malléolaire sans déplacement.	Immédiatement.	2 2º 12º jour.

LE MALADE marche le	DURÉE de l'application du plâtre.	DURÉE de l'hospitalisation.	RÉSULTATS IMMÉDIATS	RÉSULTATS ÉLOIGNÉS	OBSERVATIONS
			la face interne de la jambe. Articulation libre.		l'apparition de grosses phlyctènes.
2e jour.	35 jours.	19 jours.	Très bon résultat. Marche bien avec son plâtre. Sort de l'hôpital pour reprendre son métier d'épicier, marchant avec son plâtre.		
13e jour.	40 jours.	43 jours.	Marche bien. La flexion ne dépasse pas l'angle droit.	Revu : 2 mois. Marche bien. A repris son métier de charretier.	Le malade est timide et hésite à marcher si on ne l'y contraint pas. C'est pourquoi son articulation n'est pas absolument souple.
2e jour.	39 jours.	12 jours.	Résultat absolument parfait. Articulation souple. Très bon résultat.	Revue : 2 mois. Résultat parfait.	
?	40 jours.	50 jours.	Mouvements articulaires libres. Pas de claudication. Pas de douleur.	Reprend son travail au bout d'un mois (ouvrier à l'arsenal).	
?	40 jours.	56 jours.	Pas de raccourcissement. Pas de raideur articulaire. Pas de claudication.	Reprend son service de quartier-maître au bout de 2 mois.	
2e jour.	40 jours.	50 jours.	Rectitude absolue. Pas de raccourcissement. Un peu d'épaississement de la région sus-malléolaire. Articulation souple. Pas d'atrophie.	Reprend son service au bout de 4 mois.	
3e jour.	30 jours.	17 jours.	Résultat parfait. Marche sans difficultés. Cal solide. Articulation libre.		

NUMÉRO	INITIALE AGE DU MALADE	SEXE	DATE DE LA FRACTURE	ÉTUDE CLINIQUE ET RADIOGRAPHIE	TEMPS ÉCOULÉ entre l'accident et l'application du plâtre.	NOMBRE DE PLATRES
				FRACTURE PAR ÉCLATEMENT DE		
1	G..., 44 ans.	Féminin.	20 nov. 1906.	Fracture par cause directe. Éclatement de l'extrémité inférieure du tibia. Gros diastasis. Péroné fracturé à 6 cm. au-dessus de la malléole externe. Ses deux fragments forment un angle obtus de 30°.	3 jours.	2
2	G..., 50 ans.	Féminin.	4 juin 1911.	Éclatement de l'extrémité inférieure du tibia par coup direct au niveau de l'ancienne fracture. Plusieurs fragments du tibia au-dessus du foyer de l'ancienne fracture. Déplacement considérable en arrière des fragments inférieurs.	5 jours.	2 2° 23° jour.
3	P..., 33 ans.	Masculin.	20 mars 1914.	Éclatement de l'extrémité inférieure du tibia. Luxation en avant de l'astragale. Péroné fracturé au niveau de l'extrémité supérieure. La réduction simple étant insuffisante on fait une réduction sanglante. Opération : Réduction partielle du péroné. Impossibilité de maintenir la luxation de l'astragale. On passe une vis du péroné dans l'astragale et on creuse un lit pour celui-ci dans l'extrémité inférieure du tibia.	Immédiatement après la réduction sanglante.	2 2° 17° jour.
4	L..., 33 ans.	Masculin.	2 déc. 1908.	Éclatement de l'extrémité inférieure du tibia par chute de 2ᵐ,50. Déformation complète du pied. Talon en arrière. Le fragment inférieur du tibia éclaté a basculé en dehors et en avant de la malléole péronière.	6 jours.	2 2° 28° jour.
5	M..., 59 ans.	Féminin.	27 nov. 1911.	Fracture esquilleuse sus-malléolaire. Mobilité anormale considérable. Chute du pied en arrière dès que le malade soulève la jambe.	1 jour.	4 2° 6° jour. 3° 14° jour. 4° 24° jour.
6	A..., 23 ans.	Masculin.	4 janv. 1912.	Écrasement de l'extrémité inférieure du tibia. Pénétration du	2 jours.	3 2° 12° jour.

LE MALADE marche le	DURÉE de l'application du plâtre.	DURÉE de l'hospitalisation,	RÉSULTATS IMMÉDIATS	RÉSULTATS ÉLOIGNÉS	OBSERVATIONS

L'EXTRÉMITÉ INFÉRIEURE DU TIBIA

LE MALADE marche le	DURÉE de l'application du plâtre.	DURÉE de l'hospitalisation,	RÉSULTATS IMMÉDIATS	RÉSULTATS ÉLOIGNÉS	OBSERVATIONS
18e jour.	50 jours.	41 jours.	La malade marche en boitant. L'articulation tibio-tarsienne est souple. Déviation assez prononcée.	Revue 3 mois 1/2. Marche mieux. Boîte légèrement. Articulation souple. La déviation n'est pas corrigée.	
20e jour.	55 jours.	29 jours.	Marche très bien avec et sans plâtre malgré la persistance du déplacement. Articulation souple.	Revue 4 mois. Très bon résultat. Bonne attitude. Marche sans fatigue.	
10e jour.	50 jours.	35 jours.	Marche très bien avec son plâtre. Axe parfait. La flexion de l'articulation tibio-tarsienne dépasse l'angle droit.	Revu 6 mois. Résultat parfait. Articulation souple.	
30e jour.	60 jours.	52 jours.	Résultat excellent. Marche très bien. Articulation dépasse l'angle droit.	Revu 4 mois. Epaississement de la région malléolaire. Raccourcissement 1 an. Axe parfait. Mouvements articulaires dépassent l'angle droit. A repris son métier.	
15e jour.	46 jours.	25 jours.	Marche bien. Œdème de la jambe que le massage fait disparaître. Mouvements articulaires presque libre.		
12e jour.	47 jours.	30 jours.	Marche bien. On sent le cal. Ne boite pas. Les	Revu au bout de 1 an. A repris son métier.	

NUMÉRO	INITIALE AGE DU MALADE	SEXE	DATE DE LA FRACTURE	ÉTUDE CLINIQUE ET RADIOGRAPHIE	TEMPS ÉCOULÉ entre l'accident et l'application du plâtre.	NOMBRE DE PLATRES
				fragment supérieur dans le fragment inférieur.		3° 24° jour.

FRACTURE DE JAMBE A LA PARTIE

NUMÉRO	INITIALE AGE DU MALADE	SEXE	DATE DE LA FRACTURE	ÉTUDE CLINIQUE ET RADIOGRAPHIE	TEMPS ÉCOULÉ entre l'accident et l'application du plâtre.	NOMBRE DE PLATRES
1	C..., 19 ans.	Masculin.	20 déc. 1908.	Fracture à la partie moyenne par coup direct en jouant au foot-ball. Les deux os sont intéressés au même niveau.	5 jours.	3 2° 7° jour. 3° 30° jour.
2	C..., 15 ans ½	Masculin.	30 janv. 1909.	Fracture transversale à la partie moyenne par coup direct en jouant au foot-ball. Déplacement très marqué. Angle ouvert en dedans.	1 jour.	2 2° 10° jour.
3	L..., 48 ans.	Masculin.	16 juin 1911.	Fracture transversale de jambe par coup direct. Déplacement très prononcé des deux fragments ; le supérieur en dehors, l'inférieur en dedans.	1 jour.	3 2° 10° jour. 3° 30° jour.
4	S..., 35 ans	Masculin.	8 mai 1914.	Fracture du tibia par coup direct à la partie moyenne.	Immédiatement.	1
5	M..., 22 ans.	Masculin.		Fracture transversale par flexion du tibia.	8 jours.	1
6	P..., 47 ans.	Masculin.	4 nov. 1907.	Fracture par coup direct, très oblique en bas et en dedans.	1 jour.	2
7	B..., 25 ans.	Masculin.	Janv. 1914.	Fracture transversale. Grand chevauchement.	1 jour.	2 2° 10° jour.

LE MALADE marche le	DURÉE de l'application du plâtre.	DURÉE de l'hospitalisation.	RÉSULTATS IMMÉDIATS	RÉSULTATS ÉLOIGNÉS	OBSERVATIONS
			mouvements articulaires ne sont pas tout à fait libres.	La Compagnie d'assurances a donné 11 p. 100. Marche bien. Les mouvements articulaires sont limités. Se plaint de souffrir pendant la fatigue.	

MOYENNE PAR COUP DIRECT

LE MALADE marche le	DURÉE de l'application du plâtre.	DURÉE de l'hospitalisation.	RÉSULTATS IMMÉDIATS	RÉSULTATS ÉLOIGNÉS	OBSERVATIONS
11e jour.	40 jours.	43 jours.	Absolument parfait.		
11e jour.	31 jours.	22 jours.	Marche bien avec son plâtre. Articulation souple. L'axe du membre est corrigé.	Revu 2 mois. Marche bien. Ne boite pas. Souplesse absolue de l'articulation.	
38e jour.	50 jours.	44 jours.	Le malade marche bien avec son troisième plâtre. Il quitte l'hôpital en marchant bien. Articulation souple.	Revu 3 ans. A repris son métier au bout de 4 mois. Jambe normale. Raccourcissement 1/2 cm. Ne boite pas. A souffert pendant 1 an. Souplesse articulaire absolue.	On est obligé d'enlever le deuxième plâtre à cause du mauvais état de la peau de la jambe. On installe pendant 15 jours une extension continue sur attelle de Boeckel.
1er jour.	55 jours.	1 jour.	Résultat parfait. Articulation souple.	Revu 2 mois. Marche bien. Articulation souple.	Le malade reste chez lui et ne revient pour faire enlever son plâtre que au bout de 55 jours.
15e jour.	40 jours.	42 jours.	Rectitude absolue. Pas d'atrophie musculaire. Articulation souple.		Obs. major Duguet.
3e jour.	35 jours.	28 jours.	Résultat excellent. Articulation souple. Pas d'atrophie musculaire.	Revu 2 ans. Indolore. Marche très bien. Revu 7 ans. Aucune différence avec la jambe saine.	
6e jour.	40 jours.	50 jours.	Articulation libre. Marche très bien.	Reprend son service de cavalier.	Obs. du major Defouany.

NUMÉRO	INITIALE AGE DU MALADE	SEXE	DATE DE LA FRACTURE	ÉTUDE CLINIQUE ET RADIOGRAPHIE	TEMPS ÉCOULÉ entre l'accident et l'application du plâtre.	NOMBRE DE PLATRES
						FRACTURES
1	C..., 29 ans.	Masculin.	13 juin 1914.	Fracture du tibia avec une grosse esquille postérieure. Deux traits de fracture. Le premier d'avant en arrière et de haut en bas. L'autre d'avant en arrière et de bas en haut. Gonflement considérable. Phlyctènes.	9 jours.	3 2° 12° jour. 3° 18° jour.
2	F..., 24 ans, soldat soigné à l'ambulance.	Masculin.	20 déc. 1914.	Fracture du tibia par coup de pied de cheval. Trois traits de fracture. Premier : supérieur. Transversal à la partie moyenne. Deuxième : du dehors en dedans et d'avant en arrière. Troisième : transversal à la partie inférieure du tibia. Déplacement considérable des fragments.	3 jours.	2
3	X..., 22 ans.	Masculin.	1914	Fracture esquilleuse du tibia à la partie moyenne.	Immédiatement.	1
4	D..., 33 ans.	Masculin.	16 fév. 1910.	Fracture esquilleuse du tibia à la partie moyenne. Deux traits de fracture. Premier : oblique de dedans en dehors et de haut en bas. Le second : de dehors en dedans et de haut en bas. Esquille en forme de V.	1 jour.	3 2° 9° jour. 3° 17° jour.
5	M..., 55 ans.	Masculin.	3 août 1914.	Écrasement du pied à la partie moyenne. Fracture esquilleuse. Jambe en très mauvais état. Déplacement énorme. Jambe variqueuse.	4 jours.	4 2° 11° jour. 3° 18° jour. 4° 60° jour.
6	A..., 34 ans.	Masculin.	10 août 1914.	Fracture esquilleuse du péroné avec fracture de la malléole interne.	2 jours.	1
						FRACTURE DE LA
1	D..., 51 ans.	Masculin.	14 fév. 1913.	Fracture de la malléole interne.	1 jour.	1

LE MALADE marche le	DURÉE de l'application du plâtre.	DURÉE de l'hospita-lisation.	RÉSULTATS IMMÉDIATS	RÉSULTATS ÉLOIGNÉS	OBSERVATIONS
ESQUILLEUSES					
16e jour.	39 jours.	22 jours.	Marche très bien. Articulation souple.		
2e jour.	49 jours.	52 jours.	Marche très bien. Articulation souple.	Revu 2 mois. Marche absolument normale. Reprend son service militaire après un court congé de convalescence.	
3e jour.	30 jours.	50 jours.	Résultat absolument parfait. Articulation souple.	Reprend son service de chasseur d'Afrique au bout de 3 mois.	Obs. du major Defouany.
12e jour.	42 jours.	17 jours.	Marche bien. Articulation souple. Raccourcissement 1 cm.	Revu 4 ans. Marche très bien. On ne peut pas distinguer la jambe malade.	
30e jour.	120 jours.	3 mois.	Radiographie. Pas de modification du déplacement, L'articulation est un peu raide. Raccourcissement 1/2 cm.	Revu 7 mois. Marche difficilement sans canne. Se plaint de souffrir. Cal volumineux. L'articulation tibio-tarsienne n'est pas tout à fait libre.	Le malade a eu autrefois une fracture bi-malléolaire. On sent encore un épaississement notable des malléoles. La limitation des mouvements articulaires en est vraisemblablement due aux lésions antérieures.
2e jour.	38 jours.	12 jours.	Marche bien avec son plâtre. Articulation souple.	Revu 2 mois. Marche bien. Articul. simple. Enfle un peu le soir.	
MALLÉOLE INTERNE					
3e jour.	30 jours.	14 jours.	Résultat parfait. Articulation souple.	Revu 2 ans 1/2. Marche très bien sans trouble.	

NUMÉRO	INITIALE AGE DU MALADE	SEXE	DATE DE LA FRACTURE	ÉTUDE CLINIQUE ET RADIOGRAPHIE	TEMPS ÉCOULÉ entre l'accident et l'application du plâtre.	NOMBRE DE PLATRES
2	V..., 46 ans.	Féminin.	28 août 1913.	Fracture de la malléole interne. Gonflement énorme.	3 jours.	1
3	X..., 24 ans.	Masculin.	1914	Arrachement complet de la malléole interne. Léger diastasis.	6 jours.	1
4	G..., 49 ans.	Masculin.	28 déc. 1908.	Fracture de la malléole interne par adduction forcée. Gonflement énorme. Grand diastasis de l'articulation tibio-péronière.	7 jours.	1
5	S..., 23 ans.	Masculin.	4 avril 1912.	Fracture de la malléole interne. Gonflement énorme.	1 jour.	2 2° 10° jour.

FRACTURE DU PÉRONÉ AU QUART SUPÉRIEUR AVEC TYPE MAISONNEUVE

NUMÉRO	INITIALE AGE DU MALADE	SEXE	DATE DE LA FRACTURE	ÉTUDE CLINIQUE ET RADIOGRAPHIE	TEMPS ÉCOULÉ entre l'accident et l'application du plâtre.	NOMBRE DE PLATRES
1	D..., 32 ans.	Masculin.	2 déc. 1912.	Fracture oblique du péroné au quart supérieur. Gros diastasis de l'articulation tibio-tarsienne. Astragale reporté en dehors de la malléole externe. Réduction par l'extension continue.	Immédiatement.	4 2° 7° jour. 3° 11° jour. 4° 17° jour.
2	F..., 54 ans.	Masculin.	3 janv. 1908.	Fracture du péroné au quart supérieur. Diastasis de l'articulation tibio-tarsienne. Peut-être fracture de la malléole interne.	4 jours.	1

FRACTURES

NUMÉRO	INITIALE AGE DU MALADE	SEXE	DATE DE LA FRACTURE	ÉTUDE CLINIQUE ET RADIOGRAPHIE	TEMPS ÉCOULÉ entre l'accident et l'application du plâtre.	NOMBRE DE PLATRES
1	B..., 47 ans.	Masculin.	15 nov. 1913.	Fracture atypique par cause indirecte. Le pied repose par sa face externe sur le plan du lit. L'extrémite inférieure du tibia fait une forte saillie de 3 cm. sur la face antérieure du membre faisant avec l'astragale dont le grand axe est transversal un angle droit. La malléole péronière semble avoir suivi le pied dans son déplacement. *Radiographie.* Le pied est transversal. Le tibia est perpendiculaire au grand axe de l'astragale. Péroné fracturé à sa partie moyenne avec grand écartement des deux fragments.	Immédiatement	2 2° 11° jour.
2	L..., 64 ans.	Masculin.	24 nov. 1913.	Fracture des deux jambes. *J. droite,* esquilleuse à la partie moyenne. *J. gauche,* fracture bi-malléolaire.	6 jours.	1

LE MALADE marche le	DURÉE de l'application du plâtre.	DURÉE de l'hospitalisation.	RÉSULTATS IMMÉDIATS	RÉSULTATS ÉLOIGNÉS	OBSERVATIONS
2e jour.	30 jours.	10 jours.	Résultat parfait. Articulation souple.		Obs. de M. Parthenay. In thèse, Paris, 1914.
4e jour.	35 jours.	40 jours.	Résultat parfait.	Reprend son service le jour de l'application du plâtre (soldat).	Obs. du major Defouany.
10e jour.	37 jours.	20 jours.	Marche bien. Articulation ne dépasse pas l'angle droit.	Revu 4 mois. Pied épaissi. Articulation tibio-tarsienne dépasse l'angle droit.	
4e jour.	32 jours.	12 jours.	Résultat parfait.		

GROS DIASTASIS DE L'ARTICULATION TIBIO-TARSIENNE PAR DIASTASIS

LE MALADE marche le	DURÉE de l'application du plâtre.	DURÉE de l'hospitalisation.	RÉSULTATS IMMÉDIATS	RÉSULTATS ÉLOIGNÉS	OBSERVATIONS
12e jour.	33 jours.	19 jours.	Résultat excellent. Réduction parfaite. Aucun trouble. Articulation souple.		
2e jour.	39 jours.	15 jours.	Marche bien. Articulation souple.	Revu 3 mois. Articulation souple. Léger œdème le soir.	

EXCEPTIONNELLES

LE MALADE marche le	DURÉE de l'application du plâtre.	DURÉE de l'hospitalisation.	RÉSULTATS IMMÉDIATS	RÉSULTATS ÉLOIGNÉS	OBSERVATIONS
4e jour.	25 jours.	6 jours.	Réduction parfaite des désordres articulaires. Le pied paraît normal sur la radiographie. Le malade marche très bien. Articulation souple.		
12e jour.	40 jours.	23 jours.	Le malade marche en boitant. Souffre surtout de la jambe droite atteinte de fracture esquilleuse.		Thèse Parthenay. Paris, 1914.

FRACTURES

NUMÉRO	INITIALE AGE DU MALADE	SEXE	DATE DE LA FRACTURE	ÉTUDE CLINIQUE ET RADIOGRAPHIE	TEMPS ÉCOULÉ entre l'accident et l'application du plâtre.	NOMBRE DE PLATRES
1	M..., 48 ans.	Masculin.	31 août 1908.	Fracture ouverte de 2 os de la jambe. Chevauchement énorme. On applique d'abord une gouttière plâtrée. Reste trois mois et demi. Sans consolidation puis appareil de marche.	3 mois 1/2.	3
2	W..., 59 ans.	Féminin.	13 déc. 1909.	Fracture compliquée de la jambe gauche. Agrafe de Jacoel appliquée au cours de l'opération. Plâtre appliqué immédiatement.	Immédiatement.	4 2° 17° jour. 3° 37° jour. 4° 3 mois.
3	V..., 19 ans.	Masculin.	13 déc. 1909.	Fracture compliquée. Opération. Péroné : fil d'argent. Tibia : agrafe de Jacoel.	Immédiatement.	2 2° 40° jour.
4	T..., 59 ans.	Féminin.	1909.	Gros déplacement. Agrafe de Jacoel.	9 jours.	3 2° 39° jour. 3° 99° jour.
5	F..., 35 ans, terrassier.	Masculin.	28 mars 1910.	Fracture ouverte des deux os de la jambe. Opération : débridement. Réduction ; 2 agrafes de Jacoel.	Immédiatement.	3
6	M..., 20 ans.	Masculin.	9 avr. 1910.	Fracture compliquée par coup direct. Facile à réduire. Difficile à maintenir. Chevauchement	1° 7 jours.	3 2° 14° jour. 3° 29° jour.

OUVERTES

LE MALADE marche le	DURÉE de l'application du plâtre.	DURÉE de l'hospitalisation.	RÉSULTATS IMMÉDIATS	RÉSULTATS ÉLOIGNÉS	OBSERVATIONS
10e jour.	2 mois.	2 mois 1/2.	Le malade marche péniblement à cause de la raideur de l'articulation. La jambe est solide.	Revu : 7 mois. Marche fatigante. Déformation notable. Flexion ne dépasse pas l'angle droit. Revu : 6 ans. Raccourcissement 3 cm. Tibia incurvé en dehors. Ne souffre pas. Marche assez bien en boitant.	Retard de consolidation par immobilisation pendant 3 mois 1/2.
30e jour avec béquilles.	5 mois.	43 jours, sort avec son appareil.	Marche assez bien. Cal énorme.	Revue : 3 mois. Suppure. Nouvel appareil de marche avec lequel la malade quitte l'hôpital. Revue : 5 mois. Suppure. On enlève les agrafes de Jacoel. Guérit en 1 mois. Revue : 8 mois. Marche assez bien sans plâtre. Pas de raccourcissement. Revue : 5 ans. Marche sans béquilles. Enfle le soir. Jambe variqueuse. Flexion angle droit. Jambe incurvée en avant.	
10e jour.	56 jours.	42 jours.	Bon résultat. Raccourcissement 1 cm. Marche bien.	Revu : 2 mois. Tibio-tarsienne libre. Pas d'œdème. Raccourcissement 1 cm.	
3e mois.	5 mois.	3 mois 1/2.	Marche avec son plâtre s'aidant d'une canne. Pied œdémacié. Articulation souple.		
20e jour.	3 mois.	34 jours.	Marche bien. Articulation souple.	Revu : 4 ans. Résultat parfait. Pas de déviation. Pas d'œdème. Articulation souple. A repris son métier. Douleurs avec les changements de temps.	
21e jour.	60 jours.	1 mois.	Cal volumineux. Réduction imparfaite. Le fragment inférieur porté en		

NUMÉRO	INITIALE AGE DU MALADE	SEXE	DATE DE LA FRACTURE	ÉTUDE CLINIQUE ET RADIOGRAPHIE	TEMPS ÉCOULÉ entre l'accident et l'application du plâtre.	NOMBRE DE PLATRES
				énorme du fragment inférieur en dedans.		
7	C..., 43 ans.	Masculin.	18 avr. 1910.	Fracture compliquée par cause directe. Plaie désinfectée et suturée partiellement. La fracture siège au tiers supérieur. Chevauchement du fragment inférieur en arrière.	1 jour.	3 2° 12° jour. 3° 29° jour.
8	E..., 45 ans.	Masculin	23 nov. 1910.	Fracture compliquée à la partie moyenne. Péroné au niveau du col. Esquilleuse. Chevauchement considérable des fragments tibiaux. Désinfection soigneuse de la plaie. Drainage. Pas de suture.	Immédiatement.	2 2° 13° jour.
9	G..., 31 ans.	Masculin.	11 mars 1912.	Fracture des deux jambes. Compliquée de la jambe gauche. Dupuytren à droite. Désinfection et fermeture de la plaie. Siège à la partie-moyenne. Jambe droite. Fracture de Dupuytren. Déviation du pied en dehors.	Immédiatement.	2 2° 8° jour.
10	B..., 31 ans.	Masculin.	21 févr. 1912.	Fracture ouverte oblique. Désinfection immédiate. Drainage et lavage les jours suivants.	4 jours.	3
11	M..., 55 ans.	Féminin.	25 nov. 1912.	Fract. compliquée très grave. Tibia : siège à la partie moyenne. Le chevauchement du fragment supérieur déborde en dedans de 2 cm. Péroné : trois fragments. Le fragment supérieur passe en avant du tibia. Le fragment inférieur reste en place. Fragment intermédiaire libre.	5 jours.	6 2° 10° jour. 3° 14° jour. 4° 39° jour. 5° 61° jour. (Application délicate).
12	M..., 74 ans.	Masculin.	17 nov. 1912.	Fracture compliquée de la jambe gauche. Plaie sur la face antérieure du tibia au tiers moyen. Fracture oblique.	10 jours.	3
13	D..., 21 ans.	Masculin.	26 janv. 1914.	Fracture compliquée par coup de pied de cheval. Fracture esquilleuse du tibia à la partie moyenne sans déplacement.	Immédiatement.	2 2° 6° jour.
14	G..., 26 ans.	Masculin.	28 mars 1914.	Fracture compliquée par coup direct à la partie moyenne. Fragment intermédiaire du tibia libre, de même au péroné. Chevauchement tellement considérable qu'on a été obligé au 30° jour après l'applica-	Immédiatement.	5

LE MALADE marche le	DURÉE de l'application du plâtre.	DURÉE de l'hospitalisation.	RÉSULTATS IMMÉDIATS	RÉSULTATS ÉLOIGNÉS	OBSERVATIONS
			dedans. L'axe est bon. Le malade marche assez bien. Articulat. souple.		
22e jour.	50 jours.	50 jours.	Le malade marche bien. Articulation souple.		
15e jour.	?	25 jours.	Au moment où le malade quitte l'hôpital la plaie est presque cicatrisée. Marche bien. Articulation.		Le malade ne revient plus pour faire enlever son plâtre.
30e jour.	45 jours.	2 mois.	Bon résultat. Marche bien.	Revu : 2 ans. Jambe droite dans un parfait état. Enfle un peu le soir. Jambe gauche boite légèrement. Souplesse articulaire.	Fracture des deux jambes.
30e jour.	47 jours.	38 jours.	Raccourcissement 1 cm. Le chevauchement n'est pas corrigé. Marche bien. Tibio-tarsienne libre.	Résultat absolument parfait au bout de 2 ans.	
33e jour.	61 jours.	3 mois.	La malade marche péniblement avec une canne. Cependant l'articulation est libre.	Revue : 18 mois. A bien marché 6 mois après l'accident. Saillie très prononcée du fragment supérieur du tibia. Adhérences cutanées. Raccourcissement 2 cm. 1/2. Souffre.	
27e jour.	43 jours.	57 jours.	Le malade marche bien. Articulation absolument souple.		
2e jour.	52 jours.	30 jours.	Résultat excellent.	Revu : 1 mois. Résultat parfait. Articulation souple.	
20e jour.	100 jours.	44 jours.	Marche très bien. Ne souffre pas même pendant la suppuration. Ne boite pas.	Revu : 4 mois. Ne souffre pas. Ne boite pas. A repris son travail. Fait de la bicyclette et de la motocyclette.	Le plâtre a été gardé si longtemps à cause de la consolidation lente due à la suppuration.

NUMÉRO	INITIALE AGE DU MALADE	SEXE	DATE DE LA FRACTURE	ÉTUDE CLINIQUE ET RADIOGRAPHIE	TEMPS ÉCOULÉ entre l'accident et l'application du plâtre.	NOMBRE DE PLATRES
				tion du plâtre de réséquer la pointe du tibia qui faisait saillie au dehors. La plaie suppure abondamment, mais grâce à l'attelle en anse on a pu continuer les pansements sans interrompre la marche du malade.		
15	P..., 32 ans.	Masculin.	1er avril 1914.	Fracture compliquée siégeant au tiers inférieur. Fracture esquilleuse avec gros chevauchement. Débridement large. Grande infection. La réduction est faite le lendemain avec 20 kgs.	1 jour.	2° 8° jour. 2
16	B..., 35 ans.	Masculin.	11 juin 1914.	Fracture ouverte du tibia. Siège à la partie moyenne. Fracture oblique avec un chevauchement énorme. Désinfection immédiate.	7 jours.	2
17	C..., 33 ans, soldat.	Masculin.	15 janv. 1915.	Fracture par balle. Plaie à la partie externe et interne de la jambe. Fracture esquilleuse dans la partie moyenne. Au niveau des plaies on coupe de petites encoches, au niveau des bords antérieurs des attelles latérales afin de laisser les plaies découvertes. Pansement journalier.	4 jours.	2
18	L..., 20 ans, caporal.	Masculin.	20 nov. 1914.	Grosse fracture esquilleuse par shrapnell. Ablation des esquilles. La suppuration est très abondante. La plaie siège au tiers inférieur de la jambe. Quand la plaie commence à bien bourgeonner on applique l'appareil de marche dont l'attelle latérale est formée en anse, renforcée par une attelle de fil de fer.	2 mois.	1
19	B..., 33 ans.	Masculin.	22 nov. 1914.	Fracture ouverte très grave. Le tibia sort sur une distance de 2 centimètres. Plaie infectée. Pansements à l'éther. Appareil plâtré ordinaire avec une grande fenêtre pendant un mois. Résection du fragment du tibia faisant saillie sous la peau. Application de l'appareil de marche avec attelle en anse en fil de fer renforcé.	35 jours.	1
20	C..., 26 ans. (Obs. Dr Oudard.)	Masculin.	2 mars 1913.	Fracture largement ouverte, hélicoïdale à l'union du tiers moyen et du tiers inférieur. Fragment supérieur déplacé en avant et en dedans. Fracture du péroné à son extré-	10 jours.	2° 28° jour. 2

LE MALADE marche le	DURÉE de l'application du plâtre.	DURÉE de l'hospita-lisation.	RÉSULTATS IMMÉDIATS	RÉSULTATS ÉLOIGNÉS	OBSERVATIONS
35e jour.	67 jours.	70 jours.	Marche bien avec son plâtre. Articulation pas tout à fait souple. Le chevauchement n'est pas corrigé.		Le premier plâtre serrait trop. Gonflement considérable.
23e jour.	60 jours.	61 jours.	Marche bien. Articulation souple. Le chevauchement n'est pas corrigé.	Revu : 2 mois. Résultat parfait.	
3e jour.	55 jours.	60 jours.	Le malade marche bien avec son plâtre. Articulation souple.		
2e jour.	2 mois.	70 jours.	Marche bien avec son plâtre. La plaie suppure légèrement. Ne souffre pas. Articulation libre. Pas d'œdème.	Résultat parfait.	
3e jour.	60 jours.	45 jours.	Le malade marche très bien avec son plâtre. Mouvements articulaires dépassent l'angle droit. Raccourcissement 2 cm. Boite légèrement.	Revu : 2 mois. Axe parfait. Boite légèrement. Ne souffre pas.	
?	?	63 jours.	Consolidation en bonne direction. Raccourcissement de 1 cm. Pas de raideur articulaire. Claudication à peine appréciable.	A repris son service à l'expiration de son congé de convalescence.	Obs. Dr Oudard.

NUMÉRO	INITIALE AGE DU MALADE	SEXE	DATE DE LA FRACTURE	ÉTUDE CLINIQUE ET RADIOGRAPHIE	TEMPS ÉCOULÉ entre l'accident et l'application du plâtre.	NOMBRE DE PLATRES
				mité. Coaptation sanglante après désinfection du foyer de fracture mais pas de suture osseuse.		
21	Q..., 49 ans. (Obs. Dr Oudard.)	Masculin.	27 mars 1913.	Fracture ouverte hélicoïdale à l'union du tiers moyen et du tiers inférieur. Le fragment supérieur est déplacé en avant et en dedans. La pointe fait saillie et apparaît au milieu de la plaie. Fracture de l'extrémité supérieure du péroné. Au cours de l'intervention on résèque l'extrémité saillante du fragment supérieur. Désinfection du foyer de fracture. Coaptation sanglante mais pas de suture osseuse.	23 jours.	1
22	G..., 23 ans. Id.	Masculin.	14 juillet 1913.	Fracture ouverte oblique du tibia à l'union du tiers moyen et du tiers inférieur. Fragment supérieur déplacé en arrière et en dehors. Chevauchement de 3 cm. Fracture au quart supérieur du péroné. Après désinfection du foyer de fracture. Coaptation sanglante, mais pas de suture osseuse.	10 jours.	?
23	K..., 30 ans.	Masculin.	4 août 1913.	Fracture ouverte transversale du tibia gauche à l'union du tiers moyen et du tiers inférieur. Péroné au même niveau. Pas de déplacement. Incision. Après désinfection du foyer de fracture, pas de suture osseuse.	7 jours.	?
24	M..., 19 ans.	Masculin.	30 août 1910.	Fracture oblique compliquée.	2 jours.	2 2º 10º jour.
25	D..., 23 ans.	Masculin	27 sept. 1910.	Le membre est très tuméfié. Des plaies des parties molles existent au niveau des traits de fracture, intéressant le tibia et le péroné suivant une direction oblique d'arrière en avant et de dehors en dedans à 5 cm. au-dessus des deux malléoles.	3 jours.	?

LE MALADE marche le	DURÉE. de l'application du plâtre.	DURÉE de l'hospitalisation.	RÉSULTATS IMMÉDIATS	RÉSULTATS ÉLOIGNÉS	OBSERVATIONS
?	?	55 jours.	Consolidation en bonne direction. Raccourcissement de 2 cm. Pas de raideur articulaire. Légère claudication.	Reprend son service à l'expiration de son congé.	Obs. Dr Oudard.
?	50 jours.	104 jours.	Bonne consolidation. Marche facile. Articulation souple. Raccourcissement 1 cm. 1/2.		Actuellement en congé de convalescence. Id.
?	50 jours.	?	Consolidation en bonne direction. Pas de raideur articulaire. Claudication légère.		
2e jour.	39 jours.	?	Bonne consolidation à cal régulier. Pas de raideur articulaire. Marche très bien.		Drs Worms et Hamand.
10e jour.	55 jours.	60 jours.	En raison d'une perte de substance assez considérable siégeant à la partie lombaire le malade souffre, la marche est gênée. Une collection séreuse se forme en ce même endroit, qui oblige le malade à rester couché. Progrès rapide de bonne consolidation. Fonction sans gêne. Pas d'atrophie musculaire. Pas de raideur.		Obs. des Drs Worms et Hamand. In thèse Thinesse, Nancy 1912.

FRACTURES DE CUISSE

Par Pierre DELBET.

J'ai exposé précédemment les phases successives par lesquelles j'ai passé avant d'arriver à l'appareil que j'emploie aujourd'hui. Il diffère de tous les appareils usités en ce qu'il prend des points d'appui précis en haut sur le bassin, en bas sur le fémur, et qu'il réalise l'extension par des ressorts agissant sur des tiges engainées l'une dans l'autre.

Les points d'appui pelviens — ischion et branche ischio-pubienne — sont utilisés au moyen d'un arc métallique de courbure complexe. A cet arc sont fixées deux tiges réductrices, l'une interne, l'autre antérieure. Une troisième tige, également réductrice, n'est reliée à l'arc métallique que par un lac souple, mais inextensible.

-Les points d'appui inférieurs, fémoraux, sont utilisés au moyen d'un collier plâtré modelé auquel on fixe la partie inférieure des trois tiges réductrices.

DESCRIPTION DE L'APPAREIL

Je décrirai d'abord la partie métallique de l'appareil. On peut se rendre compte de l'ensemble sur la figure ci-jointe (fig. 30).

Chaque tige réductrice se compose comme celle de l'appareil de bras de deux pièces, une creuse, l'autre pleine et d'un ressort. Le ressort est placé autour de la pièce creuse. Dans cette dernière glisse librement bien que sans jeu la pièce pleine.

La pièce creuse est percée de deux fenêtres parallèles à son grand axe, qui sont en regard l'une de l'autre. Les fenêtres ne vont pas jusqu'à l'extrémité libre de la pièce, elles s'arrêtent à 1 centimètre de cette extrémité.

La pièce pleine est percée de trous distants de 5 millimètres.

Les trois pièces pleines se terminent de la même façon à leur extrémité inférieure, celle qui doit être fixée au niveau des condyles fémoraux. Elles sont munies d'un béquillon à angle droit qui porte lui-même deux petits ailerons placés perpendiculairement à sa direction. Les ailerons souples et modelables sont destinés à être emprisonnés dans l'anneau plâtré condylien de façon à obtenir une bonne fixation.

La tige pleine et le béquillon ne sont pas faits d'une seule pièce. J'ai dû placer à leur jonction un dispositif qui permet à la tige pleine de tourner sur le béquillon. Grâce à cette rotation on peut toujours amener les trous dont la tige pleine est perforée en regard des fenêtres de la pièce creuse.

Ce dispositif permet en outre de changer la pièce pleine. Il n'y a qu'une vis à retirer et à remettre pour enlever la pièce et en fixer une autre.

Cette substitution peut être nécessaire dans certaines circonstances dont je parlerai plus loin.

Les trois tiges creuses ne se terminent pas de la même façon à leur extrémité supérieure.

La tige externe qui est la plus longue se termine par un cylindre métallique de $0^m,035$ de diamètre, de 6 centimètres de long qui est perpendiculaire à sa direction. Ce cylindre doit s'appuyer sur la base du grand trochanter. Lorsqu'il existe une plaie à ce niveau, on peut le remonter jusqu'à l'aile de l'iléon. Il faut alors substituer à la pièce pleine ordinaire une pièce plus longue, quand le malade est de grande taille.

Le cylindre est creux pour laisser passer une courroie qui le relie au reste de l'appareil.

Les deux pièces interne et antérieure sont fixées à un arc
métallique qui embrasse le pli génito-crural. Cet arc, partie
capitale de l'appareil, prend point d'appui sur l'ischion et sur
la branche ischio-pubienne. La tige interne est reliée à l'arc

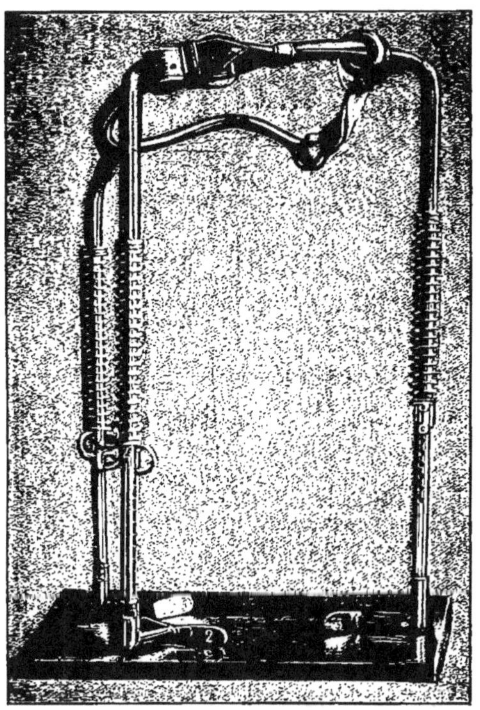

Fig. 30.

métallique par une courbe. La tige antérieure lui est reliée par
deux coudures à angle droit.

Ces courbe et coudures, tant supérieures qu'inférieures, sont
destinées à tenir les tiges à distance de la cuisse. Ceci a des
avantages multiples.

Quand l'appareil est en place, les trois tiges peuvent être considérées comme des segments découpés dans une colonne métallique. La solidité et la stabilité est d'autant plus considérable que le diamètre de la colonne est plus grand. Ainsi l'écartement des tiges assure une meilleure contention.

En outre, cet écartement, qui laisse un espace libre entre les tiges et la cuisse, permet en cas de fractures compliquées de laver, d'irriguer, de nettoyer, de panser les plaies, voire même de faire des opérations sans imprimer aux fragments le moindre mouvement. C'est là un des avantages de l'appareil surtout en ce moment où les fractures compliquées sont la règle.

L'arc métallique est d'une courbure complexe. Il est destiné à prendre point d'appui sur la branche ischio-pubienne et sur l'ischion.

J'engage les chirurgiens qui voudront faire usage de mon appareil à s'assurer sur eux-mêmes de la manière dont agit cette pièce. Ils n'ont qu'à passer l'arc entre leurs jambes de façon qu'il embrasse la moitié interne d'une cuisse et à le remonter aussi haut que possible. Ils seront arrêtés par la rencontre de la branche ischio-pubienne et de l'ischion. Des deux, c'est l'ischion qui est le point d'appui le plus important, si bien qu'ils auront l'impression d'être assis et très solidement, « comme sur une selle de bicyclette » disait le Dr Fresson, à qui je faisais faire cette expérience.

La courbure de l'arc métallique a été établie par tâtonnements. Il fallait la régler de manière qu'elle pût s'appliquer à tous les sujets. Ceci n'a point présenté de grandes difficultés. Comme je l'ai dit en exposant la méthode en général, les relations entre l'ischion et la branche ischio-pubienne varient peu d'un sujet à l'autre. Mon appareil a été appliqué à un assez grand nombre de malades pour que je puisse affirmer qu'à moins de circonstances tout à fait exceptionnelles, il convient à tous les sujets adultes.

Avec l'arc métallique et les deux tiges qu'il porte, on pouvait soigner des fracturés de cuisse couchés, mais je n'aurais pas osé les mettre debout. Or j'attache une importance capitale à ce qué les fracturés se servent de leurs membres. C'est seulement à cette condition que l'assimilation fonctionnelle est mise en jeu. Le but principal de ma méthode n'était donc pas atteint.

Il s'agissait de trouver un point d'appui à la troisième tige, la tige externe. Cette difficulté m'a longtemps arrêté. Il n'y a pas en dehors de saillie osseuse sur laquelle on puisse prendre un point d'appui réel et direct, sauf la crête iliaque, qui est bien haut. J'ai essayé de fixer la partie supérieure de la tige externe à un lac inextensible rattaché aux deux extrémités antérieure et postérieure de l'arc métallique. Ce dispositif a fonctionné d'une manière satisfaisante. En réalité la pression que supporte la tige externe se transmet à l'arc métallique. Ce dernier s'en trouve mieux appliqué et grâce à cette tige externe, l'appareil est équilibré.

Le réglage de chacune des tiges se fait comme pour l'appareil de bras. On remonte le ressort en tirant dessus de bas en haut : il découvre les fenêtres de la pièce femelle. Le dispositif que j'ai indiqué permet d'amener les trous dont est percée la pièce mâle en regard des fenêtres. On introduit dans le trou qui se trouve au ras du ressort raccourci une cheville métallique. On lâche le ressort qui, en se détendant, presse sur la cheville. Par son intermédiaire, il refoule la pièce mâle qui glisse dans la pièce femelle. Ainsi la tige s'allonge. La pression est de deux kilos par centimètre de raccourcissement de chaque ressort. L'expérience m'a montré que cette pression relativement faible est suffisante.

Quand, par suite de la détente du ressort, la cheville est arrivée au contact du bord de la fenêtre, la tige est rigide, mais il n'y a plus d'extension active.

Il suffit d'exercer une nouvelle traction sur le ressort et de replacer la cheville au ras de son extrémité inférieure pour remettre l'appareil en tension.

L'action des ressorts est suffisante pour supprimer le raccourcissement : mais il est bien évident qu'elle ne pourrait équilibrer le poids du corps. Pour faire marcher le blessé, on place une cheville double en U, de la façon suivante. L'une de ses branches est introduite dans le trou de la pièce mâle qui affleure le bord inférieur de la pièce femelle, l'autre dans le trou qui affleure le bord de la fenêtre de cette pièce. L'écartement des trous de la pièce mâle, des deux branches de la cheville double, la hauteur des bords des fenêtres de la tige femelle sont telles que la cheville double bloque complètement la tige qui ne peut plus ni s'allonger, ni se raccourcir (voir fig. 30).

LES POINTS D'APPUI

Les points d'appui supérieurs sont l'ischion et la branche ischio-pubienne.

Des deux, le meilleur est l'ischion. C'est sur lui qu'il faut s'efforcer de faire porter la pression. Il est matelassé par une épaisse couche de graisse et par le bord inférieur du grand fessier. C'est en raison de ce matelas, que je le range dans les points d'appui fuyants. L'allongement des tiges sous l'action des ressorts se charge de le poursuivre.

La partie postérieure de l'arc métallique l'accroche très exactement. Son matelassage naturel, l'habitude des pressions, le rendent résistant. Les malades ne se plaignent pas de ce point ; les altérations de la peau y sont très rares.

La branche ischio-pubienne est presque immédiatement sous-cutanée. C'est un point d'appui facile à utiliser, mais qu'il faut surveiller. Il devient facilement douloureux ; parfois la peau s'altère à son niveau. J'indiquerai les moyens de le soulager.

En dehors il n'y a pas de point d'appui osseux proprement dit. Cependant la tige externe joue un rôle important. Non seulement elle équilibre l'appareil comme je l'ai déjà dit, mais encore elle agit sur le fragment supérieur.

Le cylindre qui la surmonte et dans lequel passe la courroie qui relie les extrémités antérieure et postérieure de l'arc métallique, s'applique sur la base du grand trochanter. J'ai incurvé en bas l'extrémité postérieure de l'axe de telle façon que la courroie passe justement sur ce point. Grâce à cette disposition la pression du cylindre sur la base du grand trochanter contribue à corriger l'abduction du fragment supérieur du fémur. On sait que cette abduction est la règle et qu'elle est d'autant plus marquée que la fracture siège plus haut.

Il arrive assez fréquemment que les malades souffrent dans la première journée de la pression sur le trochanter. Ces douleurs ne durent pas, et je n'ai jamais observé d'altérations de la peau en ce point.

Lorsqu'il existe des phénomènes inflammatoires ou une plaie dans la région trochantérienne, le cylindre ne peut y être appliqué. Ce n'est pas une raison pour renoncer à l'appareil.

Dans ces cas, j'allonge la courroie qui relie les extrémités de l'arc métallique de telle façon que le cylindre remonte jusque dans la fosse iliaque externe, au-dessous de la crête iliaque. C'est alors qu'il peut être nécessaire de recourir pour la tige externe à une pièce mâle de plus grande longueur.

Les points d'appui inférieurs sont constitués par les bords postéro-supérieurs des condyles du fémur. Ils ne sont point très faciles à utiliser, mais ils sont bons. La peau résiste bien à leur niveau : les altérations y sont rares ; le plus souvent elle est intacte quand on enlève l'appareil.

J'ai dit les bords postéro-supérieurs des condyles et je l'ai dit avec intention. Ce n'est ni en dedans, ni en dehors que sont les véritables points d'appui, c'est en dedans et en arrière, en dehors et en arrière. Il faut bien se rendre compte sur chaque malade de ces points d'appui avant de les utiliser. Pour cela, on se place près des pieds et des deux mains appliquées l'une en dedans, l'autre en dehors, on palpe de haut en bas avec la pulpe des doigts recourbés en crochet. Au-dessus des condyles, les tissus mous se dépriment aisément et on accroche le bord postéro-supérieur des condyles, on l'accroche très solidement : on peut exercer une traction très énergique sur le membre.

On sait que l'hydarthrose est la règle chez les fracturés de cuisse. Ils ont en outre un œdème plus ou moins considérable. Malgré cela, on peut utiliser les appuis condyliens. Sous la pression des doigts, au bout de quelques instants, le liquide d'infiltration est chassé, un godet se creuse et on sent très bien le bord postérieur des condyles fémoraux. On peut et on doit utiliser ces points d'appui ; ils rendent service, mais ils ne peuvent pas être, dans la première période, assez exactement modelés pour que l'appareil ne glisse pas. Aussi je vais chercher un point d'appui de secours très lointain, les malléoles. J'ajoute à l'appareil de cuisse un appareil de jambe. Les tuteurs latéraux qui remontent jusqu'au collier condylien transmettent la pression jusqu'aux malléoles. Ce n'est pas là une vue de l'esprit, c'est une réalité.

En effet, quand les malades munis de cet appareil prolongé commencent à marcher, ils sentent très bien la pression sur les malléoles ; parfois même, elle y est un peu douloureuse.

APPLICATION DE L'APPAREIL

Le premier temps de l'application de l'appareil est la construction du collier condylien. On l'exécute avec une bande bien plâtrée large de 8 à 9 centimètres.

On commence par placer deux tampons faits de coton entouré de toile, l'un en avant sur le tendon rotulien et la base de la rotule, l'autre en arrière dans le creux poplité. Ces tampons ne sont donc pas du tout placés au niveau des points d'appui. J'ai déjà insisté sur cette notion que les points d'appui doivent être exactement moulés par le plâtre, sans interposition.

Les deux tampons ne sont d'ailleurs point indispensables :
si je les place toujours dans mes démonstrations c'est surtout
pour bien montrer que le collier doit agir par modelage et non
par striction.

Les deux tampons étant maintenus par un aide, un autre

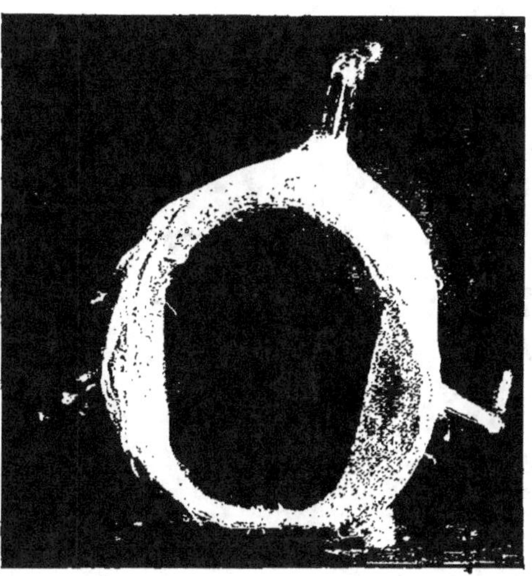

Fig. 31. — Collier condylien vu de bas en haut. Ce collier a été scié avec une scie de Gigli et reconstitué. Cette figure est destinée à montrer la saillie intérieure qui accrochait le bord postéro-supérieur des condyles.

aide soulève le membre en le saisissant par le pied. C'est le
seul temps douloureux de l'application. Pour diminuer les douleurs, l'aide en même temps qu'il soulève doit exercer une traction dans l'axe et bien régulière. Il doit aussi corriger la rotation externe. On roule alors la bande plâtrée autour du
membre en la posant simplement, sans serrer, et en prenant
bien soin que le milieu de sa largeur corresponde au bord supérieur des condyles. On fait dix tours.

Dès que les dix tours sont achevés, on commence le modelage. Pour cela, on exerce des pressions latéro-postérieures de

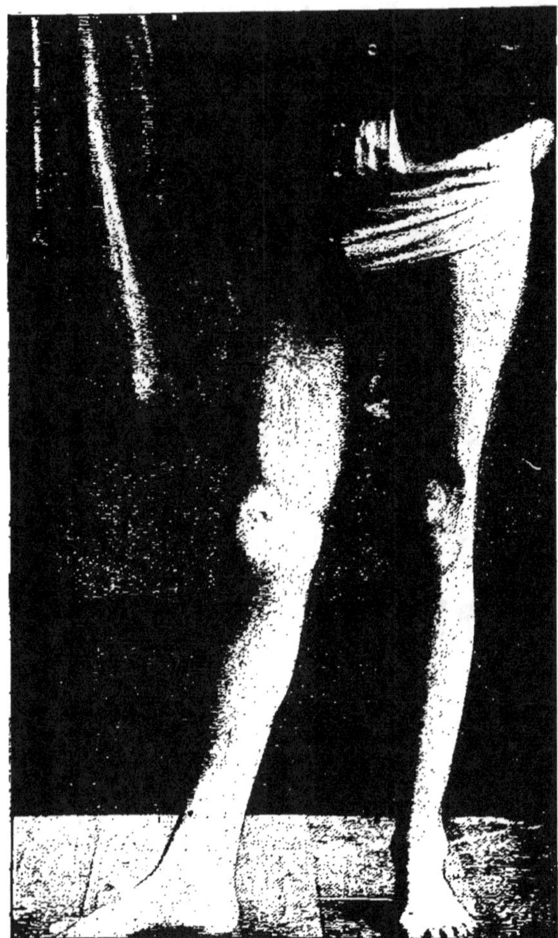

Fig. 32. — Photographie faite immédiatement après l'ablation de l'appareil.

manière à bien sentir le relief des condyles au travers de la
bande. Au-dessus de ce relief, en dehors et en arrière, en dedans
et en arrière, on déprime fortement le plâtre et on maintient

la dépression avec les doigts jusqu'à ce que la prise soit complète.

La photographie ci-jointe, (v. fig. 31) montre un bracelet condylien qui vient d'être enlevé à un malade guéri. On voit à sa face interne, les deux reliefs qui accrochaient les bords postéro-supérieurs des condyles. Une autre photographie (v. fig. 32) montre le malade à qui l'on vient d'enlever le dit bracelet. On voit que la peau est intacte et on distingue encore la dépression produite par les reliefs du plâtre qui modelaient les points d'appui.

Il ne faut pas chercher à incorporer les béquillons des tiges mâles dans le collier condylien avant qu'il soit complètement sec. Si l'on procédait ainsi, on ne pourrait obtenir un bon modelage.

J'insiste sur ce point. La construction du collier condylien est un temps fondamental de la mise en place de l'appareil. Il ne présente point de difficultés : il nécessite simplement de l'application et de la patience.

Quand le plâtre est pris, on passe au second temps. Le premier acte consiste à garnir l'arc métallique. Je n'ai pas besoin de dire qu'il peut être exécuté d'avance :

Voici la meilleure manière de procéder. On entoure l'arc d'une feuille de coton peu épaisse. Par-dessus ce coton, on roule sans serrer une bande de caoutchouc. J'emploie pour cela les vieux bouts de bande d'Esmarch. Par-dessus la bande de caoutchouc, on roule une bande de toile souple. Cette bande de toile n'est pas seulement destinée à maintenir le tout : elle empêche le contact du caoutchouc qui ferait macérer la peau et faciliterait les altérations. Je place la bande de toile de la manière suivante. Je la fends en deux languettes sur une petite longueur ; je passe l'une des languettes dans l'anneau qui termine l'arc en arrière, et je la noue avec l'autre languette. Je roule alors la bande et arrivé à la partie antérieure de l'arc, je l'arrête comme en arrière en taillant deux languettes que je noue autour de la partie coudée de la tige antérieure.

La bande élastique entourant le coton fait un coussinet souple et résistant, d'une consistance particulière. Elle est avantageuse, mais elle n'est point indispensable. On peut s'en passer : je recommande seulement de ne pas faire une garniture volumineuse. Trop épaisse, elle deviendrait gênante dans le pli de l'aine.

L'arc étant garni, il faut le mettre en place. Point n'est besoin pour cela de soulever le membre. On glisse sous la cuisse, de dedans en dehors, la courroie destinée à soutenir la tige externe. On attrape au-dessous du membre, en dehors, l'extrémité de la courroie. D'une main on la tire en remontant, tandis que de l'autre on pousse doucement la tige interne. Sous l'influence de cette traction et de cette poussée, l'arc se place tout seul et très aisément.

Il n'est pas besoin de chercher pour le moment à le remonter jusqu'aux points d'appui. La tension des ressorts se chargera d'assurer les contacts. Mais il faut veiller à ce que sa situation soit bonne par rapport à la circonférence du membre. L'extrémité antérieure à laquelle est reliée par un coude la tige antérieure doit être franchement en dedans des vaisseaux fémoraux. Si elle est bien là, il n'y a pas besoin de s'occuper d'autre chose. Le contact ischiatique s'établira de lui-même sous l'action des ressorts. J'insiste sur ce point. Je n'ai pas vu de cas où la partie antérieure de l'appareil ait été placée trop en dedans, mais j'en ai vu beaucoup où elle était placée trop en dehors.

L'arc métallique étant en place, on passe la courroie au travers du cylindre qui surmonte la tige externe, et on fixe son extrémité dans la boucle qui est attachée à la partie coudée de la tige antérieure ; on la fixe sans serrer, simplement pour assurer le contact du cylindre avec la base du grand trochanter.

Dans cette petite manœuvre, il faut prendre une précaution.

Comme le malade repose sur la partie postérieure de la courroie, celle-ci ne se laisse pas entraîner. Quand on a passé son
extrémité antérieure dans la boucle, toute la traction se fait en
ce point et l'appareil tend à tourner de dedans en dehors. Son
extrémité antérieure devient alors trop externe, ce qui peut
avoir pour conséquence d'exagérer la pression sur la branche
ischio-pubienne. Cela doit être évité : le point d'appui ischio-
pubien ne vaut pas le point d'appui ischiatique. C'est sur ce
dernier que doit porter la pression principale. Il faut donc commencer par tirer sur la partie postérieure de la courroie de
dedans en dehors et continuer cette légère traction pendant
que l'on fixe son extrémité dans la boucle. Il est bon pendant
cette manœuvre de faire maintenir par un aide la tige antérieure en bonne place. Je répète encore une fois que l'extrémité
de l'arc doit rester franchement en dedans des vaisseaux fémoraux. La faute commune est de le placer trop en dehors.

L'arc étant en position ainsi que le cylindre de la face externe,
on place d'abord les ressorts autour des tiges femelles, puis on
introduit les pièces mâles dans les pièces femelles.

Toutes ces pièces sont numérotées de façon qu'il n'y ait pas
d'erreur possible. D'ailleurs il n'est même pas besoin de con-
sulter les numéros pour ne pas se tromper. Les trois pièces
mâles sont de longueurs très différentes. La plus longue est
l'externe, la moyenne est l'antérieure, la plus courte est l'in-
torno.

Les trois tiges étant complétées par l'adjonction des ressorts
et des pièces mâles, il ne reste plus qu'à les fixer dans le collier condylien. Les lames souples des pièces mâles sont destinées à faciliter cette fixation qui est ainsi rendue très aisée,
mais encore faut-il qu'elle soit faite en bonne position.

L'appareil une fois fixé ne peut avoir aucune action sur la
rotation du segment inférieur du membre. Il le maintient dans
la position qu'il avait au moment de la fixation, mais il ne peut

en rien la corriger. Il ne faut donc pas oublier de faire cette correction avant de fixer l'appareil. Ceci est très facile. En effet la rotation du segment de membre sous-jacent à la fracture est dû uniquement à la pesanteur : la contracture musculaire n'y joue aucun rôle. Il suffit donc de saisir le pied, de le mettre en bonne position et de le faire maintenir par un aide jusqu'à la fin de l'opération.

Parfois, quand le bassin est très haut, la tige antérieure pointe en avant et reste à distance du collier condylien. On est obligé d'exercer une pression assez forte pour la ramener à son contact.

J'avais cru au début qu'il serait nécessaire de mettre une charnière sur la tige antérieure. Puis je me suis aperçu que la projection en avant de cette tige se produit surtout quand l'arc est mal placé, c'est-à-dire quand son extrémité antérieure est trop externe. Lorsqu'elle se produit, il faut donc vérifier d'abord si l'arc est en bonne place. Sur certains sujets, elle persiste même lorsque l'arc est en bonne position, mais elle est peu considérable et l'obliquité légère qu'entraîne sa correction pour la tige interne n'a que des avantages : elle diminue la pression sur la branche ischio-pubienne et l'augmente sur l'ischion, qui doit être le point d'appui principal.

Jusqu'ici je n'ai pas rencontré de bassins, où l'articulation de la tige antérieure fût utile. Je l'ai donc supprimé. Mais si je l'ai supprimé, c'est uniquement par goût de la simplicité. Cette articulation n'a aucune espèce d'inconvénient. Si l'avenir montrait qu'elle peut être utile dans certains cas, il serait facile de l'ajouter.

La tige externe, uniquement maintenue par la courroie qui traverse son cylindre supérieur est très mobile. Il faut placer le cylindre sur la base du grand trochanter et le béquillon sur la partie externe du genou de façon que la tige soit parallèle au grand axe du membre. Un aide la maintient dans cette position.

On applique alors les lames souples qui terminent les béquillons des trois pièces mâles sur le collier condylien, et on s'assure qu'elles s'appliquent à peu près exactement. Elles peuvent être facilement modelées à la main, sans instrument. Il est donc facile de leur donner la forme qui convient le mieux dans chaque cas particulier.

On peut placer les lames souples des deux tiges latérales dans les dépressions du collier dues au modelage des condyles, mais cela n'est nullement nécessaire. Chez les individus de très petite taille ou chez ceux qui ont un raccourcissement très considérable, les tiges sont trop longues pour que les lames souples soient ainsi placées. On les met alors un peu plus bas. Comme le tout formera bloc, la situation des béquillons dans le sens vertical n'a aucune importance.

Pour la fixation, on peut employer deux moyens ; soit une bande plâtrée que l'on roule autour des béquillons ; soit une pièce de tarlatane que l'on imbibe de bouillie plâtrée.

Cette pièce est formée de douze épaisseurs ; elle est large de 7 centimètres et longue de 1 mètre. Chacune de ses extrémités est divisée en deux languettes longues de 46 centimètres. On glisse sa partie pleine sous le collier condylien puis on croise et on enroule ses languettes autour des béquillons. La pièce est très supérieure à la bande. Elle permet de fixer l'appareil sans mobiliser le membre.

ADJONCTION A L'APPAREIL DE CUISSE DE L'APPAREIL DE JAMBE

Le mode d'application que je viens de décrire est le plus souvent insuffisant.

Dans la majorité des fractures récentes, l'œdème, l'infiltration, l'hydarthrose empêchent, je l'ai dit, d'utiliser d'une manière suffisante les points d'appui condyliens. Il est alors indispensable d'ajouter à l'appareil de cuisse, un appareil de jambe

qui permette d'étendre le point d'appui inférieur jusqu'aux malléoles.

Je renvoie ceux qui ne connaissent pas mon appareil de
jambe à la partie de cet ouvrage qui lui est consacrée. Je
décrirai ici seulement son application aux fractures de cuisse.
Les planches XVI à XXII donnent une idée de l'ensemble.

Elle ne diffère d'ailleurs de la manière de l'appliquer aux
fractures de jambe qu'en ceci : les tuteurs latéraux au lieu de
s'arrêter au jarret doivent remonter jusqu'au collier condylien
de manière à établir une continuité rigide entre les deux appareils.

Les premiers temps restent les mêmes et s'exécutent de la
même façon : construction du collier condylien, mise en place
de l'arc métallique et des trois tiges. Mais on ne fixe pas ces
dernières. L'application de l'appareil de jambe se place donc
avant la fixation des béquillons.

On glisse sous le membre le Scultet ; l'aide maintenant toujours le pied en bonne position. Les bandes du Scultet doivent
remonter jusqu'au collier condylien.

On plonge dans la bouillie plâtrée toutes les pièces de l'appareil de jambe, plus la pièce précédemment décrite et destinée
à fixer les tiges mâles.

Ces diverses pièces étant bien imbibées de bon plâtre et
exprimées, on place : 1° la pièce de fixation, son plein sous le
collier condylien ; 2° le collier supérieur de la fracture de jambe
au niveau de la jarretière ; 3° la chape talonnière sous le talon.
Je recommande d'employer toujours la chape talonnière. Dans
un cas, où j'avais mis en bas un simple collier malléolaire, son
bord postérieur et inférieur a ulcéré la peau sur le tendon
d'Achille quand le malade a marché.

Ces trois pièces étant en place, on prend les tuteurs latéraux
et on les applique de chaque côté de façon que leur extrémité
inférieure dépasse la pointe des malléoles, tandis que leur extré-

mité supérieure remonte jusqu'aux dépressions du collier condylien.

Quand on fait l'appareil pour fracture de jambe, on replie la
partie inférieure des tuteurs latéraux parce qu'une grande solidité est nécessaire dans la région malléolaire. En cas de fracture
de cuisse, il n'y a pas besoin en ce point d'une solidité particulière. C'est en haut, au niveau du genou, à la jonction avec
le collier condylien que l'appareil est exposé à casser. C'est
donc l'extrémité supérieure des tuteurs latéraux qu'il faut
replier pour la doubler. La partie double doit s'étendre du collier condylien au collier de la jarretière.

Les tuteurs latéraux étant mis en place et maintenus par un
aide, on enroule autour de la jambe, par-dessus les tuteurs,
les chefs des trois colliers qui traînent sur le Scultet. Je rappelle que les deux chefs du collier inférieur, chape talonnière,
doivent être croisés très obliquement sur la face antérieure de
la jambe, en ogive, de manière à laisser libre le tendon du jambier antérieur. C'est la condition nécessaire pour que l'articulation tibio-tarsienne ait la liberté de flexion.

On croise ensuite en avant le collier de la jarretière, et enfin
on enroule les quatre chefs de la pièce supérieure autour des
béquillons des tiges métalliques de l'appareil de cuisse en recou-
vrant bien les lames souples.

Au moyen des bandes du Scultet, en allant de bas en haut,
on maintient toutes ces pièces plâtrées. Tout ceci se passe sans
qu'il y ait besoin d'imprimer au membre le moindre mouvement.

Pendant que le plâtre prend, un aide ou le chirurgien lui-
même doit exercer avec les doigts une certaine pression latérale à la partie inférieure de la jambe sur les reliefs malléolaires
de façon qu'ils soient bien exactement moulés. Il ne faut pas
oublier qu'une partie de la pression se transmettra en ce point.

MISE EN TENSION

Dès que le plâtre est sec, la rotation externe du segment inférieur du membre n'a plus tendance à se produire. Mais la rotation est le seul déplacement corrigé : le chevauchement et l'angulation persistent. C'est la tension des ressorts qui doit y remédier. Quand doit-on les mettre en tension ?

On peut le faire aussitôt que le plâtre est bien pris. Dans les démonstrations que je vais faire un peu partout, comme je suis pressé par le temps, je les mets en tension séance tenante, mais il est arrivé plusieurs fois que le plâtre a cédé, particulièrement à la jonction de l'appareil de cuisse et de l'appareil de jambe.

Le plâtre gagne de la solidité pendant plusieurs heures. Aussi est-il préférable de retarder la mise en tension de cinq ou six heures. Pendant ce temps le malade a déjà le bénéfice de la rigidité de l'appareil : il est beaucoup mieux que dans une gouttière.

Il faut commencer la mise en tension par la tige interne. C'est la plus importante. Aubourg l'a constaté radioscopiquement. Elle transmet la pression surtout en arrière et c'est là qu'est le meilleur point d'appui.

Son allongement tend à porter le fragment inférieur en abduction ce qui est une bonne condition pour qu'il se place dans le prolongement du fragment supérieur. Cela peut cependant avoir des inconvénients dans les fractures basses. Je reviendrai sur ce point.

On prend soin d'abord de ramener les trous de la pièce mâle en face des fenêtres de la pièce femelle en la faisant tourner sur son grand axe. J'ai déjà dit que cette tige est pourvue d'un dispositif spécial qui permet cette rotation.

On saisit ensuite d'une main l'extrémité inférieure du ressort de la tige interne, on la remonte vers le pli de l'aine. Par cette manœuvre on découvre la partie inférieure de la fenêtre et les' trous qui sont en face. On introduit la cheville dans le trou qui est au ras de l'extrémité inférieure du ressort raccourci et on lâche le ressort. On procède de même pour la tige externe qui doit équilibrer la tige interne.

Quant on met cette tige en tension, le cylindre qui la termine en haut remonte. Il faut surveiller son ascension. S'il remonte au-dessus du grand trochanter, c'est que la courroie qui le traverse n'est pas assez serrée. On enlève la cheville pour détendre le ressort et on resserre la courroie.

Quant à la tige antérieure, je ne la tends que très faiblement ou même pas du tout. Plus elle est tendue et plus la pression est reportée sur la région ischio-pubienne, qui devient facilement douloureuse. Chez les individus très puissamment musclés, son concours peut être nécessaire à la réduction. Chez les autres, je ne mets pas son ressort en tension ; je laisse simplement ses deux pièces glisser l'une sur l'autre sous l'influence de l'allongement produit par les ressorts des autres tiges.

Sous l'influence des ressorts, les tiges s'allongent rapidement.

Ce premier allongement se fait en quelques secondes. Il ne correspond pas à un allongement réel du membre. L'arc métallique supérieur remonte et prend un contact plus intime avec les points d'appui.

Quand la cheville est arrivée au contact des bords de la fenêtre de la pièce femelle, le ressort n'agit plus.

On recommence la manœuvre de tension, c'est-à-dire qu'on raccourcit à nouveau le ressort pour placer la cheville dans le plus élevé des trous découverts.

RÉDUCTION

La correction du raccourcissement se fait avec une rapidité incroyable. Aubourg, qui a étudié avec un soin dont je le remercie et avec la compétence qu'on lui connaît, les malades de Châlons-sur-Marne, dit dans son rapport qu'avec aucun appareil, il n'a vu de réductions aussi rapides.

Il y a là quelque chose de très particulier. Est-ce à cause de la précision des points d'appui ? Est-ce en raison du bon axe de l'extension ? Je ne saurais le dire. Toujours est-il que, sans que les malades accusent de douleur, le membre s'allonge et récupère sa longueur en quelques minutes.

« Pour la correction frontale, dit Aubourg [1], l'appareil de M. Delbet a donné un maximum immédiat de réduction frontale. Ni l'appareil d'Hennequin, ni l'appareil de Tillaux ne donnent aussi rapidement une pareille correction en quelques heures, correction, je le répète, presque parfaite. »

Est-ce à dire que la réduction est absolument parfaite et que les deux fragments se placent bout à bout. Je ne l'ai jamais cru : j'ai exposé précédemment dans le chapitre consacré à la méthode en général pourquoi cette réduction idéale me paraît impossible. Heureusement elle n'est pas nécessaire.

Aubourg a constaté que « la correction latérale n'était pas complète un, deux, cinq jours après la mise de l'appareil ». Je ne pense pas qu'elle se complète. Il me paraît tout à fait probable que le fragment supérieur restera habituellement sur un plan un peu antérieur au fragment inférieur. Dans le plan frontal, la déformation en crosse, en baïonnette est supprimée ; les axes sont rétablis. C'est là la chose fondamentale, nécessaire et suffisante pour un bon fonctionnement.

Pendant que la réduction se fait et que les ressorts tra-

1. Rapport adressé au médecin inspecteur de la 4° armée.

vaillent, il est bon de soulever le membre et de le porter alternativement en abduction et en adduction. Tous ces mouvements peuvent déjà être exécutés sans que le malade souffre. L'adduction fait remonter le ressort de la tige interne et augmente la pression sur la branche ischio-pubienne : on s'arrête quand elle devient douloureuse.

Ces mouvements, qui, encore une fois, s'exécutent sans douleur, facilitent la réduction.

* *

Je viens de dire que la réduction peut être extrêmement rapide. Dans les démonstrations que j'ai été faire en de nombreux centres hospitaliers, j'ai souvent obtenu une correction complète du raccourcissement en dix ou douze minutes. Mais je n'estime pas que cette manière de faire soit la meilleure. Il m'a semblé que les points d'appui devenaient plus souvent douloureux quand la réduction avait été trop rapide. Il vaut mieux leur laisser le temps de s'habituer à la pression.

Je commence la mise en tension quand le plâtre est bien sec, mais je l'arrête dès que le membre peut être mobilisé sans que le malade souffre dans le foyer de la fracture. Je ne cherche donc pas à rendre au membre sa longueur en une seule séance. Au bout de quelques heures, voire le lendemain, on achève la réduction.

M. Alquier procède encore plus lentement. Il fait la réduction progressive en trois à cinq jours[1]. Or M. Alquier a guéri ses blessés avec des raccourcissements nuls ou de peu d'importance et il n'a jamais observé d'escarrhes au niveau des points d'appui.

---

1. M. Alquier a envoyé à la société de chirurgie une série de mémoires très intéressants avec de nombreuses observations de fractures de cuisse traitées par mon appareil. J'ai cité le rapporteur de ces mémoires. Les observations qu'ils contiennent sont données à la fin de ce chapitre.

Comme j'en ai observé plusieurs fois surtout au début, il me paraît certain qu'il vaut mieux ne pas abuser de la possibilité que donne l'appareil de réduire très vite, et que la pratique d'Alquier est la meilleure.

*
* *

Comment savoir que la réduction est suffisante ? Avec les appareils à traction ordinaires, ceux de Tillaux ou d'Hennequin, on ne s'occupe pas de cette question : on tire sur le membre jusqu'à la consolidation. Avec mon appareil, il faut savoir quand on peut le bloquer, et on ne doit le bloquer que quand toute la réduction possible est obtenue.

Il y a des inconvénients à prolonger la tension des ressorts. La pression sur les points d'appui est plus pénible : il faut donc la supprimer dès qu'elle n'est plus utile et transformer, quand la réduction est obtenue, l'état dynamique en état statique.

Pratiquement, ce sont les mensurations bien faites qui doivent guider.

J'estime que dans les fractures récentes, on peut redonner au membre sa longueur antérieure. Cependant, je dois dire que les derniers millimètres sont parfois difficiles à récupérer. Comme un raccourcissement de 5 millimètres n'a aucune importance pratique, il vaut mieux dans certains cas ne pas insister. On ne doit pas bloquer l'appareil tant que le raccourcissement dépasse 5 millimètres, mais j'estime qu'on peut le bloquer quand il n'excède pas ce chiffre.

Les mensurations doivent être faites avec une grande précision : pour cela l'appareil mensurateur que j'ai fait construire et dont je me sers depuis des années me paraît indispensable. Marchak en a donné la description dans le chapitre consacré aux fractures de jambe.

Le membre fracturé est placé par l'action de l'appareil en abduction. On aurait l'impression qu'il est trop long si l'on se bornait à placer parallèlement l'autre membre. Si l'on cherchait à mettre ce dernier dans une position symétrique par rapport à l'axe du bassin en se fiant simplement à son coup d'œil, on s'exposerait à des erreurs considérables. Avec l'appareil dont je viens de parler, ces causes d'erreur sont supprimées : la mensuration peut être faite très exactement. Dès que le membre a récupéré sa longueur complètement ou à peu près, il faut supprimer la tension des ressorts et bloquer l'appareil.

Dans les fractures déjà anciennes, le cas est plus embarrassant. Beaucoup de mes appareils ont été appliqués pour des fractures compliquées datant de plusieurs semaines, voire même de plusieurs mois. Ce que l'on peut obtenir dans les cas de ce genre, est sans doute extrêmement variable. La rétraction des parties molles est proportionnelle non seulement au temps mais aussi à l'infection.

On ne saurait donner de règle générale pour les fractures même non compliquées qui ne sont pas tout à fait récentes. A vouloir les trop allonger, on s'exposerait à altérer la peau au niveau des points d'appui. C'est donc affaire de tâtonnements et de surveillance. Je reviendrai d'ailleurs sur ce point.

BLOCAGE DE L'APPAREIL

Dans les fractures récentes, dès que le membre a récupéré sa longueur, dans les fractures anciennes dès que l'on a obtenu tout l'allongement possible, il faut bloquer l'appareil.

Ce blocage s'exécute d'une manière très simple au moyen de la cheville en U. On introduit une de ses branches dans le trou de la pièce mâle qui est situé au-dessous de la pièce femelle, l'autre dans le trou qui est situé au niveau du bord inférieur de la fenêtre. La cheville double encadre ainsi la margelle de la fenêtre de telle sorte que l'appareil ne peut ni s'allonger ni se raccourcir.

Naturellement, on bloque les trois tiges. Il est bon de visser les écrous sur les chevilles pour les empêcher de glisser.

LEVER DU MALADE

Dès que l'appareil est bloqué, il faut mettre le malade debout et le faire marcher avec des béquilles, à moins naturellement qu'il ne soit profondément infecté.

Les accidents infectieux peuvent être une contre-indication à la marche, mais seulement dans la même proportion que si le malade n'avait pas de fracture. Il en est de même de certaines complications possibles, comme les grandes attritions des muscles par l'agent vulnérant ou les volumineux hématomes. Quant à la fracture elle-même elle commande la marche et la marche précoce. L'appareil ne donne pas seulement au malade la possibilité de déambuler comme faisaient les anciens appareils de marche. L'utilisation fonctionnelle du membre fait partie intégrante de la méthode : c'en est un élément capital. J'ai longuement insisté sur ce point dans l'introduction de cet ouvrage. Si j'y reviens, c'est qu'on éprouve inévitablement une grande appréhension à mettre debout un malade atteint de fracture de cuisse récente. Il n'y a que des avantages à le faire et ils sont énormes.

D'ailleurs il m'a semblé que les médecins avaient plus d'appréhension que les malades. Ceux-ci, lorsqu'ils sont bien appareillés ont une telle sensation de solidité qu'ils se laissent aisément faire, surtout lorsqu'on leur a bien montré qu'on peut soulever le membre et le manœuvrer sans qu'ils ressentent de douleur.

Les médecins et chirurgiens n'auront qu'à saisir la tige antérieure de l'appareil et à chercher à la porter par un mouvement de rotation soit en dedans soit en dehors pour s'assurer que la cuisse et l'appareil ne constituent plus qu'un seul bloc, rigide. Cette épreuve est très saisissante et elle leur donnera confiance.

On fait d'abord asseoir le malade sur le lit, surtout s'il est resté plusieurs jours dans le décubitus dorsal. On attend quelques instants pour laisser à sa circulation cérébrale le temps de se bien régulariser. On attend davantage si le blessé a quelque tendance à la syncope.

Puis on saisit le membre fracturé en tenant d'une main la tige antérieure de l'appareil, de l'autre la jambe, et on le porte en dehors du lit. Dans l'immense majorité des cas, l'appareil de cuisse aura dû être prolongé par un appareil de jambe jusqu'aux malléoles ; il faut s'assurer qu'il est assez solide au niveau de genou et qu'il ne faiblit pas en ce point.

En même temps que l'on porte le membre fracturé en dehors du lit, le malade a amené son bassin sur le bord du matelas. Pendant qu'on abaisse le membre malade, le membre sain prend contact avec le sol. Les deux pieds sont à terre ; le malade est presque vertical, mais il a encore le sacrum appuyé sur le bord du lit. On le laisse quelques instants dans cette position. S'il n'a pas de trouble de la circulation cérébrale, pas de tendance à la syncope, on le met immédiatement et réellement debout.

Pour cela on lui glisse une béquille sous chaque aisselle, et pendant qu'on le soutient par les épaules, on l'engage à se mettre en équilibre sur le membre sain. Certains s'y mettent tout de suite. D'autres qui n'ont pas le sens de l'équilibre ni celui des béquilles n'y réussissent pas, ils ont besoin d'une éducation, il faut les soutenir. Beaucoup de malades s'imaginent que le membre fracturé est plus long que le membre sain et s'en plaignent. Cette impression trompeuse vient de l'abduction du membre brisé. L'allongement est apparent mais non réel.

On doit en tout cas dans cette première séance mettre le

malade réellement debout. On s'assure alors que l'arc métallique est bien en rapport avec les points d'appui. Je ne l'ai
d'ailleurs vu en défaut que chez deux infantiles, mais je fais
toujours la vérification. C'est le point d'appui ischiatique qui
est le plus important. En arrière on glisse l'index entre le bord
supérieur de l'arc et l'ischion, le doigt doit être serré quand
le membre est ballant; il ne doit pas pouvoir pénétrer quand le
sujet s'appuie sur le membre lésé.

Cette constatation faite, il faut que le malade s'appuyant sur
le membre sain propulse le membre fracturé. Il éprouve une
certaine hésitation, qui se conçoit, à contracter ses muscles
pour projeter le membre en avant, d'autant plus que l'ensemble
de l'appareil a un certain poids; mais après un moment de
recueillement, si je puis ainsi dire, il y réussit et sans souffrir.
Cette manœuvre est importante ; elle montre au malade qu'il
est capable de faire un pas et il n'y a que le premier qui
coûte.

Cette première séance doit être naturellement brève. Dès que
le malade a projeté sa jambe en avant, dès qu'il a acquis par
l'expérience la certitude qu'il est capable de le faire, on le
remet dans son lit.

POSITION DU MALADE AU LIT

Au lit, il y a avantage à relever fortement le tronc du blessé.
Si l'appareil corrige dans une mesure suffisante l'abduction du
fragment supérieur, il n'a que peu d'action sur sa flexion.
Aucun appareil d'ailleurs ne peut agir directement sur la tendance à l'antéversion du fragment supérieur. Mais l'attitude du
tronc agit sur elle. Dans la position assise, elle devient presque
nulle.

Chez les malades pourvus d'embonpoint, le coude supérieur
de la tige antérieure gêne l'abdomen : on ne peut les asseoir

franchement. Mais on peut toujours leur relever le buste considérablement.

Si certains malades s'asseoient volontiers, chez d'autres la position assise est pénible. Elle augmente en effet la pression sur la branche ischio-pubienne qui devient douloureuse. Ceci se produit surtout sur les malades dont le bassin a peu de hauteur. Il faut savoir régler l'attitude suivant les cas.

Je recommande encore de veiller à la forme du lit. Beaucoup de lits fatigués ou trop mous s'enfoncent au milieu sous la pression du bassin de telle sorte qu'ils prennent la forme d'un hamac. Cette incurvation s'accentue encore quand pour « border » le lit, on glisse à son extrémité inférieure un gros paquet de couverture ou de drap sous le matelas. Le résultat de tout cela est que les pieds sont sur un plan supérieur à celui du bassin.

Cette attitude est très fâcheuse pour les fractures de cuisse, surtout quand la fracture siège à la partie inférieure.

Le relèvement du pied entraîne celui de l'appareil, dont l'arc antérieur presse alors davantage sur la branche ischio-pubienne. Certains malades souffrent à ce niveau quand ils sont couchés, tandis qu'ils n'en souffrent pas quand ils sont debout. Dans ces cas, si l'on examine le lit, on trouve presque toujours la disposition que je viens de critiquer.

Elle a d'autres inconvénients que celui d'amener des douleurs dans le pli de l'aine. En même temps que la pression est reportée dans cette région et par le même mécanisme, il se produit une angulation des fragments. Elle peut être considérable dans les fractures du tiers inférieur dont le trait est très oblique en bas et en avant. L'extrémité supérieure pointue du fragment inférieur saille en arrière.

J'ai constaté cette disposition fâcheuse surtout chez des blessés qui étaient trop infectés pour se lever. En les étudiant, j'ai constaté qu'elle était due à cette forme du lit. Je recommande donc d'y veiller.

SURVEILLANCE DU MALADE ET DE L'APPAREIL

Les malades pourvus de l'appareil doivent être surveillés. Il en est qui déplacent les chevilles pour diminuer la tension sur les points d'appui supérieurs lorsqu'elle devient douloureuse. Naturellement, la réduction en souffre et il en résulte un certain raccourcissement. Cette sorte de fourberie passe inaperçue si l'on n'en est pas averti.

Les chevilles sont filetées à leur extrémité, pour recevoir un petit écrou. C'est une précaution que j'avais prise contre un accident mais pas contre un artifice. L'écrou est destiné à empêcher la cheville de sortir accidentellement, mais le malade peut aisément le dévisser. On pourrait recourir à une sorte de cadenas, mais ce serait bien compliqué. Il serait plus simple de tordre les tiges des chevilles en U, chevilles de blocage, une fois qu'elle sont en place, mais si on avait à les déplacer, on serait fort embarrassé.

Aussi le plus simple, sinon le mieux, est de savoir dans quels trous sont passées les chevilles — on y arrive aisément en les comptant — et de s'assurer de temps en temps qu'elles n'ont pas été déplacées.

Le plus délicat est de surveiller les points d'appui.

M. Alquier qui a déjà envoyé à la Société de chirurgie 36 observations de fractures de cuisse traitées par mon appareil, et qui depuis son dernier envoi (décembre 1914) en a soigné encore un grand nombre n'a jamais observé d'altérations sérieuses de la peau au niveau des points d'appui, bien que la plupart de ses malades soient profondément infectés.

Je n'ai point été aussi heureux ou plutôt aussi habile. Il est vrai que j'ai observé les eschares surtout dans les cas de fractures déjà anciennes où la réduction est beaucoup plus difficile à obtenir.

D'ailleurs il est des malades profondément infectés qui font des eschares avec une facilité extraordinaire. Certaines toxines microbiennes diminuent considérablement la résistance des tissus. J'ai vu des blessés faire des eschares non seulement sur le sacrum, mais sur les omoplates. J'en ai vu un, qui n'avait pas de fracture de cuisse, faire une eschare sur la malléole externe et une sur le grand trochanter pour être resté deux heures dans le décubitus latéral sur un matelas d'eau. J'ai vu des fracturés faire des ulcérations sous les bandes de diachyllum de l'appareil de Tillaux.

Ainsi je ne crois pas qu'avec mon appareil ou évitera toujours les ulcérations cutanées au niveau des points de pression. Mais les faits de M. Alquier montrent qu'avec de l'attention et de l'habileté, on peut les rendre très rares.

Les points menacés sont naturellement les points d'appui, région malléolaire, région du genou, ischion et pli de l'aine.

Quand la région du genou est trop tuméfiée pour que l'accrochage condylien puisse être efficacement réalisé, toute la pression se transmet sur les malléoles. Dans ces conditions, elles deviennent facilement douloureuses, surtout l'externe. La douleur est parfois assez vive pour que les malades ne puissent pas marcher. Sans doute, il se produirait là une ulcération si l'on n'y remédiait. Et le seul remède est de refaire l'appareil. Je crois que dans ces cas, où l'accrochage condylien ne peut pas être efficace, il vaudrait mieux construire l'appareil sous la traction comme je le fais pour les fractures de jambe. Les malléoles seraient ainsi modelées dans une position plus voisine de celle qu'elles doivent garder.

Ce qui m'a donné cette idée, c'est que mon appareil a été appliqué plusieurs fois chez des blessés qui avaient en même temps une fracture de jambe et une fracture de cuisse du même côté. Il a alors été fait naturellement sous l'extension, puisqu'il fallait réduire la fracture de jambe et bien que les malléoles fussent en somme plus exposées, je n'ai pas su que les malades s'en soient plaints.

J'ai vu, je l'ai déjà dit, se produire une ulcération sur le tendon d'Achille. C'est parce que, dans ce cas, on avait mis en bas un simple collier au lieu de la chape talonnière. Aussi je conseille d'employer toujours cette chape.

Au niveau des condyles fémoraux, les altérations des téguments sont rares. Ce point d'appui est excellent : mais encore faut-il que le collier condylien soit bien fait. Les condyles doivent être accrochés, mais il ne faut cependant pas déprimer le plâtre trop profondément. Avec une pression un peu énergique, on arrive à faire là une dépression excessive. Dans un cas, où il s'agissait non d'une fracture du fémur, mais d'une luxation de la hanche avec fracture du bord supérieur du cotyle, l'un de mes internes avait fait une dépression si forte que les douleurs sont devenues rapidement intolérables. Il faut donc faire dans le plâtre une dépression suffisante mais non excessive. C'est le point délicat de la construction de l'appareil.

A travers les bandes plâtrées et humides, les doigts qui dépriment sentent très bien les bords supérieurs, postéro-internes, postéro-externes des condyles. Dès que les doigts peuvent les accrocher de manière à exercer sur eux une traction de haut en bas, il faut arrêter la pression.

Les points d'appui sur les condyles sont complètement masqués par le collier. C'est un inconvénient : on ne peut les surveiller directement. Par bonheur, les téguments sont résistants à ce niveau. Avec un collier bien construit, il n'y a pas grand'-chose à craindre. Si les douleurs deviennent très vives, il ne faut pas hésiter à refaire l'appareil.

Il peut arriver que les douleurs après avoir été très vives

pendant quelques jours diminuent ou même disparaissent. Il ne faut pas se laisser prendre à cette évolution. Quand les douleurs, après avoir été très violentes pendant quelques jours, disparaissent, c'est que les téguments sont sphacélés. Un peu d'humidité ne tarde pas alors à suinter. Il est trop tard, il y a une eschare et on ne peut plus refaire l'appareil.

Les points d'appui supérieurs sont visibles. Il est aisé de les surveiller.

Des deux, c'est le postérieur, ischiatique, qui est le plus important et le plus résistant. C'est sur lui que les malades doivent marcher. Il est tout à fait exceptionnel qu'il devienne douloureux, encore plus que la peau s'altère à son niveau.

Le point d'appui le plus fragile est l'antérieur, la région ischio-pubienne. Il faut le surveiller avec le plus grand soin, particulièrement chez les sujets gras. Je crois que chez les femmes obèses, à bourrelets graisseux exubérants qui ont habituellement de l'intertrigo dans les plis graisseux de cette région, on ne pourra pas faire supporter mon appareil — mais ce sont là des exceptions.

Voici les diverses précautions qu'il faut prendre pour éviter les altérations des téguments dans la région ischio-pubienne :

1° Bien matelasser l'arc métallique, sans le rendre trop volumineux. J'ai déjà indiqué la manière de procéder ;

2° Veiller à ce que l'appareil ne soit pas trop en dehors. J'ai déjà insisté à maintes reprises sur ce point : je ne saurais trop le faire. L'extrémité antérieure de l'arc doit être franchement en dedans des vaisseaux fémoraux ;

3° Ne pas tendre le ressort de la branche antérieure. Les deux tiges vraiment réductrices sont l'interne et l'externe : l'antérieure n'est qu'un appoint ;

4° Faire la réduction progressivement, lentement, en plusieurs jours, à la manière d'Alquier ;

5° Quand malgré toutes les précautions précédentes, la région ischio-pubienne devient douloureuse, je recommande l'artifice suivant. Quand le malade est au lit, c'est le moment où il souffre davantage de cette région, pendant la nuit, on attache des cordes aux béquillons des tiges interne et externe et après réflexion sur une poulie placée au pied du lit, on y suspend des poids qui diminuent d'autant la pression sur la branche ischio-pubienne.

L'expérience d'Alquier prouve qu'avec des précautions, on peut éviter les altérations cutanées dans l'immense majorité des cas.

Je rappelle que les malades doivent se lever le plus possible. Ils s'habituent progressivement à se tenir debout et à marcher. Ceux qui ont le sens des béquilles y réussissent très rapidement. Un de mes malades de Necker descendait sans difficultés les deux énormes étages de l'hôpital et les remontait après s'être longtemps promené dans les jardins. Il a même trouvé le moyen de faire basculer sous son poids une plaque d'égout mal ajustée et de culbuter. Il n'en est résulté aucun dommage ni pour lui ni pour l'appareil. A Chalons dans les services d'Alquier et de Fresson, on voit tous les fracturés de cuisse se promener.

SUPPRESSION DE L'APPAREIL DE JAMBE

Jusqu'ici le malade est pourvu de l'appareil de jambe prolongeant l'appareil de cuisse. Il y a intérêt à supprimer le plus tôt possible l'appareil de jambe pour rendre au genou une certaine mobilité[1]. L'articulation a peu de tendance à se raidir, parce qu'aucune traction n'est exercée sur elle ; il vaut mieux cependant lui laisser une certaine mobilité.

On sait dans quel état est habituellement le genou des

---

1. Cette question est transformée par une modification de l'appareil dont je parlerai plus loin.

malades qui sont soignés avec les appareils ordinaires. Quand
l'extension a été faite en rectitude comme avec l'appareil de
Tillaux, une partie de la traction, surtout dans les fractures
basses, se fait sur la jambe, elle agit donc sur le fémur par
l'intermédiaire des ligaments. Dans bien des cas, ceux-ci se
laissent distendre, et on se trouve en présence d'un genou paradoxal. Sa flexion est limitée, mais il présente de l'hyperexten-
sion et des mouvements de latéralité. Quand l'extension a été
faite en flexion comme avec l'appareil d'Hennequin, il faut parfois un certain temps pour rendre au genou l'extension complète.

Tous ces inconvénients doivent être supprimés avec mon
appareil. On ne peut jamais à la vérité laisser au genou une
liberté complète pendant le traitement. Le collier condylien
qui déborde un peu sur le creux poplité gêne la flexion. Mais
c'est déjà beaucoup que le malade puisse exécuter de légers
mouvements volontaires. La planche XXIV montre que cela
est possible.

Pour que l'on puisse supprimer la partie jambière de l'appareil, il faut que l'œdème ait disparu ou notablement diminué ;
il est bon qu'il existe un certain degré de consolidation.

Pour l'œdème, on observe, quel que soit l'appareil employé,
des différences énormes. Chez certains malades, la jambe n'est
jamais œdémateuse ; la cuisse elle-même n'est que légèrement
infiltrée et cette infiltration disparaît très vite. Chez d'autres au
contraire, tout le membre est le siège d'un œdème considérable
et persistant. Ces différences tiennent sans doute à des phlé-
bites profondes. Peut-être les nerfs jouent-ils un rôle. On sait
que sans fracture de cuisse, sans phlébite, certaines personnes
dont le cœur et les reins sont intacts, ont habituellement les
jambes enflées. Quoi qu'il en soit, dans les cas de gros œdème,
il est préférable de laisser l'appareil de jambe jusqu'à consolidation complète.

Dans les cas où il y a peu d'œdème, il vaut mieux l'enlever. J'ai dit qu'il ne faut le faire que lorsqu'il existe un certain degré de consolidation.

Celle-ci est extrêmement accélérée par le fonctionnement du membre. Mon expérience des fractures fermées n'est pas encore assez étendue pour que je puisse donner de grandes précisions sur ce point. Mais j'ai plusieurs fois constaté que vers le vingtième jour d'immobilisation, la jambe n'avait plus aucune tendance à tourner en dehors et que les mouvements de rotation imprimés au pied ou au genou se transmettaient très nettement au grand trochanter. Evidemment le cal n'était pas assez solide pour porter le poids du corps, mais il avait déjà une rigidité suffisante pour entraîner le fragment supérieur dans le sens de la rotation.

A ce moment, il y a grand avantage à supprimer toute la partie jambière de l'appareil.

Pour cela, on sectionne d'abord les deux tuteurs latéraux au-dessous du collier condylien. Les deux appareils, celui de cuisse et celui de jambe, deviennent indépendants. Je n'ai pas besoin d'insister sur la manière d'enlever l'appareil de jambe. Pour celui de cuisse, on coupe le collier entre la tige antérieure et la tige externe, à égale distance de chacune d'elles pour ne pas intéresser les lames souples. On enlève les chevilles de blo-cage : on écarte légèrement le collier condylien fendu, on l'attire vers le bas de manière à sortir les pièces mâles des pièces femelles sans toucher à la partie supérieure de l'appa-reil.

Cela fait, il faut dégager du plâtre les pièces mâles et leurs ailettes. Pour y réussir on plonge toute la partie plâtrée dans de l'eau très chaude. On obtient le même résultat avec du vinaigre, mais il est plus facile d'avoir dans un hôpital de l'eau chaude que du vinaigre. Au bout de quelques instants, le plâtre est ramolli ; il reste à dégager les bandes, ce qui se fait très aisément. On ne doit pas employer de force dans cette manœuvre. Un aide en la faisant brutalement est arrivé à forcer un appareil.

On reconstruit un collier condylien bien exactement modelé : on y fixe les ailettes des tiges mâles préalablement réintroduites dans les tiges femelles. Quand le plâtre est bien sec, on remet en tension, puis quand la position est bonne, on bloque l'appareil.

Avant de laisser marcher le malade, il est important de s'assurer que le collier condylien est bien stable. Pour cela, on marque sur la peau, au crayon dermographique, le point correspondant au bord inférieur du collier. Puis on fait lever le malade et on s'assure qu'au moment où il s'appuie sur son membre fracturé, le collier ne glisse pas.

Si l'épreuve est satisfaisante, on laisse marcher le malade, en lui recommandant de s'appuyer le plus possible sur le membre atteint. Il doit marcher souvent et aussi longtemps qu'il le peut : la marche fait partie du traitement. Les planches XXIII et XXIV montrent des malades debout à cette phase du traitement.

Il arrive un moment que je ne puis préciser, mais qui est plus précoce qu'on ne serait tenté de le croire où le cal n'est point assez solide pour permettre la marche, mais résiste suffisamment à la tonicité des muscles. Si le point d'appui ischiopubien est sensible, on peut alors supprimer la tension pendant la nuit et la rétablir avant que le malade se lève.

Au bout de combien de temps la consolidation est-elle acquise ? Je ne puis naturellement rien dire des fractures infectées. Il en est qui se consolident très vite, alors qu'elles suppurent encore, d'autres au contraire pour lesquelles la consolidation se fait attendre.

Pour les fractures fermées, il y a sans doute de grandes différences individuelles. Mon expérience n'est point suffisante pour que je puisse donner une moyenne.

Les fractures du fémur comprennent trois grandes classes :

1° Les fractures de la diaphyse ;

2° Les fractures du col;

3° Les fractures de l'extrémité inférieure.

Entre les fractures du col et les fractures diaphysaires, se place une variété intermédiaire dont je dirai quelques mots.

1° *Fractures de la diaphyse.* — Ce sont celles que dans le langage courant on appelle fractures de cuisse. C'est pour elles que mon appareil a été fait : il s'applique à toutes.

Les variétés les plus simples sont celles de la partie moyenne. La tendance au déplacement s'accentue à mesure que la fracture se rapproche des extrémités. Mais ce déplacement ne se fait pas dans le même sens pour les fractures hautes et pour les fractures basses : le déplacement principal ne porte même pas sur le même fragment.

Pour l'application de l'appareil aux fractures de la partie moyenne, je n'ai rien à ajouter à ce que j'ai dit précédemment.

Plus la fracture se rapproche du trochanter, plus la déformation devient apparente : c'est la déformation classique en crosse; elle s'accompagne d'un raccourcissement considérable et qui s'accentue rapidement quand la fracture n'est pas efficacement contenue. Les gouttières sont absolument incapables d'effectuer cette contention. Tous les chirurgiens ont vu des fractures sous-trochantériennes sortir avec des crosses formidables de gouttières, où le membre paraissait bien placé.

Je crois que la difficulté de réduction augmente très vite avec le temps. Aussi j'insiste sur la nécessité d'appliquer l'appareil aussitôt que possible.

D'une manière générale, dans les fractures du fémur, l'ascension du fragment inférieur est d'autant plus considérable que le trait passe plus haut. La raison de ce fait est facile à comprendre ; la masse des muscles qui agissent sur ce fragment est d'autant plus grande qu'il est plus long. Dans les fractures du col, la capsule intervient pour limiter le déplacement primitif, qui est toujours faible. Mais elle cède peu à peu et le déplacement secondaire devient considérable. J'ai vu dans de vieilles pseudarthroses du col des raccourcissements de 6 à 7 centimètres.

Le raccourcissement primitif atteint son maximum dans les fractures inter-trochantériennes dont je dirai un mot plus loin.

Ce qu'il y a de particulier dans les fractures sous-trochantériennes, c'est que l'attitude vicieuse porte principalement sur le fragment supérieur. Certes le fragment inférieur est relevé par la contracture musculaire et c'est son ascension qui produit le chevauchement. Mais en outre le fragment supérieur se place en abduction et en flexion et c'est là ce qui produit la déformation en crosse.

Quand on parle de fracture, la pensée se porte sur le fragment distal, sans doute parce que c'est celui qui est séparé du reste du corps. On ne songe pas assez au fragment proximal : c'est le plus embarrassant. Sous l'action des muscles qui ne sont plus équilibrés par la résistance du squelette, il prend une attitude fixe, souvent très vicieuse et il est extrêmement difficile d'agir sur lui.

Les appareils anciens n'ont aucune action sur son attitude. Hennequin, s'étant bien rendu compte de l'impossibilité de la modifier directement, avait eu l'ingénieuse idée d'une action indirecte. Il asseyait le malade pour ramener le fragment supérieur à l'horizontale. Il est bien clair que le fragment restant dans la même attitude par rapport au bassin pointera d'autant plus que le bassin sera plus horizontal, et d'autant moins que le bassin sera plus vertical.

Mais la position du bassin ne modifie pas l'attitude du fragment supérieur dans le sens de l'abduction. Il ne reste qu'une ressource, c'est de mettre le fragment inférieur dans le prolongement du supérieur, c'est-à-dire de le placer en forte abduction. C'est ce que faisait Hennequin, il faut l'imiter.

Avec mon appareil, on peut très aisément relever le tronc du malade et placer le membre en abduction. De plus cet appareil a une certaine action sur le fragment supérieur. Le cylindre de la tige externe, en appuyant sur la base du grand trochanter, tend à ramener en dedans l'extrémité inférieure du fragment supérieur. Je crois en outre que la disparition complète des douleurs diminue la contracture musculaire, et par suite l'attitude vicieuse. Aubourg a constaté radiographiquement que la réduction frontale est rapidement obtenue.

La question qui se pose est de savoir si dans les fractures sous-trochantériennes il faut faire marcher immédiatement les malades. Je crois que dans les cas où la flexion et l'abduction du fragment supérieur sont très marquées et s'accentuent dans la station debout, il vaut mieux laisser les malades au lit pendant une quinzaine de jours en les maintenant le buste très relevé et en plaçant le membre en abduction. Il suffit pour cela de tendre la tige interne. Au bout d'une quinzaine de jours, il y a déjà entre les fragments des adhérences suffisantes pour que le fragment inférieur entraîne le fragment supérieur.

* *

2° *Fracture inter-trochantérienne et trochantéro-diaphysaire.* — Il est une autre variété de fracture, peu connue, qui est en quelque sorte intermédiaire aux fractures du col et aux fractures sous-trochantériennes. Le trait intéresse en haut non pas le col, pas même sa jonction avec le grand trochanter comme dans la fracture que j'appelle cervico-trochantérienne, mais le grand trochanter lui-même. Il commence donc en haut très en dehors, comme on peut le voir sur la planche XXXV, il descend obliquement en bas et en dedans, passant tantôt au-dessus, tantôt au-dessous du petit trochanter. Souvent il se bifurque en bas de manière à l'encadrer dans une fourche. Cette variété de fracture d'ailleurs rare mérite suivant la disposition du trait à la partie inférieure le nom d'inter-trochantérienne ou de trochan-téro-diaphysaire. Sa symptomatologie, que je ne puis décrire ici est très particulière. C'est la fracture inter-trochantérienne et non les véritables fractures du col que l'on peut prendre pour une luxation. Elle laisse des déformations parfois énormes. La photographie d'une pièce du musée du Val-de-Grâce que je dois à l'obligeance de M. Tanton (pl. XXXV) montre un très beau résultat. J'ai observé un malade, qui avait été soigné avec l'appareil de Tillaux et chez qui avait persisté une déformation très considérable.

Dans les fractures de ce type, le cylindre de la tige externe ne peut être appliqué sur le grand trochanter. Il reposerait sur le trait de fracture et la pression serait trop douloureuse. Je dirai comment il faut procéder après avoir parlé des fractures du col.

Fractures du col. — Un autre volume de cette collection qui aurait déjà paru sans la guerre, est consacré aux fractures du col. Je les ai divisées en trois variétés : 1° les fractures cervico-trochantériennes, 2° les fractures transcervicales, et 3° les fractures par décapitation.

Ces deux dernières variétés qui sont partiellement ou totalement intra-articulaires ne se consolident pas. Elles se terminent par une pseudarthrose plus ou moins serrée, mais par une pseudarthrose.

Mon interne, Mossé, a appliqué mon appareil à un soldat qui avait une fracture fermée de la variété transcervicale. La réduction a été parfaite. Mais la consolidation ne s'est pas mieux produite qu'avèc les autres appareils. Une pseudarthrose s'est établie pour laquelle j'ai dû faire ultérieurement une greffe.

Aussi j'estime qu'il faut à ces fractures appliquer un traitement spécial. Je fais un enchevillement sans arthrotomie. Cet enchevillément peut être réalisé par un outillage que j'ai présenté à l'Académie de médecine. La méthode sera exposée en détail dans le volume auquel je viens de faire allusion.

Par l'enchevillement sans arthrotomie, j'obtiens des consolidations solides, mais en général avec une coxa vara assez marquée.

Je pense que l'on améliorerait notablement les résultats en appliquant mon nouvel appareil immédiatement après l'enchevillement. C'est ce que je ferai à la première occasion.

Pour les fractures cervico-trochantériennes, la question se pose tout autrement. Elles se consolident par un cal osseux, mais dans la grande majorité des cas avec une déformation considérable. La difficulté est donc une difficulté de réduction. J'en ai enchevillé un certain nombre, sans obtenir une correction satisfaisante. Actuellement je leur appliquerais mon nouvel appareil. Il permet d'asseoir et de lever les malades et par conséquent d'éviter les accidents d'hypostase pulmonaire qui sont fort à redouter, car ces fractures, qui sont extra-articulaires, s'observent, contrairement à ce que l'on pense, le plus souvent chez des gens âgés.

Il est bien évident que dans ces fractures cervico-trochantériennes qui comportent une fissure intéressant le grand trochanter, il faut remonter la tige externe jusqu'au-dessous de la crête iliaque.

C'est chose facile. Il n'y a rien à modifier aux principes généraux de l'application de l'appareil. Il suffit de laisser lâche la courroie qui traverse le cylindre de la tige externe. Quand on tend le ressort, le cylindre remonte au-dessus du grand trochanter. Bridé par la courroie, il déprime les parties molles, s'enfonce dans la fosse iliaque externe et vient s'appuyer contre l'évasement de la crête iliaque. Ce point d'appui est excellent. La pression y est moins douloureuse que sur le trochanter. Aussi pourrait-on l'employer dans les cas de fracture basse. Dans les fractures sous-trochantériennes, je crois qu'il vaut mieux placer le cylindre externe sur la base du grand trochanter, car sa pression peut contribuer à corriger l'abduction du fragment supérieur.

J'ai appliqué mon appareil dans ces conditions à des fractures intéressant le col, mais à des fractures par projectiles de guerre. Il a été appliqué par Alquier à des fractures ordinaires. Dans tous ces cas les résultats ont été excellents.

Fractures de l'extrémité inférieure. — Ces fractures comprennent également trois variétés :

Les fractures d'un condyle ;

Les fractures sus-condyliennes ;

Les fractures à la fois sus et intercondyliennes.

Je laisse de côté les décollements épiphysaires, qui ne sauraient rentrer dans mon sujet non seulement en raison de l'âge auquel ils se produisent, mais surtout parce qu'ils nécessitent des manœuvres de réduction particulière.

Les fractures sus-condyliennes de l'adulte sont très graves. On sait que le trait est très oblique en bas et en avant de telle sorte que les deux fragments se terminent par une pointe, le supérieur en avant, le postérieur en arrière.

Je laisse de côté les cas où le fragment inférieur, très fortement basculé en arrière, lèse les vaisseaux.

La pointe du fragment supérieur, en glissant en avant, déchire très souvent le cul-de-sac sous-tricipital, ce qui entraîne une hémarthrose véritable que peut-être il vaudrait mieux ponctionner. En outre, il peut embrocher le quadriceps et parfois même perforer la peau.

Quand la peau est perforée, la fracture étant ouverte de dedans en dehors, l'indication d'inciser, de réduire à ciel ouvert me paraît formelle en raison de l'interposition musculaire.

Bien plus embarrassants sont les cas où la peau n'est pas perforée. Il s'agit de savoir si le triceps est embroché. Quand il l'est, l'interposition musculaire devient un obstacle à la consolidation; aussi j'estime qu'il faut inciser pour dégager le fragment supérieur et ramener les surfaces osseuses au contact.

La difficulté est de savoir quand il y a embrochement. Cette difficulté peut être tranchée dans bien des cas et par la radioscopie et par la clinique ordinaire.

Pour interpréter les images radioscopiques ou radiographiques il faut savoir que le degré du chevauchement dans le sens vertical n'est pas une preuve d'interposition. Dans certains cas, la pointe du fragment supérieur glisse au ras du fragment inférieur et malgré un chevauchement considérable, il n'y a pas d'interposition. C'est surtout l'intervalle séparant les fragments dans le sens antéro-postérieur qui a une signification. Lorsqu'à l'examen de profil, on constate que les fragments sont séparés par un espace clair, on doit admettre qu'il existe une interposition musculaire et il faut la lever. En effet si elle est considérable, la consolidation ne se fera pas. Si elle est peu considérable et que la consolidation soit encore possible, le jeu du quadriceps sera profondément troublé.

La simple clinique peut fournir des renseignements très importants. Dans les cas les plus simples, le fragment supérieur pointe sous la peau. On le sent, l'interposition est évidente, il faut intervenir.

Dans les cas où l'on ne sent pas nettement le fragment supérieur, c'est la rotule qui fournit les renseignements les plus précieux. Tantôt cet os a une motilité anormale, exagérée dans le sens transversal ; c'est que le fragment supérieur ayant embroché le quadriceps un peu haut l'empêche d'agir sur la rotule. Il y a encore interposition, il faut intervenir.

Tantôt au contraire, la rotule est complètement immobile. C'est que la pointe du fragment supérieur est venue se piquer dans sa base. Il n'y a pas forcément interposition. Dans certains cas, la pointe du fragment proximal a pénétré dans le tendon rotulien : on ne peut pas le dégager et il faut encore intervenir. Mais dans d'autres, le fragment, déchirant le cul-de-sac synovial, a glissé sous le tendon et est venu buter directement contre la base de la rotule. On peut alors le dégager en exerçant quelques tractions sur la jambe fléchie. Dès que le dégagement est obtenu, la rotule redevient mobile dans le sens transversal : il ne me semble pas nécessaire d'intervenir.

Il faut reconnaître que dans ces fractures, la réduction est difficile à obtenir. On a très peu de prise sur le fragment inférieur et il n'est point aisé de corriger sa bascule en arrière. Mais il n'est point non plus facile de le faire par une intervention à ciel ouvert. Dans un cas de fracture à la fois sus et intercondylien, je n'y ai point réussi. Peut-être aurais-je pu obtenir une correction parfaite en agrandissant l'incision, mais il aurait fallu la faire si vaste qu'il m'a semblé préférable de se contenter d'une réduction imparfaite. Après avoir fixé les deux condyles par une vis pour rétablir le bloc condylien, j'ai appliqué mon appareil sans me soucier davantage du trait de fracture sus-condylien. Le résultat a été satisfaisant, mais le genou est resté raide.

Quand la fracture intéresse les condyles, je crois que l'avenir de l'articulation commande une réduction parfaite. On ne peut l'obtenir que par la méthode à ciel ouvert et encore fort difficilement. Le meilleur moyen de la maintenir me paraît être le vissage trans-condylien.

Je n'ai pas eu occasion de soigner de fracture uni-condylienne. Je ne sais s'il serait préférable de les encheviller. Peut-être pourrait-on utiliser mon appareil en procédant de la manière suivante.

Si l'on construisait le collier condylien avant toute réduction, il est probable que les rapports des deux condyles ne pourraient plus être modifiés par les ressorts. Je commencerais donc par chercher à réduire au moyen de la traction continue comme pour les fractures de jambe et par le même étrier. J'appliquerais l'appareil complet, cuisse et jambe, sous la traction. L'expérience seule pourra dire ce que vaut la méthode dans ces cas.

Dans les fractures sus-condyliennes fermées, les points d'appui condyliens peuvent être utilisés. Mais la réduction peut être troublée de deux façons. Il y a deux dangers, dangers évitables, qu'il faut avoir présents à l'esprit.

J'ai déjà parlé de la forme du lit. C'est dans les fractures basses qu'elle a le plus d'inconvénients lorsqu'elle est vicieuse. Si le lit est incurvé en bateau, la région du siège déprimée et celle des pieds relevée, une bascule se produit, qui entraîne en arrière l'extrémité supérieure du fragment inférieur. Il faut donc veiller à ce que le lit soit bien plan. Si la tendance à la bascule du fragment inférieur persistait, peut-être vaudrait-il mieux mettre le genou en légère flexion. C'est un point qui nécessite de nouvelles recherches.

Le second danger est de produire un déplacement latéral. Il faut bien remarquer que dans les fractures basses, l'abduction du fragment supérieur est minime ou nulle. L'action des adducteurs sur le fragment, très long, est suffisante pour contrebalancer celle des abducteurs. Il n'est donc pas utile de placer le membre en abduction.

Si l'on tend trop la tige interne, si elle n'est pas équilibrée

par l'externe, le membre n'est pas entraîné en abduction ; c'est
le fragment inférieur qui bascule de manière à former un angle
à sinus externe. Le résultat de cette déviation est facile à con-
cevoir ; elle produit un genu valgum.

Il faut donc dans les fractures basses prendre un soin particulier d'équilibrer la tension de la tige interne par celle de la
tige externe. On y réussit peut-être mieux en remontant le
cylindre de cette dernière, jusque sous la crête iliaque. J'ai déjà
fait allusion à cette question.

Le fragment supérieur n'ayant pas tendance à se porter en
abduction, la pression sur le grand trochanter est inutile. Le
point d'appui sur l'évasement de la crête iliaque est plus efficace. Alquier a fait une modification qui permet de l'utiliser
mieux : elle me paraît particulièrement indiquée dans les fractures sus-condyliennes. J'y reviendrai.

APPLICATIONS SPÉCIALES

Les applications spéciales de l'appareil visent les cas où les
points d'appui normaux ne peuvent pas être correctement utilisés.

J'ai déjà parlé des fractures du col et de la région trochantérienne, où le cylindre de la tige externe doit être remonté dans
la fosse iliaque externe de manière à s'appuyer sous la crête
iliaque.

Dans les fractures par projectiles de guerre, de vastes plaies
peuvent occuper cette région. Les délabrements osseux sont
souvent alors considérables, et pour des raisons que j'ai précédemment exposées, le déplacement et le raccourcissement
deviennent énormes.

Un blessé est arrivé dans mon service à peu près guéri
d'une lésion de ce genre. Il avait été soigné par l'extension
ordinaire : le résultat était déplorable. On peut voir sur la
radiographie (pl. XXXIII) à quelle hauteur remonte ce qui reste
du trochanter.

J'ai soigné deux blessés du même type.

Chez l'un dont on trouvera la radiographie à la fin du volume (pl. XXXII), la place très vaste était à grand axe antéro-postérieur. Lorsqu'il est arrivé dans mon service, muni d'une de ces gouttières qui donnent une illusion trompeuse mais dont l'efficacité est nulle, le raccourcissement était tel que les deux lèvres, supérieures et inférieures de la plaie, chevauchaient l'une sur l'autre. Les deux photographies (pl. XXIX) le montrent, vu d'avant et vu d'arrière, quelques jours après l'application de mon appareil. L'écartement des lèvres de la plaie mesure l'allongement obtenu et il est considérable.

Quand l'appareil a été enlevé, le raccourcissement était insignifiant. Malheureusement, la consolidation qui nous avait paru complète ne l'était pas. Un raccourcissement secondaire s'est produit qui a atteint 3 centimètres.

L'autre blessé (obs. CIII) avait eu la hanche traversée par un éclat d'obus. Il avait deux vastes plaies, l'une en avant dans l'aine, tout près des vaisseaux fémoraux, l'autre en arrière sur la fesse. Le col du fémur avait été broyé. Le projectile avait entraîné des esquilles, d'autres se sont éliminées ou ont dû être extraites secondairement. L'articulation était ouverte. Il est entré dans mon service avec 6 centimètres et demi de raccourcissement, il en est sorti avec 1 centimètre et demi.

Quand il existe des plaies au niveau des points d'appui ischiatique ou ischio-pubien, l'appareil ne peut être utilisé.

*
* *

J'ai déjà parlé des précautions à prendre dans les fractures basses pour éviter le chevauchement antéro-postérieur et le chevauchement latéral. Je ne reviens pas sur ces points, car il ne s'agit pas là de manières spéciales d'appliquer l'appareil.

Il n'est pas rare avec les fractures par projectiles de guerre que nous avons surtout à soigner en ces temps tragiques, que des plaies occupent la région des points d'appui inférieurs. Il est alors impossible d'appliquer régulièrement l'appareil. Ce n'est pas toujours une raison pour y renoncer ; avec de l'adresse et de l'ingéniosité, on peut tourner les difficultés. Dans cet ordre d'idées, mes élèves ont fait des prodiges.

Quand la plaie occupe le creux poplité, on peut arriver à utiliser les points d'appui condyliens tout en laissant la plaie accessible. Mon interne Lamare y est arrivé de deux façons qui sont représentées planche XXXII.

Dans un cas, il a fait un demi-collier (pl. XXXII, fig. I) auquel il a donné une rigidité suffisante en l'armant d'une pièce métallique qui unit ses parties latérales au collier supérieur de l'appareil jambier.

Dans l'autre, il a fait un pont armé, qui passe par-dessus le creux poplité. Dans ces cas, il faut commencer par bien modeler le demi-collier condylien. C'est seulement lorsqu'il est pris que l'on place la pièce armée. Pour qu'elle s'interpose bien au demi-collier condylien, il faut mouiller ce dernier.

Dans ces conditions, il est certain qu'une grande partie de la pression est transmise aux malléoles par l'appareil jambier, mais l'appareil fonctionne. Les deux figures de la planche XXXII montrent les malades debout.

Quand les plaies occupent la région condylienne, il n'y a pas d'artifice qui permette d'utiliser les points d'appui condyliens. Ce n'est pas encore une raison de renoncer aux avantages que donne l'appareil pour le pansement des plaies. Mais alors le point d'appui inférieur ne peut être pris que sur l'appareil jambier. La traction sur le fragment inférieur du fémur ne se fait que par l'intermédiaire des ligaments du genou : c'est un inconvénient sérieux. Je n'aime pas les tractions transmises par l'intermédiaire des ligaments, car elles peuvent les allonger. J'ai vu une jeune fille qui avait été soignée par un chirurgien éminent au moyen de l'appareil de Tillaux pour une fracture fermée du fémur. La laxité du genou était telle qu'elle ne pouvait marcher.

La traction transmise par l'intermédiaire des ligaments n'est jamais, à mon avis, qu'un pis-aller. Dans le cas que je suppose, il est impossible, quelqu'appareil que l'on emploie, d'agir directement sur le fragment inférieur.

J'incorpore alors les béquillons des tiges mâles de mon appareil dans le collier supérieur de l'appareil jambier. A moins que le malade ne soit de très petite taille, il faut utiliser des tiges plus longues. J'ai déjà dit que la substitution des tiges mâles se fait avec une extrême facilité. La figure I de la planche XXX montre un malade appareillé de cette façon. Il est debout et l'on peut voir que la cuisse ne présente pas de déformation apparente.

Chez un autre malade représenté figure II de la planche XXX, l'appareil à point d'appui inférieur exclusivement jambier, ne donnant pas une contention suffisante, mon interne, Mossé, eut l'idée de faire construire trois petits béquillons complémentaires, qui sont reliés aux tiges et fixés dans un anneau plâtré entourant la cuisse au-dessus des plaies. Le malade qui ne pouvait pas marcher sans ces béquillons a pu marcher avec. Il a guéri dans des conditions satisfaisantes.

En examinant les figures, on remarquera que chez ces deux blessés, le cylindre de la tige externe est remonté au-dessus du grand trochanter, jusque dans la fosse iliaque externe. J'ai déjà dit que pour les fractures basses, il n'y a que des avantages à le placer ainsi.

Dans les grands délabrements de l'extrémité inférieure du fémur avec de vastes plaies intéressant l'articulation du genou, on ne peut songer à faire marcher le blessé. Mon appareil devient sans objet. Mais on peut se servir très utilement d'un succédané qui a été imaginé et réalisé simultanément par Alquier et par mon interne Lamare. J'en parlerai plus loin.

MODIFICATIONS A L'APPAREIL

C'est incontestablement Alquier qui a le plus employé mon appareil et ma méthode ; il a obtenu de magnifiques résultats qui ont été en partie communiqués à la Société de Chirurgie, et que j'indiquerai dans le chapitre suivant.

Il a apporté récemment deux modifications intéressantes à l'appareil.

L'une de ces modifications consiste à solidariser la tige externe avec l'arc métallique. Pour cela, il a fait construire un arc complémentaire qui s'articule en avant et en arrière avec les extrémités de l'arc ischio-pubien. En dehors, la tige femelle passe dans un anneau fixé au nouvel arc et Alquier la fait remonter jusqu'à la fosse iliaque externe où elle prend point d'appui par une plaque métallique incurvée et rembourrée. Cette pièce est reliée à la tige externe par un petit béquillon dont on peut régler la longueur par une vis de rappel. Tout ce dispositif est représenté sur les figures de la planche XXVII reproductions des photographies que m'a envoyées Alquier.

Cette modification est intéressante. Elle donne à l'ensemble de l'appareil une cohésion plus grande. Elle me paraît avoir surtout des avantages pour les fractures basses. Alquier, qui dirige un grand hôpital réservé aux fractures, a à sa disposition un mécanicien habile. Il peut, grâce à lui, régler des dispositifs un peu compliqués qui seraient à peu près irréalisables ailleurs.

Si l'expérience lui montre que sa modification a des avantages sérieux, il nous le dira et je n'hésiterai pas à l'employer. Les perfectionnements apportés à ma méthode ne peuvent m'être qu'agréables.

Sur la même figure et sur la suivante, on peut voir une autre modification d'Alquier. Il s'efforce en ce moment de remplacer le collier plâtré condylien par des pièces métalliques de forme convenable destinées à utiliser les mêmes points d'appui.

Il en résulterait une simplification d'application, et plus de liberté pour le genou.

* *

Dès le début de mes recherches sur les fractures de cuisse, je m'étais proposé de réunir l'appareil de cuisse à l'appareil de jambe par une pièce articulée, qui tout en transmettant une partie de la pression aux malléoles permettrait la flexion du genou. Mon interne Lamare s'occupait de cette question, quand en passant à Châlons, j'ai constaté qu'Alquier en avait trouvé la solution. Deux pièces métalliques articulées sont placées de chaque côté du genou et fixées en haut au collier condylien, en bas au collier supérieur de l'appareil de jambe (voir pl. XXVI.)

Alquier m'a dit avoir réussi du premier coup et très simplement à placer ces deux pièces dans un axe convenable permettant une certaine flexion du genou. Mais dans la première période du traitement, les blessés ne réussissaient pas à marcher avec le genou libre; ce qui prouve qu'ils étaient incapables de faire de l'extension active.

Alquier a alors ajouté à l'articulation métallique un verrou qui permet de la bloquer en extension. Quand le malade est debout, il a les mêmes avantages qu'avec l'appareil ordinaire; mais quand il est au lit, les mouvements de flexion passifs, voir même actifs du genou sont possibles. Bien que ces mouvements ne puissent avoir une grande étendue, c'est un avantage considérable au point de vue des raideurs futures toujours à redouter chez les fracturés de cuisse.

APPAREIL D'ALQUIER ET DE LAMARE

Alquier et Lamare ont fait construire simultanément un appareil qu'ils ont eu l'amabilité de considérer comme dérivant du mien, parce qu'il utilise les mêmes points d'appui supérieur.

J'ai présenté à la Société de chirurgie ces deux appareils presque identiques.

Ces appareils ne permettent pas la marche. Ils ne sont pas destinés aux véritables fractures du fémur, mais plutôt aux arthrites suppurées du genou.

J'ai cependant employé celui de Lamare, d'une manière transitoire pour certaines fractures du fémur avec vastes plaies dans la région du genou.

C'est surtout dans les arthrites suppurées du genou, qu'ils rendent services. La plupart de ces arthrites, je parle de celles que nous voyons actuellement, s'accompagnent d'ailleurs de fracas osseux.

Des points d'appui supérieurs, ou plutôt de l'axe qui les utilise, part un cadre métallique plus long que le membre : ce cadre est soutenu par des chevalets également métalliques. A la partie inférieure du cadre qui passe à distance de la plante du pied est fixé un ressort dont la tension peut être réglée par une vis. Par ce ressort, on exerce sur le membre une traction continue au moyen d'un étrier, d'un appareil plâtré ou de bandes adhésives. La face postérieure du membre repose sur un hamac formé par une série de bandes de toile fixées de chaque côté aux deux longues tiges latérales du cadre

On se rendra compte de ce dispositif sur les figures de la planche XXVIII.

Les cadres métalliques de ce genre sont bien connus : on en a présenté de divers modèles, mais tous ceux que j'ai vus prenaient point d'appui sur un corset plâtré, point d'appui non seulement très gênant pour le malade, mais inefficace.

Ce qui fait la particularité des appareils d'Alquier et de Lamare, c'est que les points d'appui supérieurs sont exclusivement pelviens, ischiatique et ischio-pubien.

J'ai utilisé le modèle de Lamare pour des arthrites suppurées du genou avec fractures épiphysaires fémorales ou tibiales. Il m'a rendu d'inappréciables services et c'est pour cela que j'ai tenu à en dire un mot, bien qu'il ne rentre pas directement dans mon sujet.

L'extension est permanente : elle persiste pendant les pansements. Non seulement les malades éprouvent un soulagement extraordinaire, mais leur état s'améliore. Tout mouvement dans des tissus infectés est une cause d'aggravation de l'infection. C'est un traumatisme nouveau qui diminue la résistance et trouble les moyens de défense naturelle. Dans certains cas, il rompt la membrane que l'on appelait jadis pyogénique et qui est une membrane de défense. Par là, il augmente la résorption des toxines et parfois ouvre la porte à l'infection générale.

Les pansements se font avec une extrême facilité. Il suffit d'enlever les bandes du hamac dans la région à panser pour que toutes les manœuvres deviennent faciles.

Alquier a fait subir certaines modifications à son appareil à cadre que j'avais présenté à la Société de chirurgie. A la partie supérieure, il a ajouté sa fermeture métallique complète. « J'en ai également, m'écrit-il, modifié le mode de traction qui ne se fait plus dans le prolongement de l'axe du membre, mais dans un plan horizontal inférieur, par une vis dont l'orientation et la situation diminuent encore dans une certaine mesure le report des axes d'extension sur les points d'appui supérieurs. J'y ai adjoint un collier métallique qui se place dans la dépression sus-condylienne du plâtre toutes les fois que le siège de la fracture le permet. Ce collier coulisse par ses prolongements horizontaux sur les attelles latérales et diminue ainsi le porte-à-faux. L'étrier du pied est également muni pour la même raison de semblable dispositif. Cet appareil est enfin rendu extensible dans le sens de la longueur s'adaptant ainsi aux différentes tailles, et dans la largeur au niveau de la cuisse pour permettre les pansements les plus volumineux. »

La figure III de la planche XXXVIII permet de se rendre compte du dispositif de cet appareil.

Pour les résections du genou, Alquier se sert plus spécialement d'un appareil basé sur les mêmes principes. La figure IV
de la planche XXVIII en donne une idée suffisamment précise
pour qu'il soit inutile d'en faire la description.

*
* *

A la séance de la Société de chirurgie du 28 juillet 1915, Mauclaire a fait remarquer que l'on pourrait, dans les cas de réduction difficile, appliquer mon appareil en prenant point d'appui
en bas sur une broche de Codivilla, passant à travers les condyles. Cela serait certainement possible, mais je pense, comme
Mauclaire sans doute, qu'il ne faudrait recourir à cet artifice
que dans des cas tout à fait exceptionnels.

RÉSULTATS

J'ai appliqué et montré à appliquer mon appareil de cuisse
dans un grand nombre de centres hospitaliers militaires. Je sais
que dans beaucoup d'endroits, on a enlevé les appareils dès
que j'étais parti. Je ne m'en étonne ni ne m'en plains. Je m'y
attendais, n'étant plus assez naïf pour espérer la généralisation
d'emblée d'une méthode et d'un appareil si différents de tous
ceux qui sont en usage. Mais je m'étonne qu'aucun de ceux
qui ont enlevé les appareils que j'avais placés moi-même ne
m'en ait averti, et je me plains que dans les centres hospitaliers où on ne les utilise pas, on conserve les appareils que j'y
ai laissés au lieu de me les renvoyer. Je suis obligé d'en faire
construire à chaque instant de nouveaux pour les formations
sanitaires où ils donnent de bons résultats et dont les médecins-
chefs m'en demandent, d'où une véritable dilapidation des
fonds qui m'ont été confiés par une généreuse donatrice.

Pourquoi dans certains centres a-t-on enlevé mes appareils?
Les raisons déterminantes n'ont peut-être pas toujours été
d'ordre exclusivement chirurgical. Je n'en veux pour preuve
que cette lettre d'un chirurgien distingué, chef de secteur, qui
me l'a écrite en revenant d'une mission de six jours. Elle a trait
à un blessé profondément infecté que l'on voulait amputer le
jour même de mon arrivée dans la formation sanitaire où il
était soigné. Voici la lettre :

« Le blessé que je voulais amputer à parfaitement supporté
son appareil jusqu'au 15 mars. Sa température cependant continuait à osciller entre 38° et 39° et la suppuration était toujours

abondante. A plusieurs reprises même il m'a fait de petites hémorrhagies secondaires qui l'ont un peu affaibli. Il s'était plaint un moment au niveau de son ischion et présentait une petite eschare à ce niveau : j'avais desserré un peu l'appareil et il se trouvait de nouveau très bien ; aussi ai-je été un peu surpris de voir à mon retour que mon confrère avait enlevé votre appareil pour le remplacer par un Tillaux. La région sus-condylienne est un peu contusionnée mais sans que le blessé s'en plaigne : sous l'ischion la petite eschare est à peu près guérie. Pour ma part, j'ai l'impression que mon confrère a été un peu vite pour enlever un appareil qui au dire même du malade était assez bien supporté. »

Je suis d'ailleurs convaincu que bien des malades ont souffert avec mon appareil plus qu'ils n'auraient dû et cela par ma faute.

A chaque séance de démonstration, je faisais au moins un appareil de jambe, un appareil de cuisse et un appareil de bras. Dans certaines formations, il m'est arrivé de faire plusieurs appareils de même nature. Chaque séance durait ainsi deux heures et demie.

Comme je désirais bien montrer les avantages de mon appareil de cuisse, particulièrement au point de vue de la marche, et que je passais une seule matinée dans chaque formation sanitaire, je faisais la réduction en quelques minutes, et je mettais immédiatement le malade debout. La plupart ont pu retourner à leur lit avec des béquilles. La démonstration était plus saisissante, mais la réduction trop rapide est mauvaise. Les points d'appui n'ont pas le temps de s'habituer à la pression et deviennent douloureux. On conçoit très bien que des médecins, peu habitués à surveiller des fractures, ayant tendance peut-être à croire qu'un appareil dispense d'un chirurgien, aient enlevé ceux que j'avais appliqués.

Je ne veux pas d'ailleurs insister sur ce point. Je n'ai pas à me plaindre de l'accueil fait à ma méthode; bien au contraire, je ne puis que me réjouir de la rapidité avec laquelle son emploi s'est généralisé.

J'ai pu réunir déjà 122 cas où il a été appliqué et beaucoup de chirurgiens, qui m'ont dit en obtenir d'excellents résultats ne m'ont pas envoyé leurs observations.

Les 122 observations, dont la plupart ont été communiquées à la Société de chirurgie permettent de juger des avantages de la méthode et des résultats qu'elle peut donner.

J'envisagerai successivement les fractures fermées et les fractures ouvertes.

1° Fractures fermées. — Les observations sont au nombre de 22.

L'une d'elles n'est pas utilisable. Il s'agissait d'un homme tout à fait sénile bien qu'il eût seulement cinquante-neuf ans, prostatique, presque gâteux. Il a fait en huit jours une eschare considérable dans le pli génito-crural. Le malade n'ayant pas été régulièrement sondé urinait par regorgement de telle sorte que le coussinet inguinal était complètement imbibé d'urine. On dut enlever l'appareil et le malade succomba quelque temps après à une congestion pulmonaire double.

J'éliminerai également l'observation 1, qui a trait à une fracture transcervicale. Je ne connais pas d'exemple de fracture de ce type qui se soit consolidée par un cal osseux. La radiographie a montré que la réduction et la contention données par mon appareil étaient parfaites : mais le résultat n'en a pas moins été, comme dans les autres cas du même genre, une pseudarthrose, pour laquelle j'ai fait une greffe osseuse suivant ma méthode.

Restent donc 20 observations qu'il faut étudier au point de vue : 1° de la marche ; 2° des eschares ; 3° du raccourcissement ; 4° de la rapidité de la consolidation ; 5° des résultats éloignés.

1° *Marche*. — J'ai déjà dit qu'au début, je faisais la réduction en quelques heures, parfois même en quelques minutes et que je faisais lever les malades immédiatement. C'était un excès. Cette manière de procéder est mauvaise. Elle détermine des douleurs parfois très vives au niveau des points d'appui et expose aux eschares. Il est bien préférable de suivre la pratique d'Alquier, qui fait la réduction progressive en trois, quatre ou cinq jours.

Dès que le contact avec les points d'appui pelviens est bien pris, la contracture musculaire est équilibrée par l'appareil et la douleur disparaît. A partir de ce moment, il n'y a plus de raison de se presser : il y a au contraire des avantages à aller lentement. On allonge les tiges en remontant les chevilles d'un trou seulement chaque fois. Comme le raccourcissement primitif dépasse rarement 4 centimètres en trois ou quatre jours, il est corrigé. C'est alors qu'on fait lever le malade.

J'estime donc que l'utilisation du membre doit commencer du 3e au 5e jour, et j'attache une grande importance à ce qu'elle soit aussi complète que possible.

Tous les malades ont marché, mais il y a entre eux de grandes différences.

Un certain nombre de malades n'ont pu, pour des raisons tout à fait indépendantes de la pathologie, n'être appareillés qu'assez tardivement.

L'un (Obs. 19) a été traité d'abord avec l'appareil d'Hennequin ; il est arrivé dans le service d'Alquier le 28e jour avec 4 centimètres de raccourcissement. La réduction avec mon appareil a été poursuivie pendant six jours ; c'est seulement alors qu'on a permis la marche.

Les malades des observations 5, 9 n'ont pu être appareillés que le 4e et le 10e jour.

La plupart des malades ont commencé à marcher du 4e au 8e jour. L'un (Obs. 16) n'a pu marcher qu'avec des béquilles. Les autres après avoir marché un certain temps avec des béquilles, marchent avec deux cannes, puis avec une canne. Le malade de l'observation 21 faisait, au bout de quinze jours, le tour de la cour de l'hôpital avec une seule canne. Beaucoup arrivent au bout d'une trentaine de jours à marcher sans canne. Le malade de l'observation 61, qui avait un petit commerce, a pu le reprendre le 34ᵉ jour de la fracture.

Dans les derniers jours du traitement, les fracturés marchent avec une grande facilité. Il est curieux de les voir dans le service d'Alquier, où ils sont toujours nombreux, circuler librement. On a peine à croire que tous ces promeneurs que l'on croise dans les couloirs, les cours, les escaliers sont des fracturés de cuisse encore en traitement. L'un d'eux montait un escalier très haut et très raide : comme je lui demandais s'il n'y avait pas quelqu'imprudence à le faire, il m'invectiva vivement me disant : « on voit bien que vous ne savez pas ce que c'est que les Delbet ».

Je ne cite pas ces faits comme des prouesses qui me sont fort indifférentes. Dans ma méthode, la marche n'est pas le but, elle est un moyen, un moyen de hâter la consolidation et d'éviter les atrophies musculaires par l'utilisation fonctionnelle du membre.

2° *Eschares.* — Sur les 22 malades atteints de fractures fermées, 4 ont eu des eschares.

L'une de ces eschares siégeait dans le pli génito-crural, chez le prostatique dont j'ai déjà parlé pour l'éliminer. Il n'a pas été surveillé avec assez de soin : il urinait par regorgement tandis qu'on l'accusait de renverser son urinal. Le tampon qui enveloppe l'arc métallique était constamment imbibé d'urine. L'eschare était assez étendue pour que l'on ait été obligé d'enlever l'appareil.

On pourrait conclure de ce cas que ma méthode n'est pas

applicable aux malades de ce type ; mais il faut aussi penser qu'ils supportent très mal le séjour au lit, et qu'ils font facilement des embarras pulmonaires quand ils y sont confinés. C'est ce qui est arrivé chez celui-là. Il allait assez bien tant qu'on pouvait le lever quotidiennement : il déclina dès qu'il fut obligé de rester au lit avec un appareil de Tillaux et une double congestion pulmonaire l'emporta.

Trois autres malades ont fait des eschares qui n'ont eu aucune gravité. Chez l'un (Obs. 5) elle siégeait sur le tendon d'Achille. Elle était due à une faute de technique : on avait supprimé la chape talonnière de l'appareil jambier et mis un simple collier sus-malléolaire. C'est au niveau du bord inférieur de ce collier que la peau s'est coupée sur le tendon d'Achille pendant la marche. Cette eschare, évitable, fut d'ailleurs insignifiante : elle n'a pas obligé à enlever l'appareil.

Les deux autres eschares siégeaient au niveau des condyles fémoraux.

Un malade (Obs. 9) s'est plaint au 20ᵉ jour de l'appareillage d'une douleur sur le condyle externe. On enleva l'appareil et constata une eschare de la largeur d'une pièce de cinq francs comprenant toute l'épaisseur de la peau. La fracture, qui datait de 25 jours, parut suffisamment consolidée : le blessé pouvait détacher le talon du lit. Le Dʳ Basset ne remit pas d'appareil : il se borna à maintenir le malade couché en le faisant masser et mobiliser.

Dans ce cas, il n'avait pas été adjoint d'appareil jambier à l'appareil fémoral. Peut-être aurait-on évité l'eschare sans cette omission que d'ailleurs je ne reproche pas à Basset, puisque j'avais cru moi-même qu'on pourrait se passer de l'appareil jambier dans les cas où il n'y a ni œdème, ni hydarthrose. Je me suis rapidement aperçu que l'adjonction de l'appareil jambier est préférable dans tous les cas. Avec le perfectionnement réalisé par Alquier (voir p. 346) l'appareil jambier n'a plus aucun inconvénient. Aussi je pense actuellement qu'il vaut mieux l'employer toujours au début.

Le malade de l'observation 13 s'est plaint du collier condylien au 26e jour de l'appareillage, 29e jour de la fracture. Il marchait tous les jours correctement. On enleva l'appareil et constata une petite eschare sur le condyle interne. La fracture était consolidée. Alquier maintint le malade encore 10 jours au lit.

Ainsi, sauf chez le prostatique, aucune eschare n'a obligé à interrompre le traitement, aucune n'a eu de conséquence fâcheuse. Ajouterai-je que deux ou trois ont été dues à des fautes de technique.

Je n'insiste pas sur ce dernier point, car je ne pense pas qu'avec ma méthode on puisse toujours éviter les eschares : je le pense d'autant moins que j'en ai vu se produire avec des fractures fermées sous les bandes de diachyllum de l'appareil de Tillaux. J'accorderai même qu'il faut plus de soins pour les éviter chez des malades qui marchent que chez des malades qui restent au lit, avec un appareil à points d'appui précis comme le mien qu'avec des appareils à points d'appui vagues et diffus comme les autres.

Il me suffit d'avoir montré que les eschares sont rares et qu'elles sont insignifiantes.

3° *Raccourcissement.* — On a coutume de juger de la valeur d'une méthode de traitement des fractures par la correction du raccourcissement. C'est un élément, un élément très important, mais ce n'est pas le seul. J'ai vu bien des fracturés consolidés avec des raccourcissements insignifiants ou même nuls qui étaient cependant impotents par suite d'atrophies musculaires ou de raideurs articulaires. J'en ai vu aussi qui avec des rac-courcissements appréciables n'avaient aucune impotence. Ce sont ces points qui avaient conduit Championnière à faire trop bon marché de la correction du déplacement : ce sont eux qui m'ont conduit aux recherches dont les résultats sont exposés dans ce volume.

Comme je l'ai dit dans le premier chapitre, j'attache beaucoup plus d'importance que Championnière à la restitution morphologique. Si je pense, comme lui, comme tout le monde, qu'un membre utilisable et déformé vaut mieux qu'un membre de forme convenable, mais de fonctions réduites, je pense aussi qu'au delà d'un certain degré de déformation, la fonction est troublée.

Les fractures de cuisse sont celles qui exposent aux raccourcissements les plus considérables, ce qu'explique la puissance des masses musculaires. Une méthode qui donnerait constamment des raccourcissements considérables serait incontestablement mauvaise. Mais il n'en faut pas conclure que le bout à bout est nécessaire à la perfection du résultat fonctionnel.

Si l'on met à part l'ostéosynthèse, et des faits que j'ai récemment observés me conduisent à juger cette méthode encore plus sévèrement que je ne l'ai fait au début de ce livre, — il n'existe pas de méthode de traitement des fractures de cuisse qui permette d'obtenir le bout à bout, pas plus la mienne que les autres. Je ne parle ici que des fractures diaphysaires. J'ai expliqué dans l'introduction pourquoi le bout à bout est irréalisable dans les fractures indirectes : c'est affaire d'absence d'équilibre entre les masses musculaires. Alquier a cru l'avoir obtenu une fois : il a envoyé à l'appui de son opinion une radiographie à la Société de chirurgie. Il s'agissait d'ailleurs d'une fracture directe. Sur la radiographie, les deux fragments semblent être, en effet, exactement bout à bout. Mais il n'y a eu qu'une radiographie. On peut toujours se demander si l'apparence de bout à bout n'est pas due à la superposition des ombres dans un plan heureux et si une autre radiographie dans un plan perpendiculaire au premier ne montrerait pas un certain écartement des fragments.

Je crois que le bout à bout est et restera tout à fait exceptionnel. C'est, si l'on peut ainsi parler, un accident. Par bonheur, il n'est nullement nécessaire.

Ce qui est important, c'est que dans aucun des cas que j'ai observés, dans aucun de ceux qui ont été publiés, il n'y avait de déformation apparente après guérison et que les raccourcissements n'étaient pas de nature à troubler la fonction.

Pour l'appréciation des raccourcissements, deux observations sont à éliminer : celle du prostatique qui est mort de congestion pulmonaire (Obs. 8), et celle de la fracture transcervicale qui s'est terminée par pseudarthrose. Restent donc 20 observations, qui se répartissent de la manière suivante :

Pas de raccourcissement, obs. 3, 4, 11, 15 ; 4 cas.

3 millimètres, obs. 5 ; 1 cas.

5 millimètres, obs. 9, 21 ; 2 cas.

1 centimètre, obs. 2, 12, 16, 17, 20, 24 ; 6 cas.

1 centimètre 1/2, obs. 10, 13, 14, 18, 23 ; 5 cas.

2 centimètres, obs. 6, 19, 22 ; 3 cas.

4 centimètres, obs. 7, 25 ; 2 cas.

On admet, avec raison, qu'un raccourcissement de 2 centimètres ne trouble pas la fonction.

Sur 21 cas pris en bloc, il y en a donc 2 mauvais. Si l'on veut y regarder de près, on verra que les autres méthodes après cinquante ou soixante jours de lit, ne donnent pas un meilleur pourcentage. Mais il faut examiner les deux mauvais cas.

Le malade de l'observation 7 avait fait une chute de 7 mètres de haut. Il avait des contusions multiples, des ecchymoses étendues, une volumineuse hydarthrose. On a eu le tort de supprimer l'appareil jambier quarante jours après la fracture, alors que le membre était encore très œdémateux. C'est après cette suppression que le raccourcissement s'est accru.

Le malade de l'observation 22 a été soigné d'abord par un

appareil de Tillaux. J'ai appliqué mon appareil à Bar-le-Duc, le treizième jour de la fracture sans appareil jambier, ce qui était une faute. Ceci se passait le 23 février 1915. Le malade a marché dès le lendemain. Dix jours après, l'anneau condylien a glissé. Pasteau l'a refait : quatre jours après il glissait de nouveau, et le malade a dû être évacué.

Ces deux malades appartiennent donc à la période de tâtonnements de ma méthode. Il y a eu des fautes commises, dont je suis d'ailleurs responsable. On ne doit pas attacher à ces deux faits plus d'importance qu'ils n'en méritent.

Les dix-huit autres me semblent montrer que la méthode bien appliquée permet de guérir les fractures de cuisse sans raccourcissement ou avec des raccourcissements qui ne sont pas de nature à troubler la fonction du membre.

4° *Rapidité de la consolidation.* — L'utilisation du membre, par l'assimilation fonctionnelle, hâte la formation du cal. C'est très net pour les fractures de jambe.

Dans quelle mesure la consolidation des fractures de cuisse est-elle hâtée par la méthode? il est difficile de le dire. On ne s'amuse pas à enlever un appareil pour voir si le cal est solide. On est d'autant moins tenté de le faire que l'appareil permet de marcher, et que les malades bien loin de demander à en être débarrassés, conscients de la sécurité qu'il leur donne, marquent en général une certaine appréhension quand il est question de le retirer.

C'est par hasard, quand on veut changer un appareil devenu trop lâche, que l'on constate une consolidation sur laquelle on ne comptait pas. Les 4 observations suivantes sont curieuses à ce point de vue.

Observation 6. — Au 20ᵉ jour, le grand trochanter est manifestement entraîné dans les mouvements de rotation imprimés au pied.

Observation 9. — Le 26ᵉ jour de la fracture le malade est capable de détacher le talon du lit.

Observation 5. — La consolidation semble complète le 32ᵉ jour de la fracture.

Observation 13. — La fracture est consolidée complètement et sans raccourcissement le 37ᵉ jour.

Ces cas ne peuvent être considérés encore que comme des curiosités : dans aucun d'eux on n'a permis au malade de marcher librement sans appareil aux dates indiquées : ou bien on a refait un appareil, ou bien on a maintenu les malades quelques jours au lit.

Dans les autres cas, l'appareil a été laissé en place de quarante-trois à cinquante-huit jours, et je ne me crois pas encore autorisé à donner le conseil de l'enlever avant le 50ᵉ jour. Je ne puis donc pas dire qu'il y ait actuellement une grande économie de temps sur la période d'appareillage. Je pense même qu'il n'y a pas de sérieux avantages à chercher à en réaliser une plus considérable, puisque les malades marchent aisément avec leur appareil. Je rappelle que l'un (Obs. 6) a quitté l'hôpital sur sa demande, le 30ᵉ jour de sa fracture, pour reprendre son commerce.

5° *Résultats éloignés*. — Le bénéfice de la méthode est saisissant au moment où l'on supprime l'appareil.

Tout le monde sait qu'un fracturé de cuisse délivré d'un appareil de Tillaux ou d'Hennequin ne peut pas marcher : il ne peut pas même, en général, se tenir debout. Au contraire, le blessé qui sort de mon appareil marche aisément. Quelquesuns trouvent qu'ils marchent moins bien sans l'appareil, mais enfin ils marchent tous et la plupart avec facilité : le membre n'est pas atrophié ; les muscles sont en bon état.

Si la période d'appareillage n'est que peu réduite, la période d'invalidité l'est considérablement.

Les compagnies d'assurances admettent qu'en général la période d'incapacité complète, celle pendant laquelle elles payent le demi-salaire, est pour les fracturés de cuisse, de six mois. J'ai pu savoir qu'un de mes malades (Obs. 5) a été expertisé et consolidé trois mois moins deux jours après l'accident. Il marchait très correctement.

Un malade d'Alquier faisait 7 kilomètres aisément et sans appui, trois mois moins six jours après la fracture.

Ces deux malades sont, à ma connaissance, les seuls qui aient pu être suivis. Ce ne sont pas des exceptions choisies : j'ai la conviction que chez la majorité des fracturés soignés par ma méthode, les résultats sont de cet ordre.

Le seul point qui reste à préciser est l'état du genou.

Je ferai remarquer qu'au point de vue de cette articulation, mon appareil est supérieur à ceux qui sont couramment employés, l'appareil de Tillaux et celui d'Hennequin. Avec ces deux appareils, en effet, une partie de la traction se fait par l'intermédiaire des ligaments du genou. C'est là une mauvaise condition pour l'intégrité fonctionnelle de l'article. Je ne parle pas de la méthode qui consiste à exercer une traction au moyen d'une lame métallique passée sur le calcanéum. Elle n'agit, en effet, que par l'intermédiaire des ligaments des articulations tibio-tarsiennes et fémoro-tibiales.

Avec mon appareil, aucune traction n'est exercée sur les ligaments, condition incontestablement avantageuse pour la restitution fonctionnelle de l'article. J'ajoute qu'avec la modification d'Alquier on peut, dès le début, imprimer de petits mouvements au genou.

Jusqu'ici, aucun blessé ayant été traité avec cette modification n'a été suivi après guérison : des autres, deux seulement ont été suivis pendant un peu moins de trois mois. Chez l'un la flexion du genou ne dépassait pas l'angle droit ; chez l'autre, elle était presque complète.

FRACTURES PAR PROJECTILES DE GUERRE

Au cours de mes tournées dans les ambulances et hôpitaux, j'ai rencontré quelques rares chirurgiens qui m'ont déclaré être très satisfaits des grands appareils plâtrés dans le traitement des fractures de cuisse par projectiles de guerre. Je ne leur ai jamais rien répondu, estimant qu'une discussion engagée avec des hommes aussi fermés à l'évidence ne pouvait être que stérile. Quand on est aveugle pour les faits, on doit être, me semblait-il, sourd pour les mots. J'ai peut-être eu tort, car l'un de ces chirurgiens, qui, à force de soins et d'ingéniosité, obtenait avec les appareils plâtrés des résultats remarquables non pas en eux-mêmes, mais eu égard au moyen, a depuis complètement adopté mes appareils.

Marchak, dans le second mémoire qu'il a envoyé à la Société de chirurgie, me paraît s'être très justement exprimé au sujet des grands spica plâtrés. « Cette immobilisation de transport tout à fait provisoire serait bonne, si l'on voulait lui attribuer exclusivement ce rôle et ne pas lui attribuer celui d'un traitement définitif... Ces appareils, très gênants pour les malades, sont des cache-misères qui n'immobilisent que très relativement, surtout après le dégonflement primitif. Ils sont incapables de réduire n'importe quelle fracture, mais par contre, ils cachent les collections profondes et produisent des eschares sacrées et même au niveau des épines iliaques antéro-supérieures. »

Je ne veux pas insister sur ce point : je me bornerai à donner les raccourcissements de 10 malades qui sont arrivés dans les services dont je suis chargé, ayant été traités par des appareils sur lesquels je n'ai pas de renseignements très précis, mais qui n'étaient pas le mien.

3 cent. 1/2	1 cas.	(Traité par l'extension.)
4 centimètres	1 cas.	Plâtre à anses.
4 cent. 1/2	1 cas.	Gouttière et plâtre.

5 cent. 1/2	1 cas.	Grand spica plâtré.
6 centimètres	2 cas.	Extension, plâtre.
6 cent. 1/2	1 cas.	Extension, plâtre.
7 centimètres	1 cas.	Extension.
9 cent. 1/2	1 cas.	Extension.
10 centimètres	1 cas.	?

On verra qu'avec mon appareil, les résultats sont tout autres.

La question du transport dans les fractures par projectiles de guerre prend une importance capitale. L'évacuation des blessés est imposée par les conditions militaires, et souvent à des distances considérables.

Les gouttières métalliques sur lesquelles comptaient certains médecins de l'armée sont toutes déplorables, non seulement comme moyen de traitement, mais même comme moyen d'évacuation. Elles ne suppriment même pas les douleurs que déterminent chaque secousse. Comme l'a montré Quénu, elles n'empêchent pas les esquilles d'embrocher les vaisseaux.

Au point de vue de l'évacuation, mon appareil a des avantages indéniables. Il supprime la douleur, il assure l'extension pendant le transport, tout en permettant au blessé de s'asseoir et de changer de position. Je n'ai pas besoin d'insister sur ce dernier point ; tout le monde sait les tortures qu'entraîne l'immobilité pendant les longues heures de voyage.

Il ne faut pas arguer du temps nécessaire à la construction de mon appareil. Les gouttières métalliques étant condamnées, il ne reste comme appareil de transport que les grands spica plâtrés. Or il faut moins de temps pour mettre mon appareil en place que pour construire un appareil plâtré, prenant le bassin, la cuisse et la jambe. J'ajoute qu'on applique mon appareil le malade étant placé sur n'importe quelle table, voire par terre. Il n'est besoin d'aucun support.

La seule manœuvre qui nécessite un certain temps est la construction du collier condylien. Mais dès que le chirurgien a marqué le point où il faut faire les dépressions de modelage, il peut en charger n'importe quel aide.

Au point de vue non plus du transport, mais du traitement proprement dit, mon appareil me paraît avoir de grands avantages.

Quénu a insisté, et à l'Académie de Médecine et à la Société de Chirurgie sur cette notion fondamentale que les principes établis pour le traitement des fractures ordinaires du fémur doivent être appliqués aux fractures par projectiles de guerre.

Il a fallu des siècles pour arriver à la notion que les fractures du fémur ne peuvent être réduites que par l'extension continue. Cette notion est depuis une trentaine d'années très solidement établie et pas un chirurgien — à moins qu'il ne fût partisan de l'ostéosynthèse — n'aurait consenti à traiter une fracture du fémur autrement que par l'extension continue.

Comment a-t-on pu s'imaginer que la règle de l'extension continue était abrogée pour les fractures ouvertes ? Ce sont peut-être les difficultés d'application dans les fractures de ce genre qui ont conduit à y renoncer. Avec tous les appareils connus, on est obligé de supprimer l'extension pour faire certains pansements, et une extension ne peut être à la fois continue et intermittente.

Au même moment où je cherchais la solution du problème, Quénu a imaginé un appareil, au moyen de tringles passées dans des anneaux, fixées en haut à un corset plâtré, en bas à un plâtre prenant la partie inférieure du membre. Cet appareil a rendu des services ; il maintient la rectitude du membre pendant les pansements, mais les cas sont rares où on peut les faire sans supprimer l'extension. En outre, l'appareil immobilise la hanche, ce que je considère comme un inconvénient.

Mon appareil laisse la hanche libre. Non seulement, il permet de faire les pansements, sous l'extension, l'appareil restant en place, mais encore, comme il laisse la plus grande partie de la cuisse visible et accessible, il permet de faire de véritables opérations, incisions, débridements, ablation de corps étrangers, esquillotomies, ligatures.

Ai-je besoin de faire remarquer que l'on peut panser les plaies aussi aisément à la face postérieure qu'à la face antérieure. Non seulement on peut soulever le membre, mais on peut placer le malade sur le côté sans déranger les fragments et sans produire de douleurs.

Les blessés apprécient singulièrement cette suppression de leurs souffrances. Le professeur Soubbotich, chirurgien chef de l'armée serbe, me disait que pendant la retraite de Serbie, mes appareils avaient donné naissance à des scènes terribles tant étaient violentes les réclamations de ceux qui n'en étaient pas pourvus.

Les fracturés infectés ne redoutent plus les pansements : leur moral s'améliore. « En quelques jours ils sont transformés » ; c'est une phrase qu'on m'a dite ou écrite bien souvent. La suppression de la douleur n'est pas la seule cause de la transformation.

L'immobilisation réelle, efficace, amène souvent un arrêt, une rétrocession des phénomènes infectieux. En tout cas, elle limite leur extension. Le rôle des petits traumatismes produits par la mobilisation des fragments irréguliers et pointus dans l'entretien et les progrès de l'infection, est bien plus considérable qu'on ne pense. C'est une notion très familière aux expérimentateurs sur laquelle l'attention des chirurgiens n'est pas suffisamment attirée. Avec la même quantité d'une même culture, on peut ne produire aucune morbidité ou entraîner des accidents mortels suivant que l'on fait l'injection très précautionneusement ou qu'on dilacère les tissus avec la pointe de l'aiguille. Quand on a observé un certain nombre de fois ces faits expérimentaux d'ordre tout à fait banal, on se rend mieux compte de l'importance d'une bonne immobilisation. Je ne doute pas que si on la réalisait d'une manière précoce, on diminuerait notablement les accidents infectieux des fractures compliquées.

Dans les fractures par projectiles de guerre, les désordres produits par les agents vulnérants, l'infection, ont plus d'importance que le siège de la fracture. Il y a cependant un certain intérêt à maintenir la division en fractures hautes, moyennes et basses. J'ai déjà indiqué que ces dernières exposent à des dangers particuliers. Les fractures du col avec destruction plus ou moins étendue, doivent également être mises à part, et parce que le raccourcissement peut atteindre des proportions énormes et parce qu'elles peuvent se terminer par pseudarthroses.

Pour les fractures par projectiles, il n'y a guère que deux conditions à envisager au point de vue de mon appareil : les escarres et la consolidation.

Il serait puéril de dénombrer les malades qui ont marché et ceux qui ont dû rester au lit.

La possibilité de marcher avec les fractures ouvertes dépend de conditions indépendantes de l'appareil, gravité de l'infection, importance des délabrements musculaires.

Les fractures fermées prouvent que mon appareil permet l'utilisation du membre sans compromettre la réduction et en hâtant la consolidation.

Dans les fractures ouvertes, les contre-indications à la marche ne sont pas fournies par la fracture elle-même, quels que soient les désordres osseux. Les blessés qui étaient peu infectés et qui présentaient peu d'altérations des parties molles ont marché d'une manière précoce comme les fracturés ordinaires. Ceux qui présentaient des conditions inverses sont restés au lit, ou n'ont marché que tardivement. Ils n'en ont pas moins bénéficié de l'appareil, non seulement au point de vue de la réduction, de l'immobilisation des fragments, de la commodité des pansements, de la possibilité des interventions, mais encore parce qu'on a pu les asseoir, les tourner, leur faire faire des exercices de contraction musculaire.

On ne peut pas non plus tenir un compte très précis de la rapidité de la consolidation. Certaines infections légères hâtent prodigieusement la formation du cal, tandis que des infections plus graves la retardent dans des proportions énormes. En se servant de ces faits opposés pour ou contre l'appareil, on lui attribuerait des phénomènes qui ne dépendent pas entièrement de lui.

Il ne me paraît cependant pas douteux que dans l'ensemble et par la réduction et par l'immobilisation efficace, il facilite la formation du cal. Ainsi sur 86 observations de fractures dia-physaires par projectile de guerre, il n'y a pas un seul cas de pseudarthrose. Cela me paraît digne d'être signalé. J'ajouterai que plusieurs chirurgiens, qui ne m'ont pas envoyé leurs obser-vations, m'ont dit avoir observé chez des blessés qui semblaient évoluer vers la pseudarthrose des consolidations rapides après application de mon appareil et utilisation du membre.

Je crois devoir mettre en garde contre les consolidations trop rapides dans les fractures ouvertes. Un cal qui paraît solide peut être insuffisamment ossifié, et il se tasse secondai-rement.

Ainsi dans l'observation 24, le membre s'est raccourci après l'ablation de l'appareil. Le raccourcissement de 1 centimètre a passé à 3 centimètres.

En outre, chez deux blessés (Obs. 73-74), le raccourcissement qui n'était que de 1 centimètre quand on a enlevé le plâtre jam-bier, s'est élevé à 3 centimètres.

Je conseille donc, en cas de fractures ouvertes, quelles que soient les apparences, de ne pas enlever l'appareil et même de ne pas supprimer la partie jambière trop tôt.

Eschares. — Sur 95 observations de fractures ouvertes, les eschares ne sont signalées que sept fois. Aucune n'a eu de gravité.

Chez le malade de l'observation 46, une eschare s'est produite dans le pli génito-crural. Barnsby n'a pas pour cela enlevé l'appareil : il s'est borné à détendre les ressorts en enlevant les chevilles, et il a installé une traction par des poids accrochés aux béquillons latéraux. Quelques jours après, la petite plaie génito-crurale étant guérie, il a retendu les ressorts et fait lever le malade. L'appareil a été alors bien supporté et la guérison a été obtenue avec 2 centimètres de raccourcissement.

Chez le blessé de l'observation 58, qui était gravement infecté, les eschares se sont produites au 35e jour, au niveau du condyle externe et de la tête du péroné. On a enlevé l'appareil et on ne l'a pas remplacé, la consolidation paraissant suffisante (la fracture datait de cinquante jours). Le résultat a été excellent.

Le blessé de l'observation 85, souffrant au bout d'un mois d'appareillage, on a enlevé l'appareil et trouvé une légère eschare au niveau de la tête du péroné. On a laissé le membre dans une gouttière pendant trois semaines et le malade a recommencé à marcher ensuite. Dans ce cas, l'anneau plâtré n'avait pu être placé sur les condyles en raison des plaies et le chevauchement n'était pas corrigé.

Le malade de l'observation 92 avait fait dès les premiers jours une eschare de la fesse droite alors que la fracture siégeait du côté gauche. Au bout de vingt jours d'appareillage une eschare est apparue au niveau du point d'appui ischio-pubien. Leveuf n'a pas enlevé l'appareil : il s'est borné à interposer quelques compresses renouvelées chaque jour entre l'eschare et l'arc métallique. La consolidation s'est faite avec un raccourcissement à peu près nul.

Chez le blessé de l'observation 102, qui avait une fracture du col, des eschares sus-condyliennes se sont produites au 19° jour. Mossé, au bout de quelques jours, a refait un appareil en prenant le point d'appui inférieur sur le collier supérieur de l'appareil de jambe. Le blessé a recommencé à marcher, mais il n'a pu marcher quand on a enlevé l'appareil. La radiographie a montré que la tête et le col du fémur avaient à peu près disparu. J'ai dû faire ultérieurement une greffe osseuse.

Le blessé de l'observation 105 avait une fracture ancienne. Une légère écorchure s'est produite au niveau des condyles. On a remis l'appareil quinze jours plus tard.

Le blessé de l'observation 115 avait une fracture datant d'un mois avec 6 cent. 1/2 de raccourcissement. Bien que la consolidation fût déjà avancée, j'ai fait une très forte extension, espérant allonger le membre : je n'ai rien obtenu qu'une eschare ischiatique, eschare d'ailleurs sans gravité. Mais il a fallu enlever l'appareil et le raccourcissement est resté ce qu'il était.

Sept eschares sur 95 cas de fractures par projectiles de guerre c'est bien peu. Je dirai très franchement que je trouve ces résultats trop beaux, d'autant plus qu'au début les réductions ont été faites trop vite, et que dans deux cas, il s'agissait de fractures anciennes.

C'est une erreur complète de s'imaginer qu'il suffit de soins et de précautions pour supprimer les eschares chez les infectés. Certaines toxines microbiennes entraînent une diminution de résistance incroyable des tissus. J'ai vu, je l'ai déjà dit, un blessé profondément infecté qui pour être resté pendant deux heures dans le décubitus latéral sur un matelas d'eau, a fait une eschare sur le grand trochanter et une autre sur la malléole externe. Qu'on évite un grand nombre d'eschares avec des précautions, c'est indiscutable, mais qu'on les supprime complètement, je ne le crois pas.

En tout cas, les faits montrent que les eschares ne sont pas fréquentes, qu'elles ne sont pas graves quand on surveille les malades. Ainsi le danger des eschares ne peut pas être considéré comme une contre-indication à l'emploi systématique de mon appareil pour les fractures compliquées.

Raccourcissement. — Bien que le siège de la lésion n'ait pas la même importance dans les fractures ouvertes par projectiles de guerre que dans les fractures ouvertes de cause indirecte, je diviserai cependant les cas en un certain nombre de groupes d'après la hauteur de la solution de continuité.

I. — Fractures du tiers supérieur, sous-trochantériennes

Ce groupe comprend 22 cas. Dix-huit observations renferment des renseignements précis sur le raccourcissement. Ils se répartissent de la manière suivante :

Raccourcissement de 1 centimètre.	Obs. 32, 37, 39, 40. . . .	4 cas.
—	de 1 cent. 1/2.	Obs. 35, 38, 41, 44, 45. .	5 cas.
—	de 2 centimètres.	Obs. 28, 36, 42, 46. . . .	4 cas.
—	de 2 cent. 1/2.	Obs. 43.	1 cas.
—	de 3 centimètres.	Obs. 27, 47	2 cas.
—	de 3 cent. 1/2.	Obs. 26.	1 cas.
—	de 4 centimètres.	Obs. 30.	1 cas.

Dans l'observation 26 (3 cm. 1/2 de raccourcissement) l'appareil n'a été appliqué que 20 jours après la fracture ; 15 jours après le traumatisme dans le cas 47. Chez le malade de l'observation 27 (3 cm. de raccourcissement) la partie jambière de l'appareil a été enlevée trop tôt. Enfin le malade de l'observation 30 pesait 109 kilog. L'arc métallique s'enfonçant dans les plis de graisse déterminait des douleurs quand on augmentait la tension. Quatre observations ne mentionnent pas le raccourcissement. Le malade de l'observation 29 n'a pas été suivi jusqu'à sa guérison. Les renseignements des observations 31 et 34 sont incomplets.

Il est spécifié dans l'observation 33 que le malade quitte l'hôpital marchant correctement, sans boiter, en s'aidant d'une canne. On en peut donc conclure que le raccourcissement était minime. Je n'ai pas fait figurer cette observation dans le tableau parce que je n'ai pas le chiffre exact du raccourcissement, mais on peut incontestablement le ranger dans les bons cas.

Si l'on admet qu'un raccourcissement de moins de 3 centimètres peut être compensé par l'inclinaison du bassin et n'entraîne qu'une importanee minime ou nulle, sur 19 cas dont les résultats sont connus, il y en a donc 15 bons, 2 médiocres et 2 mauvais. Il faut ajouter qu'il n'y en a pas de très mauvais puisque l'on n'a constaté aucun raccourcissement excédant 4 centimètres, ni aucune déformation apparente du membre.

II. — FRACTURES DU TIERS MOYEN

Ce groupe renferme 29 observations. Dans 27 cas le raccourcissement a été exactement mesuré. Ils se répartissent de la manière suivante :

Pas de raccourcissement.	Obs. 48, 56, 70, 72	4 cas.
Raccourcissement de 1 cent.	Obs. 49, 62, 65, 67. . . . , ...	4 cas.
— de 1 cent. 1/2.	Obs. 52, 53, 57, 59, 63, 64, 66, 74, 75.	9 cas.
— de 2 cent.	Obs. 54, 60, 61, 68, 69, 71	6 cas.
— de 2 cent. 1/2.	Obs. 73	1 cas.
— de 3 cent.	Obs. 51, 55, 76	3 cas.

Les renseignements manquent pour deux cas.

Chez le malade de l'observation 50, le raccourcissement primitif était de 9 centimètres. Mon appareil permet d'en gagner rapidement 5, mais le blessé ne le supporte pas. Ce blessé n'avait supporté aucun appareil avant le mien; il n'en a supporté aucun autre après. Ce fait doit d'ailleurs être rangé dans les fractures anciennes, car mon appareil n'a été appliqué qu'un mois et demi après la fracture.

Le blessé de l'observation 58 n'a pas été mesuré. M. Marchak dit que le résultat était satisfaisant.

En somme sur 29 fracturés de la partie moyenne, 25 ont guéri sans raccourcissement ou avec un raccourcissement n'excédant pas 2 centimètres. Chez 4 seulement le raccourcissement a été de 2·cm. 1/2 à 3 centimètres.

III. — Fractures basses, du tiers inférieur, sus-condyliennes

Les fractures basses sont au nombre de 22.

Le raccourcissement a été mesuré 19 fois. Voici les résultats des mensurations.

Pas de raccourcissement.	Obs. 83, 88	2 cas.
Raccourcissement de 1 centimètre.	Obs. 84, 93	2 cas.
— de 1 cent. 1/2.	Obs. 82, 87, 89, 91, 96. .	5 cas.
— de 2 centimètres.	Obs. 77, 90, 92, 97, 98 . .	5 cas.
— de 3 centimètres.	Obs. 80, 81, 85, 94. . . .	4 cas.
— de 4 centimètres.	Obs. 79.	1 cas.

Dans 3 cas, les renseignements ne sont pas précis.

Dans l'observation 85, l'application de l'appareil n'était pas régulière. Les plaies avaient empêché de prendre les points d'appui condylien. L'anneau plâtré était placé à la partie moyenne du genou de telle sorte que cette observation aurait dû être placée dans le groupe des applications irrégulières. Il est dit que le chevauchement n'a pas été corrigé mais son degré n'est pas indiqué.

Le blessé de l'observation 95 avait les pieds gelés ce qui a obligé à appliquer très lâchement l'appareil jambier. L'observation ne donne aucun renseignement sur le raccourcissement.

Le blessé de l'observation 86 n'a pas été mesuré, mais il est dit qu'à sa sortie de l'hôpital, il marchait sans boiter. On peut donc le ranger dans les bons résultats.

Dans l'ensemble les fractures basses qui sont les plus difficiles à soigner ont donné sur 20 cas, 15 bons résultats, 4 médiocres

et 1 mauvais. Dans aucun cas, le raccourcissement n'a excédé
4 centimètres.

IV. — Applications de l'appareil sans point d'appui fémoral

J'ai déjà dit que l'on peut utiliser mon appareil même lorsqu'il existe des plaies occupant la région du genou, empêchant
d'utiliser les points d'appui condyliens. Pour cela on fixe les
béquillons au collier supérieur de l'appareil de jambe. La
planche XXX montre cette disposition.

A la vérité, dans ces cas-là, la traction sur le fragment inférieur s'exerce par l'intermédiaire des ligaments du genou.
C'est là une condition fâcheuse, qui compromet l'avenir de l'articulation, souvent menacé d'ailleurs par le voisinage de la
lésion.

Même dans ces conditions, mon appareil rend de grands services. Il est capable de donner et de maintenir une réduction
suffisante tout en permettant de faire les pansements nécessaires
avec facilité.

Dans un cas, Lamare, pour éviter la traction sur les ligaments,
a construit l'appareil qui est représenté planche XXXII.

Trois malades qui ont été traités avec mon appareil appliqué
d'une manière irrégulière en raison de plaies s'étendant à la
région du genou ont guéri, l'un avec raccourcissement d'un centimètre, les deux autres avec un raccourcissement insignifiant
ou nul.

V. — Fractures du col

Les fractures du col du fémur par projectiles de guerre
s'accompagnent nécessairement d'ouverture de l'articulation
coxo-fémorale. Ce sont donc des lésions d'une extrême gravité.
Dans les deux cas que j'ai observés, bien qu'ils aient été tous
les deux gravement infectés, l'évolution a été relativement

bénigne ; je veux dire que les deux malades ne m'ont pas donné les mêmes inquiétudes que les fracturés de l'extrémité inférieure avec arthrite du genou.

Mais ces fractures avec arthrite coxo-fémorale et destruction plus ou moins étendue du col ou même de la tête entraînent des déformations secondaires énormes. J'ai vu un blessé qui avait été soigné je ne sais trop comment, chez qui le grand tro-chanter était remonté presque à la hauteur de la crête iliaque : l'impotence était complète. (Voir pl. XXXII.).

Mon appareil permet d'éviter ces grandes déformations quand il est applicable.

Dans les deux cas que j'ai eu à soigner, l'un à Necker, l'autre à Rambouillet (Obs. 102 et 103), il a pu être appliqué bien que dans l'un des deux cas la partie postérieure de l'axe métallique fût au ras de la plaie.

L'un des blessés (Obs. 103) a guéri avec 1 cm. 1/2 de rac-courcissement. Chez l'autre (Obs. 102) le raccourcissement était de 2 centimètres : mais la fracture ne s'est pas consolidée : la tête et le col étaient presque complètement détruits : j'ai dû faire ultérieurement une greffe [1].

VI. — Fractures simultanées de la cuisse et de la jambe

Le traitement des fractures simultanées de la cuisse et de la jambe présentait d'extrêmes difficultés : avec mes appareils il est devenu relativement simple. Il suffit de les appliquer sous l'extension continue réalisée de la façon qui a été décrite en détail dans la partie de cet ouvrage consacrée aux fractures de jambe.

Six blessés ont été traités de cette façon. L'un d'eux qui, outre une fracture bi-malléolaire, une fracture ouverte au tiers moyen de la jambe et une fracture de cuisse du côté droit, avait encore une fracture de la jambe gauche, n'a pas pu marcher.

Sur un autre, je n'ai que des renseignements sommaires ; il est dit seulement « l'appareil Delbet a transformé la situation en rendant faciles et simples les pansements, en supprimant toute inquiétude en ce qui concerne la cuisse fracturée de ce malade présentant du delirium tremens ».

Les quatre autres blessés ont marché en s'appuyant sur le membre dont les deux segments étaient cassés, il est même noté qu'ils ont marché facilement. Alquier écrit : « Marche correctement tout le temps, monte et descend les escaliers (Obs. 105) — le malade a régulièrement marché pendant les quarante derniers jours (Obs. 109) ». Marion note : « Le malade marche sans douleurs aussitôt après le durcissement ». Marchak dit que le malade n'a nullement souffert et continue à marcher avec son appareil (Obs. 108).

De ces quatre malades, deux ont guéri avec un raccourcissement de 1 centimètre (Obs. 104-108) ; un avec un raccourcissement de 2 centimètres (Obs. 109). Pour le quatrième, le raccourcissement n'est pas indiqué, mais il est spécifié que « la radiographie montre la consolidation en bonne position ». (Obs. 106).

VII. — FRACTURES ANCIENNES

L'expression de fracture ancienne n'a aucune précision. Je ne reviendrai pas sur les discussions oiseuses si souvent reprises à propos des luxations.

En fait de fractures, deux espèces de cas se présentent au point de vue thérapeutique. La fracture n'est pas consolidée au bout du temps normal, il y a retard de consolidation ou même pseudarthrose : l'objectif est d'obtenir la consolidation. A ce point de vue, il ne me paraît pas douteux que ma méthode présente des avantages singuliers. L'utilisation du membre, en mettant en jeu l'assimilation fonctionnelle, active la formation du cal. Des exemples très nets en ont été donnés dans la partie de cet ouvrage consacré aux fractures de jambe.

Dans d'autres cas, au contraire, le cal a déjà commencé à se former mais le membre est en mauvaise position, la déformation est marquée, le raccourcissement est considérable. L'objectif est de réduire. Les difficultés tiennent à deux causes : le degré d'évolution du cal et la rétraction des parties molles.

Le degré d'évolution du cal n'est pas toujours fonction du temps, surtout dans les fractures compliquées, où l'on observe des consolidations remarquablement précoces et inversement des retards énormes. Quand la consolidation est trop avancée, il faut évidemment faire précéder l'application de l'appareil d'une ostéotomie. Je placerai à part les cas où l'on a agi de cette façon.

La rétraction des parties molles comprend deux éléments : la rétraction physiologique de tout muscle dont les points d'insertion sont rapprochés et la production de tissus fibreux, rétractiles, qui est fonction de l'infection.

Dans les observations dont je dispose, la distinction entre ce qui revient du cal ou aux parties molles n'est pas nette :

J'indiquerai dans un tableau, autant que les observations le permettent, l'ancienneté de la fracture, le raccourcissement, et au moment où l'appareil a été appliqué et lors de la guérison.

Numéros des observations.	Ancienneté de la fracture.	Raccourcissement lors de l'application de l'appareil.	Raccourcissement à la guérison.
110	84 jours.	9 centimètres.	2 cent. 1/2.
111	5 mois.	?	9 centimètres.
112	49 jours.	?	4 centimètres.
113	72 jours.	6 centimètres.	?
114	84 jours.	?	3 centimètres.
115	51 jours.	6 cent. 1/2.	6 cent. 1/2.
116	114 jours.	5 cent. 1/2.	3 centimètres.
117	64 jours.	9 centimètres.	2 cent. 1/2.

Dans deux cas, on n'a pas obtenu d'allongement : l'une des fractures datait de cinq mois, l'autre de cinquante et un jours. Dans les six autres cas, l'appareil a incontestablement rendu service : les observations 110 et 117 sont très frappantes. Des raccourcissements de 9 centimètres ont été réduits à 2 centimètres 1/2 alorsque les fractures dataient de soixante-quatre jours et de quatre-vingt-quatre jours.

De tels faits montrent bien la puissance de l'appareil. Ils ont conduit à l'appliquer après les ostéotomies.

VIII. — APPLICATIONS DE L'APPAREIL APRÈS OSTÉOCLASIE OU OSTÉOTOMIE SANS SUTURE

Ces applications ont été faites quatre fois. Dans l'un des cas, le résultat n'est pas indiqué (Obs. 119).

Voici ce qu'a donné l'appareil dans les trois autres.

Dans l'observation 118, la fracture datait de six mois. Après ostéoclasie, l'appareil a permis de récupérer la longueur du membre. Le gain était de 5 centimètres.

L'observation 120 a trait à un prisonnier de la Marne, renvoyé en France en juillet 1915, comme grand blessé. La fracture sous-trochantérienne restait fistuleuse : elle était consolidée avec 7 centimètres de raccourcissement. Marchak fait une ostéotomie un peu plus de dix mois après la blessure et applique immédiatement mon appareil. Par une extension progressive poursuivie pendant six jours, il obtient une réduction à peu près complète. Le malade se lève à partir du quinzième jour. Il a été présenté à la Société de Chirurgie en septembre 1915. Revu le 29 février 1916, il était complètement guéri avec un raccourcissement de un demi-centimètre.

Le malade de l'observation 121 avait une fracture sous-trochantérienne consolidée avec une grosse déformation en crosse et un raccourcissement de 7 cent. 1/2. Quatre mois après la blessure, Lenormant fait une ostéotomie et Lamare applique immédiatement mon appareil. Au bout de cinquante-quatre jours, la consolidation est complète. L'allongement est de 4 centimètres : il persiste un raccourcissement de 3 cent. 1/2.

S... Xavier, arrive dans mon service plus de sept mois après, sa blessure avec le fémur consolidé dans l'attitude invraisemblable que montre la planche XLII.

Quand le malade était debout, le membre prenait l'attitude que l'on voit sur la photographie (pl. XLII).

J'ai fait une ostéotomie, mais la rétraction musculaire était telle que le fragment supérieur restait en abduction évidente. Aucun appareil ne pouvait corriger cette abduction. Aussi ai-je fixé par une vis le fragment supérieur à un prolongement interne du cal que j'avais pris soin de conserver, et qui, bien qu'assez transparent aux rayons X, avait une résistance suffisante.

On voit sur la radiographie (planche XLIII) que la correction de l'abduction du fragment supérieur est relative, car le bassin est fortement incliné.

Mon appareil a été appliqué séance tenante. La consolidation a été obtenue dans la position que l'on peut voir sur la radiographie.

Je me bornerai à de très courts commentaires sur ces observations. Après ostéotomie pour fracture ouverte vicieusement consolidée, il est souvent impossible d'obtenir une réduction immédiate satisfaisante. La rétraction des parties molles résiste à tous les efforts. S'il est possible parfois de corriger l'angulation, on ne peut obtenir qu'un allongement insignifiant. L'ostéosynthèse avec ou sans résection osseuse, n'est donc qu'un pis-aller. J'estime qu'il faut chercher à obtenir un allongement par une extension forte, progressive et bien appliquée.

Il y a plusieurs moyens d'obtenir cette extension. Je constate simplement que mon appareil est l'un de ces moyens, et qu'il peut donner de très brillants résultats[1].

---

1. Voici une autre observation qui m'a été envoyée par le Dr André Trèves au moment où l'ouvrage était sous presse.

Fracture de cuisse par projectile de guerre; fistules persistantes; esquillotomies; rupture du cal; appareil de Pierre Delbet; guérison.

Ch... Alphonse, caporal au 10° bataillon de chasseurs à pied, est blessé le

La statistique qui précède est bien loin de comprendre tous les cas où mon appareil a été utilisé. Beaucoup de chirurgiens

20 août 1914 à Valleryathal (Lorraine), par un projectile qui lui fracture le fémur.

Le premier pansement est fait deux heures après au poste de secours et le blessé, ne pouvant être emmené, tombe aux mains de l'ennemi et est évacué sur Stuttgart où il est soigné jusqu'au 30 juin 1915 ; envoyé ensuite dans une autre ville dont il n'a pas pu préciser le nom, il est rapatrié comme grand blessé et admis dans le service de chirurgie orthopédique le 9 août 1915.

A son entrée, le malade présente un état général très précaire ; il est très affaibli et amaigri. A l'examen local, on constate la présence à la face antérieure de la cuisse au tiers moyen, de deux plaies fistuleuses donnant issue à un pus abondant. La cuisse est déformée en crosse à convexité externe ; le raccourcissement total du membre est de 6 centimètres, l'amyotrophie très marquée ; la peau présente un aspect de sécheresse particulière étendue à tout le membre.

A la palpation on sent un cal volumineux à la partie moyenne de la cuisse. La consolidation est complète, mais le malade n'a pu marcher depuis sa blessure et a présenté quelques troubles trophiques (début d'eschare à la face postérieure du talon).

La température présente des oscillations quotidiennes, autour de 38°.

Le 14 août, on pratique le curettage des trajets fistuleux. La curette ramène une bouillie grisâtre avec quelques débris osseux. Drainage à la gaze iodoformée.

A la suite de cette intervention, malgré l'héliothérapie, la suppuration ne subit aucune modification. La température, d'abord normale, présente au bout de 15 jours des poussées fébriles, s'élevant jusqu'à 39°, durant un ou deux jours, accompagnées de douleurs au niveau du foyer de fracture. Entre ces périodes fébriles, la température reste normale, le blessé ne souffre pas, mais son état général reste médiocre ; il présente de l'anorexie et il est impossible d'essayer de le faire lever.

Le 9 octobre, on pratique une seconde intervention. Les trajets fistuleux sont largement débridés ; on tombe sur le foyer de fracture et on extrait dix esquilles de volume variable, quelques-unes de 4 à 5 centimètres de long. Une contre-ouverture est faite à la face postérieure pour faciliter le drainage.

L'intervention ayant disjoint les deux fragments du fémur, on en profite pour appliquer le 14 octobre un appareil de cuisse à extension du professeur Pierre Delbet, complété par l'appareil plâtré pour fractures de jambe avec chape talonnière. La branche externe de l'appareil fémoral, trop longue pour la petite taille du malade, prend son point d'appui supérieur sous la crête iliaque au lieu de le prendre à la base du grand trochanter. L'application, faite sans anesthésie, est parfaitement supportée et à peu près indolore.

Le malade ayant présenté une eschare au niveau du talon, on supprime la partie jambière de l'appareil au bout d'une semaine.

Aussitôt après l'intervention, la température tombe définitivement à la normale. La suppuration diminue progressivement ; l'orifice de contre-ouverture postérieur se referme au bout de trois semaines ; l'état général s'améliore progressivement, l'appétit revient. Le malade, un peu pusillanime et d'ailleurs encore très faible ne peut se lever, mais il exécute sans aucune douleur des mouvements du membre dans son lit, notamment la flexion de la cuisse sur le bassin et les pansements également permettent de le remuer sans aucun phénomène douloureux. L'appareil est parfaitement supporté et le point d'appu externe excellent.

L'appareil est enlevé au bout de 40 jours. La consolidation est parfaite, la cuisse est dans la rectitude ; le raccourcissement est moindre de moitié (3 centi-

mobilisés m'ont dit ou écrit qu'ils se servent de ma méthode et qu'elle leur donne de très beaux résultats.

Ainsi Lenormant m'a dit que deux fracturés de cuisse soignés dans son secteur par le Dr Alexandre avec mon appareil, ont été maintenus dans le service actif et ont pu retourner au feu très peu de temps après leur blessure.

Lerat m'écrit qu'il obtient un très remarquable résultat dans un cas de fracture simultanée de la cuisse et de la jambe du même côté.

Je sais encore qu'un blessé envoyé au dépôt de convalescents marchait d'une façon si parfaite qu'on l'a traité de « fumiste ». L'autorité militaire se préparait à sévir, quand une radiographie vint montrer que le malheureux avait bien eu une fracture sous-trochantérienne à trois fragments. On a vu précédemment que le même fait s'est reproduit pour plusieurs fracturés de jambe soignés par ma méthode[1].

Ce n'est pas seulement la perfection du résultat, c'est surtout la rapidité de la guérison et de la restitution fonctionnelle qui a causé ces méprises.

Ainsi ma statistique est incomplète. Je n'ai pas voulu faire

mètres au lieu de 6). Le malade se lève deux jours après et marche facilement.

Il quitte le service le 14 février 1916. La marche est presque normale. Les mouvements de la hanche et du pied ont toute leur amplitude. La flexion du genou ne dépasse pas 45°. L'état général est transformé. Les fistules sont à peu près taries.

J'ai appris que ce blessé était sorti de l'hôpital auxiliaire où il avait été envoyé en quittant mon service, complètement guéri. La marche est absolument normale avec une talonnette de 2 centimètres, compensant le raccourcissement.

[1] Voici cette observation intéressante qui m'a été envoyée par le Dr Veaudeau trop tard pour figurer dans la statistique.

Wal, blessé le 3 octobre 1915. Plaie en séton par balle. Entré à l'hôpital auxiliaire 38 le 14 octobre.

Fracture intertrochantérienne à trois fragments. Raccourcissement 1 cent. 1/2.

Application de l'appareil Delbet le 15.

Le surlendemain on lève le malade qui commence à marcher les jours suivants.

Ablation de l'appareil le 45° jour. Consolidation avec un demi-centimètre de raccourcissement.

Le malade évacué le 15 mars. Le 21 mars il est examiné par le médecin-chef d'un centre de mécanothérapie qui déclare qu'il n'a pas eu de fracture, et l'envoie à la radiographie. Le cliché l'oblige à reconnaître son erreur.

état de ces faits sur lesquels on ne m'a communiqué que des impressions. Ils sont tous très favorables, mais ils sont sans précision. Ce n'est pas seulement leur absence de précision qui m'a empêché de les utiliser. J'ai pensé qu'on m'avait parlé plus volontiers des bons cas que des médiocres ou des mauvais, et j'ai craint de fausser les résultats d'ensemble en ma faveur.

RÉSUMÉ DES RÉSULTATS

Un seul fracturé de cuisse n'a pas pu supporter l'appareil ; il n'a pu ou voulu en supporter aucun autre.

Dix malades sur 121 ont eu des eschares. Aucune de ces eschares n'a eu de gravité : il en est même qui n'ont pas obligé à interrompre le traitement.

Au point de vue du raccourcissement, je ne tiendrais pas compte des fractures anciennes.

Les 100 cas de fractures récentes ou à peu près, ouvertes ou fermées, traitées par mon appareil et sur lesquels j'ai des renseignements, se répartissent de la manière suivante :

Raccourcissement de 0 à 2 centimètres, 83 cas.

Raccourcissement de 2 centimètres 1/2, 2 cas.

Raccourcissement de 3 centimètres, 9 cas.

Raccourcissement de 3 à 4 centimètres, 6 cas.

C'est seulement dans deux fractures anciennes datant l'une de cinquante et un jours, l'autre de cinq mois, et déjà à peu près consolidées, que des raccourcissements de plus de 4 centimètres ont été observés.

Il faut naturellement qu'une méthode de traitement des fractures de cuisse permette d'obtenir une réduction satisfaisante. C'est à mon avis une condition nécessaire, car je ne fais pas aussi bon marché que Championnière de la réduction. J'ai insisté sur ce point dans l'exposé général de ma méthode.

Les faits que je viens de rapporter — il n'est pas besoin de faire de pourcentage puisque le hasard fait que le nombre des observations utilisables est tout juste de cent — montrent clairement l'efficacité de mon appareil au point de vue de la réduction.

Mais l'objectif que je m'étais proposé n'était pas de faire un appareil permettant de réduire mieux, ou aussi bien que les autres, mon but était de trouver un appareil qui tout en assurant la réduction permît l'utilisation fonctionnelle du membre.

Ceux qui voudront bien parcourir les observations verront que tous les malades (sauf ceux qui étaient profondément infectés) ont marché. Par l'utilisation du membre, la formation du cal est accélérée, l'atrophie musculaire est évitée. Comme l'a fort bien dit Barnsby à la Société de Chirurgie, l'appareil « permet le rétablissement rapide du membre inférieur au point de vue fonctionnel ».

Pour les fractures compliquées, mon appareil ou ses succédanés a en outre le grand avantage de permettre de faire les pansements les plus délicats, voire des opérations étendues sans supprimer l'extension, sans compromettre la réduction.

OBSERVATIONS DE FRACTURES DE CUISSE

I. — FRACTURES FERMÉES

Observation I. — D^r Ch. Mossé. — *Fracture transcervicale.*

La radiographie montre que l'appareil donne une contention parfaite. Mais la fracture ne se consolide pas.

J'ai fait ultérieurement une greffe transosseuse pour la pseudarthrose.

Observation II. — Alquier.

Hil..., territorial. Le 31 janvier 1916 fait une chute dans un boyau, tombe sur son pied droit, la jambe gauche restant suspendue sur le parapet.

Entré le 2 février.

Présente tous les signes de fracture extra-capulaire avec pénétration ; cette dernière est constatée à la radiographie. Application appareil Delbet le 3 février.

Le malade est soumis à une forte extension manuelle pendant l'application de l'appareil. L'extension est continuée pendant quatre jours au bout desquels le malade marche tous les jours correctement.

Consolidé le 22 mars. Ablation de l'appareil.

L'articulation de la hanche jouit de la plénitude de tous ses mouvements. Au mensurateur Delbet, le malade accuse un raccourcissement de 1 centimètre.

Observation III. — Alquier.

Reysset. Fracture du fémur gauche sans plaie.

Radiographie : Trait de fracture partant du sommet du grand trochanter pour aboutir oblique en bas et en dedans au-dessous du petit trochanter qui est lui-même arraché.

Application appareil Delbet le 11 juin ; se lève et marche tous les jours.

Consolidation le 28 juillet. Pas de raccourcissement appréciable.

Observation IV. — Alquier.

Bouje. Fracture du tiers supérieur de la cuisse gauche sans plaie.

Radiographie : Fracture du tiers supérieur du fémur. Forte encoche au niveau de la partie externe du fragment supérieur.

Pose de l'appareil Delbet le 5 juin.

Marche correctement au bout de quatre jours. Consolidé le 18 août sans raccourcissement appréciable.

OBSERVATION V. — *Fracture sous-trochantérienne.*

Alex. A..., 51 ans. Fracture sous-trochantérienne fermée le 12 décembre 1914.

Soigné par l'appareil de Tillaux jusqu'au 26 décembre.

26 décembre. Appareil Delbet. On supprime la chape talonnière de l'appareil jambier de telle sorte que pendant la marche, le bord inférieur du collier sus-malléolaire écorche la peau sur le tendon d'Achille.

Présenté à l'Académie de médecine le 5 janvier 1915.

14 janvier. On enlève l'appareil pour refaire l'anneau sus-condylien. La consolidation semble complète. On refait l'appareil sans appareil jambier.

9 février. Ablation de l'appareil.

Raccourcissement 2 à 3 millimètres. Le malade marche bien.

Consolidé dans le sens juridique du mot (accident du travail) le 10 mars 1915. La marche était normale : mais le genou ne fléchissait pas au delà de l'angle droit.

OBSERVATION VI.

Henri C..., 26 ans. Fracture sous-trochantérienne fermée avec détachement du petit trochanter le 26 décembre 1914.

29 décembre. 4 centimètres et demi de raccourcissement.

Application de l'appareil.

Marche immédiatement.

Présenté à l'Académie de médecine le 5 janvier 1915.

14 janvier. On refait l'appareil avec un simple collier condylien, sans appareil jambier. On constate que le grand trochanter est déjà entraîné dans les mouvements de rotation.

27 janvier. Sort de l'hôpital.

20 février. Le malade revient faire enlever l'appareil.

Raccourcissement 2 centimètres.

OBSERVATION VII. — *Fracture sous-trochantérienne.*

Baptiste B..., 45 ans.

2 janvier 1915. Fracture du fémur par chute d'un échafaudage de 7 mètres de haut.

La radiographie montre une fracture haute de type anormal. Le massif des trochanters est comme éclaté. Nombreuses ecchymoses. OEdème considérable. Hydarthrose abondante du genou.

3 janvier. Application de l'appareil.

Le point d'appui condylien n'est pas efficace. Toute la cuisse est très douloureuse en raison des contusions diverses.

Le malade ne peut se lever que le 18 janvier et très difficilement. La pression se fait sur les malléoles.

12 février. On refait l'appareil avec une simple bague sus-condylienne.

2 mars. On enlève l'appareil. Le raccourcissement est de 4 centimètres. Il s'était accru après la suppression de l'appareil jambier. En raison de l'œdème, celui-ci n'aurait pas dû être supprimé.

OBSERVATION VIII. — *Fracture sous-trochantérienne.*

Jean F..., 59 ans. Malade très sénile et prostatique.

5 janvier. Fracture sous-trochantérienne.

13 janvier. Application de l'appareil Delbet avec plâtre jambier. Le raccourcissement est réduit à 1 centimètre et demi. On est obligé de sonder le malade qui urine par regorgement.

22 janvier. Tout le périnée macère dans l'urine. Eschare dans le pli de l'aine.

On enlève l'appareil. Extension avec l'appareil de Tillaux.

Meurt au commencement de février de congestion pulmonaire double.

OBSERVATION IX. — BARNSBY. — *Soc. de chirurgie*, 1915, p. 24.

M... Coup de pied de cheval le 23 juin.

Fracture du fémur à l'union du tiers supérieur et du tiers moyen. Arrivé à l'ambulance 4 heures après l'accident.

Radiographie et radioscopie : fracture très oblique ; la pointe supérieure du fragment diaphysaire inférieur est à un travers de doigt au-dessous du grand trochanter. Chevauchement important. Crosse très marquée.

Appareil Delbet appliqué immédiatement. Extension très rapide : 18 heures.

Nouvelle radiographie : réduction admirable, je dirais même étonnante.

Marche avec des béquilles dès le 3ᵉ jour. A toujours marché.

Consolidation de la fracture le 45ᵉ jour.

Ablation de l'appareil le 60ᵉ jour.

Raccourcissement inappréciable, à peine 1 centimètre.

OBSERVATION X. — BASSET.

Le nommé D..., artilleur de forteresse, entre le 23 février 1915 à l'hôpital militaire de la Tronche à Grenoble (2ᵉˢ blessés).

La veille, en déchargeant un camion de matériel il est tombé d'une hauteur de 2 mètres sur le sol.

A son arrivée je constate tous les signes d'une fracture de la diaphyse fémorale gauche à la partie moyenne. Impotence fonctionnelle. Douleur. Mobilité anormale. Gonflement de la cuisse. Rotation externe complète de la jambe et du pied. Raccourcissement de 3 centimètres par rapport au membre droit (mesure prise entre l'épine iliaque antéro-supérieure et la pointe de la malléole externe, les deux membres étant placés dans une position symétrique par rapport à la ligne médiane).

A la radioscopie : fracture légèrement oblique en bas et en dehors. Chevauchement. La pointe du fragment inférieur (en rotation externe) est déplacée en arrière et en dedans de celle du fragment supérieur.

N'ayant à cette époque aucun appareil à ma disposition, et ne pouvant, malgré mes demandes, me procurer une poulie nécessaire à l'établissement d'un appareil à extension continue, je dois me contenter de mettre au niveau du foyer de fracture un pansement compressif et de placer le membre dans une gouttière en aluminium.

Le 27 février je pars à Paris d'où je rapporte divers appareils dont deux appareils à extension continue de Delbet pour fracture de cuisse.

Dès mon retour le 4 mars (soit le 10e jour de la fracture) j'en applique un au blessé, *sans toutefois y ajouter un appareil plâtré de marche au niveau de la jambe.*

Dès le lendemain 5 mars je fais lever le blessé avec 2 béquilles. D'emblée il se tient debout facilement et peut faire quelques pas.

Les jours suivants le blessé se lève et circule dans la salle deux fois par jour. Progressivement la marche devient plus facile et le blessé est capable de rester debout et de circuler quelques minutes de plus chaque jour. Au repos, comme pendant la marche, douleurs à peu près nulles.

Chaque jour je surveille la tension des ressorts (l'augmentant lorsqu'ils sont détendus).

Je fais radioscoper à nouveau le blessé, 3 jours, puis 8 jours après l'application de l'appareil. La rotation externe du fragment inférieur a disparu. *Le chevauchement et l'angulation des fragments sont en grande partie corrigés.*

Le 19 mars le blessé se plaignant depuis 2 jours d'une douleur à la face externe du genou j'enlève l'appareil et constate la présence au niveau du point d'appui inférieur de la tige externe d'une *eschare large* comme une pièce de 5 francs et comprenant en son centre toute l'épaisseur de la peau. Pansement ; je ne remets pas l'appareil. Le blessé reste couché.

Le lendemain 20 mars (26e jour après la fracture) je fais commencer le massage du quadriceps et la mobilisation du genou. Le raccourcissement est de $1^{cm},5$ à peine. Le blessé est capable ce même jour de détacher lui-même son talon du plan du lit et de le maintenir soulevé pendant quelques minutes.

Les jours suivants, continuation du massage et de la mobilisation passive et active.

Le 6 avril je quitte Grenoble pour Verdun. L'eschare est presque entièrement cicatrisée. Je n'ai pas osé faire à nouveau lever et marcher le blessé en raison du peu d'ancienneté relative de sa fracture et surtout à cause de son eschare.

A la palpation on sent nettement la saillie du cal et la consolidation paraît complète.

Depuis cette date je n'ai pas revu le blessé et n'ai pu avoir de ses nouvelles.

OBSERVATION XI. — ALQUIER.

D... Fracture tiers moyen cuisse droite sans plaie.

Radiographie : trait de fracture complètement horizontal au niveau du tiers moyen. Fragment supérieur porté en avant.

Pose de l'appareil le 12 juin.

Réduction obtenue parfaite en 5 jours avec contrôle radioscopique.

Marche correctement au bout de 8 jours.

Consolidé le 31 juillet sans raccourcissement.

OBSERVATION XII. — *Fracture fermée de la cuisse gauche.*

Pris dans un éboulement le 15 juin à Tracy-le-Mont. Entré le 17 juin.

Fracture fermée de la partie moyenne du fémur gauche. Raccourcissement 4 centimètres. Appareil le 17 juin. Se lève le 22. Marche avec des béquilles.

Radioscopie le 28 juillet. La réduction est presque parfaite dans la longueur ; le fragment inférieur chevauche très légèrement en dedans le fragment supérieur. Raccourcissement 1 centimètre.

L'appareil de marche est enlevé le 14 juillet; seul subsiste l'appareil de cuisse prenant point d'appui sur le collier condylien.

Le 1er août, on supprime tout appareil.

OBSERVATION XIII. — ALQUIER.

Sav..., 2e groupe aviation. Blessé le 8 novembre. Entré le 9 novembre.

Fracture cuisse gauche tiers moyen par choc direct d'hélice d'aéroplane. Plaie superficielle de la face antéro-externe de la cuisse. Très volumineux hématome de la cuisse.

Application le 9 novembre de l'appareil Delbet.

Réduction progressive prolongée jusqu'au 15.

Marche à partir du 16 ; sans béquilles au bout de 1 mois.

Consolidé le 1er janvier avec 1cm,5 de raccourcissement.

Ecrit le 28 janvier qu'il plie le genou presque complètement.

Ecrit le 2 février qu'il fait facilement 7 kilomètres.

OBSERVATION XIV. — ALQUIER.

Clais... Pris le 1er janvier dans un éboulement. Entré le 2 janvier.

Fracture de cuisse tiers moyen sans plaie.

Application le 2 d'appareil Delbet avec 2 articulations métalliques entre le collier condylien et l'appareil jambier pour permettre la flexion du genou.

Réduction en 3 jours.

Radiographie le 6 montre fracture transversale avec chevauchement de 2 centimètres. Extension continue le 7, et le 8 permet de gagner 1 centimètre.

Marche à partir du 10. Il faut bientôt bloquer les articulations métalliques pendant la marche. Leur jeu n'est utilisé qu'au lit.

Le malade marche à partir de ce moment très facilement, il entraîne ses camarades, arrive à faire au 35e jour 6 kilomètres en ville sans béquille.

Consolidé le 26 février. Raccourcissement 1^{cm},5. A la sortie de l'appareil le genou fléchit spontanément jusqu'à 45°. Evacué sur l'arrière. Ecrit à la date du 2 mars qu'il sort 3 heures par jour en ville sans appui.

Observation XV. — Alquier.

Caj..., inf. Pris le 19 janvier dans un éboulement. Entré le 21.

Fracture fémur droit 1/3 moyen sans plaie.

Application le 22 de l'appareil Delbet.

Réduction en 4 jours.

Radiographie montre à ce moment fracture transversale à réduction idéale. Marche tous les jours correctement.

Au 28 février le malade se plaint du collier condylien. Ablation de l'appareil fait constater une petite eschare au niveau du condyle interne.

La fracture est consolidée complètement sans raccourcissement au mensurateur Delbet.

Est maintenu 10 jours au lit pour massage et mobilisation du genou puis évacué sur l'arrière.

Observation XVI. — Marchak.

M..., dix-neuf ans, entré pour une fracture de la partie moyenne de la cuisse. Avant l'accident le malade avait un genu-valgum très prononcé. L'appareil est appliqué au 2e jour. Comme on le voit sur la radiographie. le chevauchement est diminué, surtout l'angulation latérale est disparue. Le malade a marché le 2e jour après l'application du plâtre. L'appareil de jambe a été supprimé au 15e jour et le malade a continué de bien marcher. Il a quitté l'hôpital au 25e jour avec son appareil. Le raccourcissement est de 1 centimètre.

Observation XVII. — Barnsby. — *Soc. de chirurgie*, 1915, p. 2411.

H..., blessé le 15 juillet 1915. Chute.

Fracture du fémur au tiers moyen. Arrivé à l'ambulance le 10e jour dans une gouttière plâtrée. Radioscopie et radiographie. Chevauchement de 8 centimètres. Pose appareil Delbet le 11e jour. Action des ressorts laissés en place 24 heures. A signaler de violentes douleurs bien calmées par la morphine.

Nouvelle radiographie. Réduction bonne.

Marche avec béquilles trois jours après. Progrès rapide. Consolidation de la fracture le 40e jour. Suppression de la partie jambière.

Ablation de l'appareil le 60e jour.

Raccourcissement 1 centimètre. Pas d'atrophie musculaire, genou souple.

OBSERVATION XVIII. — ALQUIER.

Ler.... inf. Blessé le 25 janvier 1916, projeté à distance par l'éclatement d'un obus.

Entré le 2 février : présente :

1° Fracture du radius droit 1/3 moyen.

2° Plaie par éclat d'obus du trapèze de la main gauche.

3° Fracture fermée cuisse droite à l'union du 1/3 moyen et du 1/3 inférieur.

Application appareil Delbet le 2 février.

Réduction en 3 jours.

Marche d'abord péniblement à cause des lésions des membres supérieurs.

Arrive au 25° jour à marcher sans canne. Consolidé le 20 mars.

Au mensurateur Delbet 1 centimètre et demi de raccourcissement.

OBSERVATION XIX. — ALQUIER.

Fouil... Chute le 28 juin. Entré le 1er juillet.

Fracture 1/3 inférieur fémur droit sans plaie avec volumineux hématome et hydarthrose du genou.

Pose de l'appareil Delbet le 1er juillet.

Marche avec béquilles tout le temps.

Ablation de l'appareil le 27 août. 2 centimètres de raccourcissement.

OBSERVATION XX. — ALQUIER.

Madel..., génie. Blessé le 3 octobre. Entré le 4 octobre.

Examen : Fracture cuisse droite 1/3 inférieur sans plaie par éboulement de mine.

Radiographie : montre trait de fracture transversal. Application immédiate de l'appareil Delbet.

Consolidation : Le 20 novembre : 1 centimètre raccourcissement. Évacué sur Paris le 1er décembre.

OBSERVATION XXI. — ALQUIER.

Char..., sergent. Blessé le 4 octobre. Entré le 6 octobre

Examen : Fracture cuisse droite extrémité inférieure sans plaie. A été pris dans un éboulement de mine qui lui a occasionné une forte commotion cérébrale.

Application appareil Delbet le 11 octobre.

Suites : Réduction complétée sous radioscopie le 14 octobre : a parfaitement marché dès le 16.

Consolidation le 26 novembre avec un demi-centimètre raccourcissement. Évacué sur Paris le 1er décembre.

OBSERVATION XXII. — ALQUIER.

Guill., chute le 12 novembre.

Fracture cuisse droite 1/3 inférieur sans plaie.

Traité jusqu'au 10 décembre avec appareil de Hennequin dans formation
de l'avant.

Evacué en gouttière le 10 décembre sur l'hôpital temporaire 17. Consolidation à peine ébauchée 4 centimètres et demi de raccourcissement.

Réduction progressive en 6 jours.

Marche tous les jours.

Consolidé le 10 janvier avec 2 centimètres de raccourcissement.

OBSERVATION XXIII.

Jouf..., accident d'auto le 28 octobre. Entré le 29.

Fracture sus-condylienne cuisse droite sans plaie.

Appareil Delbet le 30 malgré volumineuse hydarthrose.

Radio : trait oblique en haut et en dedans.

Réduction progressive en 7 jours.

Marche au bout de 10 jours.

L'appareil est changé 3 fois vu la disparition de l'hydarthrose.

Consolidé le 20 décembre 1^{cm},5 de raccourcissement. Raideur du genou
et mouvements de latéralité assez accentués.

OBSERVATION XXIV. — DUCHET-SUCHAUD.

Sergent D.....z. Entré le 13 août 1915, à l'hôpital auxiliaire n° 8 (Vesoul).

Malade entré pour fracture de cuisse survenue avec un traumatisme
minime. En jouant aux quilles, au moment de jeter la boule, la jambe
droite ayant glissé sur le sol, il tomba et on le releva avec une fracture de
la cuisse droite au tiers inférieur. A l'examen, ce malade présentait des
signes de tabes au début, ce qui explique la fracture. Application d'un appareil de cuisse une heure après l'accident, avec appareil de marche (plâtre)
de jambe. Trois jours après, le malade est mis sur ses jambes et fait deux
pas. Vingt jours après, il faisait le tour de la cour avec une canne. Parti
avec un résultat excellent, sans raccourcissement appréciable (peut-être un
centimètre).

OBSERVATION XXV. — PASTEAU.

H. Aug. 21 ans.

Le 8 février 1915, fracture de cuisse droite, sans plaie au tiers moyen.
Ecrasement par roue de caisson d'artillerie.

Le 16 février. Radioscopie montrant un raccourcissement de 4 centimètres.

Application d'un appareil à extension de Tillaux.

Le 23 février. Application d'un appareil de Delbet, le genou étant encore
très tuméfié. Le malade marche dès le lendemain. 10 jours après, par suite
de la diminution de volume du membre, le bracelet du genou glisse.

L'appareil est remis en place et le malade se lève à nouveau.

4 ou 5 jours après, le même accident se reproduit, et on est aujourd'hui

brusquement amené à évacuer le malade sans appareil, pour des raisons extra-médicales. *Le malade quitte l'hôpital sans atrophie musculaire appréciable.*

Le 6 mars. — Une radiographie montre que *les rapports entre les fragments sont restés les mêmes.*

II. — FRACTURES OUVERTES

1° FRACTURES SOUS-TROCHANTÉRIENNES

OBSERVATION XXVI. — BROCA et MORANGE.

Lucien G., blessé le 22 mars.

Fracture de cuisse par balle. Plaie d'entrée au niveau de l'épine du pubis gauche, trajet passant sous la branche ischio-pubienne du même côté. Ecchymose péri-anale et ischio-pubienne.

Fracture sous-trochantérienne. Crosse très marquée. Extension continue.

Le 11 avril. Application de l'appareil Delbet, avec appareil jambier; le malade marche avec des béquilles.

Le 10 mai, on replace l'appareil avec une simple bague condylienne. Le malade se lève tous les jours.

Le 30, ablation de l'appareil.

Le raccourcissement est de 3^{cm},5.

OBSERVATION XXVII.

René M... Blessé le 14 juillet. Entre à Necker le 16 juillet.

Fracture sous-trochantérienne du fémur droit avec large plaie transversale située sur la face externe du grand trochanter. Par suite du raccourcissement les deux lèvres de la plaie chevauchent.

Pose de l'appareil Delbet : la tige externe étant remontée jusqu'à la crête iliaque.

18 juillet. Par suite de l'allongement du membre, la plaie est largement ouverte. La mensuration montre que le raccourcissement est supprimé.

Le point d'appui ischio-pubien devenant douloureux, on fait une traction au moyen de lacs fixés aux béquillons de tiges externe et interne.

22 août. On supprime le plâtre jambier.

17 septembre. On enlève l'appareil. Le cal paraît solide.

1er octobre. — On constate que le raccourcissement s'est partiellement reproduit. Il est de 3 centimètres. Il s'est produit en outre un léger degré de rotation externe. Il est donc évident que le cal n'est pas suffisamment solide.

2 octobre. — On refait un appareil complet (voir pl. XXIX.)

OBSERVATION XXVIII. — LAMARE.

Jean G., blessé le 9 avril 1915.

Fracture de la cuisse gauche au tiers supérieur par éclats d'obus multiples.

11 avril. Extraction de fragments métalliques.

24 mai. Pose de l'appareil Delbet avec plâtre jambier. Le raccourcisse-ment était de 3^{cm},5.

1er juin. OEdème étendu en rapport avec une phlébite.

9 juillet. Ablation de l'appareil.

Raccourcissement 2 centimètres.

OBSERVATION XXIX. — MARCHAK.

M..., fracture sous-trochantérienne avec plusieurs esquilles et chevauche-ment notable avec grande suppuration.

La jambe est en rotation externe complète. La plaie siège à la partie postérieure de la cuisse. Le moindre mouvement, le soulèvement du malade est intolérable. On applique l'appareil au 22e jour après la bles-sure.

Les douleurs disparaissent et les pansements se font facilement. Deux jours après l'application de son plâtre, on arrive à mettre le malade debout et à l'asseoir dans un fauteuil. On garde l'appareil de jambe.

Continue à se lever.

OBSERVATION XXX. — MARCHAK.

Lieutenant de la Ch..., fracture sous-trochantérienne.

Le fragment supérieur se dirige complètement en dehors, tandis que le fragment inférieur butte contre le petit trochanter. Le raccourcissement est de 4 centimètres. L'appareil n'a été appliqué que le 15e jour. La marche est impossible. Dans ce cas. l'appareil a été utile, il a permis de faire le pansement et il a corrigé la rotation externe.

Le 12e jour après la blessure, la douleur a disparu. La rotation du membre en dehors a été corrigée, mais le malade n'a pas pu, ou n'a pas voulu marcher. Etant très lourd, 109 kilogrammes, gras, il se plaignait que la tige demi-circulaire lui faisait mal aussitôt qu'il se mettait debout. On n'a pas pu corriger le grand chevauchement.

OBSERVATION XXXI. — MARCHAK.

C..., sergent, ... infirmier.

Blessé le 25 septembre à Tahure, plaies par balle ayant traversé les deux cuisses ; fracture sous-trochantérienne du fémur droit. A Vitry-le-François, drainage et application d'un spica plâtré avec une fenêtre au niveau de la plaie. Entré à l'hôpital 108 le 13 novembre.

Le 14 novembre, on enlève le spica plâtré, on pratique un débridement pour enlever les nombreuses esquilles osseuses et l'on pose un appareil de Delbet. La plaie a été profondément infectée et l'état général du malade était grave. Aussi on n'a pas pu lever le malade pendant 1 mois et demi.

Dans ce cas particulier l'appareil de Delbet a été utile en ce sens qu'il a permis d'immobiliser les fragments osseux, supprimer la douleur et de pra-tiquer les larges incisions nécessaires au nettoyage de la plaie.

Le 4 janvier 1916, on enlève l'appareil, et l'on pratique un grattage du foyer osseux qui continuait à suppurer.

OBSERVATION XXXII. — MARCHAK.

Decoux, ... inf.

Blessé le 25 septembre à Saint-Hilaire à 10 heures du matin ; relevé à la nuit. Premier pansement au poste de secours. Fracture de la cuisse droite par balle ; le 27 septembre, à Châlons, extraction de la balle, pose d'un spica plâtré avec deux grandes anses, l'une antérieure, l'autre externe. La frac ture est sous-trochantérienne.

Entré à l'hôpital 108, rue Molitor, le 12 octobre.

Le malade souffre dans son plâtre qui ne l'immobilise que très relativement. Le 14 octobre, on enlève l'appareil plâtré et l'on constate une légère eschare au sacrum, une collection purulente à la face postérieure de la cuisse, ayant fusé jusqu'à la partie moyenne.

Ouverture de la collection, ablation des esquilles osseuses libres, application d'un appareil de Delbet dont la branche externe s'appuie à la crête iliaque, car la plaie traumatique siège au niveau du grand trochanter et empêche d'y prendre le point d'appui.

Le malade commence à se lever 15 jours après l'application de l'appareil ; le raccourcissement qui était de 4 centimètres avant sa réduction est minime (1 centimètre). Le blessé quitte l'hôpital 108 le 21 décembre sans appareil ; sa marche est un peu boiteuse et le malade prétend souffrir.

OBSERVATION XXXIII. — MARCHAK.

C..., Adolphe, 27 ans, 1ᵉʳ génie.

Blessé à Auberive le 25 septembre 1915 ; fracture du fémur gauche au tiers supérieur par éclat d'obus.

Premier pansement au poste de secours, deuxième le 27 septembre à Mourmelon-le-Grand ; entre à l'hôpital 108, rue Molitor, le 29 septembre.

Débridement large de la plaie, extraction du projectile et de quelques esquilles osseuses, œdème très considérable, drainage de la face postérieure de la cuisse. Le 10 octobre, pose d'un appareil de Delbet ; le malade est très soulagé ; le 14 octobre, le blessé marche avec des béquilles et, à partir du 24, sans béquilles. Quitte l'hôpital le 21 décembre marchant très correctement sans boiter en s'aidant d'une canne. Flexion du genou atteint l'angle droit.

OBSERVATION XXXIV. — MARCHAK.

P... Florentin, 32 ans, ... inf.

.Fracture de la cuisse gauche sous-trochantérienne. La plaie est profondément infectée. Blessé le 25 septembre à Beauséjour ; reste 48 heures sans être relevé près des lignes allemandes. Le 27 premier pansement au poste de secours. Le même jour à Valmy, extraction de l'éclat d'obus. Quelques jours après, pose d'un spica plâtré à Vitry-le-François. Rentré à l'hôpital 108, rue Molitor, le 15 octobre.

Le malade souffre horriblement dans sa gouttière qui ne l'immobilise pour ainsi dire plus; le malade est profondément infecté : à la radiographie, grosse fracture sous-trochantérienne ; l'axe du membre est conservé.

Le 19 octobre on enlève l'appareil plâtré. On constate une eschare sacrée, une autre au niveau de l'épine iliaque A. S., une grosse collection purulente au niveau de la face postérieure de la cuisse. En somme l'appareil n'était qu'un cache-misère n'immobilisant rien du tout.

Opération : débridement de la plaie : incision de la face externe de la cuisse, ablation des esquilles; contre-incision à la face postérieure de la cuisse ; on enlève quelques débris de capote.

Application d'un appareil de Delbet, la branche externe de l'appareil s'appuie sur la crête iliaque. Le 21, le malade est très soulagé ; il se lève au bout de 15 jours avec des béquilles. Le malade n'a jamais pu marcher sans béquilles.

Dans ce cas, l'appareil a été utile en ce sens qu'il a permis de maintenir les fragments et rendu possible les incisions nécessaires pour la désinfection.

Le 5 janvier on pratique un nouveau grattage osseux. Revu le 1er mars 1916, le malade est encore au lit, se lève de temps en temps pour s'asseoir dans un fauteuil, mais ne marche pas.

Un autre chirurgien a repris le service et n'a pas voulu appliquer l'appareil Delbet.

OBSERVATION XXXV. — ALQUIER.

Du., ... artillerie, blessé le 29 décembre, entré le 11 janvier.

Fracture cuisse gauche 1/3 supérieur à l'union avec le 1/3 moyen par éclat d'obus déjà extrait.

Immobilisation immédiate dans l'appareil Delbet. Réduction en 5 jours.

Radiographie montre trait oblique en haut et en dehors. La fracture est parfaitement réduite.

Le 27 janvier. Débridement pour évacuer une collection provenant du foyer de fracture et ablation d'un petit séquestre.

Se lève tous les jours mais marche difficilement étant blessé également au carpe de la main droite. Ablation de l'appareil le 10 mars.

Consolidé avec 1 centimètre et demi au mensurateur Delbet. La plaie est presque complètement cicatrisée.

OBSERVATION XXXVI. — ALQUIER.

Pot, blessé le 21 décembre, 9 heures du soir. Entré le 23 décembre.

Fracture 1/3 supérieur cuisse droite par éclat pénétré à la face antérieure de la cuisse et sortie à la partie externe de la face postérieure à trois travers de doigt au-dessous du pli fessier.

A l'entrée la température est de 40°6. Cuisse très œdématiée. Teinte bronzée de la région externe. Crépitation, sonorité. Issue de gaz par les orifices.

Large débridement des orifices. Ablation de quelques esquilles. Toilette. Pointes de feu profondes sur toute la face externe de la cuisse.

Application de l'appareil Delbet immédiatement après l'opération.
Réduction en 7 jours.
Température tombe à la normale en 12 jours.
Marche au bout de 15 jours.
Consolidé le 6 mars avec 2 centimètres de raccourcissement au mensurateur Delbet. Il persiste une petite fistule d'origine osseuse au niveau de l'incision postérieure.

Observation XXXVII. — Alquier.

Benoist ... zouaves, blessé le 25 septembre, entré le 27 septembre.
Examen. — Fracture sous-trochantérienne cuisse droite par balle entrée au niveau de la face externe du grand trochanter et logée dans la fesse gauche.
Intervention. — Simple désinfection des orifices et ablation de la balle de la fesse gauche.
Suites. — Normales. Marche régulièrement.
Consolidation. — Le 17 novembre avec 1 centimètre raccourcissement.
Évacué sur Paris le 1er décembre.

Observation XXXVIII. — Alquier.

Littre ... étranger, blessé le 26 septembre, entré le 27 septembre.
Examen. — Fracture sous trochantérienne, cuisse gauche par éclat inclus.
Intervention. — Large débridement postérieur permet ablation nombreuses esquilles et éclats.
Application appareil Delbet le 28.
Suites. — Abondante suppuration jusqu'au 20 novembre où se produit une élimination spontanée de quatre séquestres.
Consolidation. — 27 novembre 1^{cm},5 raccourcissement, s'est levé sans marcher.
Evacué le 1er décembre sur Paris.

Observation XXXIX. — Alquier.

Garn., ... zouaves, blessé le 25 septembre, entré le 26 septembre.
Examen. — Fracture cuisse droite par balle pénétrée au niveau de la pointe du triangle de Scarpa et sortie en haut et à droite du sillon interfessier.
Radiographie. — Montre éclatement de la région sous-trochantérienne du fémur, sur une hauteur de 5 travers de doigt; grosse esquille latérale externe, d'une hauteur de 10 centimètres environ.
Intervention. — Simple désinfection des orifices et application immédiate appareil Delbet.
Suites. — Pas de température; le malade marche parfaitement tous les jours.

Consolidation. — Le 14 novembre. Ablation de l'appareil permet de constater 1 centimètre de raccourcissement.

Évacué sur Paris le 1er décembre.

OBSERVATION XL. — ALQUIER.

Céard, caporal ... inf., blessé le 6 octobre, entré le 7 octobre.

Examen. — Fracture 1/3 (supérieur) cuisse droite par balle entrée au niveau de la face externe du grand trochanter. Pas d'orifice de sortie.

Intervention. — Simple désinfection de l'orifice et application le 11 de l'appareil Delbet. Projectile non extrait.

Suites. — Normales, marche très facilement.

Consolidation. — Le 27 novembre. Ablation appareil fait constater 1 centimètre raccourcissement.

Évacué sur Paris le 1er décembre.

OBSERVATION XLI. — ALQUIER.

Vign... Blessé le 13 mai. Entré le 14 mai.

Fracture sous-trochantérienne cuisse droite par éclat d'obus ; large incision sur toute la hauteur du grand trochanter permet d'enlever une grande quantité d'esquilles libres et un volumineux éclat.

Présente en même temps un vaste délabrement de la région sous-scapulaire droite et plaie pénétrante de poitrine.

Etat général très mauvais. Température 40°. Est placé dans une gouttière jusqu'au 22 mai.

Application de l'appareil Delbet. Consolidation le 17 août avec moins de 2 centimètres de raccourcissement.

OBSERVATION XLII. — ALQUIER.

Marais. Blessé le 27 avril. Entré le 24 mai.

Présente : 1° Fracture sous-trochantérienne cuisse droite avec crosse très prononcée et 8 centimètres de raccourcissement.

Suppuration abondante. Pas de projectile visible à la radioscopie.

Débridement le long de la face externe du grand trochanter. Ablation de nombreux séquestres.

2° Plaie perforante de la partie inférieure de la loge antéro-externe de la jambe droite sans fracture.

Application de l'appareil Delbet le 25 mai. Consolidation le 20 août avec 2 centimètres de raccourcissement.

OBSERVATION XLIII. — ALQUIER.

Clerton. Blessé le 8 mai. Entré à l'hôpital le 10 mai.

Fracture fémur gauche à l'union du tiers supérieur et du tiers moyen par canon revolver. Volumineux hématome.

Infection. — Température 39°.

Radiographie. — Montre trait de fracture transversal, esquille à la partie externe du fragment inférieur.

Opération. — Large débridement au niveau de l'orifice d'entrée situé à la face postérieure de la cuisse tiers moyen permet l'évacuation d'hématome infecté.

Ablation d'une seule esquille libre.

Application immédiate de l'appareil Delbet. Extension progressive' faite dans les 3 jours consécutifs.

Consolidé le 16 août avec 2^{cm},5 de raccourcissement. Évacué le 20 août avec fistule qui suppure peu.

Observation XLIV. — Alquier

V..., vingt et un ans. Hôpital 234 au collège Stanislas. Fracture sous-trochantérienne suppurée, avec une plaie à la partie postéro-externe. Les pansements étaient très douloureux. L'appareil est appliqué tardivement.

Après son application, les pansements deviennent faciles et on enlève par la plaie quelques esquilles osseuses et la suppuration se tarit. Le malade commence à marcher le 3e jour après l'application de son plâtre. L'appareil a été enlevé au 40e jour. La fracture était complètement consolidée et le malade marchait correctement. Le raccourcissement était de 1^{cm},5.

Le malade a gardé l'appareil de jambe pendant toute la durée de son traitement.

Observation LXV. — *Fracture sous-trochantérienne.*

Il s'agit d'un blessé auquel j'ai appliqué à Châlons en 1915 un appareil de démonstration. Le Dr Alquier qui l'a soigné ensuite m'a donné les renseignements suivants :

« Le malade auquel vous avez appliqué votre appareil pour fracture de cuisse droite sous-trochantérienne avec perte de substance osseuse de 6 centimètres environ est actuellement parfaitement consolidé. Il a conservé son appareil pendant 60 jours : il ne présente que 1^{cm},5 de raccourcissement et la radiographie montre que les deux fragments sont consolidés dans la rectitude absolue.

Observation XLVI. — Barnsby. — *In Société de Chirurgie*, 1915, p. 2411.

S... Blessé le 2 juillet.

Plaie par balle en séton. Fracture du fémur à l'union du tiers supérieur et du tiers moyen. Arrivé à l'ambulance le 10 juillet dans une gouttière métallique.

Radioscopie et radiographie. — Fracture en rave. Grosse esquille très mobile.

Appareil Delbet. Extension rapide. Le malade souffre tellement qu'on fait de l'extension lente (3 jours).

Radiographie nouvelle. — Réduction satisfaisante.

Le malade ne souffrant plus et la suppuration étant très abondante, on décide d'intervenir, l'appareil restant en place.

Opération (14 juillet). — (Rachi-novoc). Large débridement. Curettage. Ablation de débris vestimentaires et d'une grosse esquille postérieure.

Le malade est maintenu au lit à tort pendant 10 jours. Escarre au pli génito-crural. Très vives douleurs. On détend les ressorts en enlevant les chevilles. On fixe des cordes avec un poids de 5 kilogrammes aux béquillons des tiges externes et internes.

Guérison rapide de la plaie génito-crurale.

On tend à nouveau les ressorts progressivement et après bloquage on commence à lever et à faire marcher le malade avec des béquilles. A partir de ce moment tout va bien.

Consolidation vers le 50° jour.

Ablation de l'appareil le 66° jour.

Raccourcissement de 2 centimètres. Genou très souple. Atrophie du quadriceps insignifiante.

<h3 style="text-align:center">OBSERVATION XLVII. — BARNSBY.</h3>

M..., 32° régiment d'artillerie. Blessé le 27 juin.

Fracture du fémur droit par volumineux éclat d'obus (à l'union du tiers supérieur et du tiers moyen). Arrivée du malade, le 28 juin, dans gouttière métallique.

Radiographie et radioscopie. — Gros chevauchement de 9 centimètres. Une grosse esquille très mobile.

Le 28, dans la soirée, toilette de la plaie. Drainage transosseux.

Pose d'appareil Delbet immédiatement. (Le malade présentant une brûlure assez étendue de la région fessière par la teinture d'iode, l'appareil n'est pas supporté.)

On improvise alors un Tillaux avec gouttière fémorale faite avec toile métallique doublée de taffetas gommé.

Radiographie (6 juillet). — Aucune réduction. Résultat insignifiant.

Application appareil Delbet : le 12 juillet, soit 15 jours après la blessure.

Radiographie (13 juillet) faite après extension lente et progressive (5 jours). Réduction bonne. Axe parfait.

Lever (17° jour) : mis sur béquilles. Progrès rapides et étonnants. Le 27, pleurésie grave du côté droit. Malade est remis au lit (tige antérieure débloquée).

Il est à noter que ce malade, forcé au décubitus latéral droit, a pu se tourner avec une facilité extraordinaire.

Le 20 août, le malade est remis dans son fauteuil et sur ses béquilles. Suites simples. Malgré l'étendue de la plaie, les pansements quotidiens ont toujours été faciles.

Ablation de l'appareil jambier le 50° jour.

Consolidation : 58° jour.

Ablation appareil : 70° jour.

Raccourcissement : 3 centimètres.

P.-S. — Atrophie insignifiante. Genou assez souple. Cicatrisation de la plaie encore incomplète.

FRACTURES DE LA PARTIE MOYENNE

Observation XLVIII. — Alquier

Ler...., colonial. Blessé le 25 septembre. Entré le 26 septembre.

Examen. — Fracture cuisse droite tiers moyen par balle entrée au milieu de la face postérieure de la cuisse et sortie en dehors du sommet du triangle de Scarpa.

Intervention. — Simple désinfection des orifices.

Application appareil Delbet.

Suites. — Température oscille de 38° à 39° pendant 7 jours, et retombe à la normale.

Consolidation. — Le 12 novembre. Ablation appareil.

Pas de raccourcissement appréciable.

Evacué sur Paris le 1er décembre.

Observation XLIX. — Léo.

Jean-Claude V..., du 329° d'infanterie.

11 mai 1915. Blessé à Neuville-Saint-Vaast (Pas-de-Calais), projectile indéterminé, probablement balle de mitrailleuse.

Transporté à l'ambulance de Moreuil.

Evacué ensuite à Evreux.

15 mai 1915. — *Entré à l'hôpital temporaire n° 5 à Evreux.*

Entrée du projectile : face antérieure de la cuisse partie moyenne, devant le fémur, cicatrice arrondie, petite, à 15 centimètres au-dessus de la base de la rotule.

Sortie du projectile : Au niveau de la face postérieure, dans sa moitié externe et moyenne, plaie large, déchiquetée, irrégulière, à 22 centimètres au-dessus d'interligne du genou.

Du 16 mai au 19 mai 1915 apparition graduelle des symptômes d'une infection importante.

Une grosse masse dure occupe la face externe de la cuisse. Température s'élève.

Un suintement rosé, et de plus teinté de sang, s'écoule par la plaie postérieure.

19 mai 1915 au matin. — Œdème de tout le membre inférieur.

Température 37°5.

Le suintement est devenu franchement sanguin, hémorragie secondaire, modérée.

19 mai 1915. — Intervention d'urgence.

Chloroforme : Dr Guiton. Aide : Mme d'Ideville. Opérateur : Dr Léo.

Incision de vingt centimètres, sur la partie externe de la face postérieure de la cuisse fracturée.

Cette incision passe par la porte de sortie du projectile.

Exploration du foyer.

Ablation de trois esquilles libres, dont une grande comme l'index, deux grandes comme la dernière phalange du pouce, et quelques débris osseux de la dimension d'une phalangette.

On ne trouve pas de vaisseau béant à pincer.

On fait la compression de tout le foyer avec de la gaze iodoformée.

Installation de l'extension continue par l'appareil de Tillaux.

20 mai 1915. — Le suintement est encore un peu rosé.

21 mai 1915. — La sérosité cesse d'être colorée par le sang.

Premier pansement.

On change la mèche iodoformée.

22 mai 1915. La mèche est remplacée par huit gros drains.

23 mai 1915 : L'œdème a presque disparu.

La température est tombée.

Le drainage continue, ainsi que l'extension continue ; pas de radiographie à cette époque.

19 juin 1915. — Le professeur Delbet de passage à Évreux demande qu'on lui présente des blessés de fracture de cuisse, sur lesquels il puisse faire la démonstration de la pose de son appareil.

Jean-Claude V... est un des blessés sur lesquels le professeur Delbet pose lui-même son appareil pour fracture de cuisse.

21 juin 1915. — L'œdème du membre supérieur a diminué.

Le blessé sort de son lit chaque jour. Il se tient debout, sans marcher pendant qu'on fait son lit.

En une semaine, il passe de l'état de grand blessé à celui de convalescent. Les drains sont retirés les uns après les autres, à mesure que le bourgeonnement progresse.

L'ablation des esquilles a été assez complète au moment de l'opération, pour qu'aucune n'entretienne de suintement, ni de fistule, après la fermeture de cette plaie.

Suppression de la partie jambière de l'appareil le 15 août 1915.

Blessé circule avec une seule canne, 18 août.

1er septembre 1915. — L'appareil posé par le professeur Delbet est supprimé par le docteur Léo.

Cette suppression est une simple formalité. Le blessé marche depuis longtemps sans aucune douleur et sans aucune gêne.

La suppression de l'appareil lui donne une sensation de légèreté nouvelle, qu'il apprécie à sa juste valeur.

La mensuration indique une différence de 1 centimètre entre les deux fémurs, ce qui équivaut pratiquement à un retour parfait de la longueur de l'os, malgré l'importante esquillectomie pratiquée le 19 mai 1915 (c'est-à-dire trois mois et demi auparavant).

2 septembre. — Blessé marche sans appui d'aucune sorte, le genou fléchi à demi n'est pas augmenté de volume, et retrouve chaque jour de l'amplitude de mouvements.

4 septembre 1915. — Genou augmente sa flexion d'un jour à l'autre, actuellement il manque un quart de flexion habituelle.

MENSURATION EAS à interligne, côté normal, 43, 4, côté blessé 42.

Grand trochanter à interligne, côté sain 41, côté blessé 40.

Un centimètre de raccourcissement.

OBSERVATION L. — PASTEAU.

3 P... Frédéric, 25 ans. Le 18 février, fracture ouverte de cuisse gauche au tiers moyen, grande déviation du membre. Issue des fragments par la plaie.

Longue plaie de la face postérieure de la jambe gauche occupant presque toute la hauteur et s'étendant jusqu'au genou.

Très mauvais état général, grande infection, le blessé étant resté deux jours sur le champ de bataille.

Impossibilité d'appliquer tout d'abord un appareil quelconque pour fracture de cuisse, par suite de la présence de la plaie de jambe.

Amélioration progressive de l'état local et général.

Diminution de la plaie de jambe.

Le malade très indocile ne veut supporter aucun appareil à extension, toutefois le 1er avril, la région du genou étant libérée de toute plaie, application d'un *appareil de Delbet qui sur 9 centimètres de raccourcissement permet de gagner 5 centimètres et tend manifestement à corriger la déviation*

Mais le malade desserre l'appareil à plusieurs reprises et finalement quitte l'hôpital le 21 avril sans vouloir supporter aucun appareil.

OBSERVATION LI. — Dr ARNOULD.

Fracture esquilleuse du tiers moyen du fémur par balle. Orifice d'entrée à 15 centimètres au-dessus de la rotule. Orifice de sortie en arrière au même niveau.

Raccourcissement 5 centimètres.

23 mai. — Pose de l'appareil Delbet.

24 juin. — Ablation de l'appareil. Le membre est dévié en genu valgum. Redressement manuel et application d'un appareil plâtré.

16 juillet. — Ablation de l'appareil plâtré. Le membre est en rectitude, le raccourcissement est de 3 centimètres.

OBSERVATION LII. — BROCA-LAMARE.

Salomon Al... Blessé le 11 mai, opéré le 16 mai. Gangrène gazeuse limitée.

La fracture siège à la partie moyenne de la cuisse droite, le raccourcissement est de 4 centimètres.

12 juin. — Pose de l'appareil Delbet.

20 juin. — Le blessé marche avec des béquilles.

5 août. — Ablation de l'appareil. Consolidation parfaite. Raccourcissement 1^{cm},5.

DELBET.   26

OBSERVATION LIII. — BROCA-LAMARE.

Emile M..., blessé le 9 mai 1915.
Fracture par balle à la partie moyenne. Plaie peu infectée. Hydarthrose abondante.

12 *mai*. — Pose de l'appareil Delbet.

16 *mai*. — Le blessé se lève et marche avec des béquilles.

28 *mai*. — L'épanchement du genou et l'œdème ont disparu. On refait l'appareil.

Le blessé continue à marcher.

28 juin. — Ablation de l'appareil. Fracture consolidée. Raccourcissement 1^{cm},5.

OBSERVATION LIV. — (Hôpital de Rambouillet.)

Sauco... Fracture de cuisse. Raccourcissement primitif 7 centimètres. Soigné avec un appareil de Tillaux jusqu'au 25° jour. Appareil Delbet ensuite.

Guéri avec 2 centimètres de raccourcissement.

OBSERVATION LV. — Dr BLANCO. — *Bulletin de la Soc. de chirurgie.*

Soldat G... Fracture du fémur au tiers moyen. La cuisse est très augmentée de volume, l'œdème remonte jusqu'à la hanche et s'étend jusqu'à la cheville. Il y a épanchement considérable dans le genou.

L'état général est sérieusement compromis. Température : 39°,5. Pouls, 130 pulsations. Le blessé a vomi, il ne dort pas et souffre beaucoup ; on le radiographie et on l'opère le même jour (16 mai).

On pratique deux larges incisions, l'une interne et l'autre externe, de manière à débrider complètement et à permettre l'accès du foyer de fracture. Les esquilles complètement détachées et qui ne tiennent à rien sont sorties ; celles au contraire qui sont susceptibles de se greffer sont conservées. Drainage par de gros drains, deux internes et deux externes.

L'appareil Delbet est posé immédiatement,

Dans les jours consécutifs, l'état général s'améliore sensiblement. La température tombe au-dessous de 37°. Pouls normal. Le blessé dort bien et ne souffre plus. La contention et l'extension du fémur fracturé se font de la manière la plus satisfaisante. Six jours après, l'œdème diminue sensiblement et de ce fait l'anneau plâtré, devenant trop large, on est forcé de replacer l'appareil.

La plaie s'améliore sensiblement, à tel point que le 11° jour, on peut supprimer les drains du côté externe. Le 20° jour, l'œdème a disparu complètement, l'épanchement du genou s'est résorbé. L'appareil est replacé encore une fois, la disparition totale de l'œdème ayant donné comme résultat que l'anneau plâtré ne tient pas bien.

Le 22° jour, le malade peut se lever. Il marche très bien, mais sa jambe n'est pas solide.

On complète alors l'appareil par un appareil de marche pour la jambe (Appareil Delbet).

Depuis lors, le malade marche très facilement et tout fait espérer que l'appareil pourra être supprimé avant peu.

Il y a un raccourcissement de 3 centimètres ; bien explicable par la perte considérable de substance osseuse due à la fracture.

Dans ce cas, le résultat obtenu doit être attribué à l'appareil Delbet.

1° Il a contenu et immobilisé les fragments, ce qui, joint à un large débridement, a enrayé et fait disparaître les accidents infectieux.

2° L'extension a été parfaite et constante.

3° Les pansements ont pu être faits sans produire le moindre déplacement des fragments osseux et sans produire la moindre douleur.

4° Le malade a pu se lever et marcher très rapidement et il est bien probable qu'il aurait pu le faire plus tôt si on n'avait pas été obligé de changer l'appareil à cause de la disparition de l'œdème.

OBSERVATION LVI. — MARCHAK.

M..., 20 ans, fracture de la partie moyenne de la cuisse, par un shrapnell. L'appareil est appliqué le 20° jour après l'entrée à l'hôpital. La fracture avait d'abord été traitée par l'extension continue. Après l'application de l'appareil, les douleurs sont disparues.

On a pu corriger la rotation externe du membre ; quant au chevauchement il était très peu prononcé. Le malade a commencé à marcher le lendemain, et il a continué pendant toute la durée de son traitement. Il a gardé son appareil de cuisse pendant 42 jours et celui de la jambe 14 jours. Il n'avait pas de raccourcissement.

OBSERVATION LVII. — MARCHAK.

Terrain, Alix, ...° inf. Blessé le 6 octobre 1915 à Souain ; plaie pénétrante de la cuisse gauche par balle ; fracture du fémur à la partie moyenne. La plaie ne paraît pas être très infectée. Premier pansement au poste de secours, deuxième à Bussy-le-Château ; on applique un spica plâtré avec lequel le malade arrive à l'hôpital 108, rue Molitor, le 8 octobre.

Radioscopie : angulation des fragments ; angle obtus ouvert en dedans ; raccourcissement de 4 centimètres ; le malade ne souffre pas mais il réclame l'appareil de Delbet pour marcher comme les autres ; on pose l'appareil le 16 octobre ; le blessé marche trois jours après ; le raccourcissement persiste de 1 cent. 1/2. On arrive à corriger l'angulation des fragments osseux, correction qu'on constate à la radiographie.

Depuis ce jour le malade a marché jusqu'à la fin de son traitement. On retire l'appareil le 1ᵉʳ décembre.

Le malade quitte l'ambulance le 21 décembre, marchant très correctement sans boiter ; l'aspect du membre est normal.

Genou souple.

Observation LVIII. — Marchak.

Majeau, François, 22 ans. Blessé le 25 septembre 1915, arrivé à l'ambulance 261 à Rueil le 5 octobre.

Fracture de cuisse par éclat d'obus au tiers moyen.

La plaie est profondément infectée. On est obligé de la débrider très largement. Œdème considérable.

Radiographie. — Chevauchement énorme des fragments. Raccourcissement de 6 centimètres.

Application de l'appareil de Delbet le 9 octobre.

Le 15 octobre le malade commence à marcher.

Le 17, incision d'une grosse collection purulente de la face postérieure de la cuisse. Une autre incision est pratiquée à la face antérieure.

Drainage antéro-postérieur, ablation de quelques esquilles osseuses. Le 21 octobre, le malade recommence à marcher avec des béquilles. On pratique deux fois par jour la mobilisation de l'articulation tibio-tarsienne.

Le 20 octobre on change l'appareil. Le membre dégonfle et le premier appareil n'est pas suffisant.

Radiographie. — Très léger chevauchement. A la mensuration exacte on trouve un raccourcissement de un demi-centimètre

Le 15 novembre, on est obligé d'enlever l'appareil, une légère escharre s'étant formée au niveau du condyle externe et une autre à la tête du péroné. La fracture paraît consolidée. On laisse le malade 15 jours dans une gouttière.

Les eschares sont peut-être expliquées par l'état profondément infecté du malade.

Le 25 décembre, le malade quitte l'hôpital complètement guéri.

L'articulation du cou-de-pied est souple, celle du genou atteint à peine l'angle droit.

Observation LIX. — Marchak.

Dela... (Pierre), 23 ans. Blessé le 26 septembre 1915 à Tahure. Entré à l'hôpital 135 à Rueil, pour une fracture grave de la partie moyenne de la cuisse déterminée par un éclat d'obus. A l'ambulance du front, on extrait l'éclat, on immobilise la cuisse sur attelles.

Arrive à l'hôpital le 1er octobre.

On constate à la radioscopie une angulation considérable de deux fragments avec un chevauchement très prononcé.

Raccourcissement de 5 centimètres.

Le 5 octobre, on pose l'appareil de Delbet.

L'application n'est pas douloureuse.

On corrige l'angulation, le raccourcissement reste à un demi-centimètre.

A la radioscopie, le chevauchement n'existe pour ainsi dire pas.

Le 7 octobre, ce malade est levé avec des béquilles. Ne souffre pas.

A partir du 10 octobre, ce malade marche avec une canne.

A partir du 15 octobre, sans canne.

La plaie guérit complètement le 20 novembre.

On enlève l'appareil le 25 novembre. On n'a pas changé l'appareil au cours du traitement.

Très bon résultat. Le malade ne boite pas, ne souffre pas, les articulations sont souples. La flexion du genou dépasse l'angle droit. Pas d'atrophie musculaire.

Revu le 29 février 1916. Résultat parfait. Le malade marche sans boiter, ne souffre pas ; pas d'œdème.

OBSERVATION LX. — ALQUIER.

Desp... Blessé le 18 novembre par éclat de fusée d'obus.

Entré le 20 novembre.

Fracture tiers moyen cuisse gauche par éclat pénétré au niveau de la face externe du membre et logé sous le couturier. Débridement contre-ouverture postérieure. Ablation d'esquilles aux dépens de la face interne du fémur sur une hauteur de 7 centimètres environ.

Immobilisation dans appareil à cadre le 20.

La température oscille entre 38° et 39°,5. Irrigation continue au liquide de Dakin du 24 novembre au 13 décembre.

Le 13 décembre, le malade, étant apyrétique, est placé dans un appareil Delbet.

Marche petit à petit.

Consolidé le 17 février avec 2 centimètres de raccourcissement. Il persiste une fistule osseuse.

Est évacué le 22 sur l'arrière.

Un séquestre a été enlevé depuis ; écrit qu'il va très bien.

OBSERVATION LXI. — ALQUIER.

Fra..., ...° inf. Blessé le 19 octobre.

Entré le 24 octobre.

Fracture cuisse gauche tiers moyen par balle pénétrée obliquement en dedans et en arrière. Un débridement a déjà été fait de l'orifice de sortie, bon état général et local.

Application immédiate de l'appareil Delbet après simple désinfection des orifices.

Radioscopie : montre fracture oblique en haut et en dedans au niveau du tiers moyen du fémur avec esquille libre à la partie interne. Le chevauchement paraît être de 4 centimètres.

Réduction en 4 jours. Le malade marche tous les jours, est apyrétique. Les plaies sont cicatrisées au bout de 3 semaines.

Consolidé le 30 novembre avec 2 centimètres de raccourcissement.

OBSERVATION LXII. — ALQUIER.

Dalesme, caporal au ...° zouaves. Blessé le 25 septembre.

Entré le 27 septembre.

Examen. — Fracture cuisse droite tiers moyen par balle ayant directement traversé d'avant en arrière.

Radiographie. — Montre trait de fracture très oblique en bas et en dedans avec nombreuses esquilles.

Intervention. — Simple désinfection des orifices. Application appareil Delbet.

Suites. — Normales. Marche tous les jours.

Consolidation. — Le 14 novembre. Raccourcissement un petit centimètre. Evacué le 1er décembre sur Paris.

OBSERVATION LXIII. — ALQUIER.

Guyot, ...e inf. Blessé le 24 septembre.

Entré le 27.

Examen. — Fracture cuisse droite tiers moyen par balle entrée au niveau de la face externe du fémur. Large orifice d'entrée infecté. Ablation chemise de balle.

Intervention. — Débridement externe, esquillotomie, drainage. Application immédiate de l'appareil Delbet.

Suites. — Suppuration abondante les jours suivants.

Le 21 octobre, ablation du plomb de la balle.

Le 12 novembre, ablation de 3 séquestres au niveau de la ligne âpre.

Le malade se lève tous les jours dans un fauteuil mais marche peu.

Consolidation. — Le 27 novembre ablation de l'appareil, 1 cent. 1/2 de raccourcissement.

Evacué sur Paris le 1er décembre.

OBSERVATION LXIV. — ALQUIER.

Sautour, ...e inf. blessé le 25 septembre.

Entré le 27 septembre.

Examen. — Montre fracture cuisse gauche au tiers moyen par balle ayant au préalable traversé la face postérieure de la cuisse droite et étant pénétrée au niveau du tiers supérieur de la cuisse gauche. Pas de sortie.

Intervention. — Simple désinfection des orifices.

Application appareil Delbet le 29 septembre.

Suites. — La température normale les 15 premiers jours, monte à 40° le 10 octobre et s'y maintient les jours suivants.

Radiographie. — Montre :

1° balle située à la face externe de la cuisse;

2° trait de fracture partant du tiers supérieur très oblique en bas et en dehors avec grosse esquille libre à sa partie supérieure.

Intervention. — Ablation de la balle et drainage.

La température continuant à se maintenir à 40°, jusqu'au 28 octobre, on enlève l'esquille libre située à la face antérieure du fémur par incision postérieure et drainage transosseux.

Le malade marche à partir du 28 octobre.

Consolidation. — Le 26 novembre. Raccourcissement 1 cent. 1/2.

OBSERVATION LXV. — ALQUIER.

Pougeno, ... colonial. Blessé le 25 septembre. Entré le 28.

Examen. — Fracture cuisse droite, par balle pénétrée face externe de la cuisse tiers moyen et non sortie.

Intervention. — Simple désinfection de l'orifice d'entrée. La balle qui est logée comme le montre la radiographie à la partie interne du triangle de Scarpa n'est pas recherchée.

Suites. — Normales. Marche parfaitement.

Consolidation. — Le 18. Ablation appareil. 1 centimètre raccourcissement. Évacué sur Paris le 1ᵉʳ décembre.

OBSERVATION LXVI. — ALQUIER.

Recours, ... artillerie Afrique. Blessé le 25 septembre. Entré le 26.

Examen. — Fracture cuisse tiers moyen par balle pénétrée au niveau du bord externe du biceps. Pas de trou de sortie. Très volumineux hématome infecté.

Intervention. — Débridement le long du biceps, permet d'évacuer ce dernier ; pas d'esquillotomie, drainage.

Radiographie. — Montre trait de fracture oblique en bas et en dehors dans la région sous-trochantérienne.

Suites. — Température se maintient entre 38° et 39°, jusqu'au 11 octobre. Le malade commence à marcher à partir de ce jour.

Consolidation. — Le 16 novembre. Ablation de l'appareil 1ᶜᵐ,5 raccourcissement. Le cal est très volumineux avec légère saillie du fragment supérieur en avant. Ankylose du genou. Évacué sur Paris le 1ᵉʳ décembre.

OBSERVATION LXVII. — ALQUIER.

Buttay, ... zouaves. Blessé le 25 septembre. Entré le 27 septembre.

Examen. — Fracture cuisse gauche tiers moyen par balle pénétrée à la face interne de la cuisse à cinq travers de doigt au-dessous du pli génito-crural, est sortie au niveau du tiers moyen de la face externe de la cuisse.

Radiographie. — Montre fracture transversale à l'union du tiers moyen et du tiers supérieur du fémur, avec éclatement de la face externe de l'os.

Intervention. — Simple désinfection des orifices et application immédiate d'appareil Delbet.

Suites. — Température oscille les huit premiers jours autour de 38°, puis redevient normale ; le malade marche tous les jours.

Consolidation. — Le 16 novembre. Ablation de l'appareil fait constater 1 centimètre raccourcissement. Légère ankylose du genou. Évacué sur Paris le 1ᵉʳ décembre.

Observation LXVIII. — Alquier.

Sous-lieutenant Rocaut, ... inf. Blessé le 27 septembre. Entré le 28.

Examen. — Fracture cuisse gauche tiers moyen par balle pénétrée au niveau de la partie moyenne du droit antérieur et sortie au niveau du bord interne du biceps. L'orifice de sortie est large et déchiquetée ; laisse écouler de la sanie à odeur putride avec gaz.

Intervention. — Une incision de 15 centimètres le long du bord interne du biceps permet d'évacuer volumineux hématome infecté et d'enlever de nombreuses esquilles libres détachées de la face postérieure du fémur.

Application immédiate de l'appareil Delbet.

Suites. — Température qui était à l'entrée 39°,3, retombe à 38° les jours suivants. Suppuration d'origine osseuse s'établit jusqu'au 16 novembre, où on enlève un séquestre formé aux dépens du fragment inférieur. Le malade se lève tous les jours et marche d'une façon modérée.

Consolidation. — Le 18. Ablation d'appareil fait constater raccourcissement 2 centimètres et ankylose du genou que la mobilisation et massage diminuent progressivement jusqu'au 1ᵉʳ décembre où le malade est évacué sur Paris.

Observation LXIX. — Alquier.

Florent. Blessé le 17 mai. Entré la nuit suivante.

Présente fracture cuisse droite tiers moyen par éclat entré à la face antérieure de la cuisse et sorti à la face externe. Volumineux épanchement, température 39°.

Radiographie. — Montre fracture comminutive et autour du foyer, vingt-deux éclats d'obus.

Large débridement externe, ablation d'éclats, pas d'esquillotomie.

Application corset plâtré du 20 mai au 13 juin.

Application appareil Delbet 13 juin.

Le 10 juillet ablation volumineux séquestres. Consolidation le 31 juillet.

Raccourcissement 2 centimètres.

Observation LXX. — Alquier.

Gros. Blessé le 15 mai. Entré le 30 mai.

Présente fracture cuisse gauche tiers moyen par balle entrée à la partie moyenne de la face externe de la cuisse et sortie à la fesse droite au niveau de la fosse rétro-trochantérienne. A été immobilisé jusqu'au 30 dans une gouttière métallique. Présente 6 centimètres de raccourcissement.

Radiographie. — Montre le corps du fémur fendu sur les deux tiers de sa hauteur. Le trait de fracture part au-dessous du grand trochanter pour aboutir oblique en bas et en dedans à trois travers de doigt au-dessus du condyle interne.

Désinfection des orifices sans débridement et application le 30 mai de l'appareil Delbet.

Ce malade marche très facilement dès le lendemain. Au bout de quinze jours il ne s'appuie qu'à peine sur une canne, monte et descend les escaliers, est debout toute la journée.

Consolidation le 16 juillet : pas de raccourcissement appréciable.

Évacué le 21 juillet.

Observation LXXI. — Alquier

Jumera. Blessé le 31 mars. Entré le 2 avril.

Plaie avant-bras par éclat d'obus. Gangrène gazeuse. Cède au débridement.

Fracture cuisse tiers moyen par éclat.

Radiographie. — Montre fracture avec grand fracas. Large débridement. Esquillotomie large.

Application appareil Delbet le 6 avril. Suppuration très abondante. Appareil retiré le 25 juin. Consolidation très incomplète. Est immobilisé à nouveau jusqu'au 27 août où consolidation est complète avec 2 centimètres de raccourcissement.

Évacué avec fistule suppurant abondamment.

Observation LXXII. — Alquier.

Dubost. Blessé le 1ᵉʳ juillet. Entré le 11 juillet.

Fracture cuisse droite tiers moyen par balle. Pénétrée au niveau de la partie inférieure de la face externe de la cuisse. Est sortie à trois travers de doigt au-dessous de l'insertion supérieure des abducteurs. ·

Désinfection simple des orifices.

Application le 12 de l'appareil Delbet, se lève irrégulièrement, marche peu.

Consolidation le 26 août sans raccourcissement.

Observation LXXIII. — Mornard.

P... Blessé le 15 juin 1915. Entré à l'hôpital le 29 juin.

Broiement de la cuisse par une fusée d'obus.

Le malade arrive quinze jours après l'accident, la cuisse est placée dans une gouttière, la plaie suppure à flots ; le raccourcissement est de 7 centimètres.

Application de l'appareil Delbet.

Douleurs très vives pendant les vingt-quatre premières heures, l'appareil est ensuite merveilleusement supporté, toute douleur cesse. Le blessé commence à marcher trois jours après l'application de l'appareil.

Les pansements sont très faciles, la suppuration se tarit avec une grande rapidité.

Le 7 août, 53ᵉ jour de la fracture, la consolidation est complète. Le raccourcissement est de 2 centimètres et demi. La cuisse est à peine atrophiée. Le genou est souple. La plaie est comblée, mais non encore complètement cicatrisée.

Observation LXXIV. — Barnsby.

B..., du 50e régiment d'infanterie. Blessé le 14 septembre. Plaie par balle. Un orifice d'entrée. Balle incluse. Fracture comminutive au niveau du tiers moyen. Arrivé à l'ambulance le 17, dans un appareil plâtré.

Radiographie. — Chevauchement de 7 centimètres. Petites esquilles. Un shrapnell dans la région des adducteurs. Gangrène gazeuse force à intervenir d'urgence le 17 dans la soirée. Lavage. Débridement en dehors et en dedans. Incisions multiples. Drainage transosseux. Ether. Projectile n'est pas recherché. Pose de l'appareil Delbet, le 20 (soit le 6e jour). Extension assez lente, trois jours.

Radiographie seconde. — Montre réduction satisfaisante. Le malade est levé le 23, soit neuf jours après sa blessure. Quelques pas le premier jour, puis continue à marcher.

Le 30, on fait repérer le projectile, situé à 4 centimètres et demi de profondeur.

Le malade est opéré avec son appareil.

Ablation facile du shrapnell par la méthode radioscopique sous le contrôle intermittent de l'écran.

Dès le 2 octobre, le malade reprend ses promenades, les pansements quotidiens se font avec la plus grande facilité.

Consolidation : le 50e jour.

Ablation de l'appareil : le 64e jour.

La partie jambière de l'appareil a été enlevée le 42e jour.

Raccourcissement de 1 centimètre et demi. Genou souple.

Observation LXXV. — Barnsby.

H..., du 60e régiment d'infanterie. Blessé le 26 septembre. Plaie par balle (un orifice). Fracture très oblique du fémur au tiers moyen (gauche). Arrivé le surlendemain 28 dans une gouttière métallique.

Radiographie et radioscopie. — Fracture très oblique, chevauchement de 8 centimètres. Balle sous la peau (face postérieure).

Opération immédiate (rachi-novoc.). Débridement. Contre-ouverture. Drainage osseux. Ether. Ablation du projectile.

Pose appareil Delbet le 30. Extension rapide. Action des ressorts laissés en place trente-six heures. Douleurs modérées. Appareil bien supporté.

Radiographie seconde. — Réduction idéale.

Le malade se lève le 3 octobre pour la première fois. Suites simples. Suppression de la partie jambière le 43e jour.

Ablation d'appareil le 63e jour.

Raccourcissement 1 centimètre et demi environ. Articulation en bon état.

Observation LXXVI. — Barnsby.

Z..., du 21e régiment d'infanterie coloniale. Blessé le 4 mars. Fracture du fémur droit par éclat d'obus à l'union du tiers moyen et du tiers inférieur. Arrivée du blessé, le 9 mars, dans un appareil plâtré à anses.

Radiographie et radioscopie. — Fracture grave avec perte de substance osseuse très importante. Véritable broiement. La pointe très effilée du fragment diaphysaire inférieur remonte jusqu'au niveau du petit trochanter. Il y a encore deux éclats assez volumineux, malgré drainage transosseux déjà établi.

Le malade entre dans un tel état qu'il est impossible d'y toucher pendant vingt-quatre heures.

Pose appareil Delbet le 14. Extension lente et progressive (cinq jours).

Radiographie nouvelle. — Réduction satisfaisante. La pointe du fragment inférieur vient au contact du fragment supérieur également effilé.

Intervention le 13 (rachi-novoc.). Appareil restant en place. Drainage plus complet. Ablation de quatre esquilles et de deux éclats. Intervention simple et facile.

Lever le 19 mars (soit quinze jours après blessure). Pendant trois jours, le malade est mis debout sans marcher et couché ensuite sur une chaise longue. Le 20e jour, il fait quelques pas, progrès rapides. Suites simples. Pansements faciles avec l'appareil.

Consolidation au 55e jour.

Ablation appareil 75e jour.

Raccourcissement 3 centimètres. Genou souple.

FRACTURES BASSES

OBSERVATION LXXVII.

M... (René). Blessé le 8 avril par un éclat d'obus de 75.

Immobilisé dans un store.

Arrive à Necker le 22 avril 1914.

Fracture sus-condylienne, avec plaie verticale au-dessus du condyle externe, avec un trajet qui aboutit à une petite plaie de la face postérieure.

24 avril. — Application de l'appareil Delbet avec plâtre jambier. On est obligé de faire en dehors une attelle coudée en raison d'une plaie qui siège au voisinage de la malléole.

On n'obtient pas une réduction complète.

30 avril. Blocage de l'appareil : le blessé commence à se lever.

28 mai. Consolidation avec 2 centimètres de raccourcissement.

OBSERVATION LXXVIII.

V... (Eloi). Blessé le 27 mars, par une balle de mitrailleuse.

Fracture à l'union du tiers moyen avec le tiers supérieur. Immobilisé dans une gouttière en fil de fer pendant 7 jours, puis dans une gouttière en aluminium pendant 15 jours, puis dans un appareil plâtré jusqu'au 24 avril.

La plaie d'entrée, face postérieure, est cicatrisée ; la plaie de sortie, face antérieure, suppure beaucoup. Le raccourcissement est de 4 cent. 1/2.

24 avril. Pose de l'appareil Delbet avec plâtre jambier.

6 mai. Le blessé commence à se lever.

15 mai. On enlève l'appareil, la consolidation paraît complète.

23 juillet. Le raccourcissement est de 3 centimètres. Il semble avoir augmenté après la suppression de l'appareil.

OBSERVATION LXXIX.

S... (Pierre). Blessé le 6 avril par un shrapnell.

Fracture à l'union du tiers moyen avec le tiers supérieur. Soigné pendant 8 jours par l'extension continue, puis placé dans un plâtre fenêtré.

Le blessé arrive à Necker le 22 avril avec 6 centimètres de raccourcissement.

24 avril. Pose de l'appareil Delbet avec plâtre jambier.

On gagne immédiatement 3 cent. 1/2.

1er mai. Contre-ouverture à la face postérieure.

4 mai. La bague sus-malléolaire casse ; on la maintient avec des bandes adhésives, mais on constate le 7 mai que la bague sus-condylienne tend à glisser.

10 mai. On refait l'appareil.

22 juin. Suppression de l'appareil.

23 juillet. Le raccourcissement est de 3 centimètres.

OBSERVATION LXXX.

M... Blessé le 12 mai.

Fracture à l'union du tiers moyen avec le tiers supérieur.

Peu d'infection, mais œdème considérable. Le raccourcissement est de 4 cent. 1/2.

18 mai. Pose de l'appareil Delbet avec plâtre jambier.

22 mai. Il ne reste qu'un centimètre de raccourcissement.

10 juin. On refait l'appareil sans plâtre jambier.

4 juillet. Ablation de l'appareil. Le col est solide, mais il y a 3 centimètres de raccourcissement.

OBSERVATION LXXXI.

L. N. Blessé le 7 juin.

Entre à Necker le 21 juin. Fracture à l'union du tiers moyen et du tiers supérieur. Le projectile a traversé la cuisse transversalement.

22 juin. Pose de l'appareil Delbet.

27 juin. Raccourcissement 1 centimètre. Le malade se lève.

6 juillet. Nouvel appareil avec simple bague condylienne, sans plâtre jambier.

31 juillet. Le raccourcissement est à peine de 2 centimètres.

22 août. Ablation de l'appareil. Consolidation avec trois centimètres de raccourcissement.

Observation LXXXII. — Dʳ Arnoult.

Day, Jean. Blessé le 17 mars. Entré le 21 mars.

Fracture du fémur au tiers inférieur par balle.

Plaies à la face antérieure et à la face postéro-externe de la cuisse. Suppuration malodorante. Déformation du membre. Contre-ouverture à la face externe. Drainage.

Raccourcissement de 6 centimètres.

27 mars. Application d'un appareil Delbet avec partie jambière.

28 mars. On commence la réduction.

19 avril. Nouvel appareil sans plâtre jambier.

27 mai. Paratyphoïde.

2 juin. Sort avec 1 cent. 1/2 de raccourcissement, sans boiterie.

Observation LXXXIII. — Marchak.

P..., 27 ans, fracture sus-condylienne basse déterminée par une balle ayant traversé le cul-de-sac antérieur du genou. On a hésité à appliquer tout d'abord l'appareil de marche à cause de l'hémarthrose, craignant sa transformation en pyarthrose. Mais étant donné l'absence de fièvre et qu'il n'y avait aucun symptôme pouvant faire redouter une arthrite, l'appareil a été appliqué avec l'idée de l'enlever à la moindre menace de pyarthrose.

L'appareil a été appliqué le quatrième jour après la blessure du genou. Le malade a pu marcher le lendemain après l'application du plâtre. Il est actuellement au dixième jour, après son entrée à l'hôpital. Il marche avec une béquille faisant le tour de la salle. Pas de raccourcissement. Il garde encore l'appareil de jambe.

Observation LXXXIV. — Marchak.

G..., fracture basse sus-condylienne du fémur.

Sur la radiographie, on voit que le déplacement des fragments est énorme. L'extrémité inférieure du fragment supérieur chevauche complètement sur le fragment inférieur. Les condyles ont subi une certaine rotation sur place, car on voit que le condyle externe a quitté le plateau tibial. L'éclat d'obus siège à la partie moyenne de la cuisse.

La courbure devant embrasser la branche ischio-pubienne a été placée trop en avant, et détermine une douleur assez vive.

Nous avons joint à l'appareil de cuisse un appareil de jambe de Delbet, en remontant les attelles latérales jusqu'à l'anneau sus-condylien. Malgré les défauts dans l'application de l'appareil, le malade a pu marcher le soir même. En s'aidant de béquilles il a pu rentrer de la salle d'opération à la salle des malades. Deux jours après nous avons extrait le projectile, l'appareil étant maintenu en place. Le cinquième jour, nous avons changé le premier appareil de cuisse en l'appliquant cette fois correctement.

Depuis ce jour, le malade a toujours marché avec son appareil qui n'a été nullement gênant pour les pansements de la plaie opératoire.

Voulant donner au genou la mobilité, nous avons supprimé l'appareil de jambe de Delbet, mais l'anneau plâtré sus-condylien descendait toujours sur le genou. Nous avons été alors obligés d'appliquer un troisième appareil et de joindre à l'appareil de cuisse un appareil de jambe. Au 36e jour, après l'application du premier plâtré, nous avons constaté que la fracture était complètement consolidée. Le jour même, le malade a commencé à marcher sans appareil.

Quant à la correction du chevauchement elle n'a pas été complète. Cependant, la rotation externe de l'extrémité inférieure du fémur est disparue et le chevauchement des fragments est diminuée. Le raccourcissement était de 1 centimètre.

Le malade n'a jamais souffert de sa fracture et il a marché pendant tout le temps de son traitement.

Observation LXXXV. — Marchak.

Rign..., inf. Blessé le 25 septembre 1915, à Souain, par balle ; plaie en séton de la cuisse gauche, fracture du fémur au tiers inférieur. A Châlons, le 28 septembre on pratique le drainage de la plaie et l'on applique un spica plâtré avec fenêtres au niveau de la plaie.

Entré à l'hôpital 108, rue Molitor, le 4 octobre. Le 10 octobre application d'un appareil de Delbet ; il nous a été impossible d'appliquer l'anneau plâtré au niveau des surfaces sus-condyliennes du fémur car la plaie interne descendait jusqu'au condyle.

Nous appliquons l'anneau plâtré au niveau de la partie moyenne du genou, près des ménisques et nous renforçons l'extrémité supérieure de l'appareil de jambe par deux petites plaques métalliques entourées de bandes plâtrées que nous solidarisons avec l'anneau de l'appareil de la cuisse. Le blessé marche 4 jours après.

Au bout d'un mois nous sommes obligés d'enlever l'appareil car le malade commençait à souffrir ; on trouva alors une légère escharé au niveau de la tête du péroné. Le malade se repose dans une gouttière ouatée pendant 3 semaines et recommence à marcher ensuite.

Le chevauchement des fragments n'a pas été corrigé. Il quitte l'hôpital le 21 décembre marchant avec un genou enraidi.

Observation LXXXVI. — Marchak.

Ang... (Léon), ...e réserve territorial.

Blessé le 25 septembre en Argonne par une balle qui a traversé les deux cuisses. Fracture du fémur gauche au tiers inférieur, premier pansement sur place par les brancardiers ; deuxième pansement à l'ambulance des Islettes où la balle est extraite de la cuisse droite ; on pose un spica plâtré à Bar-le-Duc le 1er octobre ; entré à l'hôpital 108, rue Molitor, le 18 octobre.

Le malade souffre quand on soulève sa cuisse ; ne peut se tourner dans son lit.

Radiographie : chevauchement des fragments supérieurs passant en avant des fragments inférieurs ; raccourcissement minime.

Le 25 octobre, pose de l'appareil Delbet ; on n'arrive pas à corriger le chevauchement mais le malade ne souffre plus et s'estime heureux de son appareil. Le blessé marche deux jours après ; on supprime l'appareil de marche au 20e jour et la contention des fragments osseux reste suffisante.

Le malade quitte l'hôpital le 27 novembre complètement guéri. L'articulation du cou-de-pied est parfaitement souple, la flexion du genou atteint l'angle droit ; le malade marche sans boiter. Pas d'atrophie musculaire.

Observation LXXXVII. — Alquier.

Per...., infanterie. Blessé le 9 janvier.

Entré le 11.

Fracture tiers inférieur fémur droit par balle pénétrée à 4 travers de doigt au-dessus de la base de la rotule et sortie à la région postéro-externe de la cuisse où un débridement a déjà été fait.

Immobilisation dans un Delbet le 11.

Est apyrétique, marche tous les jours. Plaies cicatrisées en fin janvier.

Ablation de l'appareil le 11 mars. Consolidé avec 1 cm. 1/4 de raccourcissement au mensurateur Delbet.

Radiographie. Fracture très esquilleuse bien réduite avec seulement légère angulation interne.

Observation LXXXVIII. — Alquier.

Mal..., ...e inf. Blessé le 9 novembre.

Entré le 10 novembre.

Fracture cuisse gauche tiers inférieur par balle perforante entrée au niveau du bord supérieur du biceps et sortie au-dessous de la partie moyenne du canal de Hunter.

Application le 10 de l'appareil Delbet. Réduction progressive. Le 12 radioscopie montre fracture presque transversale sans esquilles, il y a encore 1 centimètre environ à gagner. L'extension est continuée pendant 3 jours.

Consolidé le 10 janvier sans raccourcissement appréciable. Évacué le 14, le malade écrit en date du 26 janvier qu'il marche sans appui.

Observation LXXXIX. — Alquier.

Chevalier, ...e colonial. Blessé le 25 septembre.

Entré le 27 septembre.

Examen. — Fracture sus-condylienne cuisse droite par balle ayant traversé d'avant en arrière à cinq travers de doigt au-dessus de la rotule.

Intervention. — Simple désinfection des orifices.

Application le 28 de l'appareil Delbet.

Suites. — Normales. Marche très bien.

Consolidation. — Le 14 novembre. Raccourcissement 1^{cm},5, mais léger genu valgum.

Evacué sur Paris le 1er décembre.

OBSERVATION LXL. — ALQUIER.

Jouve, ...^e colonial. Blessé le 25 septembre.

Entré le 27 septembre.

Examen. — Fracture sus-condylienne de la cuisse gauche par éclat pénétré au niveau du tiers inférieur de la face interne de la cuisse. Infecté. Température 39°5.

Intervention. — Large débridement postérieur.

Esquillotomie ; corps étranger introuvé. Application immédiate de l'appareil Delbet.

Suites. — Suppuration abondante pendant le 1er mois, avec température autour de 39°.

La radio montre trait de fracture oblique en bas et en dehors encadré de très nombreux éclats d'obus. Le malade se lève et marche peu.

Consolidation. — Le 20 novembre avec 2 centimètres de raccourcissement, Evacué sur Paris le 1er décembre avec fistule due à la présence de ces nombreux éclats.

OBSERVATION LXLI. — ALQUIER.

Outin, ...° zouaves. Blessé le 25 septembre.

Entré le 27 septembre.

Examen. — Fracture cuisse gauche tiers inférieur par balle ayant traversé de dehors en dedans.

Radiographie. — Montre fracture comminutive sur une hauteur de trois travers de doigt.

Intervention. — Simple désinfection des orifices ; le plomb de la balle qui est resté au-dessus du condyle externe n'est pas recherché.

Suites. — Température entre 38° et 39° pendant trois semaines.

Le malade se lève néanmoins et marche.

Consolidation. — Le 20 novembre avec 1^{cm},5 raccourcissement.

Evacué sur Paris le 1er décembre avec une fistule ne communiquant pas avec le cal.

OBSERVATION LXLII. — ALQUIER.

Grare, ...° cuirassiers. Blessé le 29 septembre.

Entré le 1er octobre.

Examen. — Fracture cuisse droite par balle pénétrée au niveau de la partie inférieure de la face externe de la cuisse ; est logée dans l'insertion supérieure des adducteurs d'où l'enveloppe seule est extraite.

Radiographie. — Montre fracture légèrement oblique en bas et en dehors sans esquilles.

Suites. — Malade se maintient à 38° jusqu'au 10 novembre où apparition d'un phlegmon à la face interne de la cuisse que l'incision montre ne pas communiquer avec le cal et que la radiographie explique être dû à une quantité de débris de plomb disséminés partout.

Consolidation. — Le 20 novembre ablation appareil : 2 centimètres raccourcissement. Evacué sur Paris le 1ᵉʳ décembre avec fistule de la face interne de la cuisse.

OBSERVATION LXLIII. — ALQUIER.

Charlier, ...ᵉ zouaves. Blessé le 25 septembre.

Entré le 27 septembre.

Examen. — Fracture de cuisse gauche par balle pénétrée à la partie antérieure de l'extrémité supérieure du canal de Hunter. Est sortie à la face externe de la cuisse à la même hauteur.

Radiographie. — Montre une fracture transversale avec éclatement de la partie externe du fémur sur une hauteur de 7 centimètres.

Intervention. — Simple désinfection des orifices et application immédiate (le 27) appareil Delbet.

Suites. — Température descend de 39°5 à la normale du 25 septembre au 14 octobre.

Le malade est gardé au lit pendant cette période.

Commence à marcher le 14 et continue jusqu'à sa guérison. Monte et descend facilement les escaliers.

Consolidation. — Le 17 novembre : ablation de l'appareil fait constater 1 centimètre de raccourcissement. Dans les jours suivants mobilisation du genou et massage permettant au bout de 8 jours la flexion du genou presque à angle droit.

Evacué sur Paris le 1ᵉʳ décembre.

OBSERVATION LXLIV. — ALQUIER.

Doujean. Blessé le 15 mai.

Entré le 17 mai.

Présente fracture tiers inférieur cuisse gauche par éclat d'obus.

Infection, température 38°5.

Radiographie. — Montre fracture esquilleuse du tiers inférieur du fémur dont la partie externe surtout est pulvérisée sur une hauteur de 4 centimètres.

Débridement externe et postérieur, ablation de nombreuses esquilles et d'un éclat.

Placé, faute d'appareil Delbet, dans un corset plâtré avec anses de feuillard du 20 mai au 12 juin.

Application appareil Delbet le 12 juin.

Consolidation. — Le 15 juillet 3 centimètres de raccourcissement. Evacué le 21 juillet.

OBSERVATION LXLV. — ALQUIER.

Mas Jean, ...ᵒ inf. Blessé par éclat d'obus le 18 mars à Beauséjour, resté dans les tranchées jusqu'au 22 mars.

Entré dans la nuit du 24 à l'hôpital du collège. Présente à l'entrée fracture tiers inférieur du fémur par éclat d'obus pénétré face interne cuisse gauche en dessous du canal de Hunter et sorti face externe de la cuisse. La température est à l'entrée de 40°3. La face externe de la cuisse est envahie par un phlegmon gazeux étendu de la région sus-condylienne à la région sous-trochantérienne. La cuisse est énorme (doublée de volume). En plus, les deux pieds présentent des signes de gelure au 2ᵉ et 3° degré étendue jusqu'aux malléoles.

Application immédiate de l'appareil Delbet. 4 heures après, débridement le long du vaste externe qui permet :

a) d'ouvrir phlegmon gazeux ;

b) d'enlever une esquille placée transversalement d'un orifice à l'autre et qui, longue de 4 centimètres environ et formée aux dépens de la ligne âpre menace les vaisseaux fémoraux ;

c) de constater que la réduction des fragments est déjà obtenue.

L'appareil jambier a été appliqué très lâche étant données les gelures des pieds qui ont entraîné la perte de 2 orteils à gauche, du pouce à droite.

De ce fait, impossibilité de faire lever le malade.

Au 49° jour ablation de l'appareil permet de constater que la consolidation est accomplie.

La température est restée les 5 premiers jours de 39°5 à 40°2 pour tomber définitivement et ne pas dépasser 37°7 rectale pendant l'application de l'appareil.

OBSERVATION LXLVI. — ALQUIER.

Byra Remy, classe 1910. Blessé le 8 janvier, 3 heures du soir à Perthes par éclat d'obus. Relevé dans la nuit. Evacué à Châlons nuit du 10. Entré hôpital du collège le 11.

A l'entrée on constate : éclat d'obus pénétré par face externe, sorti face interne de la cuisse au niveau de l'insertion des adducteurs. Ces orifices sont minimes de 6 à 8 millimètres. Pas de température. Bon état général. Après désinfection des orifices le malade est mis dans un appareil de Hennequin, y reste jusqu'au 18. A ce moment la température s'élève à 40°. Gonflement de la partie supérieure de la cuisse commande intervention qui consiste en : Incision sur la face externe du quadriceps qui permet ablation de quelques esquilles libres et d'un petit éclat situé en plein tissu osseux. Le malade est placé à nouveau dans l'appareil de Hennequin. La température redevient normale. Suppuration peu abondante.

Le 22 février le malade qui ne présente aucune trace de consolidation est placé par M. le professeur Delbet dans son appareil. Il quitte de lui-même la table où son appareil fut placé pour regagner son lit. Se lève depuis tous les jours 4 et 5 heures. Est pansé tous les 2 jours.

A deux reprises léger gonflement de la cuisse, suivi d'élimination de petits séquestres.

L'appareil est retiré le 26 avril. La consolidation est parfaite. Le malade présente 1^{cm},05 de raccourcissement. Mesuré de l'épine iliaque A. S à la pointe de la malléole interne.

Les jours suivants le malade continue à se lever et à marcher avec des béquilles. Il est évacué sur l'arrière en parfait état le 3 mai.

OBSERVATION LXLVII. — ALQUIER.

Dumas. Blessé le 27 avril.

Entré le 24 mai.

A été criblé d'éclats d'obus (plus de 50) au dire du major qui l'a soigné à la première ambulance.

L'un a causé une plaie pénétrante de poitrine à droite. Un autre a fracturé la crête iliaque droite. Un troisième a fracturé la cuisse droite au niveau du tiers inférieur. Abondante suppuration.

Radiographie. Montre fracture à l'union du tiers moyen et du tiers inférieur. La cuisse est criblée autour du foyer d'une trentaine d'éclats, peu d'esquilles.

Agrandissement des débridements. Ablation petits séquestres et éclats.

Application de l'appareil Delbet.

Se lève un peu au cours du traitement.

Consolidation le 17 août avec 2 centimètres de raccourcissement.

OBSERVATION LXLVIII.

Blessé le 27 décembre 1914. Fracture de cuisse gauche par balle.

Orifice d'entrée au niveau de la face externe du condyle fémoral gauche. Pas d'orifice de sortie. Séjour de deux mois à l'ambulance (drainage bilatéral de l'articulation du genou, curettage, extraction de corps étrangers, ligature de la fémorale). Entre à l'hôpital le 26 février. Suppuration légère persistante par les orifices de drainage.

Appareil le 24 mars. Prenant point d'appui inférieur sur le collier supérieur de l'appareil de marche pour fracture de jambe. Enlevé le 8 juin.

Raccourcissement 2 centimètres.

APPLICATIONS SANS POINT D'APPUI FÉMORAL.

OBSERVATION LIX. — LEVEUF.

X... Blessé par éclats de bombe d'aéroplane.

La planche XXXI montre le nombre et l'étendue des plaies. Outre une fracture du fémur à la partie inférieure, le malade avait une fracture du péroné du même côté.

J'ai pu placer un appareil Delbet en faisant faire trois tiges plus longues. Il était impossible de prendre point d'appui par les condyles. Les béquillons des tiges métalliques sont fixés au collier supérieur de l'appareil de jambe. Les attelles latérales de ce dernier sont armées et à anses en raison des plaies siégeant sur la jambe.

Quatre ou cinq jours après le traumatisme se produit une énorme eschare fessière du côté droit, la fracture étant du côté gauche.

Au bout d'une vingtaine de jours apparaît une eschare à la racine de la cuisse gauche au niveau du point d'appui ischio-pubien de l'appareil.

J'ai préféré laisser l'appareil en place en interposant quelques compresses renouvelées chaque jour entre l'eschare et la branche métallique, jusqu'à consolidation de la fracture.

Le blessé a admirablement guéri avec une paralysie du sciatique. Le raccourcissement est à peu près nul.

Observation C. — Mossé.

X... Fracture basse avec plaies s'étendant jusqu'au voisinage du genou et ne permettant pas d'utiliser les points d'appui condylien.

On fixe les béquillons au collier supérieur de l'appareil jambier.

Pour mieux maintenir la cuisse, Mossé fait faire trois petits béquillons supplémentaires qui sont fixés dans un collier embrassant la cuisse au-dessus des plaies et donnant point d'appui aux trois tiges de l'appareil.

Ces béquillons supplémentaires donnent au blessé une sensation de sécurité qu'il n'avait pas avant.

Il a guéri avec un raccourcissement insignifiant mais avec un genou à peu près complètement ankylosé.

Observation CI. — Lamare.

Garnier. Blessé le 12 janvier.

Fracture de la cuisse droite à l'union du tiers moyen avec le tiers supérieur. Orifice d'entrée en arrière, orifice de sortie au niveau du condyle interne.

8 février. Ablation d'un éclat d'obus.

22 février. Pose de l'appareil Delbet.

25 février. On coupe la partie postérieure de la bague condylienne pour permettre les pansements de la plaie postérieure mais l'appareil se relâche ; on l'enlève le 7 mars.

Le 27 mars Lamare construit l'appareil qui est représenté planche XXXII, figure II. On voit que la partie postérieure de l'anneau condylien est remplacée par un pont armé. Le raccourcissement était à ce moment de 4 centimètres.

Le 9 avril, après localisation, on cherche un éclat métallique qu'on ne trouve pas.

12 avril. Ablation de l'appareil et arthrotomie du genou.

Lamare applique son appareil à extension.

2 juillet. Le malade guérit avec 1 centimètre de raccourcissement.

Le genou est ankylosé.

FRACTURE DU COL

Observation CII. — Mossé.

Pig...Fracture du fémur droit. Blessé le 3 mars à Noulettes. Entré le 6 mars.

Orifice d'entrée : fesse droite. Sortie : 10 centimètres au-dessous et un peu en dedans de l'épine iliaque antéro-supérieure. Pose de l'appareil le 30 avril. Suppuration abondante par la plaie postérieure, qui est débridée. Apparition d'escharres sacrées. Raccourcissement primitif : 5 centimètres. Renseignements radiographiques fournis le 26 avril par le radiographe.

« La position du fémur ne permet pas de voir si le col du fémur est atteint. Des traînées claires (infiltration de pus) vont du grand trochanter à l'os iliaque. »

En réalité il existe une fracture à l'union du col et de la ligne grand trochanter petit trochanter. Le trait de fracture est visible. D'autre part, il existe une ascension très nette du trochanter par rapport au col.

Le 19 mai. *Des escharres sus-condyliennes se sont produites.* On enlève l'appareil que l'on remplace par un Tillaux ; puis de nouveau on pose un appareil à tiges prenant leur point d'appui inférieur sur le collier supérieur de l'appareil de marche pour fracture de jambe. Le blessé se lève et marche en s'aidant de béquilles, le 9 juin.

Le 1ᵉʳ juillet. Tout appareil est supprimé. La plaie postérieure est fermée depuis longtemps, par la plaie antérieure s'écoule un pus séreux. Le stylet mène dans la direction du col du fémur sur de l'os dénudé. Le raccourcissement est de deux centimètres. Dans les mouvements provoqués du membre inférieur le bassin fait corps avec la cuisse. En saisissant de la main gauche le grand trochanter pendant que la main droite mobilise le membre, on perçoit un frottement osseux rugueux très net.

Dans la station debout, la fesse est aplatie, le bassin incliné du côté droit, le blessé ne peut prendre point d'appui sur le membre.

La radiographie montre une destruction de la tête et du col de fémur.

OBSERVATION CIII.

Le Corv... Blessé le 9 mai 1915 probablement par une balle. Entrée à un travers de doigt de l'artère fémorale du diamètre d'une pièce de 1 franc. Sortie au dessous de l'incision. La plaie de sortie est vaste et a très mauvais aspect.

Le raccourcissement est de 6 cent. 1/2.

Débridement sous le chloroforme et ablation d'une grande quantité d'esquilles complètement libres, entraînées loin dans les tissus et qui représentent en volume la presque totalité du col.

Application d'un appareil Delbet. L'axe métallique passe au ras de la plaie postérieure. La tige externe est remontée jusqu'à la crête iliaque.

Pour diminuer la pression sur l'ischion, on fixe des poids aux béquillons latéraux pendant 21 jours. Au bout de ce temps, les plaies sont en voie de cicatrisation et on peut supprimer les poids.

18 juillet. Le malade se lève et marche avec deux béquilles. Le raccourcissement est d'un centimètre.

30 juillet. On supprime le plâtre jambier.

31 juillet. Raccourcissement 1 cent. 1/2.

3 septembre. — Les mouvements de la hanche sont très réduits. Le genou fléchit à 140°.

FRACTURES SIMULTANÉES CUISSE ET JAMBE

OBSERVATION CIV. — PASTEAU.

E... Aug. 22 ans.

Le 3 février 1915. Fractures multiples par chute d'un amas de poutres et éclats d'obus.

1° Fracture bimalléolaire pied droit.

2° Fracture ouverte jambe droite tiers moyen.

3° Fracture cuisse droite au tiers moyen sans plaie.

4° Fracture malléolaire pied gauche.

Plus une plaie au-dessous du genou gauche par éclat d'obus avec fragment métallique sur la face interne du tibia au-dessous de l'interligne articulaire.

Le 3 février. Examen radioscopique (voir schémas 1, 2, 3, 4).

Le 8 février. Gouttière plâtrée de jambe droite.

Le 18 février. Appareil à extension de Tillaux à droite.

Le 24 février. Appareil à extension de Delbet pour fracture de jambe droite et de cuisse droite.

Le malade ne peut pas marcher à cause de sa fracture du pied gauche et de sa plaie du genou gauche.

Le 15 mars. Quitte l'hôpital sans atrophie musculaire marquée.

OBSERVATION CV. — ALQUIER.

And..., cuisse et jambe. Blessé le 10, éboulement. Entré le 11.

1° Fracture cuisse droite tiers inférieur sans plaie.

Radiographie. Fracture sus-condylienne, trait de fracture principal oblique en bas et en dedans : toute la partie externe du fémur sur une hauteur de 6 centimètres est détachée du fragment supérieur.

2° Fracture jambe droite tiers moyen.

Application de l'appareil Delbet, l'appareil de jambe est appliqué sous extension.

Marche correctement tout le temps, monte et descend les escaliers.

Consolidé le 27 août avec 1 centimètre de raccourcissement,

OBSERVATION CVI. — MARION.

D.... Henri, 41 ans.

24 septembre 1915. Fracture de la cuisse au niveau du tiers moyen, et fracture de Dupuytren de la jambe gauche, consécutifs à un accident de chemin de fer. Déplacement considérable des fragments au niveau de chacun des foyers de fracture.

Du 27 septembre au 2 octobre, pansements humides sur la cuisse et la jambe de façon à faire diminuer le gonflement.

Le 2 octobre. Application d'un appareil de cuisse de Delbet et d'un appareil de marche pour la jambe, les deux appareils étant réunis à la hauteur du genou par les attelles latérales prolongées au-dessus du plâtre circulaire supérieur de l'appareil de jambe jusqu'au circulaire plâtré de l'appareil de cuisse.

Le malade marche sans douleur aussitôt après le durcissement.

Le 8 octobre, l'une des attelles de jambe ayant cédé durant la marche, il est procédé à l'application nouvelle des deux appareils, disposés pareillement. Dès le lendemain, le malade se lève sans aucune douleur, et il continue de se lever tous les jours.

Durant la première semaine, le malade s'est plaint un peu de la compression exercée par l'appareil au niveau de son application ischio-pubienne.

Le 28 octobre. Il est impossible de constater le résultat physiologique de l'appareil parce qu'il est encore en place. La radiographie montre le résultat de la consolidation en bonne position.

OBSERVATION CVII. — LEMONNIER.

Communiqué par Léo.-

Fracture de cuisse et fracture de jambe du même côté. L'appareil Delbet a transformé la situation en rendant faciles et simples les pansements, en supprimant toute inquiétude en ce qui concerne la cuisse fracturée de ce malade présentant du délirium tremens.

OBSERVATION CVIII. — MARCHAK. .

B..., vingt-huit ans, entrée à l'hôpital pour un traumatisme ayant déterminé une fracture de la cuisse à la partie moyenne et une fracture du péroné du même côté.

L'appareil Delbet a été appliqué deux jours après son accident et le lendemain la malade a marché. Elle est actuellement en traitement. Nous n'avons pas supprimé l'appareil de jambe qui était joint à l'appareil de cuisse. La malade n'a nullement souffert et elle continue à marcher avec son appareil. Elle est maintenant au 25° jour du traitement.

La correction du chevauchement a été bonne. On a pu corriger l'angulation antérieure des fragments et donner au membre un axe parfait. Le raccourcissement est de 1 centimètre.

OBSERVATION CIX. — ALQUIER.

Flezine, cuisse et jambe. Pris le 11 juillet dans un éboulement. Entré le 12.

1° Fracture de cuisse gauche tiers moyen sans plaie, trait de fracture transversal à la radiographie.

2° Fracture compliquée jambe gauche tiers inférieur issue du fragment supérieur du tibia sur une hauteur de 3 centimètres.

Le malade est placé (faute d'appareil Delbet) dans un appareil à extension jusqu'au 31 juillet.

Application appareil Delbet le 31 juillet. L'appareil de jambe est placé sous extension.

Consolidé le 29 août avec 2 centimètres de raccourcissement. La plaie de la jambe n'est pas complètement cicatrisée. Le malade a régulièrement marché pendant les 40 derniers jours.

FRACTURES ANCIENNES

Observation CX.

Charles Soreau.

Fracture datant de 84 jours. Le raccourcissement est de 9 centimètres.

Application de l'appareil Delbet.

Guérison avec 2^{cm},5 de raccourcissement.

Observation CXI. — Dr Arnould.

Tr... Blessé le 19 octobre 1914.

Fracture compliquée de la cuisse gauche par balle à la partie moyenne.

Arrivé à Stanislas le 6 décembre avec une forte angulation et un raccourcissement de 10 centimètres.

Appareil de Quénu du 18 décembre au 31 janvier. Des eschares obligent à enlever l'appareil.

Le blessé reste sans appareil du 31 janvier au 18 mars.

18 mars. Forte courbure de la cuisse à concavité interne et postérieure. Consolidation commencée, le grand trochanter est entraîné dans les mouvements de rotation de la jambe. Gros œdème du membre.

Application appareil Delbet.

28. On n'a pas obtenu de modification appréciable.

23 juillet. On enlève l'appareil.

Consolidation avec 9 centimètres de raccourcissement.

Observation CXII. — Professeur Broca.

Mou... Blessé le 8 janvier.

Entré le 10 janvier. Hématome suppuré.

12 janvier. Extraction d'esquilles dont l'une mesure 15 centimètres sur 3.

1er mars. Appareil Delbet avec plâtre jambier. Le malade se lève le lendemain. La consolidation était commencée, mais le malade ne pouvait faire aucun mouvement. Il fait une chute sans inconvénient le second jour de l'application de l'appareil.

10 avril. Ablation de l'appareil. Consolidation avec un raccourcissement de 4 centimètres.

Observation CXIII. — Dr Brochin.

Sur... Blessé le 29 janvier par un obus français. Reste 2 mois à l'ambulance avec de l'extension continue.

12 avril. 6 centimètres de raccourcissement. Grande laxité du genou. La fracture siège au-dessus des condyles. OEdème chronique.

Plaies verticales interne et externe atteignant presque les condyles fémoraux.

Appareil Delbet avec plâtre jambier.

29 avril. On replace l'appareil avec simple bague sus-condylienne.

2 mai. On lève le blessé avec des béquilles.

15 mai. On enlève l'appareil qui blesse au niveau des condyles.

31 mai. On remet l'appareil avec plâtre jambier.

8 avril. On enlève l'appareil en raison d'un œdème considérable.

OBSERVATION CXIV. — ROUTIER ET LAMARE.

Thiéb... Blessé le 4 février 1915. Soigné d'abord par appareil plâtré à anses.

Fracture sus-condylienne du fémur gauche avec deux plaies verticales de 10 centimètres siégeant l'une dans le creux poplité, l'autre au niveau du condyle interne. Autre plaie à la face externe de la cuisse. OEdème de tout le membre.

1er mai. Appareil Delbet sans collier condylien avec fixation des béquillons à un anneau plâtré qui entoure la partie moyenne de la jambe.

3 mai. L'œdème s'atténue rapidement.

16 mai. On refait l'appareil, l'œdème ayant disparu.

29 juin. Ablation de l'appareil. Consolidation avec 3 centimètres de raccourcissement.

OBSERVATION CXV

Joseph P..., blessé le 4 mars par éclat d'obus.

Immobilisé dans une gouttière métallique avec extension jusqu'au 31 mars. A cette date plâtre, où il reste jusqu'au 24 avril.

24 avril. La fracture paraît consolidée. Il existe deux plaies latérales dont l'externe descend sur le condyle.

Le raccourcissement est de 6 centimètres et demi.

On applique néanmoins l'appareil Delbet mais avec un anneau condylien très oblique. Il est en réalité impossible de prendre point d'appui sur les condyles.

Les mensurations successives montrent qu'on ne gagne rien.

3 mai. Le malade commence à se lever.

8 mai. On enlève l'appareil qui blesse au niveau du point d'appui ischiatique.

Le raccourcissement est resté de 6 centimètres et demi.

OBSERVATION CXVI. — MONOD et LAMARE.

Gil-Plo, blessé le 16 mai 1915.

Fracture compliquée du fémur droit au tiers supérieur par éclat d'obus. L'orifice d'entrée est immédiatement au-dessous de l'ischion; l'orifice de sortie est à la même hauteur à la face antérieure de la cuisse.

Un débridement avec extraction d'esquilles a été pratiqué à nouveau.

Le blessé arrive avec un grand plâtre prenant le bassin et en partie rempli de pus.

8 juillet. Le raccourcissement est de 5 centimètres et demi. Appareil Delbet avec plâtre jambier.

21 juillet. Les points d'appui supérieurs tendent à blesser. Mise en tension avec un poids de 5 kilogrammes fixé aux béquillons latéraux. Raccourcissement 1 centimètre et demi.

27 juillet. On replace l'appareil avec un simple collier condylien. La marche amène de l'œdème.

7 août. Incision à la face postérieure.

10 août commence à marcher.

15 septembre. On enlève l'appareil. Consolidation avec 3 centimètres de raccourcissement.

Observation LXVII

Charles S...

Application de l'appareil Delbet le 64° jour. Le raccourcissement était de 9 centimètres. Consolidé avec un raccourcissement de 2 centimètres et demi

APPLICATION DE L'APPAREIL APRÈS OSTÉOCLASIE OU OSTÉOTOMIE SANS SUTURE

Observation LXVIII. — Léo.

Dans une fracture datant de six mois, vicieusement consolidée, j'ai pu sous chloroforme faire une ostéoclasie.

La mise en place de l'appareil a permis de récupérer la longueur totale du fémur, c'est-à-dire de faire un gain de 5 centimètres.

Observation LXIX. — Léo.

Fracture de cuisse à la partie moyenne datant de dix mois consolidée avec une grosse difformité et un raccourcissement de 12 centimètres.

J'ai dû faire une ostéotomie importante. Le fragment inférieur, pointu, pénétrant dans le vaste externe qui avait longuement suppuré fut d'une dénudation laborieuse.

Pas de suture. Application de l'appareil Delbet.

Une hémorragie secondaire, absolument indépendante de l'emploi de l'appareil, nécessita la mise en place de pinces à demeure vingt-quatre heures après l'opération ; l'ablation de la tige externe me donna un accès très facile sur l'incision externe siège de l'hémorragie.

Observation LXX. — Marchak.

M..., Alphonse, âgé de 32 ans.

Blessé à la cuisse pendant la bataille de la Marne et fait prisonnier. Pendant une quinzaine de jours on ne s'était pas occupé de sa fracture, on faisait seulement les pansements à la teinture d'iode au niveau de la plaie. Plus tard l'extension continue fut installée que le malade garda pendant quatre mois. Le malade changea d'hôpital et on ne s'occupa plus de sa fracture.

Au mois de juillet 1915 le malade arrive en France et il est soigné à l'hôpital 265 à Rueil.

Je constate alors l'existence d'une grosse fracture sous-trochantérienne dont le foyer reste suppuré. Le raccourcissement était de 7 centimètres.

Je décide de pratiquer un nettoyage soigné de ce foyer osseux, de sectionner le cal osseux et installer l'appareil de Delbet.

A l'opération je trouve un gros foyer d'ostéite que j'arrive à nettoyer après un grattage soigné, je sectionne à l'ostéotome le cal osseux et par une contre-incision, j'établis le drainage de la plaie.

J'installe séance tenante l'appareil de Delbet et par une traction progressive j'arrive à réduire presque complètement la fracture. La réduction était progressive, car j'augmentais la traction tous les jours d'un cran pendant six jours. De cette façon j'ai pu éviter au malade la pression douloureuse au bassin qu'aurait pu déterminer la réduction en un temps.

Au bout de quinze jours j'ai pu lever le malade.

La plaie a été lavée tous les jours au sérum et exposée à l'air pendant trois ou quatre heures.

Au début du mois de septembre j'ai présenté ce malade à la Société de chirurgie où il marchait très correctement, s'aidant seulement d'une canne.

Revu le 29 février 1916. Il était complètement guéri.

Le raccourcissement n'est que d'un demi-centimètre. Le malade boite à peine, marche sans canne.

OBSERVATION CXXI. — LENORMANT.

C... (René-Victor), adjudant-chef au 7e dragons, blessé le 21 août 1914 d'une balle de revolver à la racine de la cuisse droite. Fractures sous-trochantériennes du fémur. Soigné dans les hôpitaux de Troyes, Avallon et Fontainebleau jusqu'au 31 décembre 1914 et envoyé à cette date en convalescence.

Consolidation vicieuse avec déformation de la partie supérieure du fémur en crosse de pistolet et raccourcissement de 7 cent. 5. Les mouvements de la hanche sont conservés ; ceux du genou sont assez limités. Marche pénible avec deux cannes ; claudication très marquée. Fistule osseuse persistante dans la région sus-trochantérienne.

La radiographie montre un cal volumineux, avec des parties centrales claires, irrégulières, témoignant de la persistance du processus d'ostéite.

En effet, la fistule persiste pendant les sept ou huit premiers mois de 1915, malgré l'élimination spontanée de plusieurs esquilles et un grattage ; elle finit par se fermer en septembre.

Le blessé entre le 17 décembre 1915 à l'hôpital complémentaire n° 20 de Melun.

Opération le 29 décembre 1915 sous chloroforme. Incision de 12 à 15 centimètres sur la face externe de la cuisse au niveau du cal ; dans les parties molles superficielles, on rencontre et on extirpe un débris de chemise de balle, enkysté dans un petit foyer purulent. Dénudation circonférentielle du fémur au bistouri et à la rugine. Avec l'ostéotome, on pratique une section du cal, dirigée de haut en bas et de dehors en dedans, aussi obliquement que possible ; cette section est très laborieuse et très pénible, en raison de l'épaisseur considérable du col, et de l'existence d'un fragment interne faisant pont entre les fragments supérieur et inférieur, et les solidarisant. Au cours de cette ostéotomie, on trouve encore, dans le centre du cal, quelques fongosités et quelques petits séquestres. Hémorragie abondante que l'on arrête par tamponnement.

La mobilisation complète des deux fragments une fois obtenue, les muscles et la peau sont suturés sur un drain placé dans le foyer et l'on applique immédiatement un appareil à extension de Delbet. (Application faite par M. Lamare.)

Suites. — Choc considérable, l'état de l'opéré est inquiétant pendant la première partie de la journée ; puis il se relève sous l'influence d'injections sous-cutanées du sérum de Locke. On commence le soir même à mettre l'appareil en tension.

Les jours suivants, l'évolution se produit normalement. La température oscille entre 38° et 38°6, pendant la première semaine, puis redevient normale. Le drain est enlevé au bout de quatre jours. On tend progressivement l'appareil jusqu'à un point considérable ; cette tension est très bien supportée ; pas d'eschare.

L'appareil est maintenu en place pendant 54 jours et enlevé le 20 février 1916. A la levée de l'appareil, on constate que la consolidation est parfaite et que le raccourcissement n'est plus que de 3 cent. 5 (allongement de 4 centimètres) ; il persiste une fistulette dont la sécrétion est insignifiante et qui se forme au bout de quelques jours. La radiographie montre un cal bien formé et déjà assez opaque.

Le malade commence à se lever dix jours après l'enlèvement de l'appareil. Très rapidement il recommence à marcher, d'abord avec deux, puis avec une seule canne. Grâce au port d'une semelle surélevée, la claudication est presque nulle et la marche se fait sans fatigue.

Envoyé en convalescence le 27 mars 1916, le malade a été conservé dans le service actif.

OBSERVATION LXXII.

Sus... (Xavier). Blessé le 9 décembre 1914 par un éclat d'obus, est soigné à Châlons jusqu'au 13 janvier, puis à Vitry-le-François où il est soumis à l'extension continue pendant trois mois. Envoyé à l'hôpital auxiliaire 133, il y subit une opération : grattage et ablation d'esquilles.

Il entre à Necker le 21 juillet.

La cuisse est consolidée mais dans une attitude invraisemblable dont on peut se faire une idée d'après la photographie et la radiographie de la planche XLII. La déformation est telle que toute mensuration est impossible.

6 août. Ostéotomie. Je détache obliquement le cal du fragment supérieur.

Les deux fragments séparés, je constate que l'abduction du fragment supérieur ne peut être complètement corrigée et la rétraction musculaire est telle que dès qu'on le lâche, il reprend son attitude première.

Je me décide à fixer par une vis le fragment supérieur du prolongement interne du cal que j'avais pris soin de conserver.

On voit sur la radiographie la situation de la vis et on peut constater que la correction de l'abduction du fragment supérieur est très relative, car le bassin est très incliné.

Grâce à la vis le fragment inférieur peut entraîner le supérieur. J'applique immédiatement mon appareil.

Le 12 septembre, on enlève l'appareil. La cuisse est consolidée avec cinq centimètres de raccourcissement.

9 novembre. Douleurs dans la région de la plaie, élévation thermique.

12 novembre. Incision d'un abcès à la face postéro-externe de la cuisse.

22 novembre. Ablation de la vis.

Evacué, guéri, le 1ᵉʳ février.

FRACTURES DE L'HUMÉRUS

Par MM. MOSSÉ et LAMARE.

Le traitement des fractures de l'humérus, qu'il s'agisse de
fractures ouvertes ou de fractures fermées, de fractures hautes,
au voisinage de l'épaule ou de fractures basses, près du coude,
présente de très grandes difficultés. S'il ne tient pas plus de
place dans les préoccupations des chirurgiens, c'est que le
bras s'accommode assez aisément de déformations considérables. Les fractures par projectiles de guerre, en montrant
que les appareils couramment employés ne sont pas satisfaisants, ont rappelé l'attention sur la méthode du professeur
Pierre Delbet, qui, bien que datant de plus de treize ans et toujours employée dans son service, avait passé à peu près inaperçue. Notre maître a reçu tant de lettres de chirurgiens ayant
à soigner des blessés qui lui demandaient des renseignements
sur sa technique, qu'il nous a chargés de rédiger ce mémoire
dont le but est surtout pratique.

Pour le traitement des fractures de cuisse, on applique depuis
longtemps l'extension continue en suspendant des poids à l'extrémité inférieure du membre ; la contre-extension est effectuée
par le poids du corps placé en position légèrement déclive.
Dans les fractures du bras, l'extension et la contre-extension
n'étaient employées que d'une façon temporaire et comme
manœuvre de réduction. C'est pour combler cette lacune que
le professeur Pierre Delbet avait imaginé, dès 1901, de réaliser

l'extension au moyen d'un ressort maintenant écartées deux tiges métalliques pénétrant l'une dans l'autre.

Au début de ce livre, il a montré comment l'extension continue appliquée systématiquement au traitement des fractures constitue un progrès incontestable.

Or, parmi tous les nombreux appareils qui ont été inventés pour traiter les fractures de l'humérus, il n'en est aucun qui donne une bonne réduction par l'extension continue.

Nous n'entrerons pas dans une discussion détaillée de tous les appareils imaginés. Nous montrerons seulement les défauts essentiels des principaux appareils.

On peut classer en deux groupes les appareils destinés aux fractures de l'humérus.

1° Les gouttières, attelles et écharpes.

2° Les appareils plâtrés dont le plus employé et le plus connu est celui d'Hennequin.

Nous n'insistons pas sur les écharpes et les attelles. Ce sont là des moyens de fortune; sur le champ de bataille, quelques morceaux de bois encadrant le bras fracturé, peuvent atténuer la douleur en diminuant le déplacement des fragments ; mais on ne peut songer, par ces procédés, à réduire une fracture de l'humérus.

Les gouttières en zinc, en treillage métallique, en bois, jouissent d'une grande faveur et sont très fréquemment employées. Elles ont des avantages ; elles sont faciles à placer, faciles à retirer ; elles immobilisent le membre d'une façon relativement satisfaisante et la majorité des fracturés de bras que nous avons soignés étaient évacués du front, avec leur gouttière dont le modèle d'ailleurs variait dans de grandes proportions.

Cependant, nous pouvons répéter pour les gouttières ce que nous disions pour les attelles et les écharpes ; elles immobilisent le membre d'une façon moins incomplète mais le plus habituellement en mauvaise position. La contracture musculaire dont le rôle est capital dans toutes les fractures et surtout dans les fractures du bras, peut s'exercer avec la plus grande facilité. Les résultats sont faciles à prévoir dans les fractures de la diaphyse humérale. Le fragment supérieur attiré par la contraction du deltoïde se porte en haut et en dehors, tandis que le fragment inférieur se porte en dedans et tend souvent à remonter dans le creux de l'aisselle; il en résulte d'une part un écartement des fragments, d'autre part un chevauchement. Si donc, dans des conditions aussi défectueuses on obtient une consolidation des fragments, ce ne sera jamais qu'une mauvaise consolidation en position vicieuse. A côté des types classiques de fractures fermées du bras que l'on rencontre dans la pratique civile, la guerre nous a doté de riches variétés de fractures ouvertes, gravement infectées (par choc direct d'une balle ou d'un éclat d'obus). Pour ces fractures, les gouttières et autres appareils similaires ne peuvent être considérés que comme moyens thérapeutiques provisoires et temporaires.

En effet, presque tous ces grands fracturés suppurent avec une abondance telle, qu'il est nécessaire de faire des pansements fréquents. A chaque pansement il faut sortir le membre de la gouttière. Pendant cette manœuvre, les fragments osseux, atteints d'ostéite, frottent les uns contre les autres, dilacèrent les tissus voisins et il en résulte des douleurs intolérables qui font crier les malades les plus énergiques. Il faut ajouter que la mobilisation qui se produit inévitablement, chaque fois que l'on sort le membre de la gouttière, tend à détacher les esquilles qui ont encore quelques continuités périostiques ou musculaires, le chevauchement des fragments augmente. Leur mobilité dilacère et décolle le tissu cellulaire et les muscles. Ainsi se trouve favorisée l'extension de l'infection et la formation de fusées purulentes. Par suite, les pansements, plus douloureux, sont plus difficiles; la suppuration devient intarissable et la guérison définitive ne s'obtient qu'au bout de plusieurs mois dans de mauvaises conditions.

Les appareils plâtrés présentent aussi de sérieux inconvénients. De tous ces appareils, le plus connu et le plus employé est la gouttière plâtrée d'Hennequin. C'est l'appareil classique des fractures de la diaphyse humérale, car pour les fractures sus ou inter-condyliennes ou pour les fractures du col anatomique, son usage n'est pas courant et on lui préfère des appareils plâtrés d'un autre modèle. Le succès de cet appareil a plusieurs raisons : d'abord à l'époque où il a été inventé, il fut considéré à juste titre comme le meilleur et le plus-rationnel parce que les autres appareils étaient compliqués et difficiles à appliquer. De plus, à cette époque déjà lointaine, la radiographie n'existait pas et on peut répéter ici ce qui a été dit au début de ce volume — si parfois, avec les appareils d'Hennequin le résultat fonctionnel est satisfaisant, le résultat anatomique, dans l'immense majorité des cas, est médiocre. Les radiographies pratiquées avant et après la mise en place de l'appareil d'Hennequin montrent en effet que le plus souvent la réduction est nulle et que le chevauchement et le déplacement des fragments persistent comme si l'on n'avait fait aucune manœuvre de réduction. Ceci s'explique aisément. Les points d'appui supérieurs de l'appareil, parois antérieure et postérieure du creux de l'aisselle étant purement musculaires, n'ont point de fixité. Ce sont, comme le dit M. Delbet, des points d'appui fuyants, qui se dérobent. Au moment où l'on applique l'appareil d'Hennequin, la réduction est habituellement suffisante, on sait qu'elle est obtenue par la traction au moyen de poids. Mais le grand dorsal et le grand pectoral se laissent déprimer sous l'influence de la contracture des muscles du bras. Tout l'appareil remonte. La chape qui était d'abord appliquée sur l'épaule s'en éloigne et la distance qui la sépare de l'acromion mesure exactement le chevauchement qui s'est reproduit. En somme l'appareil d'Hennequin n'atteint pas son but, bien qu'il soit très ingénieux. Il n'est pas réellement contentif, parce qu'il cherche à utiliser au moyen d'un plâtre des points d'appui qui sont fuyants.

A côté de ce défaut capital l'appareil d'Hennequin en présente d'autres qui ont aussi une grande importance ; il immobilise plusieurs articulations, l'épaule, le coude, les articulations radio-cubitales supérieures et inférieures ; il provoque l'atrophie des muscles qui commandent à ces articulations ; c'est pourquoi, après qu'on a sorti le membre de la gouttière plâtrée il faut encore de nombreuses séances de massage et d'électricité.

Si, à la rigueur, pour les fractures fermées et non compliquées l'appareil d'Hennequin peut garder des partisans, il doit être absolument rejeté pour les fractures ouvertes, accompagnées d'une suppuration abondante, pour ces fractures qui nécessitent des pansements fréquemment renouvelés. Car, même si l'on arrive à construire un appareil plâtré convenablement fenêtré pour permettre les pansements, il est rapidement imbibé par l'écoulement pyohématique, il se ramollit et devient un foyer d'infection et de puanteur. Tous les moyens employés pour éviter l'imbibition (badigeonnage au silicate de potasse, enveloppement de papier d'étain) n'ont qu'une valeur relative. De plus, si le plâtre est rendu imperméable, le pus pénètre au-dessous de lui, fait macérer la peau et favorise la production d'ulcérations parfois très étendues. C'est pour ces raisons que les appareils plâtrés, même à larges fenêtres, ne peuvent donner satisfaction. Nous ajouterons que les appareils à attelles armées dont on a fait pendant la guerre un si grand usage, outre qu'ils présentent des inconvénients analogues, ne donnent qu'une immobilisation imparfaite, et une réduction défectueuse. Nous rejetterons encore les appareils si variés destinés à corriger, dans les fractures diaphysaires, l'abduction du fragment supérieur. Au début de la guerre, manquant d'appareils à extension, nous avons voulu appliquer un de ces appareils à un de nos malades, il n'a pu le supporter vingt-quatre heures et nous avons dû replacer son bras dans une attelle de Boeckel. Enfin nous ne faisons que signaler les appareils complexes décrits par certains orthopédistes ; ces appareils difficiles à placer, qui nécessitent une surveillance constante et souvent la présence d'un spécialiste, ne peuvent être considérés comme d'un usage courant.

L'appareil à extension du professeur Delbet réalise donc un véritable progrès ; il ne possède aucun des inconvénients des appareils dont nous venons de parler et assure d'une façon certaine l'*extension continue*.

Description de l'appareil. — L'appareil se compose de trois pièces (fig. 1, pl. XLIV) :

1° Un arc métallique largement ouvert embrassant les régions antérieure et inférieure de l'aisselle, et à l'extrémité antérieure duquel fait suite une tige pleine et rigide, percée de trous, qui descend verticalement vers le pli du coude. Cet arc utilise, comme point d'appui supérieur, en avant, le bord inférieur du grand pectoral ; en arrière, le bord inférieur du grand dorsal. Le creux de l'aisselle reste libre, et il n'y a pas à craindre de compressions des vaisseaux ni des nerfs si importants qui traversent cette région. On remarque sur la figure que la portion T (tige verticale) ne se continue pas directement avec le segment A (arc sous-axillaire), mais lui est uni par une courbe qui a pour objet de reporter en dehors l'axe de la tige T. Il résulte de cette asymétrie que cette pièce est différente pour le côté droit et pour le côté gauche. L'arc est maintenu en place par une courroie que l'on passe par-dessus l'épaule et qui unit deux anneaux (*bb'*) situés à chaque extrémité de cet arc.

2° Un demi-bracelet métallique que l'on fixe à la racine de l'avant-bras (M). Au bracelet est relié, par une articulation en genou, mobile en tous sens, une tige creuse et fenêtrée, qui monté vers l'aisselle. Cette tige creuse (pièce femelle) est destinée à recevoir la tige pleine de l'arc métallique (pièce mâle).

3° Un ressort à boudin (*r*) qui, placé autour de la tige creuse, permet de réaliser l'extension. Une goupille (G) que l'on passe à travers la fenêtre de la tige femelle pour la faire pénétrer dans un des trous de la tige mâle, permet de régler la longueur de l'appareil pour chaque malade. Le ressort à boudin est réglé pour une tension de trois kilogrammes. Il est aisé de faire des modifications plus ou moins élégantes de cet appareil. On pourrait, par exemple, placer le ressort à l'intérieur de la tige creuse et régler la tension au moyen d'un écrou mobile sur une tige filetée. Un des internes de notre maître, Heitz-Boyer, a fait une modification de ce genre. Dernièrement le Dr Grégoire, chirurgien des hôpitaux de Paris, faisait également construire un appareil, basé sur les mêmes principes, avec cette différence que la tige verticale venant de l'aisselle descend au-dessous du coude et est unie, près de son extrémité inférieure, par deux ressorts de traction, obliques en haut et en dedans, à une plaque placée sur la face supérieure de l'avant-bras maintenu en demi-flexion. On peut aisément en imaginer d'autres. Ces modifications de détail sont sans aucune importance; le principe et le fonctionnement de l'appareil restent les mêmes et la méthode n'est pas changée, car le fait fondamental est l'application aux fractures de l'humérus de l'extension continue au moyen de tiges réglables par un ressort. L'avantage du type très simple, auquel M. Delbet se tient, est que n'importe quel serrurier peut en quelques heures, avec un modèle, construire l'appareil.

Nous donnons quelques exemples d'appareils construits à une période où l'insuffisance de personnel ne permettait pas aux constructeurs de faire face aux nécessités. Dans la constitution de l'un d'eux (fig. 2) entrent simplement un corps de pompe à bicyclette, des tiges métalliques, une plaque de métal blanc, un ressort à boudin et un écrou. L'autre (fig. 3), qui se rapproche plus du modèle de M. Delbet, a été construit par un mécanicien ajusteur en province. Tous deux ont parfaitement fonctionné.

Tout récemment encore un nouveau type d'appareil du même genre a été réalisé, construit par un plombier.

Nous en donnons une reproduction photographique (fig. 4) et citons le texte des auteurs de la communication : « Cet appareil consiste en deux tubes se coulissant l'un dans l'autre et à l'extérieur desquels se trouve un ressort à boudin, d'une partie métallique plate emboîtant l'avant-bras et d'une béquille passant sous l'aisselle, enfin d'une cheville permettant de tendre le ressort de façon à produire sur le membre fracturé une extension douce, régulière et continue. La contre-extension est pratiquée en deux points différents : d'abord par la béquille sous-axillaire, d'autre part par une écharpe maintenant le bras à angle droit en passant sous le poignet, la base de l'appareil venant s'appuyer au niveau du coude sur l'avant-bras fléchi et maintenu en flexion par l'écharpe de contre-extension. La tige rigide est mobile sur la partie métallique inférieure par un mode d'articulation extrêmement simple remplaçant la genouillère de l'appareil Delbet, genouillère dont l'exécution aurait présenté avec nos moyens de province trop de difficultés. Cette articulation est la nouveauté que nous avons dû réaliser pour rendre pratique et à la portée de nos moyens la construction de l'appareil ». Mais la nécessité du modèle est impérieuse. La courbure et les angles en ont été minutieusement combinés. Tout récemment des appareils ont été construits dont la courbure et les angles avaient été modifiés par inadvertance. Ces appareils déterminaient des douleurs et réduisaient mal, de telle sorte que M. Delbet a dû appeler l'attention sur ces malfaçons involontaires. Le fabricant qui avait livré ces appareils vicieux s'est d'ailleurs chargé de les corriger dès que l'erreur lui a été signalée.

Ajoutons qu'un nouveau modèle d'appareil a été construit récemment. Certains chirurgiens trouvant un inconvénient grave à la nécessité d'un appareil différent pour le bras droit et pour le bras gauche M. Delbet a apporté une modification à la construction de la pièce mâle ; celle-ci se compose maintenant de deux parties distinctes : une tige pleine percée de trous, qui doit être introduite dans la pièce femelle et dont l'extrémité supérieure est coudée en baïonnette reportant ainsi en dehors le point de fixation de la deuxième partie ; celle-ci est l'arc sous-axillaire qui porte à son extrémité antérieure une logette où vient se fixer l'extrémité supérieure de la première partie. Ainsi par simple pivotement, autour de son grand axe, de la pièce en baïonnette, le même appareil peut être utilisé pour le côté droit et le côté gauche (fig. I, pl. XLV).

Application de l'appareil. — Nous décrirons d'abord la manière d'appliquer l'appareil quand il s'agit d'une fracture compliquée de l'humérus ; nous verrons ensuite quelles simplifications on peut apporter dans les cas de fractures fermées.

Fractures compliquées. — Nous avons montré en faisant la description de l'appareil que la pièce supérieure est différente pour le côté droit et pour le côté gauche, un simple raisonnement suffit pour reconnaître à quel côté appartient la tige supérieure. Voici encore un moyen empirique pour ceux qui n'aiment pas raisonner : par rapport à l'axe du corps, l'arc métallique est interne, tandis que la tige rigide est externe et antérieure.

L'appareil une fois choisi et bien choisi il faut le garnir.

1° On commence par garnir l'arc supérieur ou sous-axillaire ; on l'entoure d'abord d'une feuille de ouate, puis par-dessus celle-ci on enroule une bande de caoutchouc (soit 30 à 40 centimètres retranchés d'une vieille bande d'Esmarch). Le

tout est maintenu par une bande de crêpe ou de toile; celle-ci
est fendue à son extrémité sur quelques centimètres, parallèlement à son grand axe, une languette passée dans l'une des
boucles de l'arc sous-axillaire est nouée avec l'autre et fixe ainsi
le point de départ de l'enroulement. Quand celui-ci est achevé,
la même manœuvre sur l'autre boucle en fixe l'arrivée. Mais il
faut toujours avoir soin de placer les nœuds sur la partie con-
vexe de l'arc pour qu'ils n'entrent pas en contact direct avec
l'aisselle. On peut encore fixer le début et la fin de la bande avec
quelques points de fil. On obtient ainsi un coussinet très élastique. Il faut se garder de le faire trop volumineux ce qui aurait
pour conséquence d'augmenter encore l'abduction habituelle
du fragment supérieur.

2° On place l'arc métallique sous l'aisselle (fig. II) de telle
sorte que la tige verticale qui lui fait suite vienne se placer en
avant de la face antérieure du bras et on boucle par-dessus
l'épaule la courroie qui lui est adjointe. L'extrémité postérieure
de l'arc doit déborder en arrière la saillie du grand rond et du
grand dorsal.

3° L'avant-bras est mis à angle droit sur le bras, la main en
demi-pronation, le pouce regardant en l'air et on le fait maintenir par un aide; pour le fixer, on matelasse d'abord le poignet
avec un peu de coton et 4 ou 5 tours de bandes de crêpe ou
de tarlatane; puis on prend une bande en toile (neuve si possible) de $1^{m},30$ de long et de 5 centimètres de large; on entoure
avec le milieu de la bande la partie inférieure du poignet et on
fait au-dessus, deux nœuds. L'anse ainsi formée doit être très
lâche, il ne faut pas serrer, d'abord pour ne pas comprimer le
poignet, ensuite pour permettre au blessé d'effectuer facilement
des mouvements de pronation et de supination et lui laisser la
liberté de sa main. A partir de cet anneau ainsi formé autour
du poignet, les deux segments de la bande de toile vont s'unir
en entourant la base du cou. On aura toujours soin de nouer

les deux extrémités de la bande en avant du sujet pour lui éviter la gêne dans le décubïtus, qu'entraîne un double nœud dorsal. Au cas où le malade le préférerait, on peut encore passer un chef de la bande de toile sous le creux de l'aisselle du côté sain et nouer avec l'autre chef passé à la base du cou du côté malade.

On peut aussi, avec avantage, employer le mode de suspension du poignet que décrit Hennequin pour la pose de son appareil : « Cette écharpe à boucle est formée par une bande de toile de 3 mètres de long, dont la partie moyenne formant boucle embrasse l'avant-bras au-dessus du poignet. On réunit les deux chefs et on les noue à trois travers de doigts au-dessus de celui-ci. Puis on les passe sur les épaules, d'où ils se dirigent obliquement, celui du côté droit sous l'aisselle gauche et réciproquement après s'être entrecroisés en X dans l'espace interscapulaire, ils passent sous l'aisselle et sont ramenés au-devant du thorax où ils sont noués l'un à l'autre. » (Voir pl. XLVII.)

Enfin dans certains cas la boucle de toile arrive en se roulant en corde à creuser un sillon dans l'ouate et à blesser le poignet. De plus à partir de son bord, la main a une fâcheuse tendance, de par son poids, à faire un angle à sinus inférieur avec l'avant-bras. On peut remédier à ces inconvénients en faisant reposer le poignet sur une feuille de carton roulée en gouttière, qui maintient la main dans l'axe de l'avant-bras et protège le poignet contre le bridement de l'anneau de toile.

4° On met en place sur l'avant-bras, le demi-bracelet qu'on a soin de munir du ressort à boudin. Pour cela, on introduit la pièce mâle, déjà fixée à l'aisselle, dans la pièce femelle qui surmonte le bracelet métallique, en faisant cheminer cette dernière de bas en haut le long de la face interne du bras. Lorsque le demi-bracelet est arrivé à hauteur du coude, on le fait pivoter en avant et en dehors pour qu'il se place sur l'avant-bras fléchi.

Le point de fixation du demi-bracelet, par rapport au pli du

coude, peut varier suivant l'état de la peau, la présence de
plaies, etc...; néanmoins, il ne devra pas en être éloigné de
plus de trois ou quatre travers de doigt pour que la tension du
ressort produise son maximum d'effet sur l'humérus et pour que
la pression ne soit pas trop forte au bord inférieur du poignet.

Mais avant de faire pénétrer la tige creuse par la tige pleine
il faut garnir le demi-bracelet. La façon de l'armer est assez
délicate et c'est toutefois un temps important de l'application
de l'appareil si l'on veut éviter son déplacement ou empêcher
les eschares, les douleurs par compression, conséquences inévitables d'une mauvaise application.

Le coussinet mis en place et la tige creuse ayant été pénétrée
par la tige pleine, il faut assurer l'immobilisation du demi-bracelet : pour cela, on entoure l'avant-bras à la place choisie avec
une bande de crêpe qui, partant de son bord supérieur (l'avant-
bras est en demi-pronation, pouce regardant en haut), couvre
successivement la face externe, le bord inférieur, la face interne
et rejoigne le bord supérieur. Après trois ou quatre tours effectués
dans ce sens, on place le demi-bracelet muni de son coussinet
en caoutchouc (ce coussinet d'ailleurs peut tout aussi bien
être placé sur l'avant-bras entre deux tours de la bande de
crêpe : dans ce cas il doit être assez large pour déborder nettement le demi-bracelet); on fait encore un tour et on divise
alors longitudinalement la bande de crêpe en deux moitiés,
sur une longueur de 40 centimètres environ; l'une des demi-
bandes est tournée autour de la rotule de manière à faire un
demi-tour à concavité interne et ramenée ensuite sous l'avant-
bras de dedans en dehors; l'autre demi-bande croise la face
antérieure de l'avant-bras de dedans en dehors en passant sur
le demi-bracelet métallique et on la glisse dans la fente dont est
percé le bracelet. Les deux chefs sont ensuite noués en dehors
et un peu au-dessous de l'avant-bras.

On comprend pourquoi il faut donner un sens à l'enroulement de l'avant-bras par le crêpe et comment cet enroulement permet de maintenir le plus en dedans possible, et en le réglant suivant les besoins, le bracelet qui repousse alors en dehors le fragment huméral inférieur. La radiographie permettra de juger de la place qu'il faut assigner au demi-bracelet dans le sens transversal et aussi de la corriger. Un simple cordon de tablier passé dans les fentes du demi-bracelet et entourant l'extrémité inférieure du bras, passant au besoin sur un pansement de plaies bas placées, empêchera le glissement vers le poignet. Cette dernière précaution n'est pas indispensable. Si le bracelet a tendance à glisser, il suffit, pour l'empêcher de le faire, d'augmenter la flexion de l'avant-bras.

5° Une petite patte de toile unissant, grâce à des épingles de sûreté, la courroie sus-acromiale et la bande qui fait le tour du cou, d'une part empêche la courroie de glisser en dehors, d'autre part diminue la pression de l'écharpe sur la face latérale du cou de ce côté. (Voir fig. I, pl. XLVI.)

6° L'appareil ainsi en place n'a aucune action au point de vue de la réduction ; il ne constitue qu'une tige parallèle à l'humérus, empêchant jusqu'à un certain point les mouvements de latéralité, mais c'est tout. Il faut mettre le ressort en tension. Pour effectuer cette manœuvre on abaisse le ressort et on introduit la goupille à travers les fenêtres de la pièce femelle dans le trou de la pièce mâle qui se trouve au ras du bord supérieur du ressort. Dès qu'on lâche le ressort, celui-ci fait remonter la goupille qui entraîne avec elle la pièce mâle provoquant ainsi l'allongement de l'appareil et par conséquent l'écartement progressif de ses points d'appui supérieur et inférieur. Dans son mouvement d'ascension la goupille tend à affleurer le bord supérieur de la fenêtre de la pièce femelle. Les muscles vont peu à peu céder à cette extension continue, la goupille bute alors et la même manœuvre d'abaissement du ressort et de déplacement de la goupille doit être recommencée. On se rend

facilement compte du degré de tension du ressort en faisant
jouer les deux tiges l'une dans l'autre par rapprochement de
leurs points d'appui. Quand faut-il s'arrêter dans cette tension
progressive de l'appareil? D'abord l'aspect même du bras l'indique; au bout de peu de temps le chevauchement des fragments diminue et le bras prend un aspect de rectitude très
remarquable; c'est ensuite la sensation qu'éprouve et que manifeste le blessé qui se rend vite compte du degré de tension
nécessaire; si elle est trop faible, il sent les fragments osseux
frotter l'un contre l'autre et demande qu'on l'augmente; c'est
enfin la radiographie qui montre nettement la disposition des
fragments et la correction de la réduction. Dans les cas
de fractures directes et compliquées, l'écartement des deux
fragments principaux même lorsqu'il atteint 2, 3, même 4 centimètres, n'est pas une raison suffisante pour ne pas donner de
tension ni maintenir cet écartement. Les pertes de substances
entre les deux fragments se comblent rapidement grâce aux
petits fragments intermédiaires dont l'immobilisation conserve
la vitalité et la consolidation n'est pour cela ni retardée ni défectueuse.

Enfin un cordonnet de tablier (fig. II, pl. XLVI) où un élastique
assez fort unissant la fente externe du bracelet et le 5 ou 6ᵉ tour
de spire du ressort à boudin, qu'il tend à rapprocher l'une de
l'autre, pourra être très utile dans certains cas où l'on a intérêt
à repousser très fortement en dehors le fragment inférieur de
l'humérus. Cet artifice avait dû être employé d'une façon systématique parce que nombre d'appareils défectueux avaient une
fâcheuse tendance à tourner sur l'avant-bras, le bracelet reposant alors sur sa face externe ; il doit être conservé dans les cas
spéciaux cités plus haut.

Fractures simples. — L'application de l'appareil dans les
fractures simples ressemble, en beaucoup de points, à son appli-

cation dans les fractures compliquées. Les temps principaux sont les mêmes ; la façon d'armer la tige supérieure est identique ; au contraire, la pose de la pièce anti-brachiale peut être faite de façon différente. Dans les fractures simples on peut faire usage du plâtre (fig. I, pl. XLVI) : la surveillance de l'appareil et du blessé est moins importante. Avec une bande plâtrée de 5 centimètres de largeur on fera le tour de la racine de l'avant-bras, sans serrer ; puis, on fixe le demi-bracelet et on le maintient en l'enserrant dans la bande plâtrée avec laquelle on fait encore cinq ou six tours. Avec la fin de cette bande plâtrée on fait quelques tours qui engainent l'extrémité inférieure du bras. On a ainsi deux anneaux l'un inféro-antérieur placé sur l'avant-bras et qui maintient le demi-bracelet, l'autre postéro-supérieur placé sur le bras. Les deux anneaux étant continus en avant, maintiennent l'avant-bras fléchi à angle droit. L'anneau de l'avant-bras ne doit exercer aucune striction, car il faut que les mouvements de supination restent libres. Les autres temps de la pose de l'appareil sont semblables à ceux que nous avons décrits pour les fractures compliquées.

Manière de faire les pansements. — L'abord des plaies est facile puisque la circonférence presque entière du bras est libre et en tous points on peut aisément surveiller les plaies, faire à leur niveau lavages et injections.

Lorsqu'on a affaire à des plaies correspondant à la tige d'extension, il suffit de placer le demi-bracelet sur l'avant-bras un peu plus loin du coude pour que les pansements restent possibles.

Sur les compresses, un carré de ouate de dimensions appropriées à la hauteur du pansement est appliqué tout autour du bras et maintenu non par une bande qu'il serait difficile de rouler, mais soit par des lacs, soit par un carré de toile, véritable bandage de bras, que l'on passe par une de ses extrémités d'avant en arrière soit avec la main, soit avec une pince, entre l'appareil et le bras ; toute la partie ainsi passée est étalée devant la poitrine du blessé, puis rabattue sur les faces internes et postérieures du bras ; le bandage est tenu fermé par des épingles de sûreté. Enfin si le pansement est bas placé, peu au-dessus du coude c'est par-dessus lui qu'on nouera le cordon de tablier qui empêche le demi-bracelet de glisser vers le poignet et que l'on dénouera au début du pansement suivant.

Il faut ajouter que M. Delbet s'est toujours félicité de ne pas toucher au début aux esquilles osseuses, si nombreuses souvent, que les radiographies montrent au niveau des fractures par balle ou éclat d'obus. La bonne immobilisation obtenue grâce à l'appareil permet à nombre d'entre elles qui possèdent encore une attache périostique, si petite soit-elle, de continuer à vivre et de constituer ainsi un élément important dans la formation du cal de consolidation. Plus tard quand le bras est solide, très souvent il persiste une fistule qui est en rapport avec la présence des fragments osseux qui avaient perdu toute attache périostique et qui entretiennent une suppuration qui ne se termine que par leur élimination : celle-ci, qui se fait parfois spontanément, devra, dans nombre de cas, être provoquée par un curetage, sous anésthésie, du foyer de fracture. A cet égard l'observation XIV et les figures de la planche LII sont instructives ; malgré le grand nombre d'esquilles enlevées secondairement le bras est resté solide. Parfois cependant (obs. XI et XVI) la fracture s'est reproduite : l'appareil aussitôt replacé a empêché les déformations et la consolidation s'est faite de nouveau et définitivement.

Surveillance de l'appareil. — Une fois placé, l'appareil doit être surveillé si l'on en veut obtenir de bons résultats. Cette surveillance doit porter surtout sur deux points : l'aisselle et l'avant-bras. Au niveau de l'aisselle certains sujets, à peau particulièrement sensible, présentent au bout d'un certain temps un peu de rougeur, parfois même quelques érosions. Nous n'avons guère observé ces lésions, d'ailleurs minimes, qu'au niveau de la boucle postéro-inférieure de l'arc sous-axillaire et chez les sujets gras. Il est facile d'y remédier, non pas en diminuant la tension de l'appareil (celui-ci prenant point d'appui surtout en avant et là il n'y a jamais de lésions), mais en appliquant sur la zone irritée soit une pommade (oxyde de zinc, baume du Pérou) soit en le protégeant à l'aide d'un emplâtre (colloplaste, zédeno, etc.). Chez les sujets qui ont l'épaule très volumineuse, il est bon de protéger la peau d'emblée par un emplâtre, car pour eux l'arc sous-axillaire est un peu court. Il serait aisé d'avoir des arcs de plusieurs longueurs, mais cette précaution n'est pas indispensable, car sur 33 fractures nous n'avons vu que des excoriations insignifiantes.

L'avant-bras doit être surveillé plus étroitement encore : c'est de sa position que dépend l'efficacité de l'appareil : il doit toujours rester en flexion à angle droit ou mieux encore à angle légèrement aigu : si l'angle est plus ouvert la plaque anti-brachiale tend à glisser vers le poignet et l'extension agit moins, puis même n'agit plus du tout. On sera parfois étonné de constater que l'appareil flotte, que le malade se plaint ; regardez l'avant-bras, il est à angle obtus ; il suffira de le remettre en bon angle pour que l'efficacité de l'appareil réapparaisse aussitôt. Il faut encore surveiller la position de la plaque anti-brachiale dans ses déplacements transversaux sur l'avant-bras et la ramener toujours à la place qui a été jugée la meilleure au point de vue de la réduction ; ne pas hésiter à l'enlever complètement et à le remettre de nouveau en bonne place : il est remarquable de constater combien facile est cette manœuvre, et comment quelques jours de bonne extension ont supprimé les douleurs au point de permettre sans préjudice et sans faire souffrir d'ôter l'appareil pendant quelques moments. Dans les cas de fractures non compliquées où l'on aura fait usage du plâtre pour fixer la plaque antibrachiale, il faut, comme il doit être fait pour tous les appareils plâtrés, surveiller l'état de la peau sous le plâtre : l'appareil en bonne place étant bien immobilisé, on pourrait avoir tendance à négliger cette surveillance ; des phlyctènes se développent parfois sous le plâtre, puis s'ouvrent et entraînent une macération fâcheuse ; les accidents qui en résultent, quoique bénins, n'en existent pas moins et c'est la raison pour laquelle, dans le service de M. Delbet, le plâtre est peu à peu abandonné même dans les fractures fermées et réservé uniquement aux cas où l'indocilité du sujet, un enfant par exemple, ne permet pas une bonne immobilisation de l'appareil par l'autre procédé.

Pendant la durée d'application il faut savoir également mettre à profit les avantages de l'appareil : il laisse libre l'épaule et les articulations radio-cubitales ; aussi doit-on exercer le sujet à des mouvements d'abord passifs puis actifs : projection du bras en avant et en arrière, abduction et mouvements de pronation et supination. Il faut en outre imposer aux malades une véritable gymnastique du poignet et des doigts. S'ils ne s'y livrent pas volontiers, on leur fait tenir et pétrir une petite balle de caoutchouc. Tous ces exercices ont une importance capitale. Non seulement ils empêchent l'atrophie musculaire et les raideurs, mais ils hâtent la consolidation.

Quand doit-on enlever l'appareil ? — Ceci est très variable suivant les variétés de fracture ; la durée de l'extension variera en outre dans chacun de ces cas suivant le sujet.

Dans les fractures non compliquées la durée d'application est de vingt-cinq à trente jours. Dans les fractures compliquées, elle est en général plus longue, et on ne peut préciser la durée. De temps en temps on supprime l'appareil pour se rendre compte du degré de solidité du bras. La manœuvre est d'ailleurs très simple : il suffit de défaire la boucle sus-acromiale qui maintient l'arc sous-axillaire, de retirer ensuite cet arc de dessous l'aisselle après avoir enlevé la goupille, de le séparer de la pièce femelle. Il n'est même pas nécessaire d'enlever l'appareil, il suffit de retirer la goupille. Les deux pièces mâle et femelle jouant l'une sur l'autre n'immobilisent plus les fragments et on peut se rendre compte de leur état. Pour cela, on empaume d'une main l'épaule, les doigts explorent celle-ci et cherchent la gouttière bicipitale ainsi que ses deux lèvres (grosse et petite tubérosités) qui la limitent.

Saisissant alors de l'autre main le coude, on fait exécuter au bras des mouvements de rotation autour de son grand axe : la main placée à l'épaule se rend compte si la gouttière bicipitale est ou non entraînée dans ces mouvements. Cet entraînement est assez précoce, mais n'est pas l'indice certain d'une consolidation complète ; on cherche encore les déplacements antéro-postérieurs du fragment inférieur par rapport au supérieur, puis enfin les déplacements transversaux : il est habituel que ceux-ci disparaissent en dernier lieu.

La fracture est consolidée : il faut rendre maintenant aux articulations leur souplesse normale. Pour l'épaule et pour les mouvements de pronation et de supination de l'avant-bras il n'y a habituellement pas lieu de s'en occuper. Si les malades ont bien fait leurs exercices, elles ont conservé leur souplesse. Au contraire il faut mobiliser le coude : parfois il n'y a aucune limitation de flexion ni d'extension ; le plus souvent il y en a un peu : en moyenne la flexion atteint 35°, l'extension ne dépasse pas 140 à 160° ; il est bon de soumettre alors ces sujets à des exercices de mobilisation et au besoin même à la traction élastique ou par des poids ; avec une bande d'Esmarch, passée autour du cou du sujet et fixée d'autre part autour du poignet, on corrige peu à peu la limitation de la flexion. Quand le malade est debout, on attache au niveau du poignet un poids de 500 à

1.000 grammes avec lequel il se promène le bras pendant. Sous l'influence de cette traction continue, le coude récupère rapidement ses mouvements d'extension.

Avantages de l'appareil à extension. — L'appareil remplit les conditions nécessaires à un bon traitement d'une fracture.

La *réduction* se fait par le mode de l'extension continue qui progressivement fatigue les muscles. L'allongement de la tige sous l'influence du ressort permet de poursuivre le point d'appui supérieur à mesure qu'il se dérobe. Le chevauchement des fragments (raccourcissement) s'atténue puis disparaît ; dans un cas même (observation XXXI) l'allongement fut tellement considérable que les deux fragments huméraux apparaissaient sur la radiographie à distance l'un de l'autre : on aurait été tenté de diminuer la tension. Et pourtant, bien tendue, la fracture s'est bien consolidée et en bonne position ; l'espace inter-fragmentaire s'était comblé d'une façon remarquable.

La désaxation se corrige par le même mécanisme ; elle s'atténue dans de notables proportions et parfois disparaît complètement en même temps que le chevauchement ; elle a persisté, légère, dans certains cas ; le bout à bout est souvent impossible à obtenir. Mais une légère désaxation n'entrave aucunement ni la consolidation, ni la fonction.

Plus tard (tout au moins en ce qui concerne les fractures diaphysaires, celles qui nous préoccupent en ce moment) l'angulation est également corrigée. Nous avons vu plus haut qu'il est habituel que le fragment supérieur, entraîné par la tonicité du deltoïde, se porte en dehors, en abduction plus ou moins marquée ; aussi doit-on toujours à ce point de vue surveiller l'emplacement transversal du demi-bracelet sur l'avant-bras et lui donner une position d'autant plus interne que l'abduction du fragment supérieur sera plus forte. Parfois même on est obligé pour le maintenir très en dedans et obtenir le maximum de report en dehors du fragment inférieur, de placer un volumineux coussin entre coude et thorax, qui met alors en forte abduction le fragment inférieur.

La réduction est donc aussi bonne que possible et la radiographie permet de juger par des images successives des progrès réalisés (voir les planches). Dans les fractures directes par balle ou éclat d'obus, où les fragments sont souvent très nombreux, écartés les uns des autres, on obtient parfois une véritable réduction en « jeu de patience », les fragments se rapprochant peu à peu et en bonne place et reformant à nouveau par leur groupement une figure d'os continu. Cette réduction d'ailleurs s'obtient assez rapidement et, dans la plupart des cas, au bout de deux à trois jours il n'est plus nécessaire de modifier la tension du ressort.

Cependant M. Delbet insiste toujours sur ce point que la réduction bien que satisfaisante n'est cependant pas parfaite. Dans les fractures des parties moyennes et supérieures, le fragment supérieur au point de vue de la rotation se place dans une attitude telle que si le fragment inférieur lui correspondait exactement, l'avant-bras fléchi à angle droit serait antéro-postérieur. Or, on place l'avant-bras dans un plan presque transversal. Il en résulte un décalage des fragments de quelques degrés.

Nous donnons la photographie d'un humérus recueilli autrefois par M. Delbet. Il provient d'un vieillard qui est mort dans son service de Bicêtre en cours de traitement. On voit que les axes sont parfaitement conservés, mais le fragment inférieur est en légère rotation interne par rapport au fragment supérieur. La situation des dentelures le montre nettement (voir fig. 3, pl. XLV).

Il faudrait, pour rendre la réduction parfaite, que l'avant-bras fléchi fût placé dans le plan antéro-postérieur. Cela est assez facile à réaliser. Nous donnons la photographie d'un dispositif qui permet de le faire. Les bandes qui maintiennent l'avant-bras en flexion au lieu de faire le tour du cou sont fixées à la partie supérieure de l'appareil. Mais alors il faut fixer leur autre extrémité à un gant, une mitaine ou une anse passant par la commissure du pouce, sans quoi elles glissent vers le coude. (Voir fig. 2, pl. XLVI.)

Cette position est assez pénible, et l'avant-bras qui proémine en avant du tronc est embarrassant. M. Delbet se demande si l'avantage de cette position n'est pas compensée par ses inconvénients.

La deuxième condition à réaliser est une bonne *contention*. Pour obtenir une bonne contention il faut que les points d'appui supérieur et inférieur se déplacent aussi peu que possible l'un par rapport à l'autre et surtout gardent entre eux une distance aussi constante que possible. Le point d'appui inférieur sur l'avant-bras est bon ; la base de l'aisselle, au contraire, seul point d'appui possible en haut, est un mauvais point d'appui parce qu'il n'y a là que des parties molles (grand pectoral, grand rond, grand dorsal) ; aussi un appareil rigide est-il mauvais dans ce cas, alors qu'au contraire l'élasticité d'un ressort réglable permet de poursuivre le point d'appui à mesure qu'il se dérobe. Ainsi est réalisé avec le minimum de traumatisme l'immobilisation aussi bonne que possible des deux points d'appui l'un par rapport à l'autre. Cette bonne contention d'ailleurs, en supprimant les douleurs, trouve par là même sa mesure : les blessés sont toujours étonnés de la sensation de bien-être qu'ils éprouvent dès que l'appareil leur est appliqué et ils savent demander eux-mêmes que l'on augmente la tension du ressort, quand celle-ci, insuffisante, permet un certain jeu entre les fragments.

Quant aux vaisseaux et nerfs qui traversent l'aisselle, ils ne courent aucun risque. La courbure de l'arc sous-axillaire est telle que le plexus n'est pas comprimé quand les saillies du grand dorsal, du grand rond, du grand pectoral ont cédé dans la mesure où elles peuvent le faire. Nous n'avons jamais observé de paralysie qui puisse être attribuée à l'appareil[1].

Il faut enfin assurer l'intégrité des fonctions du bras, ce qui veut dire le jeu normal des articulations situées au-dessus et au-dessous du foyer de fracture. L'épaule est libre et les mouvements d'abduction, de projection en avant et en arrière, de rotation sont possibles, et même faciles. Leur importance est capitale ; assurer le jeu des articulations suffit à empêcher l'apparition de raideurs articulaires. Ces mouvements doivent être exécutés par le blessé lui-même aussi souvent que possible ; ils ne nuisent pas à la contention ; ils n'entraînent en effet aucune douleur et c'est toujours avec une surprise heureuse que les blessés constatent les mouvements qu'on peut imprimer à leur épaule aussitôt après l'application de l'appareil ; il n'en peut résulter, par conséquent, que des déplacements infimes au niveau du foyer de fracture, et ceux-ci, on le sait, loin de nuire,

---

[1] Je n'ai jamais observé de paralysie qui puisse être attribuée à l'appareil. J'ai vu un certain nombre de paralysies radiales, mais toutes étaient dues à des lésions du nerf au niveau du cal. La libération du tronc nerveux l'a prouvé. J'ai su que certains chirurgiens ont, dans des conversations particulières, accusé mon appareil de produire des paralysies. Ceux qui ont des inquiétudes à ce sujet seront, je l'espère, pleinement tranquillisés, s'ils veulent bien explorer le creux de l'aisselle des malades munis de l'appareil. Ils sentiront que, grâce à la courbure de l'arc sous-axillaire, la pression porte sur les parois antérieure et postérieure de l'aisselle et que le creux reste libre.

Depuis que mon attention a été attirée sur cette critique, j'ai systématiquement examiné les malades sur lesquelles je faisais des démonstrations dans les hôpitaux militaires de la zone des armées. Or, j'ai déjà constaté plusieurs cas de paralysies radiales qui avaient échappé aux médecins traitants. Je les ai fait constater à ces derniers en leur faisant remarquer que, sans cette précaution, ils auraient pu être induits à incriminer mon appareil.

Il va sans dire que je parle seulement des appareils bien construits. Un certain nombre d'appareils qui ont été vendus sous mon nom étaient tout à fait défectueux. Heureusement un de ceux-là est arrivé dans mon service. L'angle que fait l'arc sous-axillaire avec la tige mâle avait été tout à fait modifié. Cette modification avait des conséquences graves. La partie antérieure de l'arc remontait en avant sous l'action du ressort et sa partie postérieure, au lieu d'accrocher le relief musculaire du grand rond et du grand dorsal, s'appuyait sur lui. Il n'est pas impossible que chez un sujet à grosse épaule cette partie postérieure ait glissé en avant de la paroi postérieure de l'aisselle et comprimé le plexus. Mais si cet accident s'est produit, je n'en suis pas responsable. J'ai signalé au fabricant son erreur et il a immédiatement rectifié tous les appareils vicieux. (Voir pl. XLIX et L.)

Je le répète, je ne crois pas qu'avec un appareil bien construit, la compression du plexus soit possible (Pierre Delbet).

ne font qu'augmenter la rapidité de la consolidation. Au niveau du coude les articulations radio-cubitale et radio-humérale sont également très libres et le blessé exécute et doit exécuter aussi souvent que possible des mouvements de pronation et de supination de l'avant-bras. Seule l'articulation huméro-cubitale est immobilisée ; il eût fallu, pour lui laisser son libre jeu, prendre point d'appui au-dessus des condyles huméraux ; mais outre que l'appareil n'aurait pas été applicable aux fractures diaphysaires basses, il eût été impossible d'obtenir sans bascule un bon écartement des points d'appui avec une seule tige. Enfin le point d'appui huméral, s'il est encore possible sur l'épitrochlée assez saillante, est à peu près irréalisable sur l'épicondyle qui est mousse.

D'ailleurs la raideur huméro-cubitale comme nous l'avons vu déjà est peu accentuée et cède facilement à la mobilisation, les exercices, le port continu d'un poids fixé au poignet et l'intégrité complète est le plus souvent rendue à l'articulation du coude.

Un certain nombre d'appareils défectueux se sont trouvés mis en circulation : ces appareils présentaient deux défauts principaux ; la courbure de l'arc sous-axillaire n'était pas assez accentuée et cet arc était trop court, aussi au cours de la mise en tension l'extrémité supérieure de la tige mâle avait tendance à remonter devant l'aisselle si bien que la boucle qui termine l'extrémité postérieure de l'arc venait se placer au milieu de l'aisselle : il en résultait des érosions et même des plaies de l'aisselle, et aussi une mauvaise réduction, par suite de l'insuffisante fixation du point d'appui supérieur qui négligeait entièrement le bord inférieur du grand dorsal. De plus cet arc se trouvait trop éloigné de la portion verticale de la tige mâle. Ces appareils appliqués étaient toujours mal placés et les réductions obtenues par leur action étaient tout à fait insuffisantes. Les radiographies de la planche XLIX sont instructives à cet égard. La figure 2 montre la réduction obtenue par un de ces appareils présentant les deux gros défauts décrits plus haut (fig. 11 B).

La figure 3 montre un appareil moins vicieux que le précédent, mais cependant encore incorrect. La courbure de l'arc axillaire est bonne, mais l'écartement entre l'arc axillaire et la tige mâle est trop considérable. L'appareil se place mieux, la fracture est mieux réduite, mais on peut obtenir un résultat meilleur avec un appareil tout à fait correct ainsi que le montre la figure 4.

Les constatations que nous avons pu faire avec ces appareils défectueux nous ont montré que l'appareil de M. Delbet est en quelque sorte un appareil de précision. Des modifications qui ne frappent pas au premier coup d'œil peuvent compromettre son efficacité.

RÉSULTATS

Les fractures de l'humérus qui ont été traitées par cet appareil sont aujourd'hui très nombreuses. Resté longtemps méconnu, sa diffusion s'est faite avec une remarquable rapidité le jour où l'apparition de nombreuses fractures compliquées et la nécessité de les panser a mis en évidence une de ses qualités principales. D'autres appareils similaires d'ailleurs sont nés récemment qui dérivent du même principe et, à part quelques modifications de détail, lui sont exactement superposables. Nous publions quelques observations, dont certaines accompagnées de radiographies, qui montrent les résultats qui ont pu être obtenus. On pourra s'étonner de ne pas trouver très souvent la radiographie avant l'application de l'appareil : la raison en est que M. Delbet pense que tout retard apporté, pour une cause quelconque, à la réduction et à l'immobilisation d'une fracture est préjudiciable au blessé, si bien que dans son service, les fractures, étant considérées presque comme des cas d'urgence, sont dès leur arrivée et dès que le diagnostic clinique est posé, aussitôt réduites et immobilisées ; si parfois la radiographie a été faite avant la réduction c'est que le défaut d'appareil n'en a pas permis l'application immédiate. Ajoutons que dans les autres formations sanitaires où nous avons eu l'occasion de traiter des fractures, le service radiographique était des plus intermittents : la documentation y a perdu peut-être, les blessés y ont sûrement gagné et par la suppression des douleurs et par une plus grande rapidité de la cicatrisation qu'amène l'immobilisation précoce.

Les fractures de l'humérus doivent être divisées en fractures fermées et fractures ouvertes ; différence essentielle au point de vue des résultats ; car si les fractures fermées se réduisent souvent moins bien que les fractures ouvertes, leur consolidation, non entravée par des germes microbiens, se fait plus rapidement : aussi l'immobilisation est-elle moins longue de même que sont aussi moins accentués les troubles de motilité du coude. A cet égard d'ailleurs certaines fractures ouvertes, par balles en général, se comportent comme des fractures fermées tant au point de vue du petit nombre des fragments qu'à celui de leur rapide consolidation.

1° **Fractures fermées.** — On doit distinguer :

A. Fractures de l'extrémité inférieure ;

B. Fractures de la diaphyse humérale ;

C. Fractures de l'extrémité supérieure.

A) *Fractures de l'extrémité inférieure.* — Nous en apportons deux exemples : toutes deux sont des fractures par balles, sans infection et ayant rapidement guéri.

Observation I. — D... (Maurice), vingt ans.
Fracture de l'extrémité inférieure de l'humérus droit par balle.

Entré le 22 février 1915, à Rambouillet. Blessé le 21 par une balle. A son arrivée, il présente une plaie en séton dont l'orifice d'entrée se trouve à 2 centimètres au-dessus du pli du coude et l'orifice de sortie à la partie postérieure du bras, à 4 centimètres au-dessus de l'olécrâne. Ces deux plaies ne suppurent pas : *pansement sec iodé*. On applique le 22 l'appareil à extension. La radiographie montre trois fragments principaux et plusieurs petits fragments plus difficiles à distinguer. Pas de déformation du bras, pas de douleurs ni de troubles nerveux. Le 16 mars, on enlève l'appareil ; la fracture paraît bien consolidée, il y a une limitation de l'extension assez marquée ; les mouvements d'élévation et de circumduction du bras s'effectuent presque normalement : les mouvements de pronation et de supination sont normaux. Le 28 le malade est évacué sur un dépôt de convalescents.

Observation II. — M... (Marcel), vingt ans.
Fracture de l'extrémité inférieure de l'humérus droit par balle.

Entré à l'hôpital de Rambouillet le 10 décembre 1915. Présente une plaie en séton à orifices très petits ; celui d'entrée est à la face interne de l'extrémité inférieure du bras à 3 centimètres de l'épitrochlée ; l'orifice de sortie à 4 centimètres au-dessus de l'épicondyle, à la face externe du bras. Pas de grosse déformation du bras, mais crépitation osseuse et mouvements anormaux. Application de l'appareil le 10 décembre. La radiographie montre une fracture dont les deux fragments sont dans le prolongement l'un de l'autre. Secondairement il se produit une paralysie dans le domaine du nerf radial. Le 9 janvier on enlève l'appareil. Le 8 février, on libère le nerf radial fortement comprimé par du tissu fibreux. Le 25 février tous les mouvements sont parfaitement normaux ; la sensibilité commence à revenir, mais l'extension des doigts est encore difficile et incomplète.

Il faut remarquer dans la première de ces observations la brièveté d'application de l'appareil qui n'est resté en place que vingt et un jours et néanmoins a permis une bonne consolidation : il ne s'est pas produit au niveau du foyer de fracture la pseudarthrose si fréquente dans les fractures basses de l'humérus ; d'autre part cette brièveté a été ici des plus favorables à l'intégrité des articulations et du coude en particulier. La seconde montre qu'une paralysie secondaire du nerf radial est survenue ; elle n'en est pas le seul exemple, et à côté des cas rapportés par M. Delbet où la paralysie radiale existait avant l'application de l'appareil, et avait passé inaperçue l'impotence étant attribuée à la douleur, il en est aussi où elle apparaît au cours du traitement : là, pas plus que dans le premier cas, l'appareil ne doit être incriminé : ici comme ailleurs le tissu fibreux réparateur entraîne compression, inclusion et annihilation progressive du nerf et la simple libération de celui-ci, sur le trajet même du projectile, met en évidence son rôle en amenant, comme dans le cas cité, une réapparition complète des mouvements.

B) *Fractures de la diaphyse humérale*. — Nous n'avons eu l'occasion d'observer que deux fractures non compliquées de la diaphyse humérale. La première chez un soldat : la fracture a été produite par choc direct d'un gros éclat d'obus frappant la face postéro-externe du tiers moyen du bras et à son arrivée, deux jours après, il avait déjà une angulation légère à sinus interne. L'appareil fut appliqué en ayant soin de maintenir la plaque antibrachiale sur la face supéro-interne de l'avant-bras fléchi ; dans ce cas ce simple mode de fixation suffit, par l'action du ressort, à reporter le fragment inférieur dans le prolongement du fragment supérieur. L'angulation cliniquement visible disparut et la radiographie, faite quelques jours après, montra la parfaite rectitude de l'ensemble. La seconde a trait à un jeune homme présentant une fracture sans grand déplacement : on doit signaler que la fixation de la plaque antibrachiale fut faite à l'aide d'une bague plâtrée (cf. fig. I, pl. XLVI) enveloppant également le coude : cette bague plâtrée a dû être refaite au bout de peu de jours ; l'œdème du bras et du coude ayant disparu grâce à une bonne immobilisation l'appareil était devenu trop large pour le coude qui flottait dans la bague de plâtre.

Observation III. — D... (Hilaire), vingt-huit ans.
Fracture non compliquée de l'humérus gauche au tiers moyen.

Blessé le 4 décembre 1914 par un éclat d'obus qui atteint la face postéro-externe du bras. Entré à l'hôpital auxiliaire n° 106 le 6 décembre. Présente une fracture de l'humérus gauche au tiers moyen avec une angulation légère à sinus interne. Une plaie est située sur la face postéro-externe, circulaire, comme taillée à l'emporte-pièce, mais peu profonde et ne paraissant pas communiquer avec le foyer de fracture. Pas d'autre plaie. Pas d'œdème des téguments. La plaie n'est pas infectée. Le 6 décembre pose, peu après l'arrivée, d'un appareil à extension. La radiographie, faite peu de jours après, montre une fracture transversale de la diaphyse, mais avec un fragment

inférieur verticalement divisé en deux fragments secondaires qui sont écartés
l'un de l'autre. La plaie se cicatrise rapidement. Le 7 janvier suppression
de l'appareil : la fracture est consolidée. Très rapidement la gêne dans les
mouvements du coude disparaît complètement. Le blessé quitte l'hôpital le
30 janvier en parfait état.

OBSERVATION IV. — T... (Eugène), quinze ans et demi.
Fracture non compliquée de l'humérus droit au tiers moyen.

Se présente à l'hôpital Necker avec une fracture de l'humérus droit survenue le 6 janvier 1915. Application de l'appareil le 7 janvier. La radiographie
montre une fracture du tiers moyen très oblique en bas, en avant et un
peu en dehors.

On retire l'appareil le 6 février. La consolidation est bonne et à ce
moment il existe une certaine limitation des mouvements du coude : la
flexion est arrêtée à 45°, l'extension à 140°. Pronation et supination normales.

Revu depuis, le malade a reconquis entièrement la liberté de ses articulations.

C) *Fractures de l'extrémité supérieure.* — Par extrémité supérieure de l'humérus nous entendrons comme le font les classiques toute cette portion de l'os située au-dessus de l'insertion
deltoïdienne. Or les fractures de cette région peuvent être clas-
sées en trois groupes : les fractures du col anatomique d'abord,
dont nous n'avons aucun exemple ; puis celles qui se produisent
aux deux points faibles signalés déjà par Hennequin et que, par
rapport aux insertions musculaires, M. Delbet groupe en sus-pectoro-deltoïdiennes ou du col chirurgical et interpectoro-deltoïdiennes. Dans les fractures sus-pectoro-deltoïdiennes le trait de
fracture se trouve situé immédiatement au-dessus des insertions
des muscles se fixant sur les lèvres et dans le fond de la gouttière bicipitale (grand pectoral, grand rond, grand dorsal), entre
ceux-ci et la saillie du grand trochanter : dans ces cas, il est
habituel que le fragment inférieur subisse un mouvement d'ascension au cours duquel son extrémité se porte en dedans, en
même temps que le fragment supérieur pivote de telle sorte
que la surface fracturée regarde plus ou moins en haut et
en dehors. Dans le cas que nous rapportons de ce type (obs. V.

pl. XLVIII), le seul que nous ayons eu à traiter, si l'appareil n'a pu faire subir aucune modification de position au fragment supérieur, l'adduction et le chevauchement du fragment inférieur ont été au contraire notablement corrigés. Après l'ablation de l'appareil il existait une certaine limitation des mouvements de l'épaule : celle-ci est en rapport avec le siège de la fracture, mais doit être attribuée également à la conformation de la tête humérale qui chez ce sujet était anormalement volumineuse et coïncidait avec d'autres lésions analogues du bassin et du fémur gauche.

OBSERVATION V. — G... (Maximilien), âgé de cinquante-huit ans.
Type fracture sus-pectoro-deltoïdienne ou du col chirurgical.

Le 30 janvier tombe du haut d'un talus en pente sur un tas de briques. Le blessé présente une fracture du fémur gauche et une fracture du col chirurgical de l'humérus droit. Le membre supérieur droit est œdématié depuis l'épaule jusqu'au niveau du tiers supérieur de l'avant-bras. On note de nombreuses ecchymoses s'étendant sur toutes les faces postérieure et interne du bras. Ecchymose également à la face antérieure de l'épaule. Crépitation osseuse nettement perceptible au niveau de l'épaule quand on imprime au bras des mouvements de rotation. Douleur à la pression de la face interne du col dans le creux de l'aisselle.

La radiographie faite le 10 février (cf. fig. 1 et 2 ; pl. L) montre une fracture du col chirurgical avec forte ascension du fragment diaphysaire.

Le 6 février application de l'appareil avec bague plâtrée sur l'avant-bras. La radiographie du 16 février montre que la réduction est satisfaisante. Le 3 mars 1915 on enlève l'appareil. Limitation des mouvements de l'épaule, surtout de l'abduction qui ne dépasse pas 50° sans entraînement de l'omoplate.

Dans les fractures interpectoro-deltoïdiennes il semblerait, étant donné la position du trait de fracture et la direction de traction des muscles moteurs des fragments, que le fragment supérieur, entraîné par les muscles adducteurs de la coulisse bicipitale, dût se porter en dedans, alors que la deltoïde tirerait en dehors le fragment inférieur sur lequel il s'insère. D'après les classiques il n'en est rien ; l'action des muscles, en tous cas celle du deltoïde qui, dans la position normalement pendante

du bras, n'a qu'une-puissance d'abduction minime, n'entre pas
en jeu pour expliquer le déplacement des fragments : c'est l'action vulnérante qui est tout et il est habituel que le fragment
inférieur se déplace en dedans. Cependant les deux cas (obs. VI
et VII, pl. XLIX et L) que nous avons pu réunir présentent un
déplacement inverse de celui que prévoient les classiques ; il faut
dire que dans ces deux cas la fracture a eu lieu par choc direct.
et que dans le second le trait de fracture passe bien probablement au milieu des insertions des muscles adducteurs ce qui
élimine l'importance de ceux-ci au point de vue du déplacement. Quoi qu'il en soit, dans ces deux cas la réduction a été
difficile et incomplète ; mais il reste encore à se demander si la
défectuosité des appareils employés n'a pas été pour beaucoup
dans les difficultés rencontrées. Dans le premier cas en effet
(pl. XLIX), on peut voir et comparer les résultats obtenus avec
deux appareils différents : le premier présentant un axe sousaxillaire à mauvaise courbure, trop ouvert, et dont la boucle
postérieure reste en avant du bord inférieur du grand dorsal sur
lequel elle ne prend pas de point d'appui ; de plus cet arc est
séparé de la portion verticale de la pièce mâle par un espace
beaucoup trop considérable : la réduction n'est qu'ébauchée.
Le second n'est pas parfait non plus ; si la courbure est bonne et
permet un bon point d'appui supérieur, l'écartement ici encore
reste défectueux, néanmoins et avec l'adjuvant d'un coussin
placé contre la face interne du coude et qui maintient une forte
abduction, la réduction est certainement beaucoup meilleure
qu'avec le premier appareil.

L'observation VIII montre un type de fracture interpectorodeltoïdienne, dans lequel il n'y a eu presque aucun déplacement
des fragments sous l'influence des muscles ; la réduction et
la consolidation étaient complètes et parfaites au seizième jour
avec une intégrité presque complète du coude.

OBSERVATION VI. — D... (Jeanne), vingt-sept ans.
Fracture non compliquée inter-pectoro-deltoïdienne de l'humérus gauche.

La malade tombe d'une voiture le 13 mars 1915 et dans sa chute la partie
supérieure du bras gauche porte à terre. Elle est vue le même jour : peu
d'œdème, pas d'ecchymose sauf légère érosion de la peau à la face externe
du tiers supérieur. La radiographie faite aussitôt montre une fracture située
à 10 centimètres environ au-dessous de l'articulation scapulo-humérale,
oblique en haut et en dehors, le fragment inférieur fortement attiré en
dehors et prolongé par un bec, que l'on sent mal cliniquement sous le deltoïde. Le 19 application de l'appareil et radiographie le même jour : la
réduction n'est que partielle. On essaie de corriger l'abduction du fragment
inférieur en plaçant un coussin qui écarte le coude du corps ; nouvelle radiographie le 23, la réduction est meilleure. On s'aperçoit de la défectuosité de
l'appareil : nouvel appareil le 5 avril avec courbure sous-axillaire plus marquée : la radiographie de ce même jour montre que la réduction est beaucoup meilleure. On enlève l'appareil le 16 avril. La consolidation est parfaite : les mouvements du coude sont normaux, un peu de gêne persiste
dans les mouvements d'abduction au niveau de l'épaule (fig. 11).

OBSERVATION VII. — G... Malot, âgé de vingt et un ans.

Blessé le 29 décembre par un éclat d'obus, qui ne faisant qu'une plaie
superficielle vient le frapper à la face antéro-externe du tiers supérieur du
bras droit.

Fracture du tiers supérieur de l'humérus droit, le fragment supérieur
pointant en avant et en dedans sous la peau où son action provoque la
formation d'un petit hématome.

Le 6 janvier, mise en place de l'appareil avec plâtre fixant la plaque
antibrachiale : on obtient une très légère réduction.

Le 12 janvier ponction de l'hématome.

Le 23 février on enlève l'appareil. La consolidation paraît bonne. Les
mouvements de l'épaule sont presque normaux. La flexion du coude est
possible complète, l'extension s'arrête à 135°. Le 8 mars, l'extension du
coude est complète (cf. fig. 12).

OBSERVATION VIII. — Docteur D..., quarante ans.
Fracture non compliquée du tiers supérieur de l'humérus gauche.

Chute de voiture le 29 juin ; peu après un plâtre Hennequin est appliqué
par un confrère. Vient à Necker le 8 juillet parce que son plâtre ne le maintient pas, raconte alors qu'à la suite de l'application du plâtre, un soulagement était survenu, mais que souffrant dans l'aisselle de la pression exercée
par le bord supérieur du plâtre, il avait dû le faire tailler à ce niveau. Aussi
actuellement n'y a-t-il plus aucun point d'appui efficace utilisé au niveau
de l'aisselle. Application le 8 juillet de l'appareil à extension : le soulagement est immédiat. La radiographie montre qu'il s'agit d'une fracture du

type interpectoro-deltoïdienne, présentant en outre un grand fragment externe qui s'étend depuis l'insertion deltoïdienne jusqu'au col de l'humérus et qui est en V à base externe. Peu de déplacement, légère angulation à sinus interne. L'appareil est enlevé le 24 juillet. Consolidation parfaite. Revu le 26 juillet, à cette date la flexion du coude atteint 35°, l'extension va jusqu'à 165°. La radiographie montre que la réduction est parfaite, la fracture n'étant visible que sous forme d'un trait plus clair sur l'os.

2° Fractures ouvertes. — Les fractures ouvertes de l'humérus qui sont assez rares dans la pratique civile et qui, soignées immédiatement, ne suppurent qu'à peine et se transforment vite en fractures fermées, sont au contraire devenues très fréquentes depuis la guerre. Elles s'accompagnent souvent de plaies larges, très infectées, qui émettent une grande quantité de liquide exigeant des pansements fréquents et ajoutent donc aux nécessités d'immobilisation celles du renouvellement quotidien des soins des plaies. Elles diffèrent encore des fractures fermées au point de vue du déplacement : le chevauchement des fragments, entraînant le raccourcissement, est le plus souvent minime et, quand il se produit, il est assez tardif, les muscles semblent intervenir à peine et en tous cas pas immédiatement.

Si le chevauchement est peu marqué, la désaxation et surtout l'angulation peuvent être considérables justement à cause de la mobilité très grande des fragments auxquels les muscles n'impriment pas de mauvaise direction, c'est vrai, mais qu'ils ne sont pas non plus capables de maintenir ; il semblerait donc qu'un appareil sans extension, maintenant les fragments en bonne direction serait suffisant ; mais il est un facteur important que la plupart de ces appareils négligent : c'est l'immobilisation au cours et à l'occasion des pansements ; seule l'extension continue résoud le problème tout en permettant la liberté des mouvements de l'épaule. L'immobilisation a ici d'autant plus d'importance qu'il semble bien que c'est à la mobilisation des fragments les uns par rapport aux autres et par rapport aux parties molles environnantes que sont dus ces suintements

considérables de liquide séro-sanguin que présentent nombre
de fractures compliquées, nécessitant parfois le renouvellement
des pansements plusieurs fois par jour, ce qui, avec une mauvaise immobilisation, constitue un véritable cercle vicieux.
L'immobilisation, qui supprime la douleur, permet de plus
l'évacuation facile des blessés à partir des formations de l'avant -
et plus tard leur départ plus précoce vers les hôpitaux de convalescents en cas d'encombrement.

Les fractures compliquées exigent souvent des interventions :
débridement, ablation des projectiles ou plus tard d'esquilles ;
grâce à la liberté d'évolution autour du bras dégagé, que permet l'appareil de Delbet, ces opérations peuvent être pratiquées,
et le furent toujours, sans enlever l'appareil et par conséquent
sans cesser un instant l'immobilisation et le maintient en bonne
position.

Ces fractures, qui sont toujours de cause directe, peuvent
siéger en un point quelconque de l'os et suivant le segment
de l'os atteint entraînent des troubles immédiats ou consécutifs
plus ou moins accentués dans l'articulation voisine, tout comme
d'ailleurs les fractures fermées, mais plus que celles-ci encore.
Les plaies qui les accompagnent peuvent être situées en des
points très divers du bras et affecter des dimensions variables.
Leur siège ou leur taille exigent parfois des modifications de
détail dans l'application de l'appareil ou dans son mode de
fixation, qui peuvent varier d'un cas à l'autre. Nous donnons
un exemple d'un de ces modes de fixation un peu particuliers :
il s'agit d'un blessé présentant une fracture du quart supérieur
de l'humérus droit avec des plaies antérieure, externe et postérieure ne permettant pas l'application de la bretelle ni sur
l'épaule, ni transversalement sur la région deltoïdienne. Cette
bretelle fut remplacée (cf. fig. 3, pl. L) par une bande qui, partant
de la boucle antérieure de l'arc sous-axillaire, passe sur l'épaule
gauche et revient à la boucle postérieure de l'arc ; une autre

bande antéro-postérieure croisant la face latérale droite de la base du cou, et unissant les deux moitiés antérieure et postérieure empêche que la traction ne soit uniquement transversale, et laisse à découvert en dehors d'elle les plaies exigeant des soins.

Enfin, suivant la nature du projectile et la vitesse dont il est animé, les fractures de l'humérus se présentent sous des aspects très divers que l'on peut cependant classer en trois groupes suivant l'aspect radiographique des lésions :

Les fractures simples ;

Les fractures esquilleuses auxquelles on doit joindre les fractures fissuraires ;

Les fractures avec grosse perte de substance.

A) Les **fractures simples,** c'est-à-dire sans esquilles et sans grand délabrement osseux, réduites à deux fragments, sont assez rares et cela se conçoit sans peine. Pas toujours produites par des balles (sur quatre cas recueillis deux ont trait à des éclats d'obus), elles se consolident assez rapidement : la rapidité de consolidation et la solidité est d'ailleurs encore sous la dépendance du degré d'infection.

La première a une histoire clinique des plus simples. Par défaut d'appareil celui-ci n'a pu être posé immédiatement. La seconde présentait un déplacement en avant du fragment inférieur qui n'a pu être réduit complètement, néanmoins la consolidation a été rapide (30 jours) et malgré la proximité du coude les mouvements de celui-ci sont revenus progressivement à la normale. La troisième est une fracture avec un déplacement minime qui après six jours d'attelle de Bœckel est immobilisé par l'appareil à extension : il fait néanmoins une hémorragie de l'humérale qui portait une plaie transversale : il y a eu chez ce blessé élimination progressive de caillots sanguins, et la chute du dernier a permis l'hémorragie. La fracture s'est reproduite, après intervention pour dégagement du médian, elle fut traitée et consolidée comme la première fois. La dernière est intéressante parce qu'elle a montré que placé sur une attelle, le coude étant à angle droit, en apparence, c'est dans le foyer de fracture et non dans l'articulation que se faisait le mouvement : il est bien probable que, traitée sans extension, cette variété de fractures eût abouti à une pseudarthrose.

OBSERVATION IX. — Dec...
Fracture compliquée du tiers moyen de l'humérus gauche.

Blessé le 25 octobre 1914 par une balle. Arrive à l'hôpital auxiliaire n° 106 le 7. Il présente une fracture de l'humérus gauche à la partie moyenne avec plaies antérieure et postérieure petites avec légère rougeur et œdème.

Le 13 débridement et passage d'un drain. Le 14 on pose l'appareil à extension; la radiographie faite peu après montre qu'il s'agit d'une fracture transversale sans esquilles avec déplacement en dedans du fragment inférieur. Lavage du foyer au nucléinate de soude à 1 p. 100.

Le 26 novembre on retire l'appareil, la consolidation est bonne ; l'extension du coude atteint 160°, la flexion ne dépasse pas 80°.

Le 15 janvier la cicatrisation des plaies est presque complète, les mouvements du coude possèdent une amplitude normale.

OBSERVATION X. — Do... (Joseph), vingt-deux ans.
Fracture compliquée du tiers inférieur de l'humérus gauche.

Blessé le 5 avril 1915, par une balle, arrive à l'hôpital auxiliaire n° 106 le 8 avril. Présente une fracture du tiers inférieur du bras gauche ; avec plaie d'entrée à un travers de doigt au-dessus du pli de flexion du coude ; plaie de sortie à la face postérieure à quatre travers de doigt au-dessus de l'olécrâne et un peu en dedans de la ligne médiane postérieure ; cette dernière plaie mesure 4 centimètres dans tous les sens. Le 8 avril pose de l'appareil à extension. La radiographie montre une fracture transversale avec déplacement, en avant, du fragment inférieur et située à deux travers de doigt au-dessus de l'épitrochlée. Débris de chemise de balle. Un gros œdème persiste pendant une quinzaine de jours. Le 7 mai suppression de l'appareil ; la consolidation est bonne. La flexion du coude ne va pas au delà de 60°, l'extension ne dépasse pas 100°. Le 14 juin le cal est assez volumineux cliniquement et surtout apparent à la face externe. La cicatrice antérieure est adhérente aux plaies profondes, la plaie postéro-interne est en voie de cicatrisation. L'extension du coude atteint 135°, la flexion 45°, le 18 juillet l'extension est à 150°, la flexion à 40°. Pronation et supination intactes.

OBSERVATION XI. — Do... Fracture compliquée partie moyenne humérus gauche. Ligature de l'humérale. Paralysie du médian.

Blessé le 26 septembre à Craonne par des éclats d'obus, est amené à l'hôpital Necker le 29. Le blessé présente un trajet par éclat d'obus dont l'orifice d'entrée est en dehors du bord axillaire de l'omoplate gauche et s'enfonce obliquement en haut et en avant sur une profondeur de 7 centimètres. Mais de plus il est porteur d'une fracture de l'humérus gauche à la partie moyenne. Une petite plaie présentant la dimension d'une pièce de 2 francs est à la face postéro-interne et marque l'orifice d'entrée du projectile. Pas de plaie de sortie. Tout le bras et l'épaule sont œdématiés et marqués par places de taches brunâtres qui s'étendent jusque dans la région de l'omoplate gauche. Large ecchymose thoracique et sus-mamelonnaire gauche. Par la plaie sort un liquide séro-sanguinolent. La radiographie montre une fracture transversale avec un petit fragment intermédiaire. Faute d'appareil le membre est posé sur une attelle de Bœckel. Les jours suivants s'écoule par la plaie une grande quantité de liquide séro-hématique, ainsi que quelques caillots sanguins et des débris de tissus sphacélés. Le 4 octobre à la pince on extrait par la plaie un éclat d'obus. Mise en place à cette date d'un appareil à extension continue. Le 6 octobre grave hémorragie de l'artère humérale arrêtée par compression digitale puis bande d'Esmarch. L'intervention pratiquée aussitôt permet de découvrir une artère portant sur sa face antéro-interne une plaie transversale dont les lèvres sont largement écartées. Ligature. Pansements au nucléinate de soude à 1 p. 100. Le 12 octobre la teinte brunâtre a complètement disparu. Le 2 novembre extraction d'un éclat d'obus dans la région sus-mamelonnaire gauche. Le 12 novembre la consolidation paraissant satisfaisante on enlève l'appareil et le blessé sort le 26 novembre, avec une cicatrisation presque complète. Il revient dans le service en janvier 1915 présentant une paralysie partielle du médian. Le 18 janvier libération du nerf que l'on trouve englobé dans des masses fibreuses. Le 25 janvier à la suite d'une chute la fracture de l'humérus se reproduit : on remet en place l'appareil à extension que l'on retire le 29 février, et le blessé sort de l'hôpital le 30 avril, avec une consolidation en bonne position, la plaie complètement cicatrisée et une intégrité presque complète des mouvements de ses fléchisseurs, l'index seul présentant encore une lenteur de la flexion.

OBSERVATION XII. — Gau... (Claude), vingt-deux ans.
Fracture de l'extrémité inférieure de l'humérus droit par éclat d'obus.

Blessé le 26 septembre 1914, entré à l'hôpital Necker le 29. Présentait à son arrivée une fracture compliquée de l'extrémité inférieure de l'humérus droit. Le bras était volumineux, œdémateux, présentant une plaie à la partie postéro-externe de l'extrémité inférieure du bras par laquelle s'écoulait une grande quantité de sérosités pyo-hématiques. Aucun appareil n'étant disponible, on met le membre dans une attelle de Bœckel, l'avant-bras étant à angle droit sur le bras.

La radiographie montre une fracture de l'extrémité inférieure de l'humérus droit à deux fragments et c'est autour de ces fragments et non autour du coude que s'est effectuée la flexion lorsqu'on a mis l'avant-bras à angle droit dans la gouttière.

Application de l'appareil le 11 octobre. Le malade se sent soulagé et l'œdème du coude diminue considérablement. La plaie a bon aspect et la consolidation s'effectue dans d'excellentes conditions. On retire l'appareil le 6 novembre. Une radiographie faite à ce moment-là montre un cal volumineux, proéminent surtout en arrière. Les mouvements de l'épaule sont rapidement récupérés. Mais il persiste lorsque le malade quitte l'hôpital le 12 mars 1915, une limitation de la flexion à 45° et une limitation de l'extension à 140°.

B) *Les fractures esquilleuses et fissuraires* sont beaucoup plus fréquentes. Dans ces cas la radiographie montre que sur une plus ou moins grande hauteur l'os a perdu sa continuité et est représenté par un amas de fragments osseux plus ou moins volumineux, placés dans des positions très diverses, plus ou moins écartées des autres, semblant n'avoir plus entre eux aucun moyen d'attache et donnant dès l'abord l'impression de corps étrangers. Entre eux des clapiers se forment, s'il y a infection, et entretiennent la suppuration. Au-dessus et au-dessous de ce foyer sont les extrémités de l'humérus qui appartiennent aux deux fragments principaux ; ceux-ci sont souvent rapprochés plus ou moins, augmentant encore le tassement et le déplacement des petits fragments intermédiaires ; plus souvent ils sont désaxés l'un par rapport à l'autre ; enfin ils forment parfois un angle dont le sommet se perd dans la masse irrégulière des fragments intermédiaires. L'application de l'appareil à extension a toujours permis une bonne réduction : les deux fragments principaux se placent de nouveau dans le même axe ; quant aux segments intermédiaires, au fur et à mesure que la réduction s'opère on les laisse se replacer en bonne position, leur groupement est moins étalé, leur grand axe correspond au grand axe de l'os. Cette remise en place de la plupart des fragments qui a été qualifiée à juste titre de réduction en « puzzle » ou en « jeu de patience » aboutit parfois à constituer entre les deux fragments principaux une masse à peine plus grosse que l'os normal, et où les taches plus foncées permettent de distinguer et d'individualiser les fragments. L'immobilisation a, dans ces fractures, une importance capitale : elle permet aux petits fragments qui n'ont pas perdu toute attache périostique de garder cette attache et par conséquent de vivre et de faire partie utile du cal de réparation ; elle diminue le délabrement des parties molles par les fragments pointus ou tranchants, et par conséquent diminue aussi les chances d'hémorragies secondaires et d'attritions nerveuses. Aussi la conduite adoptée vis-à-vis des petits fragments osseux intermédiaires a-t-elle varié suivant les cas : s'il s'agissait d'une fracture très infectée : débridement large des parties molles et ablation des fragments osseux qui n'avaient plus d'attache périostique ou une attache minime. Si l'infection n'était pas très accentuée : les fragments osseux intermédiaires ont été laissés en place ; il semble même bon de favoriser leur rapprochement et leur coaptation dans certains cas de large étalement grâce à un pansement un peu compressif que des lacs serrés sur une épaisseur d'ouate raisonnable réalisent parfaitement. Certains de ces fragments cependant mourront, resteront indépendants et formeront des esquilles qu'il faudra enlever plus tard parce qu'elles sont l'origine d'une suppuration qui ne disparaît qu'avec elles : il est certainement difficile d'enlever seulement tous les fragments osseux qui doivent se nécroser, mais il vaut mieux, semble-t-il, pécher par défaut ; les nettoyages trop bien faits, l'enlèvement de tout ce qui remue aboutit à des pertes de substance osseuse considérables qui demandent alors plusieurs mois d'une réparation qui peut être bonne (nous en verrons des exemples dans le troisième groupe), mais qui par la longueur de l'immobilisation imposée au coude compromet sérieusement l'intégrité de celui-ci. Les fractures compliquées doivent subir des interventions secondaires qui ont lieu plus ou moins tardivement et qui ont pour but unique l'ablation des séquestres.

La première observation que nous rapportons des fractures de ce type est intéressante parce que les images radiographiques (Voir pl. LII) montrent très nettement la réduction d'abord, puis l'élimination progressive des fragments esquilleux morts pour aboutir à un aspect morphologique très satisfaisant. Le blessé a dû quitter l'hôpital avant la guérison de ces fistules ; il a certainement dû subir depuis des interventions ayant pour but l'extraction de quelque séquestre. La photographie montre en grandeur naturelle la qualité et la quantité des esquilles qui ont été retirées après consolidation : le bras présente une longueur et une forme normale.

L'ablation des esquilles a laissé dans l'os un véritable tunnel qui faisait largement communiquer les deux plaies cutanées et s'est comblé progressivement. A ce point de vue le cas suivant (obs. XV) est à rapprocher du précédent : il y a eu également persistance pendant assez longtemps d'un tunnel osseux entre les deux plaies. L'observation XV montre nettement l'adaptation et l'englobement des esquilles dans le cal de réparation. L'observation XVII permet de constater la différence de réduction obtenue avec un mauvais ou avec un bon appareil.

Nous avons assemblé à la fin de ce groupe trois cas (obs. XXVII, XXVIII, XXIX) de fractures de l'humérus s'accompagnant de fissures. Le premier cas surtout est très frappant et malgré la nature et l'étendue des fissures, la consolidation a été obtenue très rapidement et en excellente position.

Observation XIII. — Loq... (Henri), trente-deux ans.
Fracture compliquée de l'humérus gauche au tiers inférieur.

Blessé le 26 septembre 1914. Entre à Necker le 29 septembre. Fracture à l'union du tiers inférieur avec le tiers moyen. Une plaie d'entrée est à la face externe, la plaie de sortie à la face interne. Le bras est semé de taches brun-jaunâtres et présente de larges ecchymoses et phlyctènes surtout au niveau du coude. Le 4 octobre mise en place de l'appareil à extension. La radiographie faite avant la réduction montre une fracture à nombreux fragments, et avec déplacement en arrière de l'extrémité inférieure du fragment supérieur. La mise en tension du ressort obtient la mise en continuité presque absolue des fragments divers et la disparition complète de la figure en baïonnette qu'ils constituaient auparavant. Le 26 octobre la suppuration est encore très abondante : une intervention sous anesthésie permet de retirer quatre volumineuses esquilles non adhérentes. Drain. Le 14 novembre nouveau débridement, ouverture d'un clapier contenant du pus. Le 15 novembre, suppression de l'appareil : mais aussitôt le blessé souffre. L'appareil est remis en place et ôté le 28 novembre. Le 21 novembre ablation d'une grosse esquille. L'appareil est remis en place et enlevé le 27 janvier; à cette date le blessé doit quitter l'hôpital non encore guéri (fig. 14).

OBSERVATION XIV. — Chaumeil. *Fracture compliquée partie moyenne de l'humérus gauche. Ablation secondaire de nombreuses esquilles.*

Blessé le 12 décembre 1914, arrivé à l'hôpital auxiliaire n° 106 le 14 décembre. Fracture de la partie moyenne de l'humérus gauche par balle, avec orifice d'entrée à la face postéro-interne, orifice de sortie à la face antéro-externe ; les deux plaies présentent des tissus sphacélés, et laissent écouler en grande abondance un liquide séro-sanguinolent. Œdème du bras. Paralysie radiale. Le 16 décembre pose de l'appareil. Le 17 décembre sous anesthésie générale au chlorure d'éthyle on débride largement les deux plaies. La radiographie montre une fracture de l'humérus avec de nombreuses esquilles, les deux fragments principaux restant écartés de 3 centimètres, l'espace situé entre eux étant occupé par de nombreuses esquilles. Le 1er février agrandissement de la plaie interne. Le 11 février on supprime l'appareil. Le bras est solide. La flexion est limitée à 60°, l'extension à 135°. Des nettoyages secondaires de la plaie permettent de retirer de nombreuses esquilles, qui, groupées dans une figure, sont très démonstratives (fig. 15).

Le 3 mars il existe encore un trajet à travers le cal, mais le bras est très solide, flexion et extension sont presque complètes. La paralysie radiale disparaît peu à peu.

OBSERVATION XV. — Qué... (Yves), vingt-trois ans.
Fracture compliquée, tiers supérieur humérus gauche.

Blessé le 26 septembre par éclat d'obus; entré le 28 septembre à Necker présentant une fracture de l'humérus gauche à l'union du tiers moyen avec le tiers supérieur. L'orifice d'entrée du projectile se trouve à la face antérieure, l'orifice de sortie à la face postérieure du bras. L'appareil est mis en place aussitôt. La radiographie (cf. fig. 1 et 2; pl. LIII) faite le 1er octobre, montre une fracture à nombreux fragments restant groupés. Un petit éclat métallique est visible au milieu des fragments. La réduction à cette date n'est pas encore complète et il existe encore un certain degré d'angulation à sinus interne qui sera corrigé progressivement. Les plaies, quoique peu infectées, donnent issue les jours suivants à une grande quantité de liquide séreux un peu louche, qui nécessite de nombreux pansements. A l'occasion de chacun d'eux on injecte dans le foyer de fracture du nucléinate de soude en solution à 3 p. 100. Le 10 octobre une petite esquille osseuse apparaît à la plaie postérieure et est enlevée. Le 28 octobre on enlève l'appareil : la consolidation est bonne ; à cette date la flexion du coude ne dépasse pas 60°, l'extension ne va pas au delà de 135°.

Le 23 janvier 1915, devant la persistance de l'écoulement, un nettoyage

à la curette est fait au niveau du foyer de fracture, on retire quelques
esquilles non adhérentes ; à leur place un véritable tunnel existe qui, unissant les deux plaies, passe à travers la diaphyse humérale. A cette date la
flexion du coude est complète, l'extension est presque complète également.
La radiographie faite le 23 février ne montre plus guère d'esquilles indépendantes, l'axe de l'humérus est normal ou peu s'en faut, la continuité de
l'os est nettement apparente dans la moitié interne, mais sur la radiographie n'apparaît pas encore toute la moitié externe du cal, sensible à travers
les parties molles.

OBSERVATION XVI. — Mar... (Maurice), vingt-cinq ans.
Fracture compliquée de l'humérus droit au tiers moyen.

Blessé le 24 septembre 1914. Entre à Necker le 26 septembre. Présente
une fracture à l'union du tiers moyen avec le tiers inférieur ; orifice d'entrée
du projectile à la face externe, orifice de sortie à la face interne du bras.
Faute d'appareil on ne peut immobiliser le bras dans un appareil à extension que le 28 septembre. Le 23 octobre la consolidation paraît bonne, on
retire l'appareil. Le 16 novembre devant la persistance des fistules on pratique un grattage du foyer à la curette. Au cours de l'intervention la fracture
se reproduit. L'appareil remis en place est retiré définitivement le 1er décembre : la consolidation est parfaite. La radiographie faite le 17 octobre montre
un très grand nombre de fragments, qui font pour la plupart partie de la
masse de réparation sur la radiographie faite le 23 février 1915 (fig. 17).

OBSERVATION XVII. — Lam...
Fracture du tiers supérieur de l'humérus droit par balle.

Blessé le 22 mars 1915. Arrive à Necker le 30 mars. Fracture de l'humérus
droit avec deux plaies, l'une à la face antérieure à un travers de main
au-dessous de l'acromion, cicatrisée ; l'autre, à la face postérieure du bras,
sur le même niveau horizontal que le premier, ronde, de 3 centimètres de
diamètre, suppurant abondamment. Paralysie radiale. Application de l'appareil à extension le 30 mars 1915.

Le 2 avril la radiographie, qui montre une fracture, permet de constater
également que la réduction n'est pas complète. L'examen minutieux de
l'appareil fait constater une défectuosité de la courbure. Un bon appareil
est appliqué et la correction est beaucoup meilleure. Pansement au nucléinate de soude. Gros œdème du bras. Le 23 avril on enlève l'appareil, la
consolidation paraît bonne. Le 1er juillet libération du nerf radial qui apparaît sectionné dans la plaie (fig. 18).

OBSERVATION XVIII. — Ragonot (Georges), âgé de vingt-trois ans.
*Fracture compliquée de l'humérus droit à l'union du tiers inférieur
et du tiers moyen, par balle.*

Blessé le 25 septembre. Entre à Necker (salle Lenoir) le 28 septembre 1914.
Plaies en séton au tiers inférieur du bras avec orifice d'entrée interne et
orifice de sortie externe.

Application de l'appareil le 29 septembre.

La radiographie faite le 29 septembre aussitôt après l'application de l'appareil montre une fracture à deux fragments seulement, l'inférieur tendant à passer en arrière. Autour du foyer de fracture on note de nombreux éclats métalliques. La nouvelle radiographie faite le 17 octobre montre qu'une bonne réduction est obtenue (cf. fig. 19).

Les plaies suppurent toujours malgré l'ablation de deux grosses esquilles et de petits éclats métalliques.

Ablation de l'appareil le 26 octobre. La fracture est consolidée. Raideur de l'épaule et du coude. Massage.

Le 5 décembre. Radiographie montre cal peu volumineux et fragments en bonne position. Les mouvements du coude sont normaux; légère difficulté dans l'élévation du bras. Le 12 février, on enlève encore deux esquilles; les plaies se ferment. Le 12 mars quitte l'hôpital pour aller en convalescence. Les mouvements sont complètement rétablis.

OBSERVATION XIX. — Ach..., âgé de vingt-huit ans.
Fracture de l'humérus droit à la partie moyenne.

Blessé le 31 décembre. Entre à Necker le 2 janvier. Une plaie à la face antérieure du bras, haute de 10 centimètres, large de 4, à bords évasés : les tissus présentent un aspect noirâtre de sphacèle. Une autre plaie plus petite à la face postéro-interne du bras. Paralysie radiale.

Le 3 janvier application de l'appareil. La radiographie montre une fracture à nombreux fragments de la partie moyenne de l'humérus. Le traitement a consisté uniquement en lavages et pansements au nucléinate de soude à 3 p. 100 (fig. 20).

Le 10 février 1915, on enlève l'appareil, la consolidation paraît bonne.

Le 22 février, ablation sous anesthésie d'une volumineuse esquille.

Le 30 février, les mouvements du coude ont une amplitude presque normale.

OBSERVATION XX. — Wœr... *Fracture compliquée du tiers supérieur
et de l'humérus droit.*

Blessé le 29 mai 1915. Entre à l'hôpital auxiliaire n° 106 le 4 juin. Fracture par éclat d'obus au tiers supérieur de l'humérus droit : un orifice d'entrée est à un travers de doigt au-dessus du bord inférieur du grand pectoral, l'orifice de sortie à un travers de doigt au-dessus du bord inférieur du grand dorsal. Moignon de l'épaule très œdématié, avec taches jaune marron par places. Pas de gaz à la palpation. De la plaie postérieure on retire un gros éclat d'obus et quelques esquilles mobiles. Odeur fétide de la plaie. Pas de troubles nerveux. Drain. La radiographie faite le même jour montre une fracture transversale de l'humérus avec grosse esquille et léger déplacement en dehors du fragment inférieur. Le 5 juin pose de l'appareil à extension. Le 11 juin débridement large d'une plaie de la fesse droite. Le 17 juin une petite plaie ayant apparu au niveau du bord inférieur du grand dorsal au point d'appui de la boucle, on doit enlever l'appareil qui est remis en place le 21 juin. Pour la même raison supprimée le 28 juillet. Mise en place le 2 juillet. Suppression complète le 18 juillet. La fracture est consolidée, en bonne position. Epaule libre. Coude : flexion = 45°. Extension : = 100°.

OBSERVATION XXI. — Mén... (Pierre), vingt-deux ans.
Fracture extrémité supérieure de l'humérus gauche par balle.
Compression du médian. Fièvre paratyphoïde.

Entré hôpital de Rambouillet le 2 décembre 1914. Blessé par une balle le 29 novembre 1914. Présente plaie en séton à orifice d'entrée petit, situé sur la face externe du bras et orifice de sortie large, déchiqueté, siégeant à la face interne du bras. Fracture de l'humérus gauche au tiers supérieur. Crépitation osseuse. Large ecchymose descendant jusqu'au coude. Déformation du bras assez accentuée. Appareil le 3 décembre. Evolution d'une fièvre paratyphique avec prostration, insomnie, diarrhée et température élevée. La plaie du bras se cicatrise normalement. Ablation de l'appareil le 12 janvier. Consolidation excellente. Raideur de l'articulation scapulo-humérale et limitation de l'extension du coude. Troubles paralytiques dans le territoire du médian. Insensibilité complète de l'index. Atrophie de l'éminence thénar.

Le 23 février, sous chloroforme, libération du nerf médian fortement comprimé.

Actuellement, fractures consolidées. Mouvements de l'épaule normaux. Légère limitation des mouvements d'extension du coude. La sensibilité est revenue dans le territoire du médian.

OBSERVATION XXII. — Gob... (André), vingt ans.
Fracture du tiers moyen de l'humérus droit par balle.

Entré hôpital de Rambouillet le 17 février 1915. Blessé au bras par une balle le 15 février. Présente à son arrivée une large plaie à la face externe du bras par laquelle fait saillie une longue esquille osseuse. A la face interne, orifice d'entrée plus petit. Crépitation osseuse. Œdème remontant jusqu'à l'épaule. Etat général mauvais. Température 40°. Prostration, pouls petit. Large débridement sous chloroforme et ablation de trois gros fragments osseux détachés. Application de l'appareil. Le lendemain, 20 février, crépitation gazeuse autour de la plaie et s'étendant du coude à l'épaule. Sous anesthésie, longues incisions et pansements à l'éther. Cessation des phénomènes généraux dans les jours qui suivent. Le 2 avril, on enlève l'appareil ; le bras est en bonne position, la fracture bien consolidée ; les plaies ne sont pas encore fermées ; on fait des pansements secs iodés. Il persiste des limitations dans les mouvements de l'épaule et une raideur du coude qu'on traite par le massage. De plus, paralysie radiale par compression pour laquelle on se propose d'intervenir dès que les plaies seront cicatrisées.

Observation XXIII. — Bou... (Georges), âgé de vingt-cinq ans.
Fracture compliquée du tiers inférieur, de l'humérus gauche.

Blessé le 23 septembre. Entré à Necker le 25 septembre 1914. Présentant une fracture du tiers inférieur de l'humérus gauche par balle. La plaie d'entrée petite est à la face antérieure à deux travers de doigt au-dessus du pli du coude ; la plaie de sortie, est à la face postérieure, restant à un travers de doigt au-dessus de l'olécrâne, haute de 10 centimètres, large de 4, très anfractueuse. Léger œdème du bras. Le 4 octobre application de l'appareil. La radiographie montre une fracture presque immédiatement au-dessus des condyles, à nombreux fragments, dont un long de 6 centimètres, vertical, détaché de la face postérieure. Nombreux petits éclats métalliques. L'appareil est enlevé le 5 novembre ; la consolidation semble bonne.

Le blessé sort le 26 novembre.

Observation XXIV. — Rot... *Fracture compliquée du tiers inférieur de l'humérus gauche. Parésie secondaire des extenseurs.*

Blessé le 5 octobre 1914, il arrive à l'hôpital auxiliaire n° 106 le 7. Fracture de l'humérus gauche, au tiers inférieur avec deux plaies externe et interne. Le 15 octobre on pose l'appareil : la radiographie montre à 6 centimètres au-dessus du coude une fracture à nombreux fragments avec quelques éclats métalliques. Le 16 novembre on enlève l'appareil, la consolidation paraît bonne, la flexion atteint 30°, l'extension 120°. Légère parésie des muscles extenseurs.

Observation XXV. — Jouv... (Fernand), vingt-trois ans.
Fracture de l'extrémité inférieure de l'humérus droit par balle.

Blessé le 29 novembre 1914 et entré à l'hôpital de Rambouillet, le 2 décembre. Présentait à son arrivée une fracture compliquée de l'extrémité inférieure de l'humérus. Le trajet de la balle avait fait une plaie en séton dont l'orifice d'entrée, petite, se trouvait à la partie postéro-externe du bras, tandis que l'orifice de sortie, large, était situé à la partie antéro-interne. Œdème du bras, considérable. Suintement pyo-hématique par les orifices, nécessitant un débridement large sous anesthésie.

Application de l'appareil le 2 décembre.

La radiographie montre une fracture à deux fragments principaux, entre lesquels se trouvent plusieurs petites esquilles osseuses, comme si l'os avait éclaté. Peu à peu, l'œdème disparaît, les plaies suppurent moins. Ablation de l'appareil à extension le 25 janvier 1915.

On commence du massage pour vaincre la raideur de l'épaule et du coude.

Consolidation de la fracture satisfaisante. Cal un peu volumineux. A deux reprises, sous anesthésie, on enlève des esquilles osseuses.

Actuellement, 12 avril, les mouvements de l'épaule sont normaux, la consolidation s'est effectuée en bonne position, mais il persiste encore une limitation de l'extension à 120°.

Observation XXVI. — Jeh... (Théophile), 25 ans.
Fracture compliquée du tiers moyen de l'humérus gauche.

Blessé le 5 mars 1915 par obus. Soigné avant son entrée à l'hôpital auxiliaire n° 106 à Bar-le-Duc. Arrivé le 30 avril 1915. Est porteur de fracture consolidée du bras droit, et fracture non consolidée encore du bras gauche avec angulation nette à sinus interne. Plaie à la face interne, petite, presque cicatrisée, à trois travers de doigt au-dessus de l'épitrochlée plaie large à la face antéro-externe, partie moyenne, haute de 12 centimètres, large de 6, en surface, en voie de cicatrisation. La radiographie montre, à droite, une fracture consolidée avec angulation assez forte à sinus interne. A gauche, fracture de même nature avec quelques esquilles intermédiaires dont une surtout assez volumineuse en dedans. Pose de l'appareil à extension le 30 avril. Correction progressive de l'angulation du bras gauche. Le 11 juin, on enlève l'appareil. Le bras est parfaitement solide ; l'angulation, à la radiographie, est presque totalement corrigée. Paralysie radiale à droite là où il n'y eut pas d'appareil ; pas de paralysie à gauche.

Observation XXVII. — B... (Marcel). *Fracture de l'humérus droit par balle, au niveau du tiers moyen : orifice d'entrée face interne du bras au niveau du tiers supérieur, orifice de sortie face externe au niveau du tiers moyen.*

Blessé le 6 novembre. Entré le 15 novembre à l'hôpital auxiliaire n° 106. Entre à l'hôpital porteur d'un appareil d'Hennequin fenêtré. Le 19 novembre mise en place de l'appareil à extension. La radiographie (cf. fig. 21) montre une fracture à nombreux fragments avec de plus une fissure ascendante qui détache une grande partie de la moitié externe du fragment supérieur, et une fissure descendante qui sur une grande hauteur tend à détacher également la moitié externe du fragment inférieur.

Le 9 janvier 1915 on enlève l'appareil, la consolidation est bonne. La flexion du coude ne dépasse pas 40°, l'extension ne va pas au delà de 125°. Le 3 mars 1915 la flexion est normale, l'extension est presque complètement possible. Pas de troubles du côté des mouvements de l'épaule.

Observation XXVIII. — Man... (Jean).
Fracture compliquée du tiers inférieur de l'humérus gauche.

Blessé le 11 novembre 1914, arrive à l'hôpital auxiliaire n° 106 le 13 novembre avec une fracture de l'humérus gauche au tiers inférieur. Une plaie d'entrée est à la face interne du bras à un travers de main au-dessus de l'épitrochlée ; la plaie de sortie, plus large, est à trois travers de doigt au-dessus et en dehors de l'olécrâne. Le bras est très œdématié et par places présente une teinte bronzée très marquée jusqu'au niveau de l'épaule. Nulle part la palpation ne révèle la présence de gaz. Application de l'appareil le 15 novembre. La radiographie montre une fracture à nombreux fragments située un peu au-dessus de l'épicondyle, avec une fissure verticale tendant à détacher le tiers antérieur du tiers inférieur de l'humérus. Le 1er décembre l'œdème du bras qui avait diminué augmente. Le 2 décembre sous anesthésie générale au chlorure d'éthyle, agrandissement des deux orifices et passage d'un drain à travers le foyer de fracture. L'appareil ôté le 1ᵉʳ décembre est replacé le 8. Le 3 janvier on retire l'appareil. La fracture est consolidée. Il persiste encore un écoulement purulent par les deux orifices qui communiquent encore à travers le cal. La flexion du coude ne dépasse pas 90°, l'extension ne va pas au delà de 130°. Le 3 mars la flexion atteint. 80°, l'extension 140°. Un curetage des fistules permet de retirer quelques fragments osseux non adhérents. Le 28 avril, la fistule postérieure suinte encore un peu, la flexion atteint 60°, l'extension 160°.

Observation XXIX. — Belot (Gaston), vingt-cinq ans.
Fracture compliquée extrémité supérieure de l'humérus droit par shrapnell.

Entré le 25 septembre 1914. Présente une fracture de l'extrémité supérieure de l'humérus droit avec large fissure remontant vers l'articulation scapulo-humérale. Plaie au niveau de la face postérieure de l'épaule. N'ayant pas d'appareil à extension on fait le pansement dans une attelle de Bœckel. Sous chloroforme, le 6 octobre on enlève un shrapnell et on fait de larges débridements. La radiographie montre une fracture à deux fragments principaux et à plusieurs petits fragments intermédiaires ; l'axe du bras est fortement dévié. Aucune consolidation. Le 23 octobre on peut enfin appliquer l'appareil à extension. Le malade est soulagé ; le 26 incision d'un petit abcès formé sous le grand pectoral. Puis la fièvre tombe, la plaie a bon aspect. Le 29 novembre, on enlève l'appareil. Massage. Le 27 janvier le blessé quitte Necker, complètement guéri. Les mouvements sont normaux (fig. 22).

C) *Fractures avec grosse perte de substance.* — Le premier cas rapporté (obs. XXX) est certainement le plus typique. La radiographie montre que la perte de substance entre les deux fragments principaux de l'humérus est vraiment considérable, au point que l'on pouvait se demander s'il était indiqué, utile, et même non nuisible d'appliquer ici une extension qui augmenterait encore l'écartement : en présence de la grande mobilité du membre, des douleurs très marquées éprouvées par le blessé, l'appareil fut appliqué, mais d'abord la tension du ressort fut à peine marquée ; la première radiographie montre nettement que la désaxation n'est pas corrigée (voir pl. LVII) ; la tension augmentée les jours suivants a restitué un axe huméral très satisfaisant. Enfin la dernière radiographie montre qu'une

jetée osseuse, englobant quelques esquilles a ébauché une jetée
en avant, que le comblement progressif de l'espace intermédiaire ne tardera pas à parfaire.

Dans ce groupe sont encore deux fractures articulaires, l'une
de l'épaule, s'accompagne non seulement de destruction de
l'extrémité supérieure de l'humérus avec très nombreux fragments, mais aussi de fracture de l'acromion. L'autre est une
fracture du coude où la fracture humérale est encore compliquée
d'une destruction de l'olécrâne et de la tête radiale. Ces variétés
de fracture auraient peut-être parfaitement guéri par l'emploi
de moyens ordinaires, mais l'application d'une extension continue a eu ce résultat immédiat de leur apporter un soulagement considérable qu'ils ont aussitôt manifesté l'un et l'autre;
elle a permis de leur faire sans douleur tous les pansements
nécessaires, elle leur a facilité le lever immédiat ce qui ne fut
pas un de ses moindres avantages.

Observation XXX. — Dabo (Auguste), vingt-neuf ans.
Fracture compliquée du tiers moyen de l'humérus gauche.

Blessé le 11 janvier 1915. Entré à l'hôpital auxiliaire n° 106 le 14 janvier.
Fracture du bras gauche à la partie moyenne avec grosse perte de substance osseuse probable. Large plaie verticale (12 centimètres de haut,
8 centimètres de large) à la face externe. A la face interne il existe deux
plaies à quatre travers de doigt l'une au-dessus de l'autre, qui semblent
réunies par un trajet en séton et que le blessé dit avoir été produits antérieurement à la fracture, par une balle. Gros œdème avec lymphangite.
Paralysie radiale. Mise en place le jour même d'un appareil à extension.
Nettoyage de la plaie sous anesthésie, agrandissement de la plaie interne,
un drain traverse le foyer de fracture. Une contre-incision est pratiquée à
la face interne plus bas, dans laquelle un drain est également passé, ressor-
tant par la plaie externe.

La radiographie faite avec extension légère montre une fracture à nombreux fragments, avec une fissure descendant vers l'épiphyse inférieure et
surtout avec une grande perte de substance osseuse. De plus le fragment
supérieur est notablement déplacé en arrière. Le 8 février une nouvelle
radiographie montre que par l'effet de l'extension continue la désaxation
et l'angulation ont disparu.

Lavages à l'eau oxygénée et air chaud.

Le 11 mai suppression de l'appareil. La rotation du coude entraîne l'extrémité supérieure ; mais on constate encore de la mobilité au niveau du foyer de fracture peu dans le sens antéro-postérieur, davantage dans le sens transversal. On met en place des attelles en bois garnies, et on commence la mobilisation du coude. Le blessé souffre : on doit remettre l'appareil à extension. Le 18 juillet suppression intermittente de l'appareil et mobilisation du coude : la fracture paraît consolidée.

Une radiographie montre que l'espace intermédiaire se comble peu à peu et que de plus un véritable pont osseux unit en avant les deux fragments principaux avec englobement de quelques fragments secondaires. Le 31 juillet on enlève une petite esquille qui apparaît au niveau du trajet fistuleux. Le 25 août deux autres esquilles doivent être enlevées encore. Le bras est parfaitement solide et a repris un volume normal (fig. 23).

OBSERVATION XXXI. — Teissier (Henri), vingt-trois ans.
Fracture de l'humérus droit à la partie moyenne, par balle.

Blessé le 26 septembre. Entre à l'hôpital Necker le 28 septembre. Présente une plaie en séton avec de larges orifices à la face antérieure et postérieure du tiers moyen du bras. Fracture de l'humérus en ce point. Douleur. Déformation du bras. Crépitation osseuse. Application de l'appareil à extension le 29 septembre. Le 2 octobre, débridement des plaies sous anesthésie au chlorure d'éthyle. La radiographie montre deux fragments séparés par un intervalle de 4 centimètres environ. Entre les deux fragments, existe une perte de substance considérable avec un tout petit fragment intermédiaire. On laisse néanmoins la tension, le bras ayant une force normale, les plaies se cicatrisent lentement.

On enlève l'appareil le 4 novembre. Consolidation parfaite. On commence le massage pour vaincre la raideur du coude et de l'épaule.

Paralysie radiale secondaire qui disparaît peu à peu, sans aucune intervention.

Le 27 janvier, le malade sort complètement rétabli.

OBSERVATION XXXII. — Rouxeville, trente-quatre ans.
Fracture compliquée, par balle, de l'extrémité supérieure de l'humérus droit.

Blessé le 28 mai 1915. Arrive à l'hôpital auxiliaire n° 106 le 29. Présente un trajet antéro-postérieur par balle de l'épaule droite. Orifice d'entrée à trois travers de doigt au-dessus du bord inférieur du grand dorsal. Orifice de sortie à un travers de doigt au-dessous de l'extrémité externe de la clavicule. Grosse tuméfaction de l'épaule en avant et en arrière avec aplatissement du moignon de l'épaule. L'exploration de la plaie antérieure mène immédiatement sur la tête humérale. L'exploration de la plaie postérieure montre un trajet long de 15 centimètres environ et qui s'enfonce obliquement en bas et en dehors dans la direction du tiers supérieur du bras. Du pus sort de cet orifice. La radiographie montre une fracture de l'extrémité supérieure de l'humérus, réduisant les 10 centimètres supérieurs de l'os en un ensemble de petits fragments où l'on peut à peine distinguer la tête humérale. Elle

montre un petit éclat métallique et une fracture de l'acromion expliquant
l'abaissement du moignon de l'épaule. Le 31 mai on agrandit les plaies antérieure et postérieure. Le 5 juin est retiré l'éclat métallique. Le 14 juin pose
d'un appareil à extension continue. Le blessé se sent aussitôt soulagé et se
lève. Le 15 juin devant la persistance des phénomènes fébriles, une nouvelle
incision externe, à la partie moyenne du deltoïde, est pratiquée par laquelle
on cueille la tête humérale entièrement mobile. Le 8 juillet une nouvelle
incision est faite à la face antérieure du bras à un travers de doigt au-dessus
du bord inférieur du grand pectoral : une collection purulente est ouverte.
Le 10 août suppression de l'appareil à extension. Pas de modifications dans
la situation du bras. Les mouvements de l'épaule sont entretenus par une
mobilisation constante (fig. 13).

Observation XXXIII. — Garnier (Jean), trente-deux ans.
Fracture du coude.

Blessé le 5 mars 1915, entré à l'hôpital de Rambouillet le 7 mars. Le
blessé a été atteint par une balle qui lui a fracassé le coude. Séance
tenante on lui a enlevé plusieurs esquilles osseuses. A son arrivée à l'hôpital
de Rambouillet, il présentait un état général particulièrement mauvais avec
fièvre élevée, prostration, pouls petit et irrégulier. Au niveau du coude, il
existait une large plaie, anfractueuse, à bords décollés et grisâtres. Le bras
était volumineux, d'aspect bronzé et présentant par endroits une fine crépitation gazeuse. Sous anesthésie on fit de longues incisions remontant jusqu'à l'épaule. On élargit encore la plaie du coude et on fait un pansement à
l'éther. On mit le membre dans une gouttière de Bœckel. Les phénomènes
généraux et locaux s'amendèrent rapidement et le 12 mars, on applique un
appareil à extension qui permet au malade de souffrir un peu moins et qui
maintient le membre dans une meilleure position.

Actuellement, les plaies, dont les pansements ont été ainsi singulièrement
facilités, sont presque cicatrisées.

On retire l'appareil le 10 avril et on commence la mobilisation du coude.

FRACTURES DES OS DE L'AVANT-BRAS

J'ai essayé d'appliquer ma méthode aux fractures des os de l'avant-bras ; je n'y ai réussi que partiellement.

Il n'est pas de fractures plus embarrassantes que celles de l'avant-bras proprement dites, c'est-à-dire les fractures simultanées du radius et du cubitus. Avec elles, on louvoie toujours entre la pseudarthrose et le cal vicieux.

Je suis fort étonné de l'espèce de désinvolture avec laquelle sont envisagées ces fractures dans bien des ouvrages. On semble les considérer comme insignifiantes et guérissant très bien.

Les fractures en bois vert des enfants comportent un pronostic favorable : mais il n'en est pas de même des fractures complètes de l'adulte. Pour ma part je ne connais pas de fractures qui donnent autant de pseudarthrose. Ainsi depuis que j'emploie mon appareil pour les fractures de jambe, je n'ai pas observé une seule pseudarthrose. Dans la partie de ce volume qui leur est consacrée, Marchak rapporte trois cents cas qui se sont tous consolidés. Au contraire, bien que je n'aie eu à traiter qu'un très petit nombre de fractures de l'avant-bras, j'ai observé plusieurs pseudarthroses.

D'autre part, quand la consolidation se produit, il n'est pas rare que le cal soit vicieux. Il peut l'être de plusieurs façons.

La forme la plus grave est la synostose radio-cubitale ; elle supprime les mouvements de pronation et de supination. Ses conséquences au point de vue de l'utilisation du membre dépendent de la position imposée à la main. En pronation ou supination complètes, elle est peu utilisable : dans la situation intermédiaire, elle peut rendre de grands services. En tout cas, la perte des mouvements de pronation et de supination est extrêmement préjudiciable.

La forme la moins grave du cal vicieux est l'angulation. Elle est très fréquente. Elle gêne les mouvements de pronation et de supination ; mais les mouvements de rotation de l'humérus y suppléent dans une certaine mesure et le trouble fonctionnel n'est pas très considérable.

En cas de consolidation en apparence correcte ou à peu près, il est un autre élément qui intervient pour limiter les mouvements de l'avant-bras. Les fragments inférieurs sont dans une attitude qui ne correspond pas à celle des fragments supérieurs. Il faut toujours se soucier dans le traitement d'une fracture de la position du fragment supérieur, mais nulle part cette règle n'est plus importante que pour l'avant-bras.

Quelle est la position relative que prennent les deux fragments supérieurs. On a cherché à faire des distinctions suivant le siège de la fracture. Ces distinctions sont sans doute très légitimes. Mais en pratique, on voit surtout des fractures portant sur le tiers moyen, et dans ce cas, après la fracture comme après l'amputation, le radius se place en avant du cubitus, c'est-à-dire dans une position intermédiaire à la pronation et à la supination. On voit ce qui arrive si la main est placée pour le traitement en pronation ou en supination complète. Si elle est placée en pronation, après consolidation, lorsque la partie supérieure du radius aura exécuté un mouvement de supination complet, la main restera encore en pronation : la supination sera limitée. Si au contraire la main a été immobilisée en supination, comme l'extrémité supérieure du radius est déjà en pronation, lorsqu'il exécutera son mouvement de pronation complet, la main sera encore en supination. La pronation sera limitée.

Quand on discute sur la position qu'il faut donner à l'avant-bras fracturé, on ne tient compte en général que du danger de synostose et on raisonne comme si le membre n'était pas fracturé. J'ai longtemps commis cette erreur.

Quand on regarde les choses sur un squelette, elles paraissent fort simples. Dans la pronation les deux os se croisent ; cette attitude expose donc grandement à la synostose. Dans la supination au contraire, le radius et le cubitus se placent dans un même plan ; l'espace interosseux à son maximum de largeur, c'est donc la meilleure position pour éviter la soudure des deux os.

Si les os étaient intacts, le raisonnement serait inattaquable : mais ils sont brisés. Les fragments supérieurs ne sont que peu ou pas influencés par les mouvements imprimés aux fragments inférieurs. Les supérieurs sont dans un plan à peu près antéro-postérieur. Si on place les inférieurs dans les positions extrêmes, pronation ou supination, ils se trouvent dans un plan à peu près transversal. Les quatre extrémités osseuses se trouvent deux à deux dans des plans perpendiculaires l'un à l'autre. (Voir pl. 63, fig. 2.) Les conditions sont donc très favorables à la production de la synostose et si elle se produit, elle immobilise l'avant-bras dans la position la plus gênante.

En somme, j'estime qu'il faut immobiliser l'avant-bras fracturé dans la position intermédiaire à la pronation et à la supination, parce que c'est l'attitude qui correspond à celle des fragments supérieurs.

Dans les recherches que je vais exposer, je n'ai pas imposé au membre d'attitude fixe ; bien au contraire. Mon appareil permet les mouvements de pronation et de supination.

Mais ce n'est pas tout. Il existe en général une angulation et un chevauchement. L'angulation est à sommet postéro-externe. Quant au chevauchement, il peut se faire de diverses façons. Il m'a semblé que le plus souvent le fragment inférieur du radius se plaçait en dedans du supérieur dans les fractures de la partie moyenne. Quant au fragment inférieur du cubitus, sa position est variable.

Enfin ce n'est pas tout encore. Les extrémités des fragments tendent à se rapprocher deux à deux, d'où diminution de l'espace interosseux et danger de synostose. Il peut même arriver, Demarquay l'a signalé, que les deux fragments inférieurs s'insinuent entre les supérieurs. (Voir pl. 63, fig. 2.)

Il est singulièrement difficile de remédier à tous ces déplacements. Les compresses graduées, les attelles garnies que l'on conseillait de placer au niveau de l'espace interosseux pour écarter les fragments me paraissent tout à fait incapables d'avoir cette action.

Quant à la gouttière plâtrée, elle immobilise, mais c'est tout : elle ne peut ni réduire, ni maintenir la réduction.

Peut-on faire mieux ? C'est fort difficile.

Tout d'abord, est-il possible de diminuer par une meilleure thérapeutique, le nombre des pseudarthroses ? Je n'en suis pas sûr. En opérant des pseudarthroses, j'ai été frappé de la différence de consistance des fragments supérieurs et inférieurs. Ces derniers sont beaucoup moins durs. Il semble que leur nutrition soit particulièrement troublée. C'est peut-être affaire de vascularisation. La guerre m'a empêché d'étudier ce point d'anatomie : il mérite de l'être.

J'ai essayé d'appliquer au traitement des fractures de l'avant-bras, les tiges réductrices que j'emploie pour le bras et la cuisse. J'en place deux, l'une qui représente le radius et l'autre le cubitus.

DESCRIPTION DE L'APPAREIL

L'appareil comprend deux tiges, qui sont à la fois réductrices et contentrices. Chacune des tiges, comme celles de l'appareil de bras, comme celles de l'appareil de cuisse, est formée de deux pièces, glissant l'une dans l'autre, et mues par un ressort au moyen d'une cheville. Ces tiges ont déjà été décrites plusieurs fois dans cet ouvrage ; il me paraît inutile d'y revenir.

Les deux tiges sont semblables et complètement indépendantes l'une de l'autre : elles ne sont reliées lorsque l'appareil est en place que par les bracelets plâtrés.

Ce qu'il y a de particulier dans l'appareil d'avant-bras, c'est la manière dont les tiges se terminent. On s'en rendra compte par l'examen de la planche 58, figure 1.

Pour que les tiges permettent les mouvements volontaires de pronation et de supination, j'ai dû multiplier les articulations.

La pièce mâle, qui doit être fixée par son extrémité inférieure au niveau du poignet, est la plus simple.

Elle est reliée par un béquillon à angle droit avec les lames souples (A, fig. 1, pl. 58) qui doivent être emprisonnées dans le plâtre. C'est une disposition analogue à celle des tiges mâles de l'appareil de cuisse. Elle en diffère en ceci qu'à la jonction de la tige et du béquillon se trouve une articulation en genou comme celle de l'appareil de bras. La tige proprement dite se termine par une boule qui est emprisonnée, comme la tête fémorale dans le cotyle, dans une cupule attenant au béquillon (B, fig. 1). Outre la lame souple, le béquillon porte une lame rigide (C) destinée à l'empêcher de basculer. Cette lame doit être complètement emprisonnée dans le plâtre.

La pièce femelle destinée à être fixée en haut soit sur l'avant-bras, soit sur le bras est pourvue, elle aussi, d'un béquillon, auquel elle est reliée par une articulation en genou (D). Celle-ci n'a pas tout à fait la même disposition que celle de la pièce mâle. Quand on fixe l'appareil au bras, la pièce femelle doit être dans le prolongement du béquillon. Au contraire quand on fixe l'appareil à l'avant-bras, la pièce femelle doit être à angle droit sur le béquillon. Pour que les mêmes appareils puissent servir à l'un et l'autre usage, j'ai échancré d'un côté le cotyle, qui reçoit la boule par laquelle se termine la pièce femelle. La partie rétrécie qui porte la boule, le col de cette tête, s'engage dans l'échancrure et ainsi la pièce femelle peut être placée à angle droit sur le béquillon.

Avec ces deux articulations en genou, l'une en haut, l'autre en bas, les mouvements de pronation et de supination n'étaient pas possibles. Les expériences que j'ai faites avec les premiers modèles de l'appareil sur des membres sains, m'ont montré que la pronation et la supination entraînaient une torsion des lames souples. Dans ces essais, les lames souples étaient fixées, soit à la partie inférieure du bras, soit à la partie supérieure de l'avant-bras par des bandes de forte toile mouillée. Quand elles étaient fixées par du plâtre qui ne permettait pas leur torsion, la pronation et la supination devenaient impossibles.

Je tenais essentiellement à ce que ces mouvements fussent possibles, puisque le rétablissement précoce de la fonction fait partie intégrante de ma méthode. Pour les permettre, j'ai dû ajouter une autre articulation. Elle est formée de deux plaques rondes de 2 centimètres de diamètre, traversées à leur centre par une courte tige métallique qui leur sert d'axe (E). Ces deux plaques tournent l'une sur l'autre comme deux meules. Cette articulation en meule avec les deux articulations en genou permettent les mouvements de pronation et de supination. Il est aisé de le constater en appliquant l'appareil complet (les deux tiges) sur un membre sain.

POINT D'APPUI

En bas, il y a des points d'appui osseux qui paraissent satisfaisants : mais ils sont difficilement utilisables. C'est d'une part la tête du cubitus et l'épiphyse radiale qui font un relief suffisant pour être modelés, et d'autre part les saillies latérales que forment en dehors le trapèze, en dedans l'os crochu.

Pour les utiliser, il faut construire un petit collier analogue au collier condylien des fractures du fémur.

On place deux petits tampons l'un sur la face palmaire, l'autre sur la face dorsale de l'extrémité inférieure de l'avant-bras et du carpe en laissant libres les parties latérales. On roule une bande plâtrée de cinq à six centimètres de large sans la serrer, et on fait sept à huit tours : puis on modèle le collier en exerçant des pressions sur les quatre points d'appui jusqu'à ce que le plâtre soit sec. Il faut prendre soin de faire une dépression marquée au niveau de la tabatière anatomique.

Les points d'appui supérieurs sont plus difficiles à trouver. L'idéal est de n'immobiliser aucune articulation ni au-dessus, ni au-dessous de la fracture : mais cet idéal, je n'ai réussi à le réaliser complètement que pour la jambe.

A la partie supérieure de l'avant-bras, il est difficile d'accrocher un appareil à un relief osseux. Cependant on peut construire un collier dont le bord supérieur passe en arrière sur l'olécrane et de chaque côté au ras de l'épitrochlée et de l'épicondyle. (Voir pl. 62 et pl. 67, fig. 1.) Ce collier permet l'extension du bras et convenablement échancré en avant, la flexion jusqu'à l'angle droit. Mais il ne tient pas bien. Sous l'influence de la pression des ressorts, il tend à remonter et devient gênant. Il ne permet pas, au moins au début, d'exercer une traction suffisante.

On ne peut obtenir un point d'appui suffisant en haut qu'en emprisonnant le coude dans un appareil plâtré qui le maintient fléchi à angle droit. Il devient alors aisé de prendre point d'appui soit sur la partie brachiale du plâtre soit sur la partie antibrachiale.

Le point d'appui antibrachial est préférable ; mais dans certains cas où il existe des plaies remontant haut sur l'avant-bras, on est obligé de laisser à ce niveau le plâtre incomplet. En l'armant soit en avant, soit en arrière, on peut encore maintenir le coude fléchi : c'est ce qui a été réalisé sur le malade dont je donne la photographie (voir pl. 64, fig. 2), mais on est alors obligé de fixer les tiges sur la partie brachiale du plâtre.

APPLICATION DE L'APPAREIL

On commence par faire les deux bracelets plâtrés.

J'ai déjà indiqué la manière de construire le bracelet inférieur. Il faut y apporter le plus grand soin. Bien que les points d'appui semblent bons en raison de leur relief, ils sont difficiles à utiliser, et la pression devient facilement douloureuse du côté du trapèze.

Tant que la traction n'est pas établie, le bracelet est bien supporté : il ne détermine ni douleur, ni œdème de la main. Mais si l'on établit une traction forte, il tend à glisser et à basculer quand les tiges n'ont pas été bien placées. Son glissement et surtout sa bascule déterminent des douleurs et un œdème de la main parfois assez considérable pour que l'on soit obligé de supprimer l'extension. Dans ce dernier cas, l'appareil a encore, sur la gouttière plâtrée, l'avantage de permettre des mouvements de pronation et de supination, tout en rendant les pansements faciles, mais il ne réduit pas mieux.

Le bracelet plâtré supérieur est très facile à construire quand on immobilise le coude et que la région ne présente pas de plaies. Le coude étant maintenu fléchi à angle droit, on roule sans serrer une bande bien plâtrée qui entoure en 8 la partie inférieure du bras et la partie supérieure de l'avant-bras.

Lorsqu'il existe des plaies dans la région, la construction de l'armature est beaucoup plus difficile. Quand les plaies occupent la partie antérieure, il est assez aisé de maintenir le coude fléchi par une gouttière antibrachiale postérieure reliée au bracelet brachial par une attelle métallique coudée, incorporée dans le plâtre. La photographie reproduite fig. 1, pl. 64, représente un blessé militaire muni d'un appareil de ce genre.

Quand les plaies occupent la partie postérieure de la région supérieure de l'avant-bras, les difficultés sont beaucoup plus grandes. La seule ressource est le plâtre fenêtré. Elle est médiocre, car les sécrétions des plaies imbibent le plâtre. Dans ces cas, il vaut peut-être mieux faire un bracelet uniquement brachial. Mais si on laisse l'avant-bras en extension, le bracelet ainsi placé ne peut pas résister à la pression des ressorts, il remonte. Il faut donc maintenir l'avant-bras fléchi ; il est aisé de le faire au moyen d'une bande entourant la nuque et passant sous la tige de l'appareil correspondant au radius.

Quand les bracelets de modelage sont secs, on fixe les deux tiges au moyen des petites ailettes dont elles sont pourvues.

La difficulté est de les bien placer. Elles doivent permettre les mouvements de pronation et de supination. Même médiocrement placées, elles permettent les mouvements passifs ; mais si on examine ce qui se passe on voit que pendant les mouvements, les tiges se raccourcissent alternativement en refoulant les ressorts. Il faudrait donc un effort considérable pour produire un mouvement volontaire, et cet effort le malade ne peut le faire. C'est déjà quelque chose de pouvoir imprimer au membre des mouvements passifs, mais mon objectif est de permettre des mouvements actifs. En effet les mouvements passifs imprimés à la main n'entraînent pas les fragments supérieurs. Au contraire on peut espérer que les mouvements volontaires agissent, grâce à la synergie musculaire et sur les fragments supérieurs et sur les fragments inférieurs.

J'ai dit que les mouvements passifs n'agissent que sur les fragments inférieurs ; cela n'est vrai qu'au début. Très vite, bien qu'avant que le cal soit solide, il s'établit une continuité entre les fragments, et les mouvements de pronation et de supination imprimés à la main entraînent les fragments supérieurs. Je l'ai constaté radioscopiquement.

On ne peut arriver à placer les deux tiges de telle façon

qu'elles permettent les mouvements de pronation et de supination sans subir de modifications de longueur, mais il faut
réduire ces modifications au minimum.

On doit pour cela placer l'articulation de la pièce qui repré-
sentera le radius aussi exactement que possible dans le plan de
rotation de la tête radiale. Cette tige doit être antéro-externe
ainsi que le montrent les planches. On a tendance à la placer
trop en dehors ; la tête du radius étant recouverte dans le
plan transversal par la masse considérable des muscles épi-
condyliens est bien plus interne qu'on n'est porté à le croire. En
arrière, elle est très superficielle, facile à sentir au fond de la
dépression latéro-olécranienne qui se forme dans l'extension.
L'articulation supérieure de la pièce doit être placée en avant
dans le plan antéro-postérieur passant par cette dépression,
et aussi près que possible du plan horizontal passant par l'articulation huméro-radiale. Son extrémité inférieure doit être
placée sur la malléole radiale au niveau de l'insertion du long
supinateur, la plaquette destinée à empêcher la bascule remontant sur le bord du radius. S'il existe des plaies qui empêchent
de la placer en ce point, on peut la descendre jusqu'au niveau
de la tabatière anatomique. Je l'ai même descendue plus bas dans
des cas de plaies de la région du poignet ; je l'ai reportée jusque
sur le premier métacarpien ; mais alors la pression est plus
difficilement supportée et le poignet est immobilisé ; ce n'est
qu'un pis aller.

L'autre tige, représentant le cubitus, doit être franchement
interne. Elle est plus facile à placer. Son extrémité supérieure
correspond à la base de l'olécrane. Quant à son extrémité inférieure, on la place en dedans sur la tête du cubitus.

Voici comment on procède pour la fixation. On place
d'abord les pièces femelles qui sont les pièces supérieures. On
modifie la courbure des lames souples de façon qu'elles s'appliquent bien sur le bracelet déjà sec. En avant, les lames

souples antérieures des pièces radiale et cubitale chevauchent l'une sur l'autre. On s'efforce de les disposer de façon que le chevauchement se fasse dans les meilleures conditions. On peut d'ailleurs les raccourcir d'un coup de cisailles.

Les pièces femelles étant en position, on s'assure que les pièces mâles se placent bien. Il n'y a pas là de difficultés : la double articulation dont sont pourvues les pièces femelles permet de donner aux tiges la direction voulue.

Les pièces femelles étant bien maintenues en place par un aide, on enlève les pièces mâles et les ressorts pour faciliter la fixation des premières. On roule une bande plâtrée étroite, qui emprisonne les lames souples. Cette manœuvre est facile. Il suffit de s'appliquer à laisser libres toutes les articulations des pièces femelles.

La bande plâtrée appliquée sur le bracelet déjà sec prend vite. Quand sa prise a rendu effective la fixation des pièces femelles, on replace les ressorts, puis les tiges mâles et on fixe ces dernières également par une bande plâtrée. Les béquillons destinés à empêcher leur bascule sont naturellement emprisonnés sous le plâtre dans toute leur longueur.

Quand la bande est prise, on peut mettre en tension.

RÉSULTATS

Je n'ai eu à soigner qu'un petit nombre de fractures de l'avant-bras. Ces notes concernent donc des recherches : je les publie avec l'espoir qu'elles pourront servir de point de départ à ceux qui voudront bien s'orienter dans cette voie.

I. *Fractures des deux os ou fractures de l'avant-bras proprement dites.*

1° J'ai appliqué d'abord mon appareil à une pseudarthrose flottante ancienne. Je n'avais pas grand espoir d'obtenir une consolidation, mais ce cas fournissait un bon sujet d'étude.

La radiographie 1 (pl. 60) montre la pseudarthrose. La radiographie 2 de la même planche et la radiographie 1 de la planche suivante montrent le malade appareillé. On voit que la réduction et la contention étaient satisfaisantes dans toutes les attitudes. La radiographie 2 (pl. 60) montre l'avant-bras en supination ; la radiographie 1 (pl. 61) le montre en pronation.

La consolidation ne s'est pas produite, bien que le malade se soit servi de son membre appareillé : j'ai dû faire ultérieurement une ostéosynthèse avec des plaques de Lambotte. La réduction à ciel ouvert n'a pas été meilleure que la réduction par l'appareil, ainsi qu'on peut le voir sur la radiographie 2 de la planche 61 mais la consolidation a été obtenue. Le malade a gardé ses plaques ; le résultat fonctionnel est satisfaisant.

2° S... Jean avait une fracture des deux os de l'avant-bras par morsure de cheval. Il existait une petite plaie qui ne paraissait pas communiquer avec la fracture. En tout cas, celle-ci a évolué aseptiquement.

La radiographie 2 (pl. 63) montre l'inconvénient d'immobiliser l'avant-bras en supination. Les fragments supérieurs étant en pronation, les fragments inférieurs en supination, ces deux derniers vus de profil se projettent l'un sur l'autre. On dirait qu'il n'y a qu'un os qui passe entre les deux fragments supérieurs.

Les photographies reproduites planche 62 montrent le malade appareillé.

La radiographie 2 (pl. 63) montre le résultat : il est médiocre. Le malade n'a pas pu supporter l'extension, il a fallu enlever mon appareil et le remplacer par une gouttière plâtrée. La consolidation ne s'est pas produite.

3° Chez un enfant de 15 ans, qui avait une fracture complète du radius avec une fracture en bois vert du cubitus, l'appareil a été bien supporté. Le résultat anatomique qui montre les radiographies 1 et 2 de la planche 66 n'est pas brillant, mais le résultat fonctionnel a été excellent.

4° M... Émile était atteint d'une fracture par balle des deux os de l'avant-bras, fracture comminutive avec nombreuses esquilles et très infectée.

La photographie reproduite planche 64 montre le malade appareillé (voir p. 487).

La radiographie 1 (pl. 65) faite sous l'appareil, et la radiographie 2 faite après son ablation montrent que la position est bonne. Le radius s'est bien consolidé, mais du côté du cubitus plusieurs esquilles se sont éliminées et il s'est fait une pseudarthrose pour laquelle j'ai tenté une greffe qui n'a pas réussi.

5° Seur... présentait également une fracture par balle des deux os de l'avant-bras. Les figures de la planche 67 montrent le malade appareillé, la réduction sous l'appareil, enfin le résultat vu de profil. L'évolution a été aseptique. L'appareil a été bien supporté, la consolidation était complète après dix-huit jours d'appareillage. Le résultat fonctionnel a été excellent.

FRACTURES ISOLÉES DU RADIUS ET DU CUBITUS

Je crois que mes tiges réductrices peuvent rendre service dans certaines fractures isolées des os de l'avant-bras. Je me bornerai à indiquer les quelques remarques que j'ai pu faire.

* *

Fractures du cubitus. — Je laisse naturellement de côté les diverses variétés de fractures de l'olécrane. Elles ne sont pas justiciables de la méthode. Je ne parlerai pas non plus de celles de l'apophyse styloïde : elles sont une complication des fractures de l'extrémité inférieure du radius.

Les fractures du cubitus se compliquent parfois d'une luxation
de l'extrémité supérieure du radius. Je pense avec M. Kirmisson
et la majorité des auteurs que la luxation prend alors le pas sur
la fracture. Il faut d'abord remettre en place la tête radiale.
Dans les deux cas que j'ai observé, cette réduction a été facilement obtenue. La tête réduite, il reste une fracture du cubitus,
mais cette fracture n'est pas encore une fracture banale. Au
point de vue du traitement, la luxation lui laisse une empreinte.
L'immobilisation doit être faite dans la position qui maintient
le mieux la tête du radius en bonne place. Il me semble bien
inutile de discuter d'une manière générale quelle est la position
préférable, car ce n'est pas toujours la même. Chez l'un de mes
malades, la tête radiale tenait parfaitement, l'avant-bras étant
en extension. Chez l'autre, elle se déplaçait en avant dans
cette attitude, et la réduction ne se maintenait que dans la
flexion forcée.

Hors le cas de luxation radiale, les fractures isolées de la
diaphyse du cubitus n'ont pas grande tendance au déplacement.
Les fractures indirectes, si rares qu'on a discuté sur leur existence, sont habituellement incomplètes ou du moins sous-
périostées. Je les laisse de côté.

Les fractures directes ne désaxent pas la main : c'est là un
point très important. L'extrémité supérieure du fragment inférieur a une légère tendance à se rapprocher du radius et c'est
tout. Le rapprochement n'est pas tel en général que l'espace
interosseux soit supprimé. Si ce déplacement n'est point aisé
à corriger, il n'a pas de très graves inconvénients. Dans ces
cas, le seul avantage de la méthode en cas de fracture fermée,
est de permettre les mouvements de pronation et de supination.
Dans les fractures ouvertes, à cet avantage s'ajoute celui de
pouvoir faire les pansements sans enlever l'appareil.

Fracture du radius. — J'ai appliqué une fois mon appareil

— une seule tige — pour une fracture banale de l'extrémité inférieure du radius. La pression sur l'os fracturé n'a pas été particulièrement douloureuse. Le malade a pu exécuter des mouvements de pronation et de supination très vite. Le résultat a été satisfaisant, mais on aurait pu en obtenir de semblables avec n'importe quelle méthode. (Voir pl. 58.)

Les fractures ouvertes du tiers inférieur du radius présentent une gravité particulière. Dans les fractures comminutives, avec nombreuses esquilles, il se produit un raccourcissement progressif qui entraîne une désaxation de la main parfois énorme. J'ai vu de véritables mains botes produites par ce mécanisme.

Ces fractures méritent donc une attention particulière. Je n'en ai eu qu'une à soigner. C'était en octobre 1914 ; je n'avais pas encore fait construire mon appareil. Le malade fut d'abord immobilisé avec un plâtre armé formant pont de la partie moyenne du bras au poignet. L'infection était très grave : il a fallu faire des débridements multiples et à diverses reprises.

Au commencement de décembre, la consolidation n'était pas encore obtenue, et la main avait tendance à s'incliner sur le bord radial. J'ai alors appliqué mon appareil à extension : il a été bien supporté. La photographie (fig. 1, pl. 64) montre le blessé faisant un mouvement de supination actif. La radiographie (fig. 7, pl. 59) montre que la contention est bonne. Le radius s'est consolidé sans inclinaison de la main. Mais le projectile avait détruit la plupart des tendons fléchisseurs. La suppuration diffuse superficielle et profonde qui avait nécessité de larges débridements a entraîné des rétractions et des adhérences des muscles, de telle sorte que la main est presque inutilisable.

J'ai donné un résumé et une iconographie assez complète des quelques cas où j'ai appliqué mon appareil pour fracture des os de l'avant-bras. Je répète qu'il s'agit là de recherches qui pourront peut-être servir pour une mise au point ultérieur.

Les faits ne sont point assez nombreux pour justifier une conclusion. Ils montrent seulement que la méthode permet de soigner commodément les fractures ouvertes et qu'elle est capable au moins dans certains cas de donner de très bons résultats.

TABLE DES MATIÈRES

I

LA MÉTHODE EN GÉNÉRAL

par Pierre Delbet

III

FRACTURES DE CUISSE

par Pierre Delbet

IV

FRACTURES DE L'HUMÉRUS

par MM. Mossé et Lamare

V

FRACTURES DES OS DE L'AVANT-BRAS 481

PLANCHES HORS TEXTE ET EXPLICATIONS DE CES PLANCHES.

ÉVREUX, IMPRIMERIE CH. HÉRISSEY

Fracture de Dupuytren. Obs. 42, p. 262.

1re *Radiographie.* — Avant la réduction. Vue de profil.
Tibia : Arrachement de la partie antérieure de la mortaise tibiale. Luxation de l'astragale en arrière.
Péroné : Fragment inférieur entraîné en arrière.

2° *Radiographie.* — La luxation de l'astragale est réduite. L'angle entre les deux fragments du péroné est diminué.

3° *Radiographie.* — Vue de face avant la réduction. Arrachement de la malléole interne. Le pied est transporté en dehors, l'astragale a subi une rotation en dehors. Fragment intermédiaire au péroné.

4° *Radiographie.* — Vue de face après la réduction.
Le pied est remis en place. La rotation de l'astragale en dehors est corrigée.
Le malade a marché à partir du 3° jour. Il a gardé son plâtre quarante jours. Le résultat fut parfait. Le malade marche correctement sans boiter avec une articulation absolument souple.

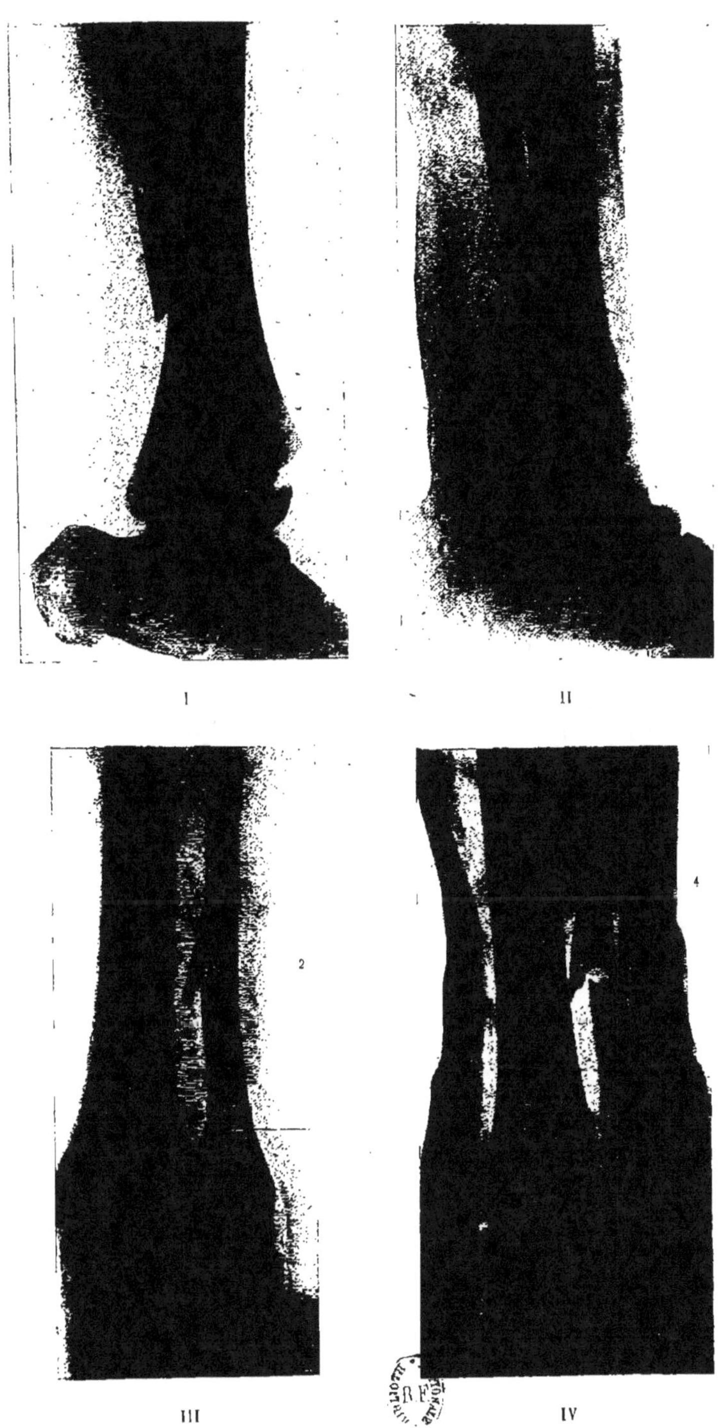

Planche I.

PLANCHE II.

Fracture bi-malléolaire par adduction. Obs. 34, p. 260.

1re *Radiographie.* — Vue de profil avant la réduction.
Luxation complète du pied en arrière. Fracture marginale postérieure.

2e *Radiographie.* — Vue de profil après la réduction.
Réduction de la luxation du pied en arrière.

3e *Radiographie.* — Vue de face avant la réduction.
La malléole interne chevauche sur le tibia.
Chevauchement entre les deux fragments de la malléole externe.

4e *Radiographie.* — Vue de face après la réduction. Réduction parfaite des déplacements.
La malade a marché au bout de 2 jours. Elle a gardé le plâtre cinquante-quatre jours et est restée à l'hôpital quarante jours.
Les résultats immédiat et éloigné ont été excellents.

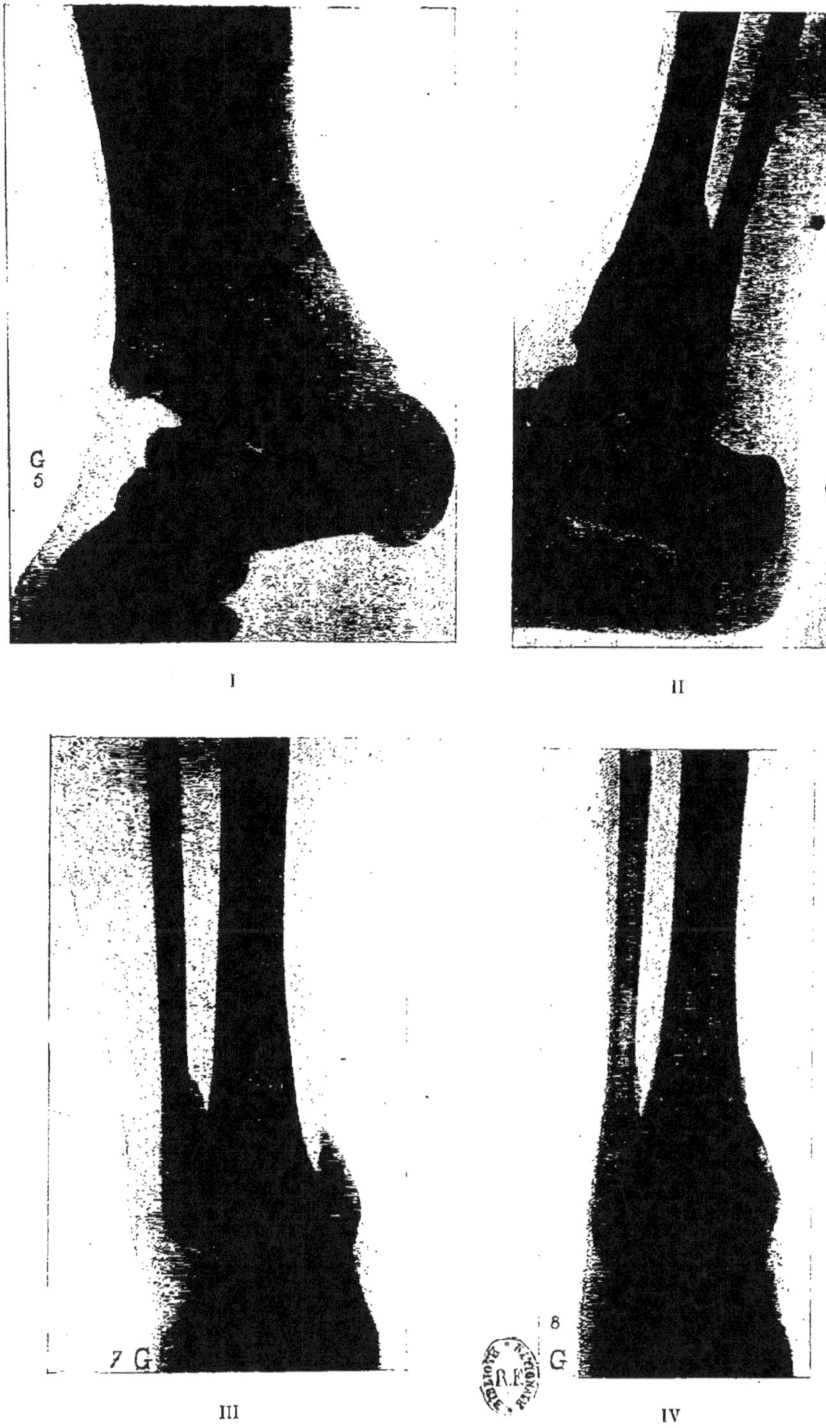

I

II

III

IV

PLANCHE II.

Fracture de Dupuytren. Obs. 35, p. 260.

1re *Radiographie.* — Vue de profil avant la réduction.
Luxation du pied en arrière. Le rebord antérieur de la mortaise tibiale
est arraché. Probablement fracture marginale postérieure.

2e *Radiographie.* — Vue de profil après la réduction.
Réduction parfaite.

3e *Radiographie.* — Vue de face avant la réduction.
Le pied est transporté en dehors. Chevauchement des fragments du péroné.
La malléole interne a suivi l'astragale en dehors.

4e *Radiographie.* Vue de face après la réduction.
Le chevauchement du péroné est corrigé. Le pied avec la malléole interne
est remis en place.
Le malade a marché le 9e jour. Il est resté à l'hôpital trente-deux jours,
marchant sans boiter avec une articulation souple. Le plâtre a été gardé
soixante-huit jours car le malade n'est pas revenu plus tôt pour le faire
enlever ayant peur de marcher moins bien sans plâtre qu'avec.

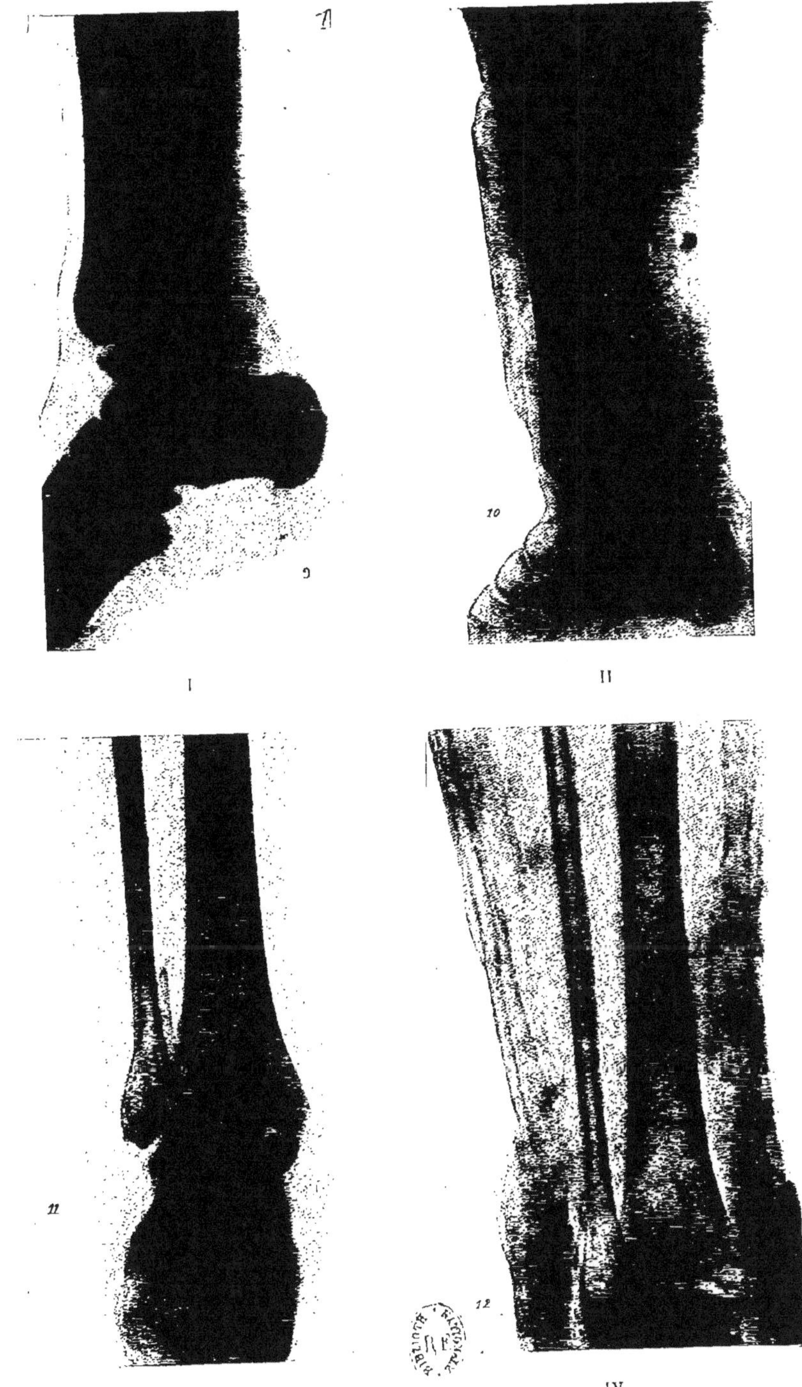

I

II

III

IV

PLANCHE III.

Fracture de type Dupuytren. Obs. 25, p. 258.

1ʳᵉ *Radiographie.* — Vue de profil avant la réduction.
Déplacement énorme du pied en arrière.

2ᵉ *Radiographie.* — Vue de profil après la réduction.
La luxation est corrigée.

3ᵉ *Radiographie.* — Vue de face avant la réduction.
Arrachement du ligament interne. Ecartement de 3 centimètres entre
l'astragale et la malléole interne. Chevauchement des deux fragments du
péroné.

4ᵉ *Radiographie.* — Vue de face après la réduction.
Le pied est remis en place. Correction du chevauchement entre les
2 fragments du péroné.
On est arrivé à la troisième tentative à la réduction complète. Le malade
a marché le 12ᵉ jour. Il a gardé son plâtre trente-neuf jours. Il est resté à
l'hôpital un mois.
Les résultats immédiat et éloigné ont été parfaits. Le malade marche
très bien avec une articulation souple.

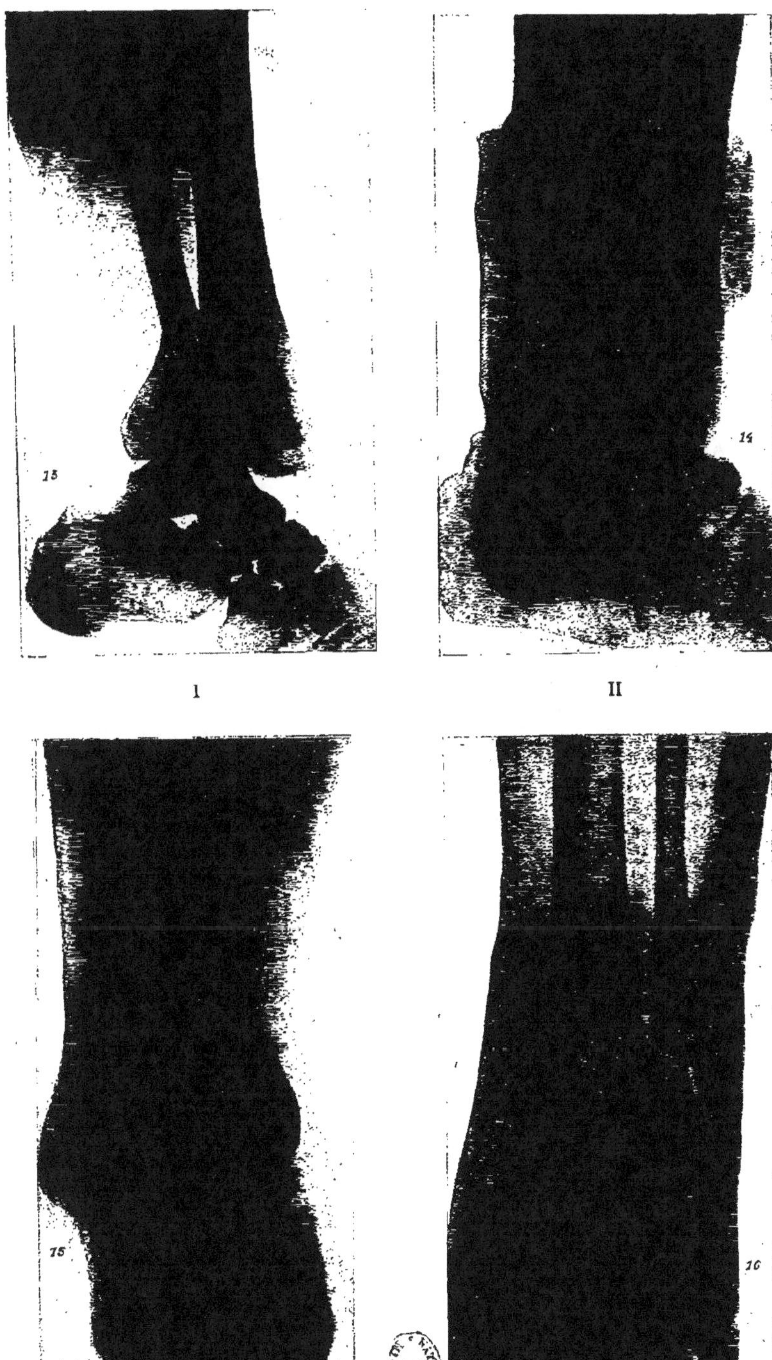

I

II

III

IV

PLANCHE IV.

Fracture de Dupuytren.

1ʳᵉ *Radiographie.* — Vue de profil avant la réduction.
Luxation complète du pied en arrière. L'extrémité inférieure du péroné est entraînée loin du tibia.

2ᵉ *Radiographie.* — Vue de profil après la réduction.
La réduction est complète.

3ᵉ *et* 4ᵉ *Radiographie.* — Vue de face avant et après la réduction.
Ce cas ne figure pas dans nos statistiques parce qu'il est postérieur à l'impression de nos observations.

La malade est âgée de cinquante-deux ans. Elle a marché à partir du 3ᵉ jour après l'application du plâtre. Etant concierge elle a quitté l'hôpital au 12ᵉ jour pour reprendre ses fonctions.

Nous l'avons revue 1 mois et demi après son accident. Sa jambe était normale et ses articulations souples.

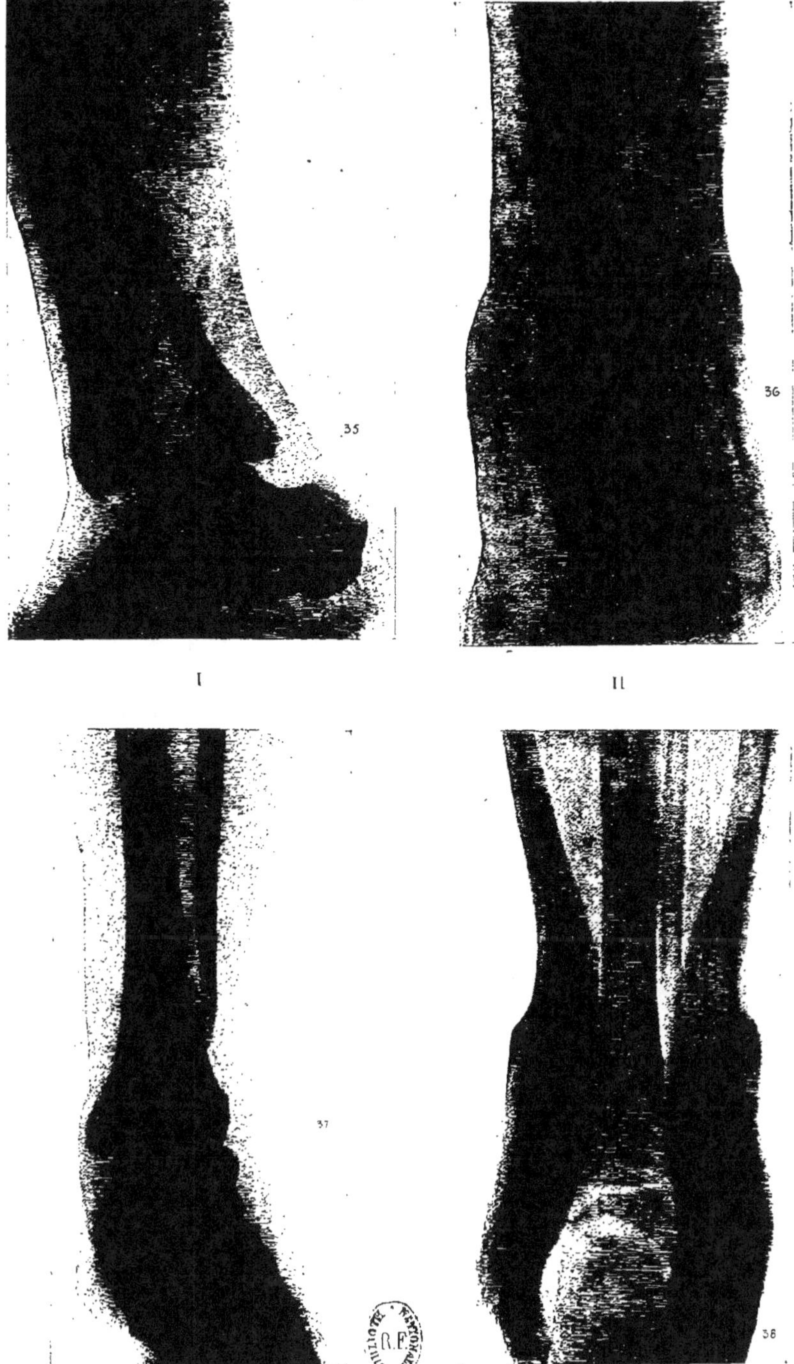

PLANCHE V.

Fracture de Dupuytren.

1ʳᵒ *Radiographie.* — Vue de profil avant la réduction.
Fracture marginale postérieure du tibia. Luxation complète du pied en arrière.
Péroné : fracture avec chevauchement à la partie moyenne de la jambe.
Le fragment inférieur est entraîné par l'astragale.

2° *Radiographie.* — Réduction complète de la luxation du pied en arrière. Diminution du chevauchement entre les deux fragments du péroné.

3° *Radiographie.* — Vue de face avant la réduction.
Le pied est complètement transporté en dehors. La malléole interne le suit. Rotation en dehors de l'astragale.

4° *Radiographie.* — Le pied est presque complètement remis en place. La rotation en dehors est corrigée.

Ce malade ne figure pas dans nos observations, étant entré à l'hôpital pendant l'impression de notre tableau de statistique.

C... âgé de quarante-deux ans. La réduction n'a été obtenue qu'à la deuxième tentative. Il a commencé à marcher 4 jours après le deuxième plâtre, huit jours après l'accident. Il a toujours continué à marcher.

Revu au bout de deux mois, il marchait correctement mais on sentait un épaississement au niveau de la malléole interne à l'endroit où le tibia menaçait la peau.

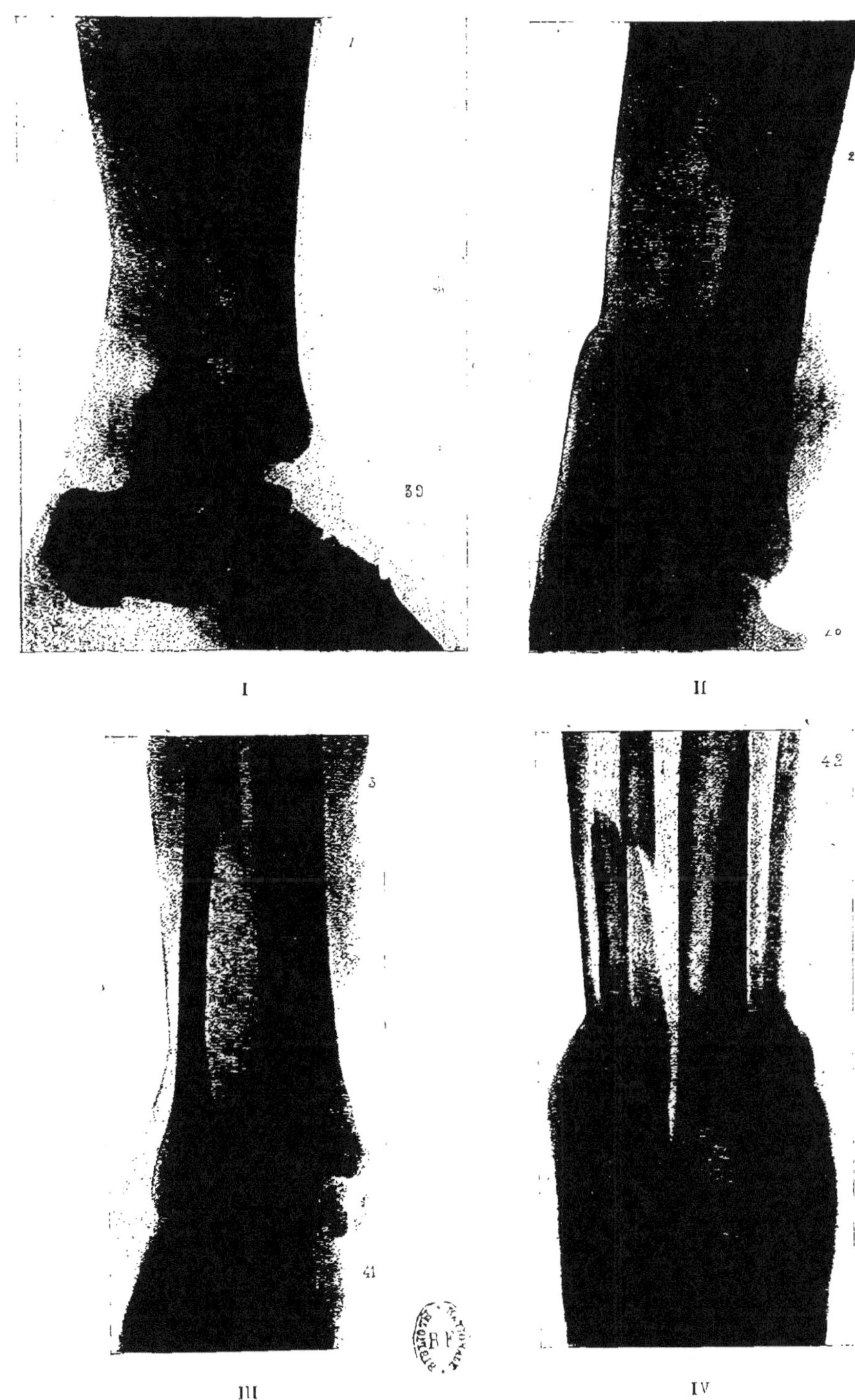

I
II
III
IV
PLANCHE VI.

Fracture oblique. Obs. 43, p. 228.

1re *Radiographie.* — Vue de profil.
Fracture en bec de flûte, à la réunion du tiers moyen et du tiers inférieur. Péroné fracturé au quart supérieur.

2° *Radiographie.* — Vue de face.
On a rétabli l'axe du membre qui était dévié au dehors. Mais le chevauchement n'a pas pu être complètement corrigé. Le malade a marché à partir du 5e jour et il a continué à marcher jusqu'à la fin de son traitement. Il est resté à l'hôpital quinze jours. Le plâtre a été gardé quarante-cinq jours.

Malgré le chevauchement incomplètement corrigé le résultat a été parfait. Le malade marche correctement avec une articulation absolument souple.

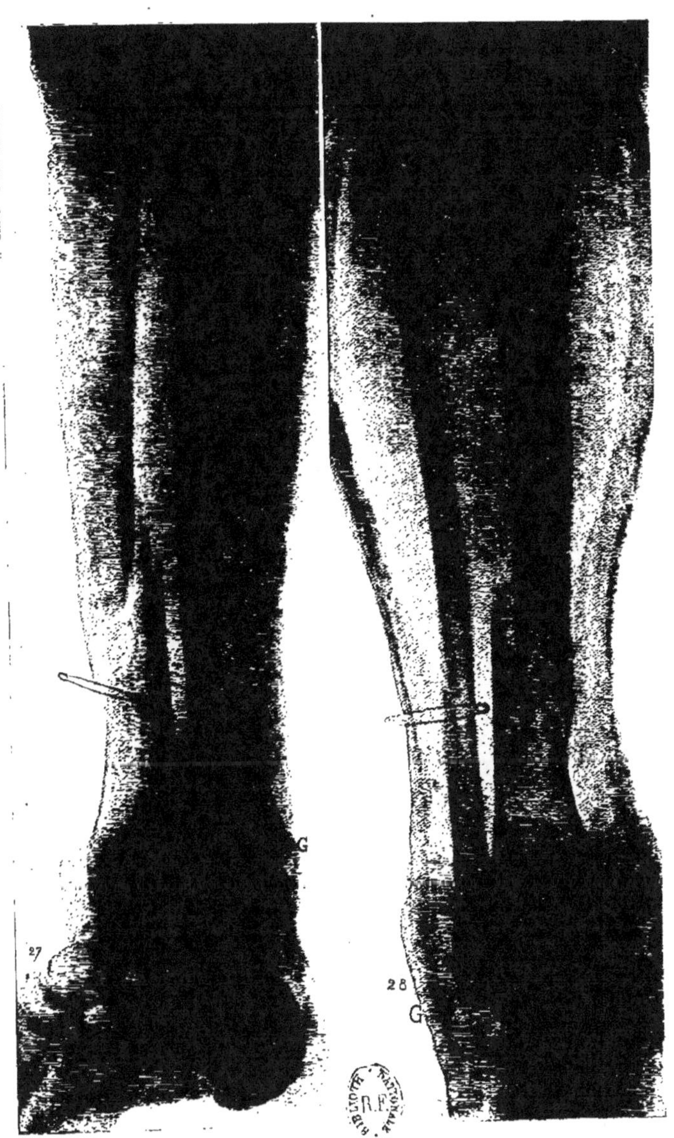

PLANCHE VII.

PLANCHE VIII.

Fracture oblique de jambe. Obs. 61, p. 232.

1ʳᵉ *Radiographie*. — Vue de profil avant la réduction.
Angulation considérable (angle obtus ouvert en arrière) entre les deux fragments du tibia.
Le péroné est fracturé au quart supérieur avec un chevauchement des deux fragments.

2° *Radiographie*. — On a pu rétablir l'axe du membre et supprimer l'angulation.

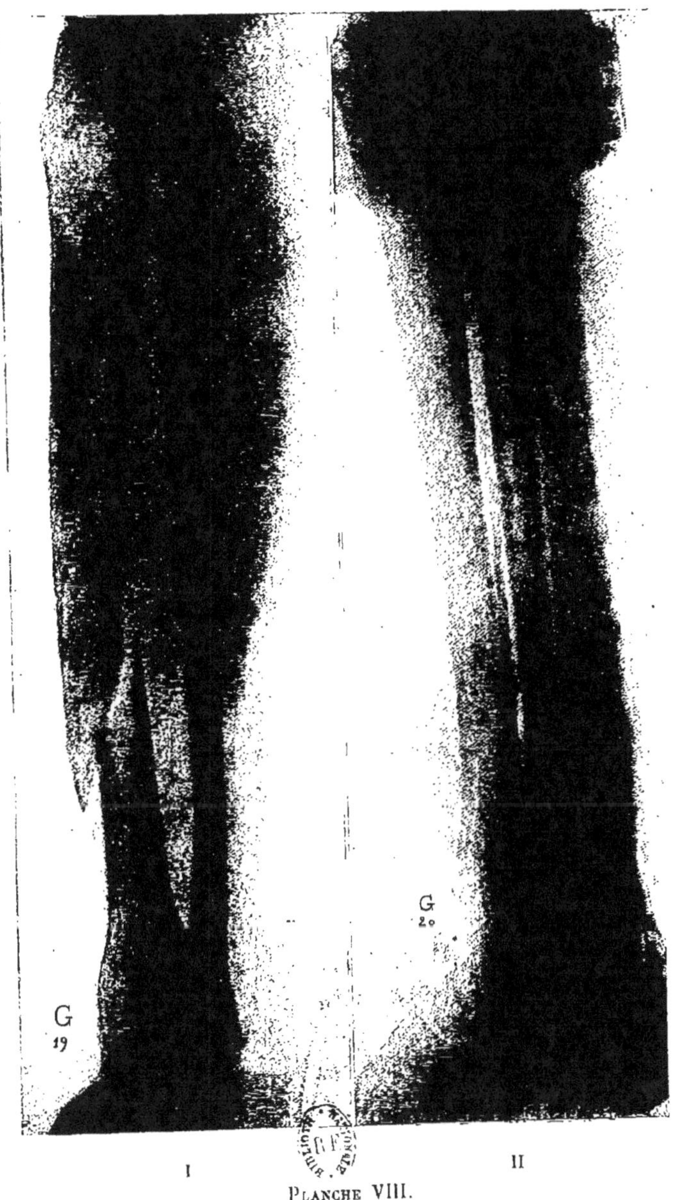

PLANCHE VIII.

Delbet

Pl. B.

Planche IX.

Fracture oblique de la jambe.

Même malade vu de face.

1re *et* 2e *Radiographie.* — On voit que le chevauchement est à peine corrigé.

Malgré la persistance du chevauchement, le malade marchait correctement à partir du 10e jour. Il est resté à l'hôpital trente-deux jours. Le plâtre a été gardé quarante jours. Ses articulations étaient absolument souples.

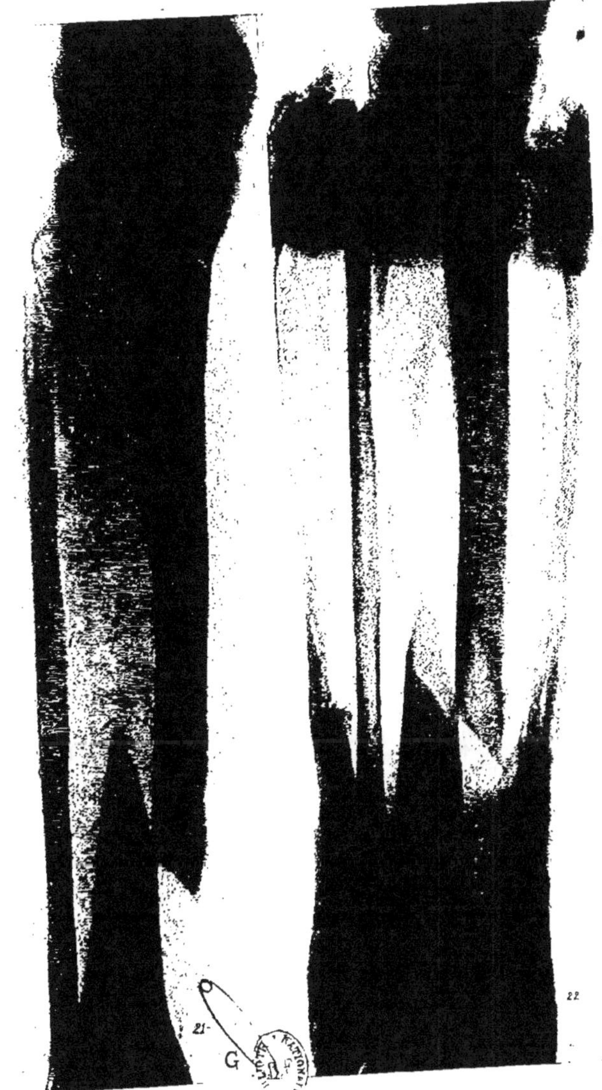

PLANCHE IX.

Planche X.

Fracture oblique de la jambe. Obs. 65, p. 234.

1re *Radiographie.* — Vue de face. Chevauchement considérable des fragments. L'extrémité inférieure du fragment supérieur était à fleur de peau, menaçant de la perforer.

2° *Radiographie.* — Vue de profil.

Le chevauchement considérable des fragments n'a pas pu être corrigé. Le malade a marché à partir du 5e jour. Il a gardé son plâtre quarante-cinq jours. Restant à l'hôpital quarante jours. Le raccourcissement était seulement de 1 centimètre, et le malade ne boitait pas. L'articulation était absolument souple.

Quatre mois après l'accident, sa jambe était dans un parfait état. Le malade a repris son métier de maître d'hôtel dans un restaurant, le lendemain de l'ablation de son plâtre.

Obs. 66. p. 234.

3° *Radiographie.*

Fracture oblique par écrasement. Un camion a passé sur la jambe. Fragments multiples. Légère désaxation du pied en dehors.

4° *Radiographie.* — Les axes sont rétablis.

Le malade a marché 2 jours après l'application de son plâtre, est resté à l'hôpital vingt-trois jours et a gardé son plâtre quarante-cinq. Le raccourcissement était de 1 centimètre. Le malade ne boitait pas. L'articulation était souple.

Le malade a repris son métier de vendeur de magasin le lendemain de l'ablation de son plâtre. Revu trois mois après en parfait état.

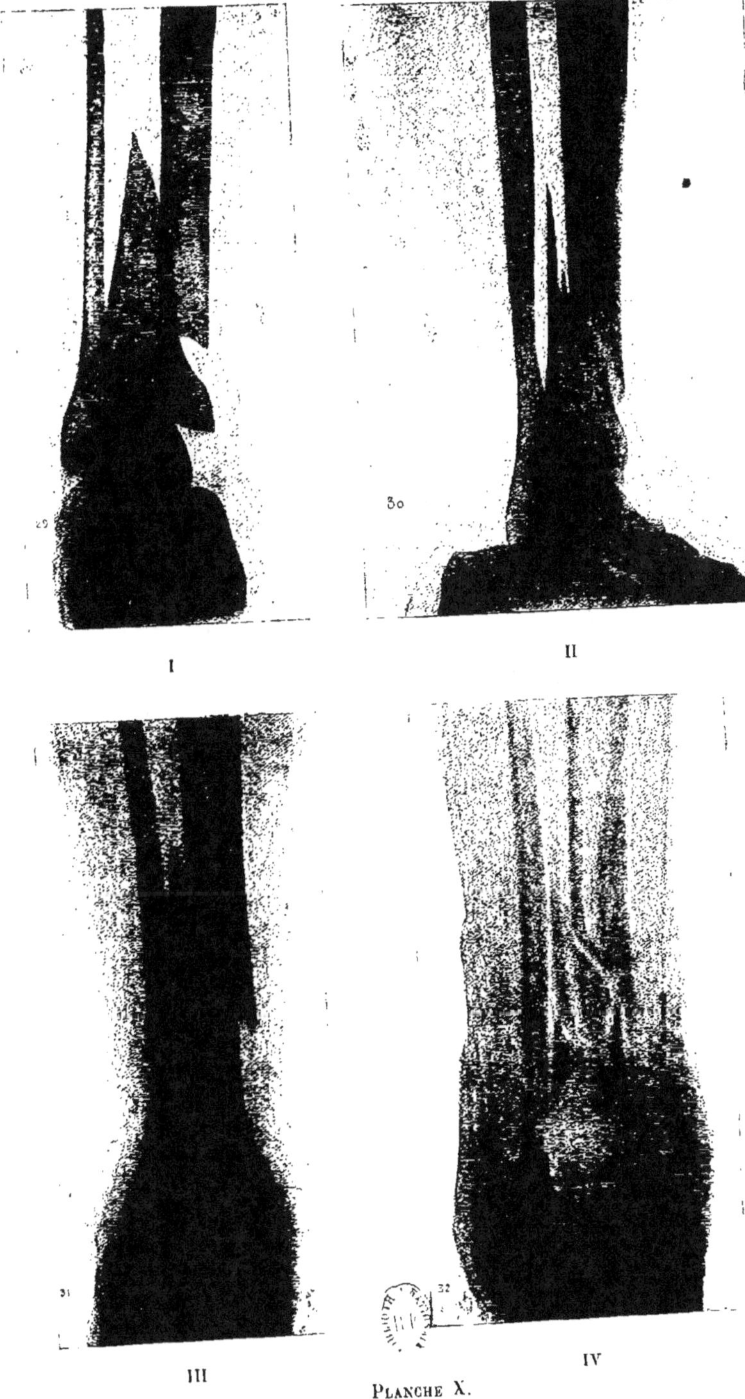

I

II

III

IV

PLANCHE X.

Fracture exceptionnelle. Obs. 1, p. 286.

Le pied reposait par sa face externe sur le plan du lit, l'extrémité inférieure du tibia faisant, avec l'astragale, dont le grand axe était transversal, un angle droit.

1re *Radiographie.* — L'astragale est complètement luxée en arrière. Le fragment supérieur du péroné est entraîné avec l'astragale et complètement séparé du tibia. Angulation très prononcée entre les deux fragments du péroné fracturé à la partie moyenne.

2º *Radiographie.* — Réduction parfaite des désordres ostéo-articulaires.

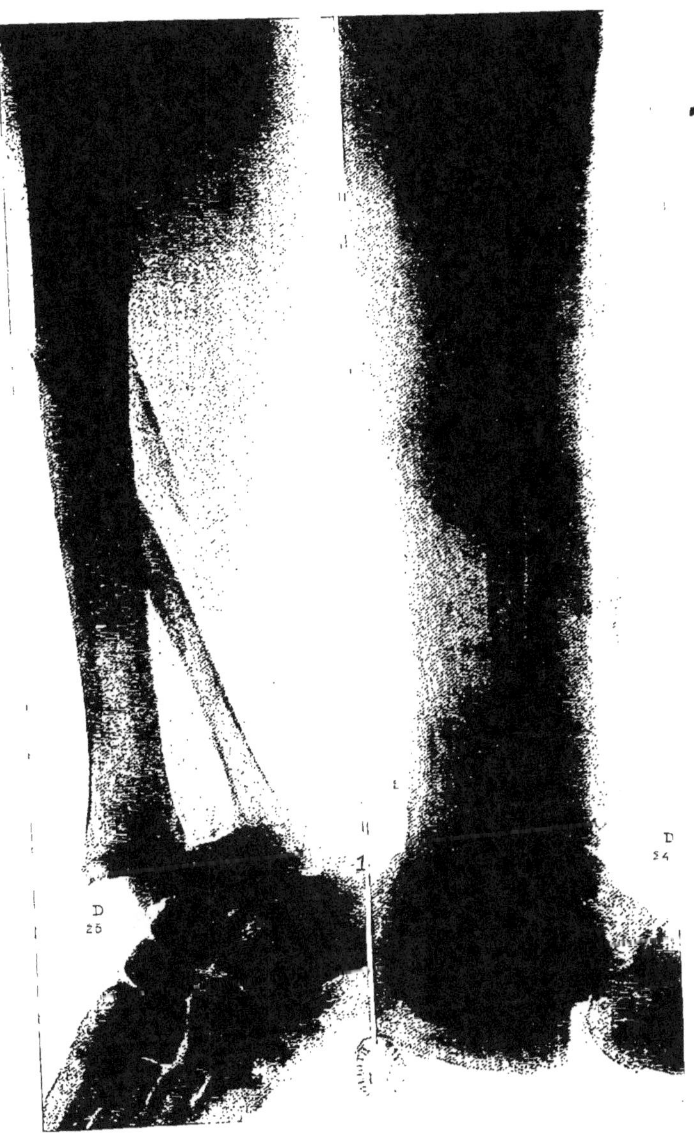

PLANCHE XI.

Fracture exceptionnelle n° 1.

Même malade.

1ʳᵉ *Radiographie.* — Le pied est couché par son bord externe sur le plan de la table.

On voit l'angulation entre les deux fragments du péroné. L'extrémité inférieure du tibia est située en avant de l'astragale.

La radiographie est seulement de trois quarts.

2ᵉ *Radiographie.* — Réduction parfaite.

Le malade a marché au quatrième jour. Il est resté à l'hôpital six jours, gardant son plâtre vingt-cinq. La marche a été parfaite et l'articulation est restée absolument souple.

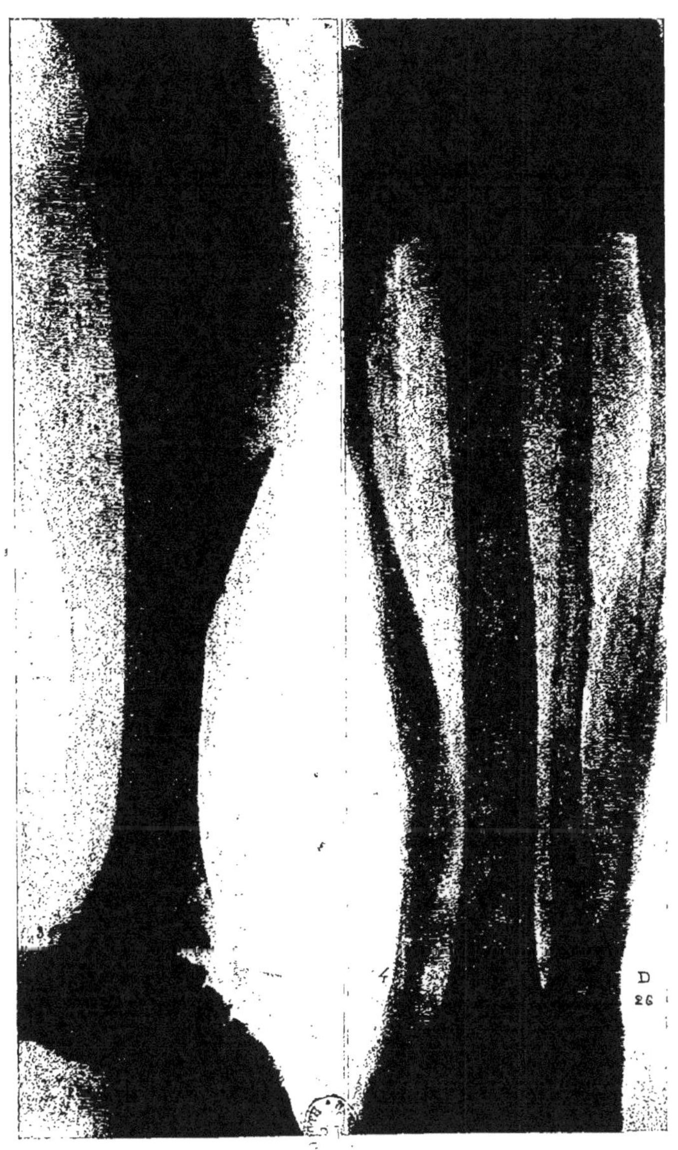

PLANCHE XII.

Fracture esquilleuse. Obs. 2, p. 284.

1ʳᵉ *Radiographie.* — Vue de profil.
Plusieurs traits de fracture au tibia et au péroné.

2° *Radiographie.* — Vue de face.
Le malade a marché à partir du 2ᵉ jour. Il a gardé son plâtre quarante-neuf jours. La marche a été parfaite et l'articulation est restée souple.

Quand le malade, cinquante-deux jours après sa blessure, a été présenté à la commission de convalescence (étant un blessé de guerre, coup de pied de cheval) on n'a pas voulu croire qu'il avait eu une fracture. Il fallut envoyer la radiographie à la commission pour établir la bonne foi du malade.

Il a repris son service militaire après son retour de congé de convalescence.

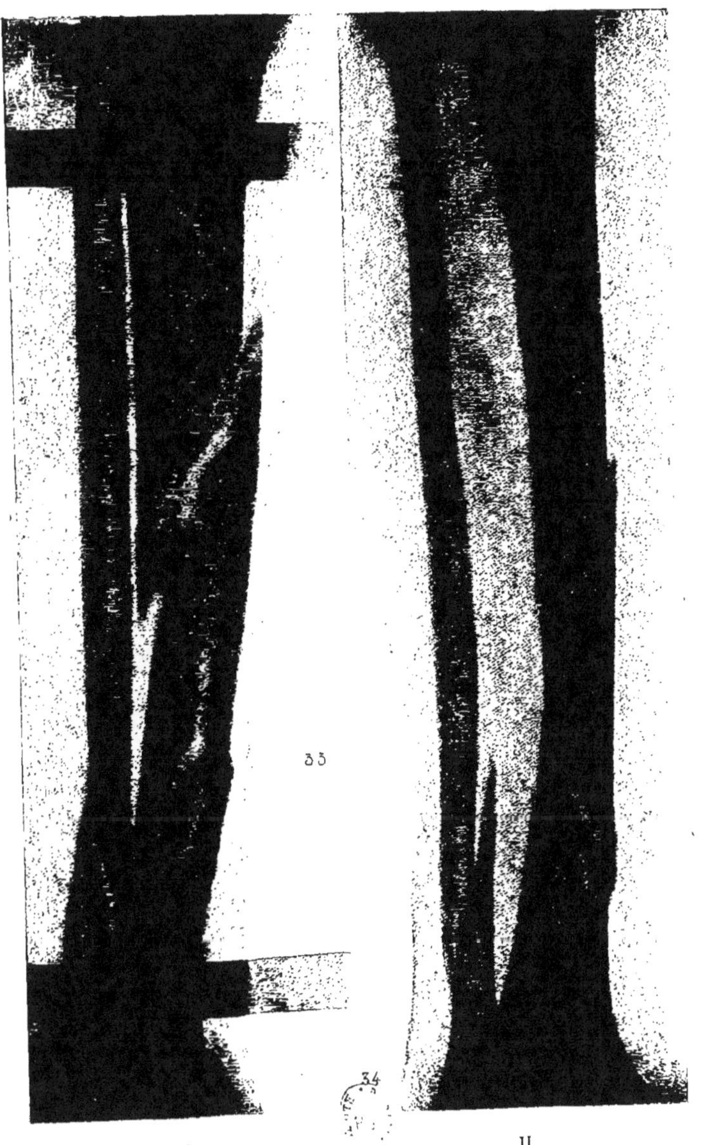

Planche XIII.

Fracture esquilleuse. Obs. 4, p. 284.

1re *Radiographie.* — Vue de profil.
Fragment intermédiaire du tibia, triangulaire à base postérieure.

2e *Radiographie.* — Vue de face.
Fracture oblique.
Le malade a marché au 12e jour. Il est resté à l'hôpital dix-sept jours, et a gardé son plâtre quarante.

La marche a été parfaite et l'articulation souple. Raccourcissement insignifiant.

Le malade a été revu au bout de quatre ans. On ne pouvait pas distinguer la jambe malade.

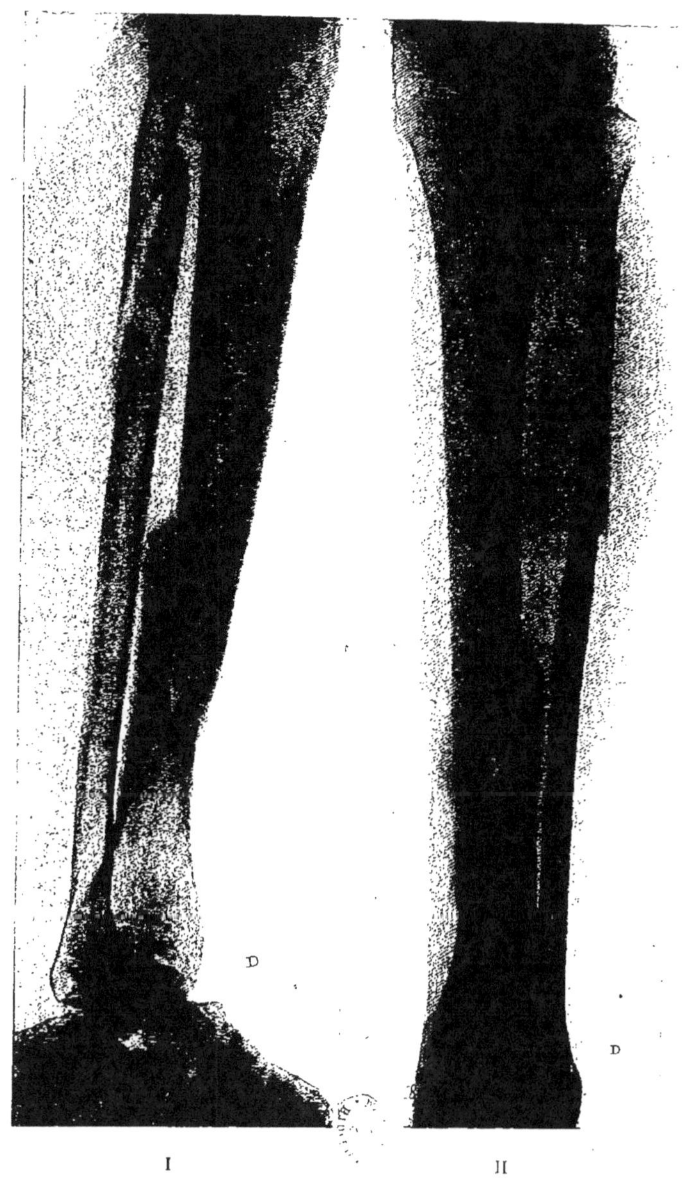

Planche XIV.

Fracture bi-malléolaire avec arrachement du rebord antérieur de la mortaise.
Obs. 22, p. 258.

1re *Radiographie.* — De face.
Le malade a marché au 10° jour. Il a été hospitalisé vingt-sept jours et a gardé son plâtre trente-six. La marche était parfaite et l'articulation souple. Revu au bout de trois ans. La jambe du malade était absolument normale : on ne pouvait pas distinguer la jambe saine de la jambe malade.

Fracture bi-malléolaire par adduction. Type Tillaux. Obs. 41, p. 262.

2° *Radiographie.* — Vue de face.
Sur le tibia trait de fracture vertical commençant à 5 centimètres au-dessus de la surface articulaire et descendant vers l'astragale.
Fracture de la pointe de la malléole externe.
Le malade a marché le 2° jour. Il a été hospitalisé pendant cinq jours et a gardé son plâtre trente-deux. Le résultat immédiat a été parfait.
Revu quinze mois après ; la jambe était normale.

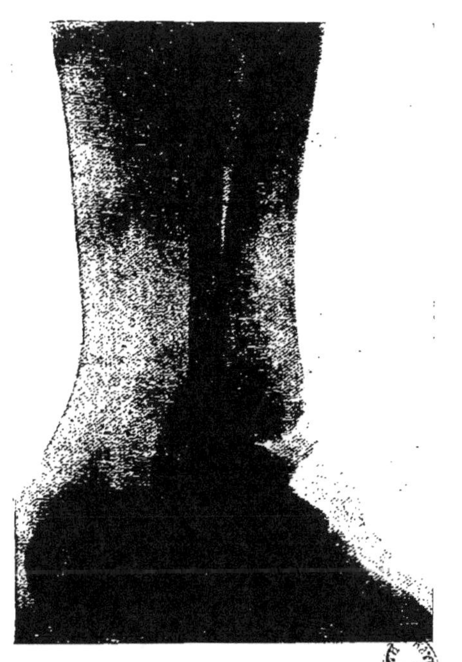

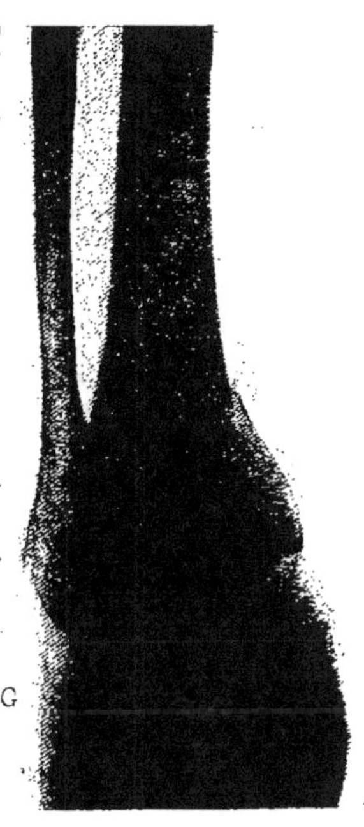

PLANCHE XV.

Cette planche est la reproduction d'une photographie qui m'a été envoyée par le docteur Alquier. Elle représente onze malades atteints de fracture de cuisse ou de jambe, simultanément soignés dans son service de Châlons. Elle est destinée à convaincre ceux qui s'imaginent encore que l'on ne marche pas avec une fracture de cuisse ou de jambe récente.

Je prie le lecteur de bien vouloir porter son attention sur ce fait que les blessés posent la plante du pied directement sur le sol ou sur la chaussure. Ils marchent non pas sur l'appareil mais sur leur pied.

Si j'insiste sur ce point, c'est que dans un livre qui a paru depuis que cet ouvrage est à l'impression, M. Marion, en décrivant mon appareil de jambe, dit expressément que les tuteurs latéraux doivent descendre au-dessous de la plante du pied. C'est confondre mon appareil avec les appareils ambulatoires, c'est méconnaître complètement la méthode que j'ai cependant bien pris soin d'appeler dès le début méthode de la marche directe.

Il y a d'ailleurs, dans le livre de M. Marion, bien d'autres erreurs en ce qui concerne ma méthode. Elle y est complètement méconnue.

Ainsi M. Marion dit que les attelles plâtrées étant en place on roule des bandes pour en assurer le modelage et la dessiccation. Si l'on se sert de bandes roulées pour cet usage, on n'emploie pas ma méthode. Seul le scultet permet de fixer et de modeler le plâtre sous l'extension.

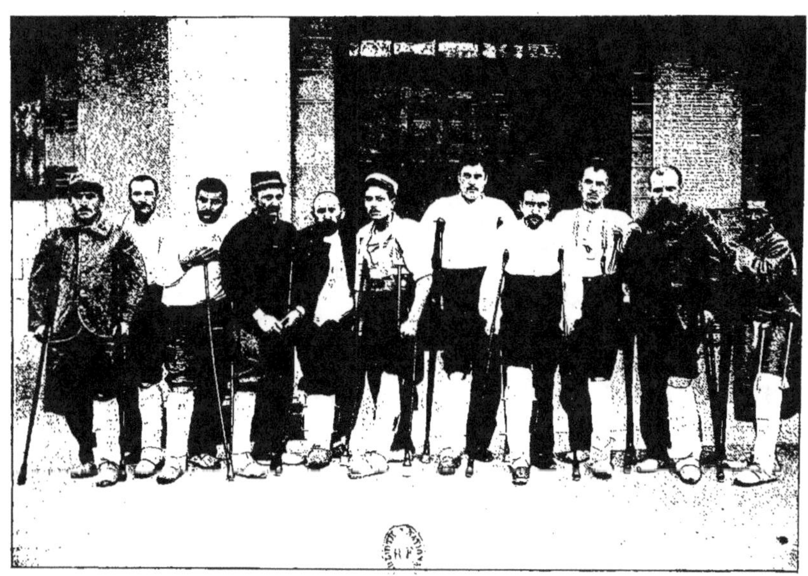

PLANCHE XVI.

PLANCHE XVII.

Les trois figures de cette planche représentent comme la précédente des fracturés munis de mes appareils. Les photographies m'ont été également envoyées par M. Alquier.

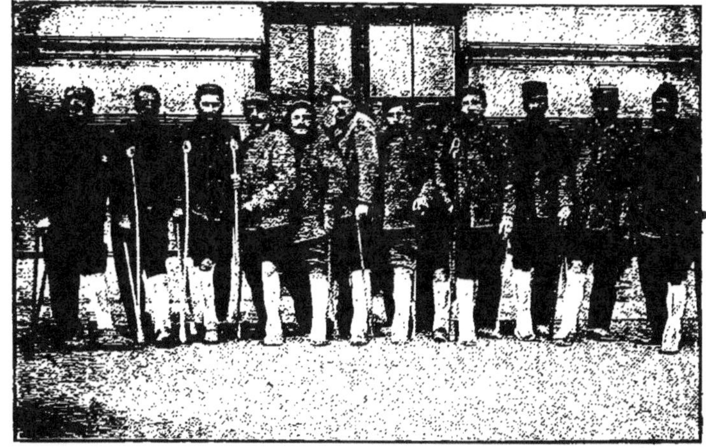

I

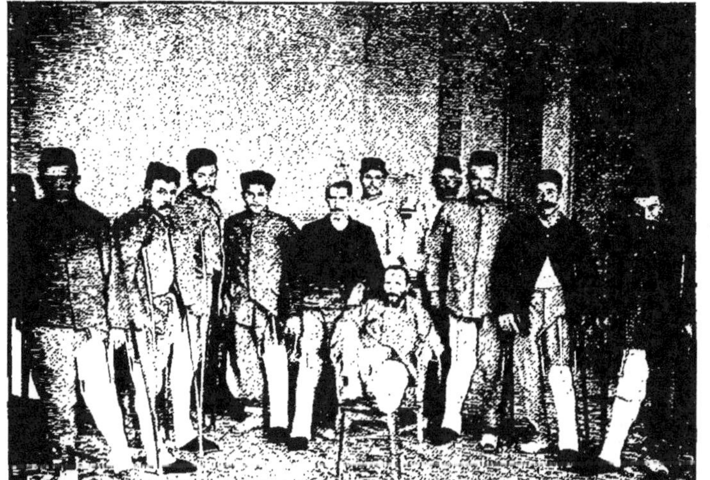

II

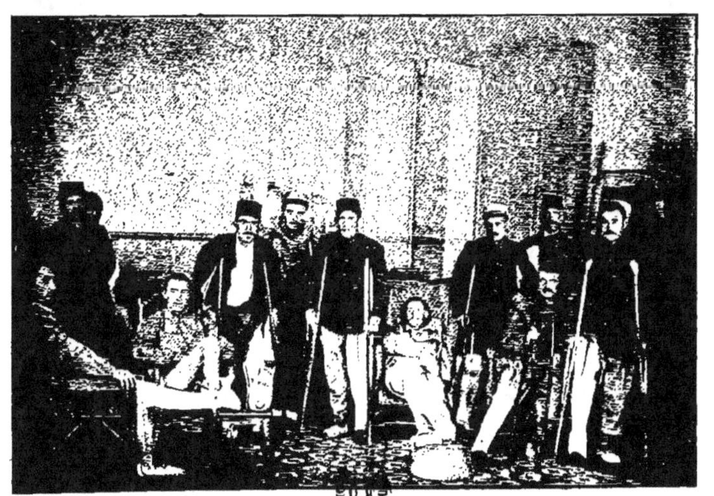

III

PLANCHE XVII.

La figure I représente encore des malades de M. Alquier.

La figure II représente des malades soignés par Lamare. On y voit un blessé atteint de fracture de la cuisse droite et du bras gauche. Malgré cette double lésion, il joue de la mandoline assis et debout. Il en jouait avec une telle opiniâtreté que ses camarades exaspérés nous demandaient de lui enlever l'appareil de bras pour le remplacer par un plâtre, qui ne lui aurait pas permis de se livrer à ses manifestations musicales.

J'aurais pu reproduire d'autres photographies qui m'ont été envoyées de diverses formations sanitaires. Celles-ci m'ont paru suffisantes pour montrer la liberté fonctionnelle que ma méthode donne aux fracturés.

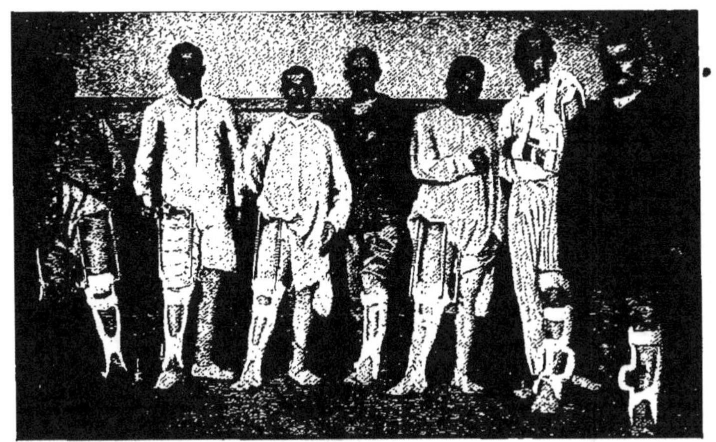

I

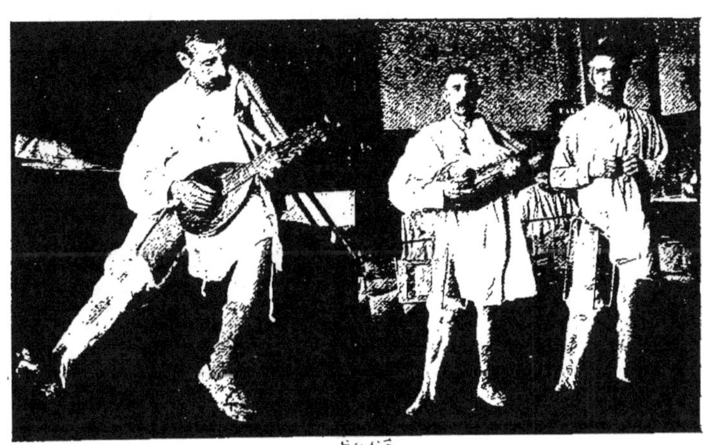

Planche XVIII.

Planche XIX.

Appareil pour fractures de cuisse.

Fig. I. — Arc métallique destiné à prendre point d'appui en arrière sur l'ischion, en avant sur la branche ischio-pubienne, portant deux tiges réductrices, l'antérieure et l'interne.

A l'extrémité postérieure de l'arc est appendue la courroie qui doit passer dans le cylindre surmontant la tige réductrice externe. A son extrémité antérieure est fixée la boucle où vient s'attacher la courroie.

Fig. II. — Tige réductrice externe.

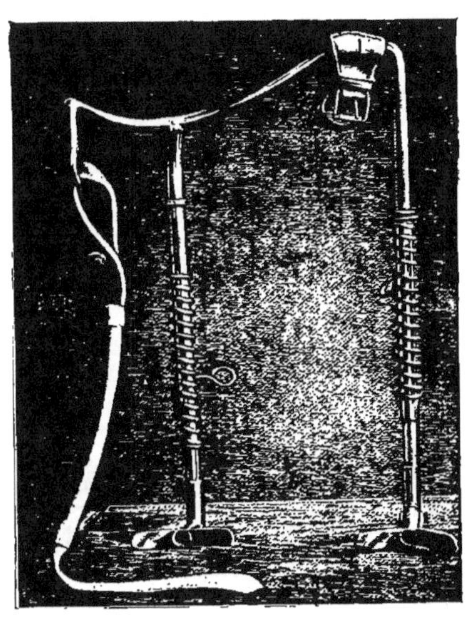

I

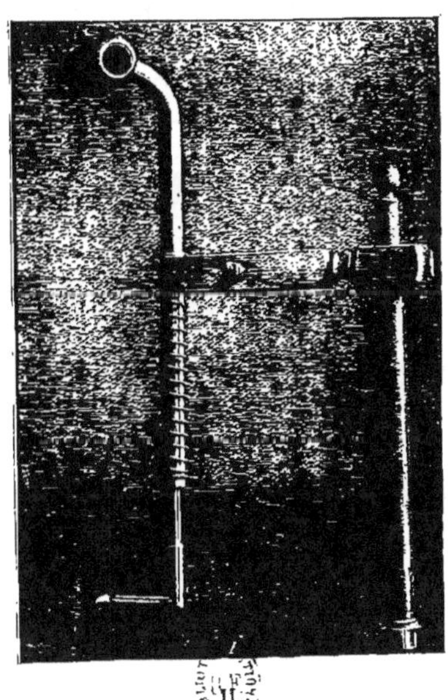

II

PLANCHE XIX.

Planche XX.

Vue d'avant, d'arrière et de profil d'un membre inférieur appareillé pour fracture de cuisse. L'appareil de cuisse proprement dit est prolongé par un appareil de jambe. Le malade avait glissé une compresse entre sa malléole externe et l'appareil jambier.

On voit que le malade se tient aisément debout sans aucun appui.

A remarquer que la tige antérieure de l'appareil de cuisse n'est pas franchement antérieure, mais notablement interne.

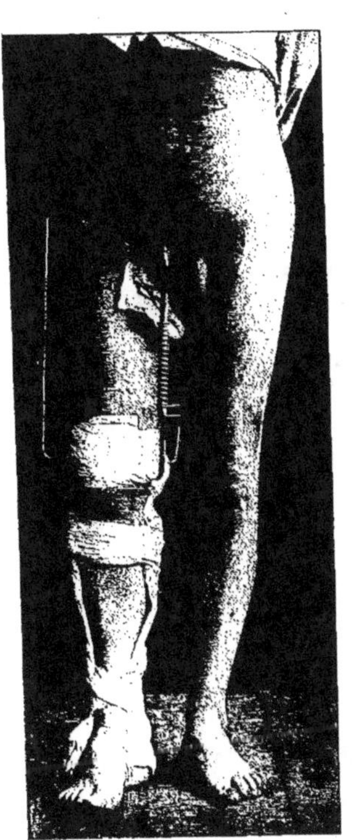

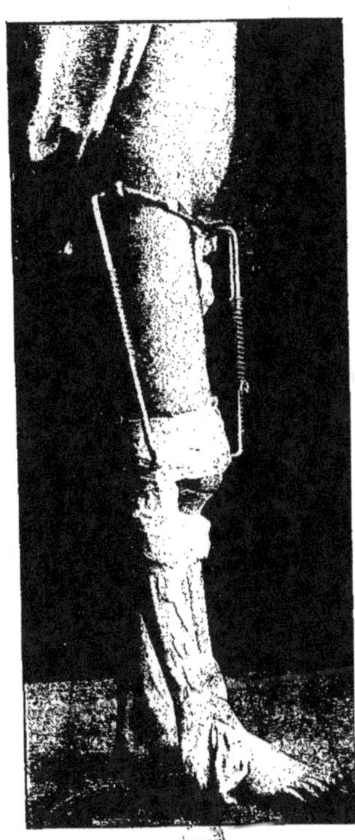

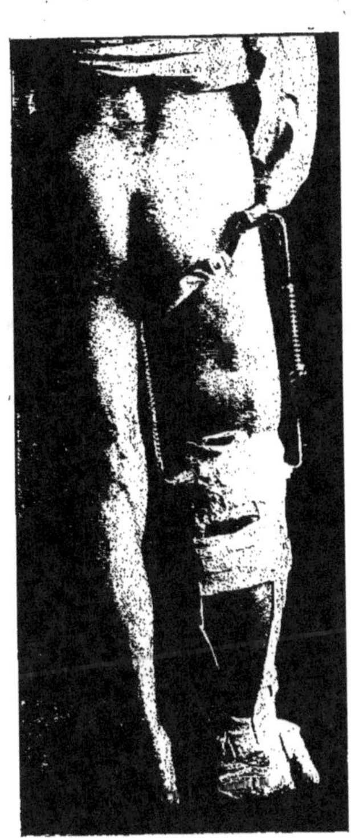

I

III

PLANCHE XX.

Autre malade appareillé.

Je recommande encore de bien remarquer la situation de la tige antérieure.

Sur la vue d'arrière (fig. II), on voit nettement le point d'appui ischiatique qui, des points d'appui supérieurs, doit toujours être le principal.

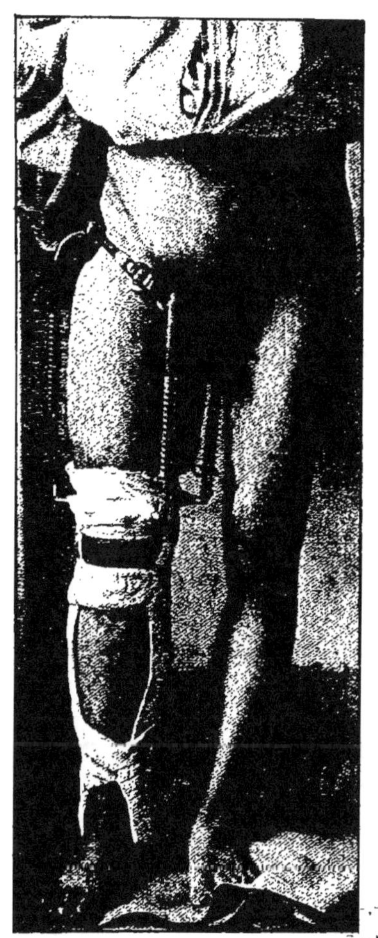

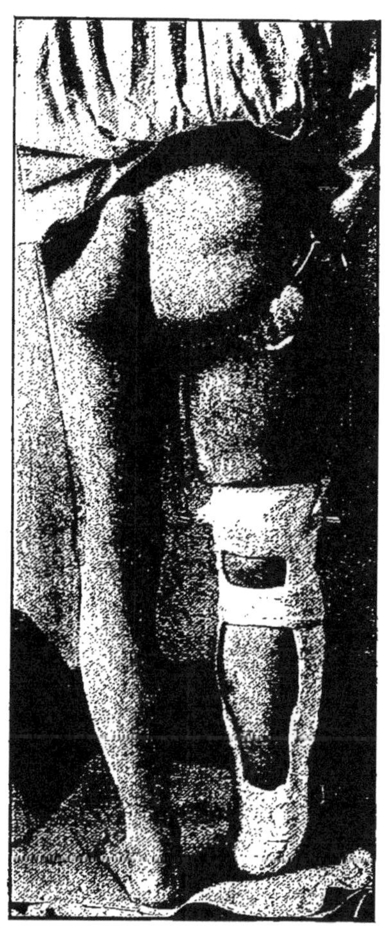

I   II

Planche XXI.

Deux autres malades appareillés. L'un avait une fracture simple, l'autre (fig. II) avait une fracture compliquée.
On voit avec quelle aisance les deux blessés se tiennent debout.

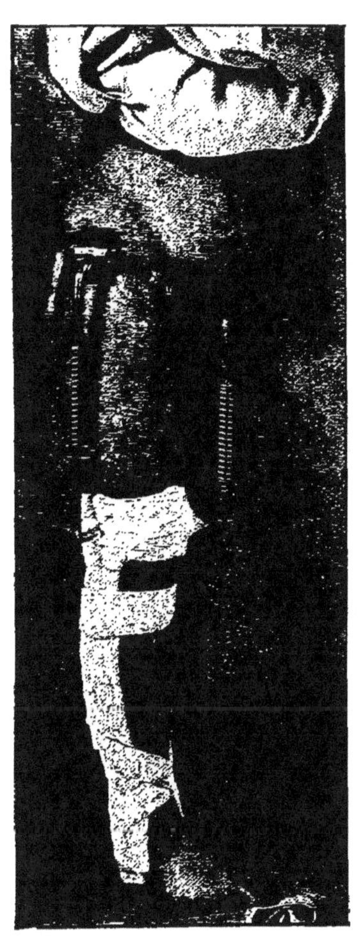

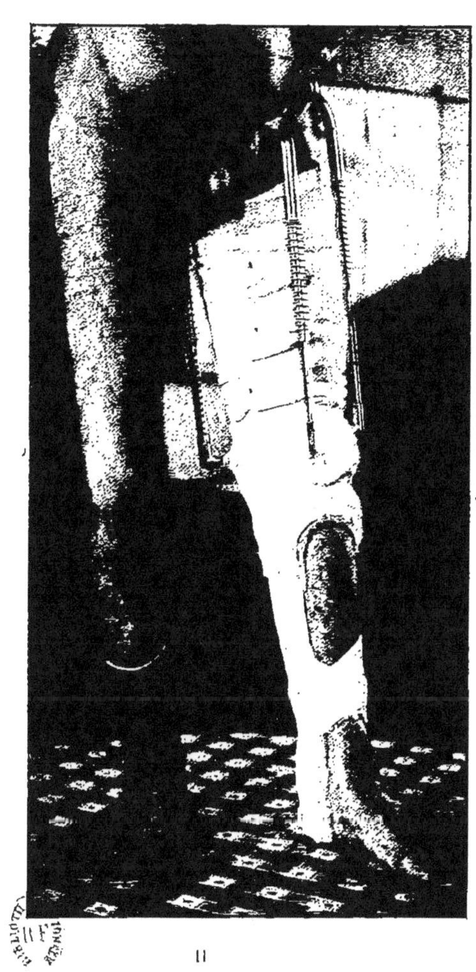

I   II

Planche XXII

PLANCHE XXIII

Malade muni de l'appareil de cuisse seul, sans appareil jambier.

C'est la seconde phase du traitement à laquelle on ne peut passer que dans les cas favorables. Le membre ne présentant pas le moindre œdème, l'appareil jambier a pu être supprimé le vingt et unième jour.

Le malade se tient aisément debout et l'on peut voir sur la photographie de face que les deux membres sont parfaitement symétriques.

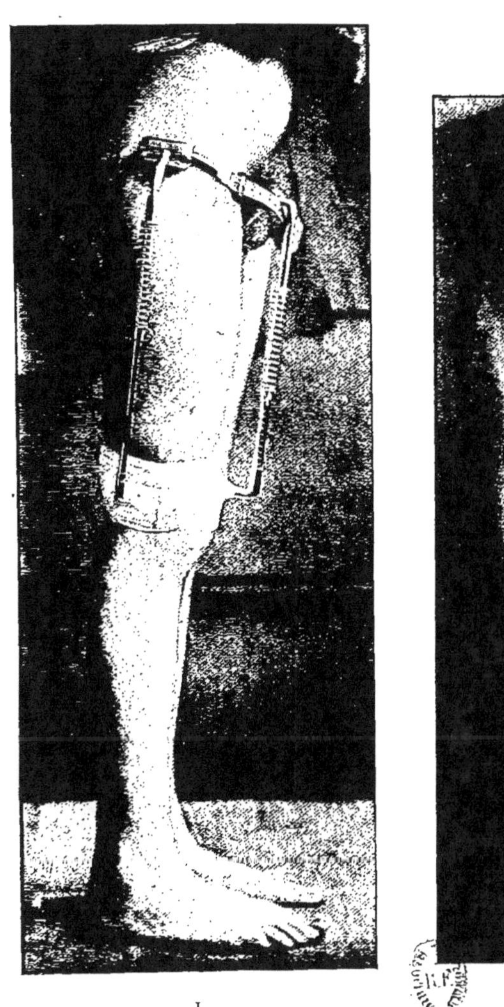
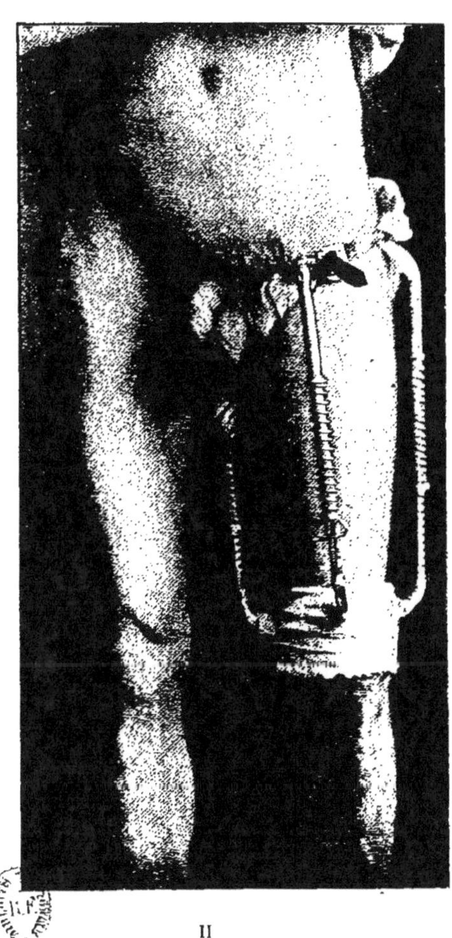

I

II

Planche XXIII

Autre malade appareillé comme le précédent.

La vue d'arrière montre l'importance du point d'appui ischiatique.

La vue de profil montre qu'un certain degré de flexion est possible dans l'articulation du genou.

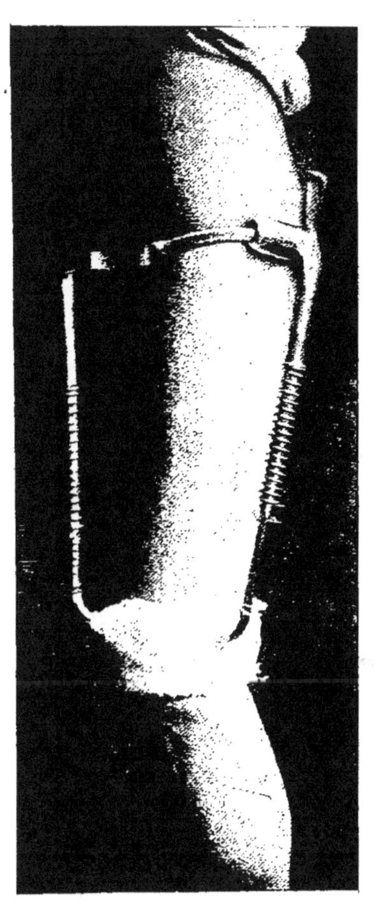
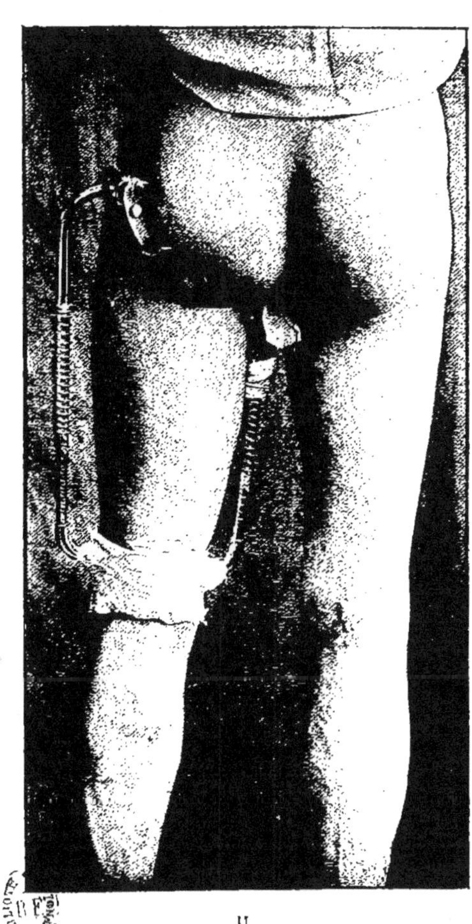

I

II

Planche XXIV

Delbet

Pl. D.

Malade du Dr Blanco (voir Observation LV) appareillé sans appareil jambier.

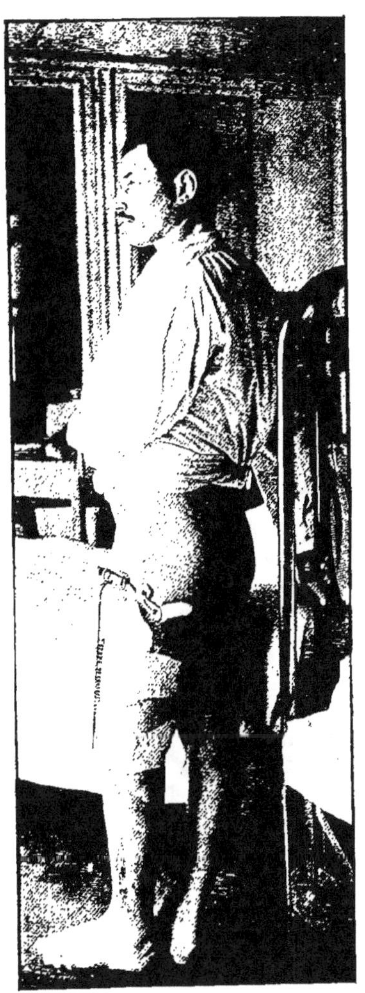
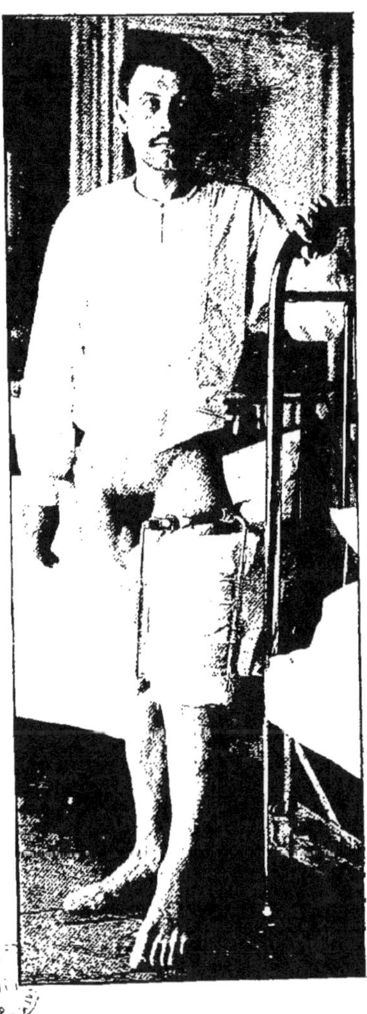

I   II

Planche XXV

Modification du Dr Alquier.
La continuité entre l'appareil de cuisse et l'appareil de jambe est établie par une tige métallique articulée qui permet de mobiliser le genou.

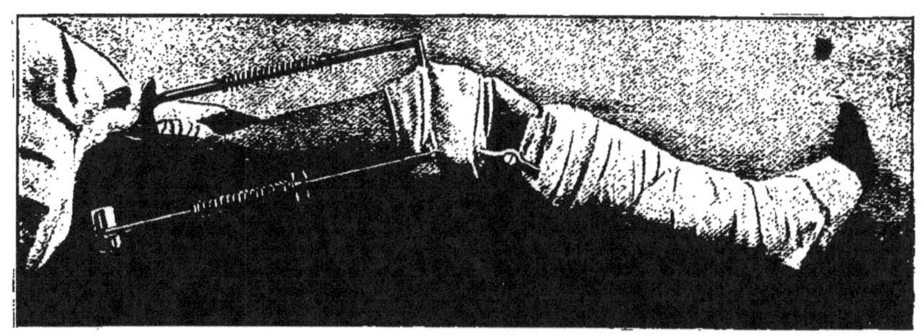

I

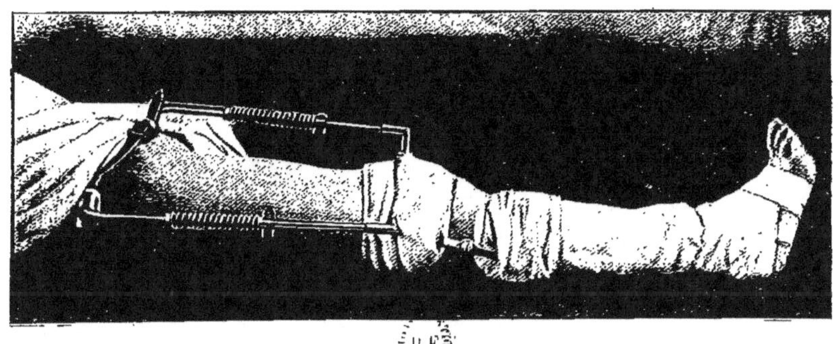

PLANCHE XXVI

Appareil modifié par le Dr Alquier.

La tige externe au lieu d'être reliée au reste de l'appareil par une courroie souple, lui est rattachée par un arc métallique. Elle prend point d'appui en haut dans la fosse iliaque externe au moyen d'une plaque courbe et rembourrée (voir p. 345).

Les points d'appui inférieurs sur les condyles sont pris au moyen de deux plaques moulées et reliées l'une à l'autre en avant et en arrière soit par des tiges munies d'écrous soit par des lacets.

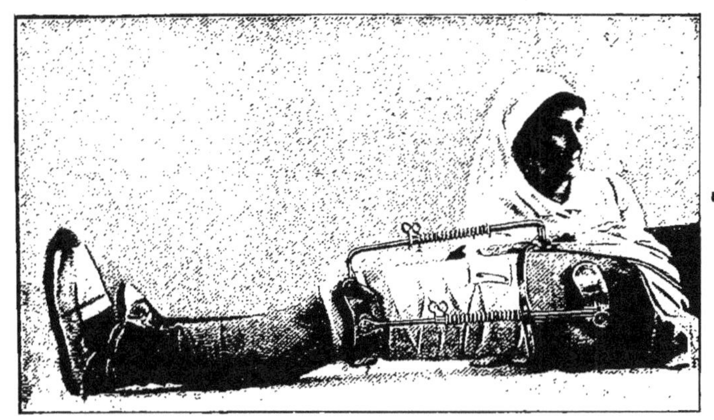

I

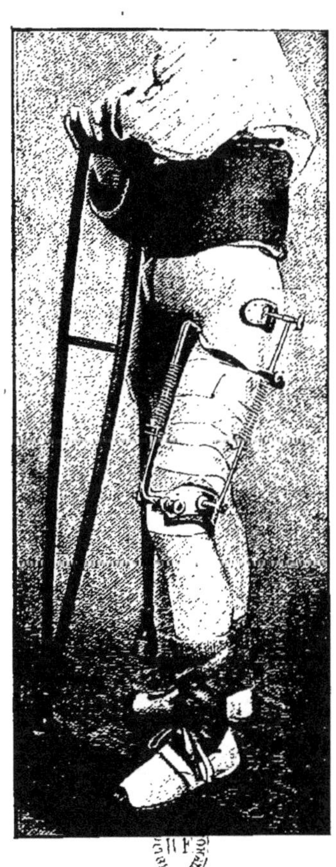

II

PLANCHE XXVII

Figure I. — Appareil de Galland et Lamare destiné surtout à faire l'extension dans les arthrites du genou. Cet appareil utilise en haut les mêmes points d'appui que mon appareil de cuisse. De l'axe supérieur part un cadre métallique soutenu par un tréteau. La tige inférieure du cadre, qui reste à distance du pied porte un crochet qui peut être mis en tension par un ressort réglable au moyen d'une vis.

On fixe aux deux longues tiges du cadre des bandes de forte toile sur lesquelles le membre repose comme dans un hamac.

Figure II. — Appareil de M. Alquier destiné au même usage que le précédent.

Figure III. — Arthrite suppurée du genou traitée avec l'appareil précédent (Alquier).

Figure IV. — Nouvelle modification destinée aux résections du genou pour arthrites suppurées (Alquier). L'appareil permet de maintenir écartées les surfaces osseuses sectionnées ou de les rapprocher à volonté.

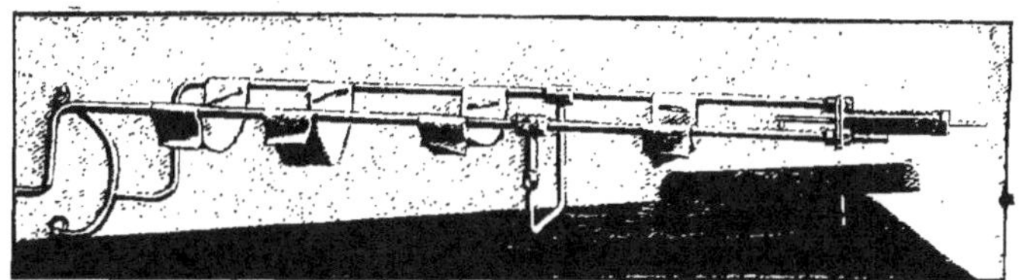

I

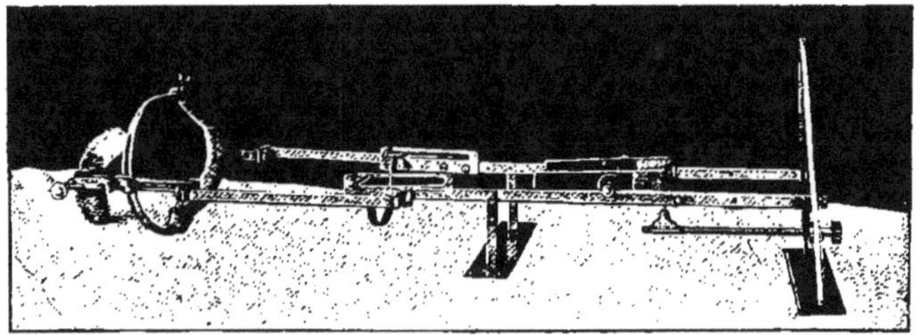

II

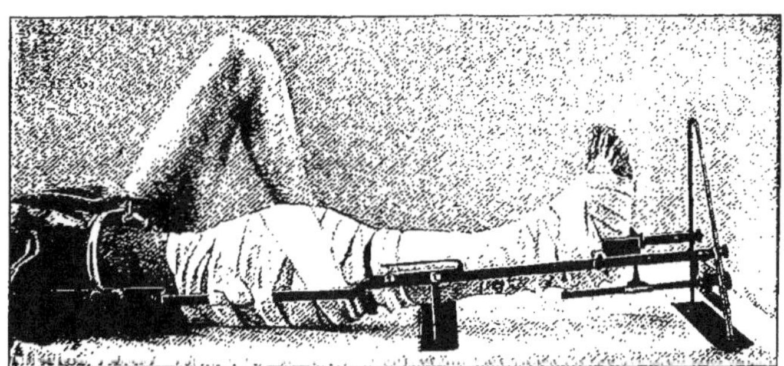

III

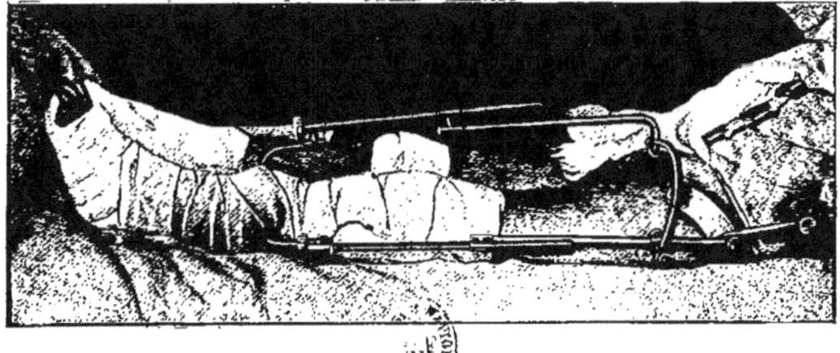

IV

PLANCHE XXVIII

Fracture trochantérienne avec large plaie siégeant juste au niveau du grand trochanter.

Le cylindre de la tige externe est remonté dans la fosse iliaque externe jusque sous la crête iliaque.

Quand ce blessé est arrivé dans mon service, les deux lèvres de la plaie chevauchaient. Leur écartément est le résultat de l'allongement du membre donné par l'appareil.

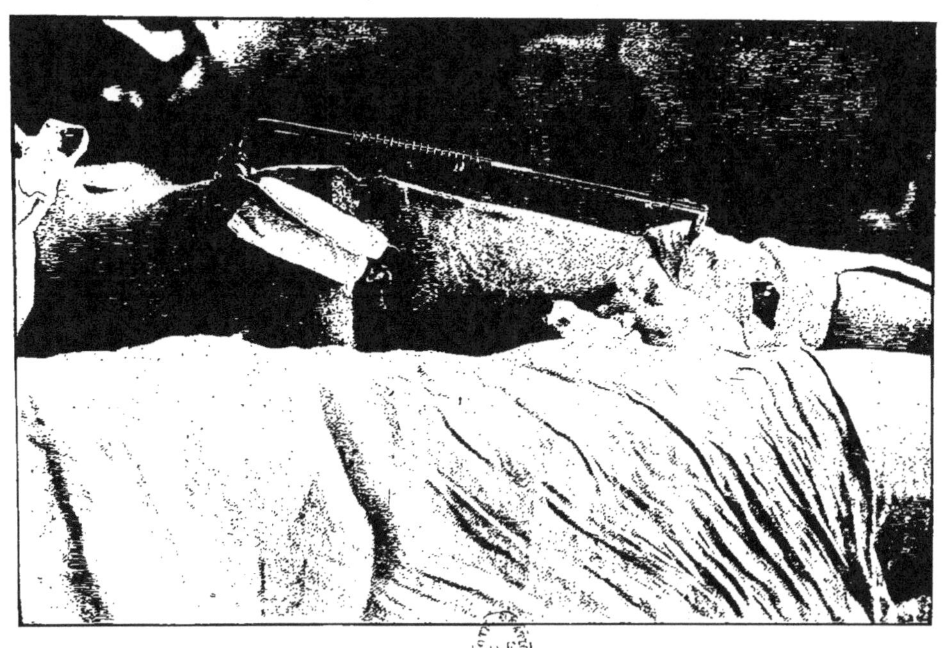

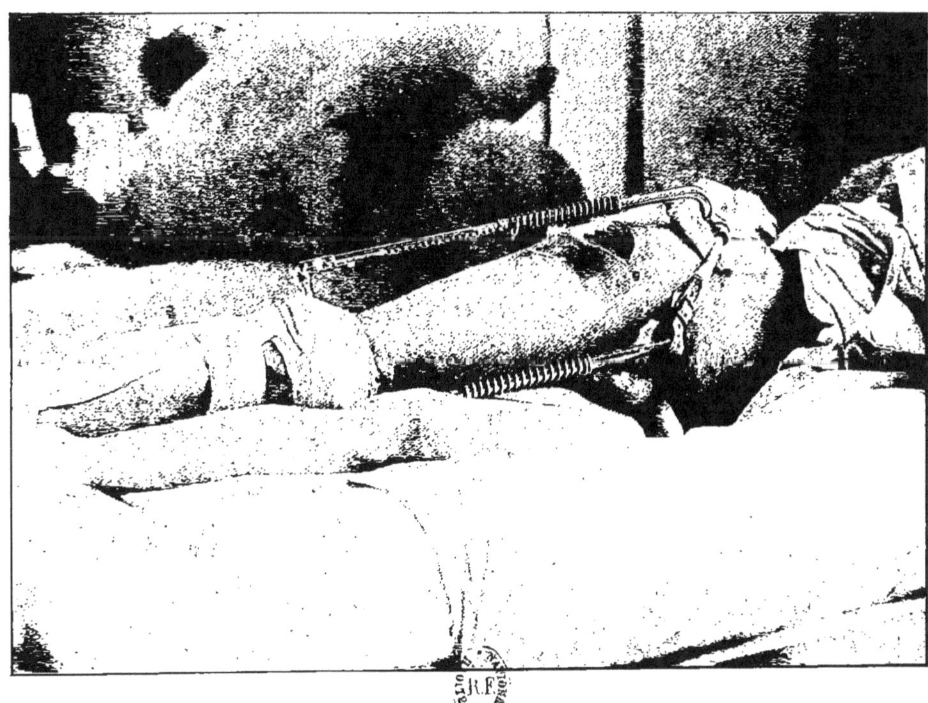

Planche XXIX

Les deux figures montrent l'application de l'appareil sans point d'appui condylien. Les béquillons des tiges réductrices sont fixés dans le collier supérieur de l'appareil de jambe. Cette disposition était nécessitée par des plaies du creux poplité s'étendant jusqu'aux condyles (voir p. 344).

La figure II montre la disposition réalisée par Mossé. Trois petits béquillons complémentaires sont fixés dans un anneau plâtré entourant la cuisse et donnent point d'appui aux tiges réductrices.

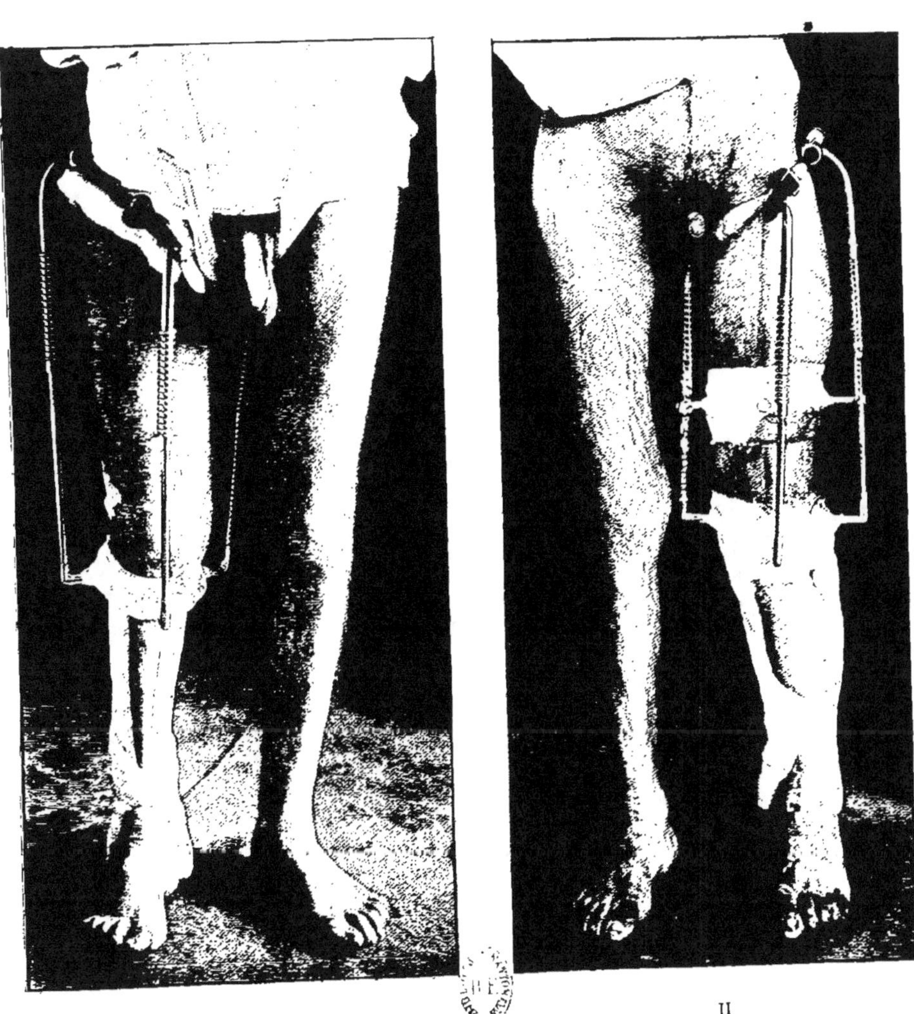

Planche XXX

PLANCHE XXXI

Les trois figures représentent le même malade appareillé comme ceux de la planche précédente sans point d'appui condylien.

Ce malade, blessé à Nancy par une bombe d'aéroplane, a été soigné par M. Leveuf.

La figure I le montre placé sur une table spéciale pour faciliter les lavages de la plaie.

La figure II montre l'étendue de la plaie.

La figure III montre le malade guéri. Il ne peut se tenir debout sans appui en raison d'une paralysie du sciatique.

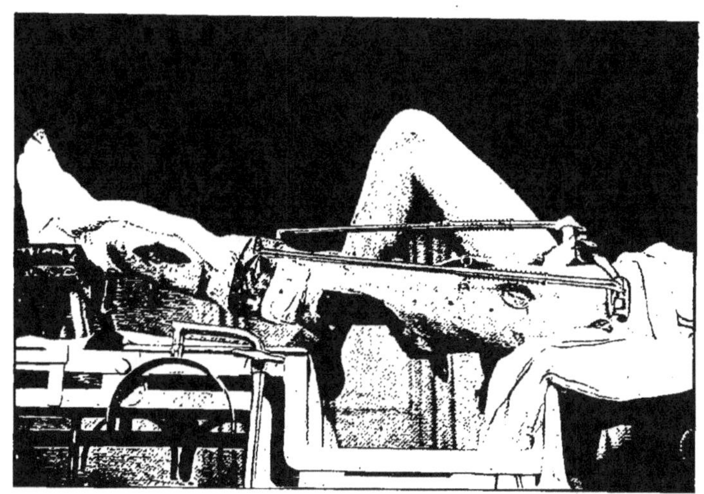

I

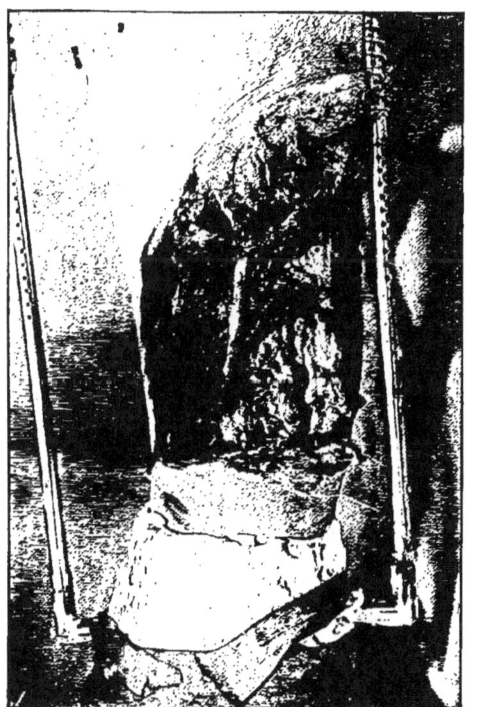

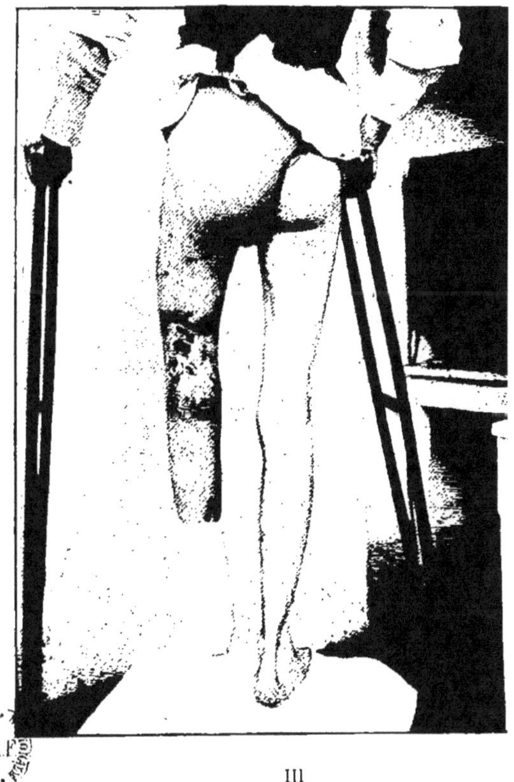

III

Planche XXXI

Les figures I et II représentent des blessés ayant des plaies dans le creux poplité, appareillés par Lamare.

Celui-ci s'est ingénié à utiliser les points d'appui condyliens tout en laissant les plaies découvertes. Il y a réussi de deux manières différentes.

Chez le malade de la figure I (voir observation CI) il a construit un demi-anneau antérieur relié à l'appareil jambier par des pièces armées qui lui donnent la rigidité.

Chez le blessé de la figure II, il a eu recours à un autre dispositif. Un pont plâtré et armé relie les extrémités postérieures d'un demi-anneau condylien.

La figure III montre le résultat du traitement par mon appareil d'un blessé chez qui tout le massif trochantérien a été emporté par un éclat d'obus (voir observation XXVII).

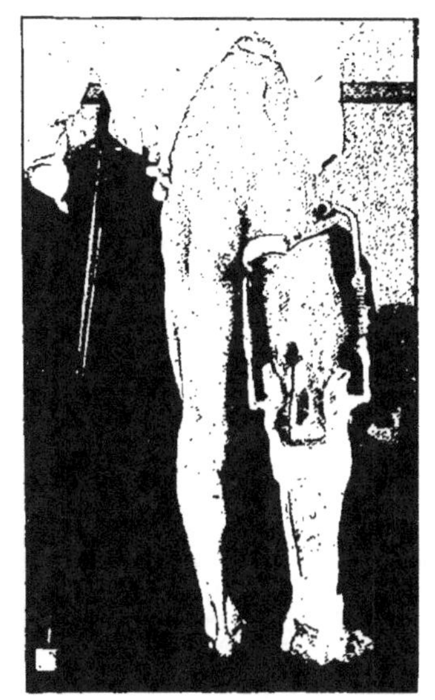

I

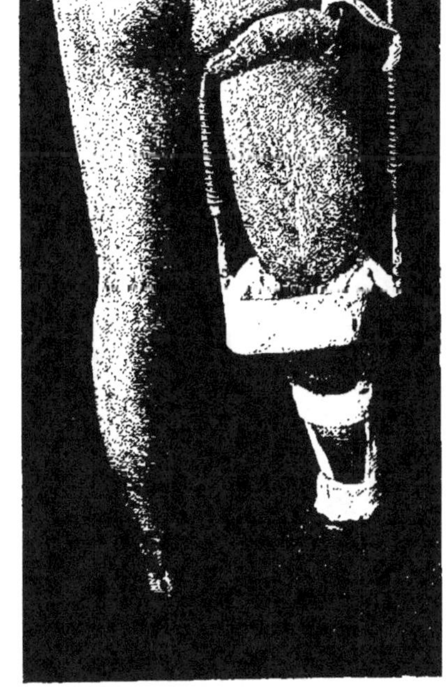

II

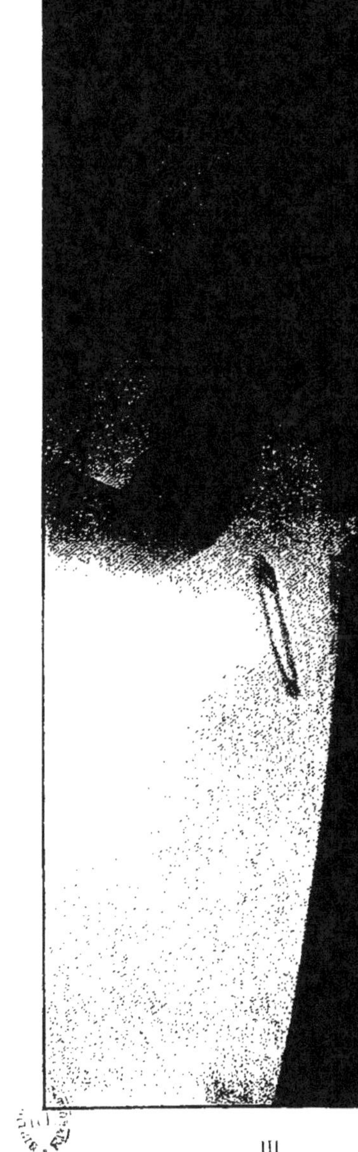

III

PLANCHE XXXII

DELBET

Pl. E.

Cette radiographie montre le résultat du traitement par un appareil à extension ordinaire, d'une fracture comminutive de la région cervico-trochantérienne. Ce malade est arrivé dans mon service avec des fistules mais consolidé. L'ascension du fragment inférieur est énorme, le bassin est incliné, le membre est en adduction très marquée : raccourcissement de 7 centimètres. Le résultat fonctionnel est très mauvais. Comparer cette radiographie avec celle de la planche précédente.

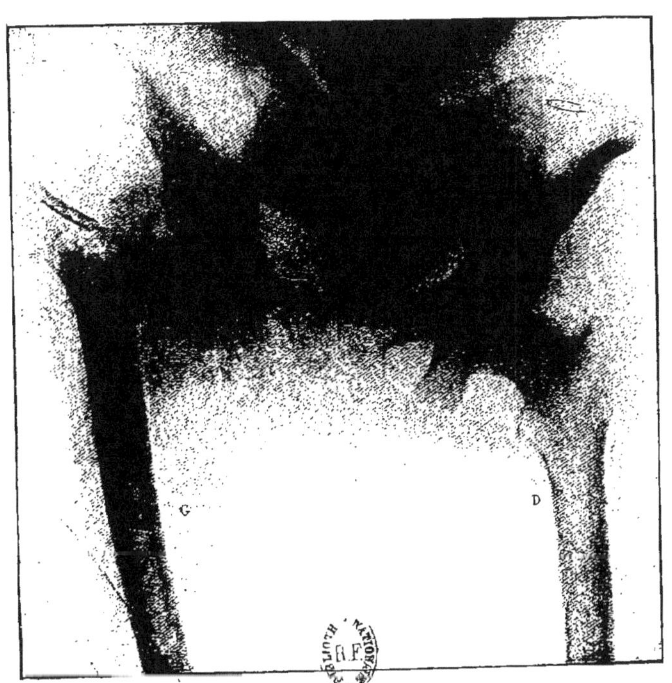

PLANCHE XXXIII

Planche XXXIV

Radiographie du blessé de l'observation CIII. Il a été radiographié avec l'appareil dont on voit l'arc supérieur. Dans ce cas des esquilles nombreuses ont été enlevées, comprenant presque tout le col. Arrivé dans mon service avec six centimètres et demi de raccourcissement, le blessé a guéri avec un centimètre et demi de raccourcissement.

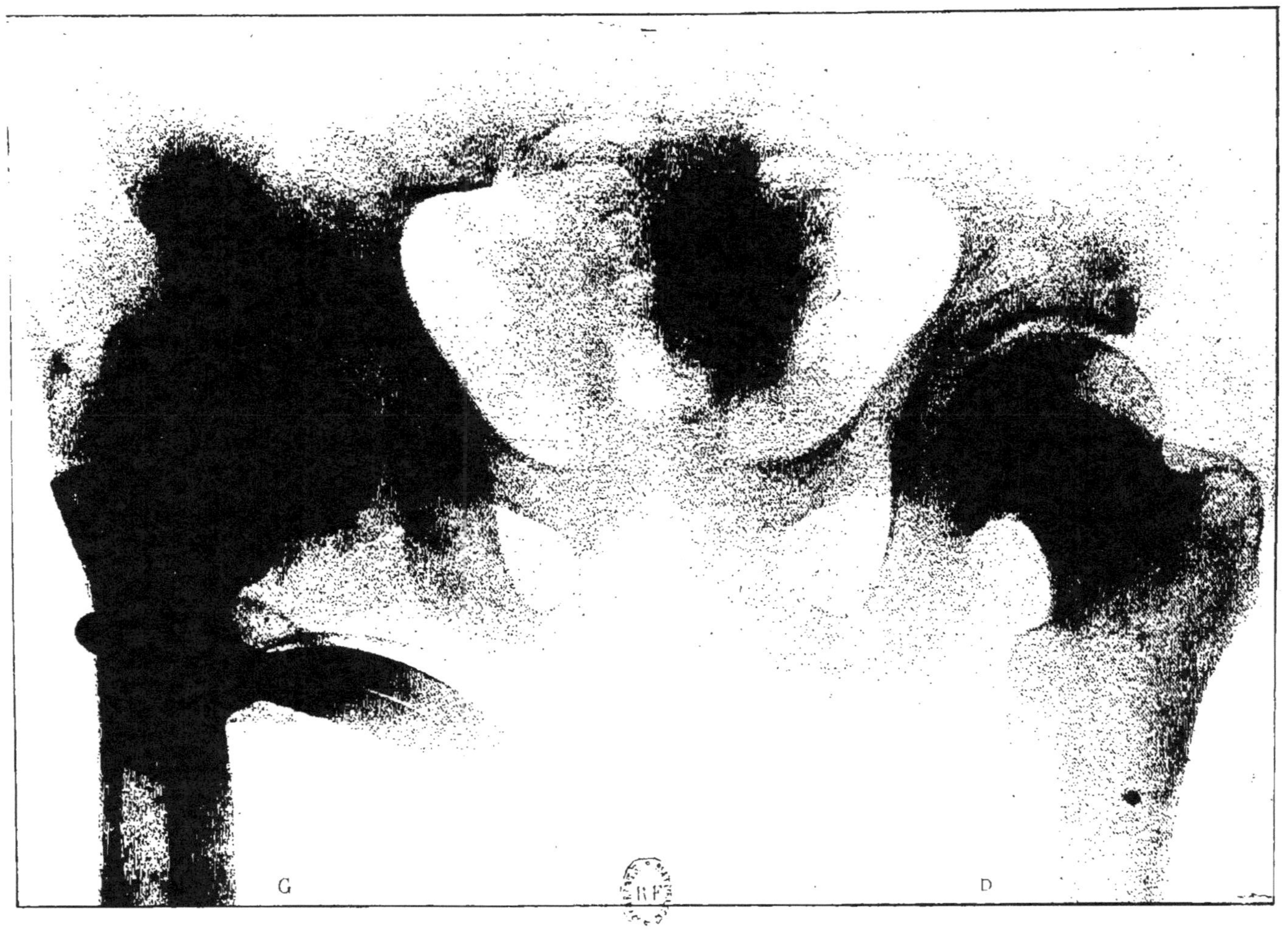
G
D

Planche XXXV.

La figure I (photographie de M. Tauton) représente une pièce du musée du Val de Grâce. Elle montre la déformation produite par les fractures trochantéro-diaphysaires.

La figure II montre les tiges mâles de mon appareil emprisonnées dans le collier condylien.

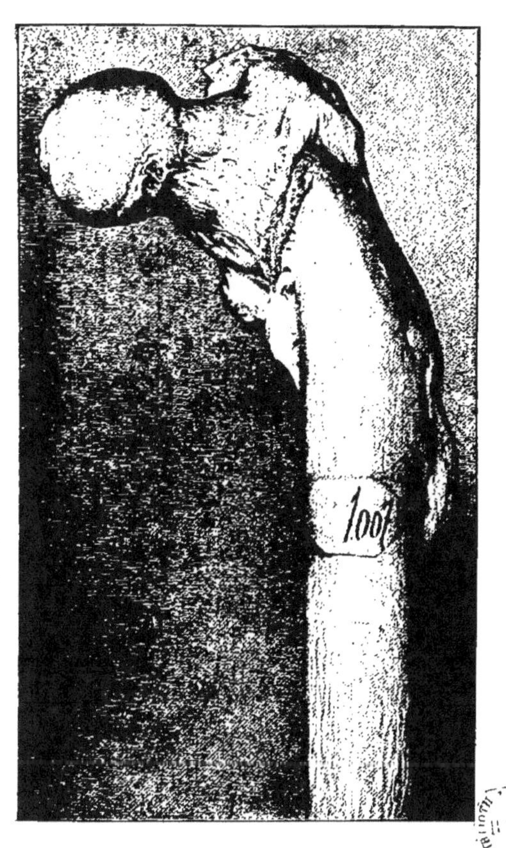
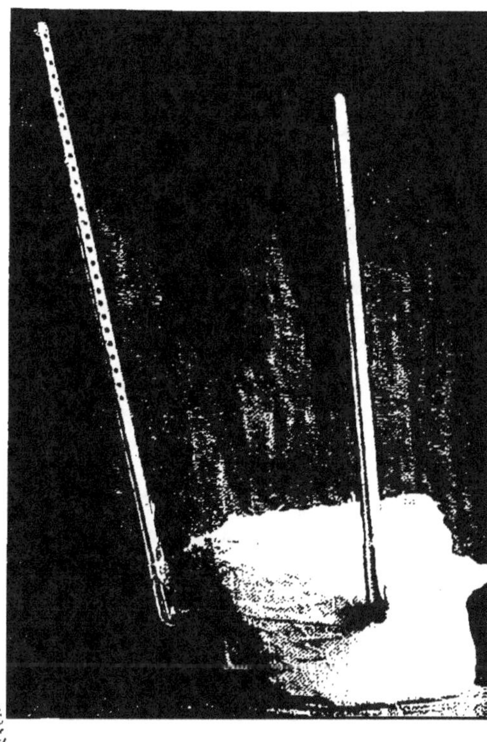

I

II

Planche XXXV

Cette radiographie montre le résultat obtenu avec mon appareil pour
une fracture particulière qui avait en quelque sorte clivé l'extrémité supérieure du fémur sur une grande hauteur (voir observation V). Le malade a
guéri avec un raccourcissement de deux à trois millimètres.

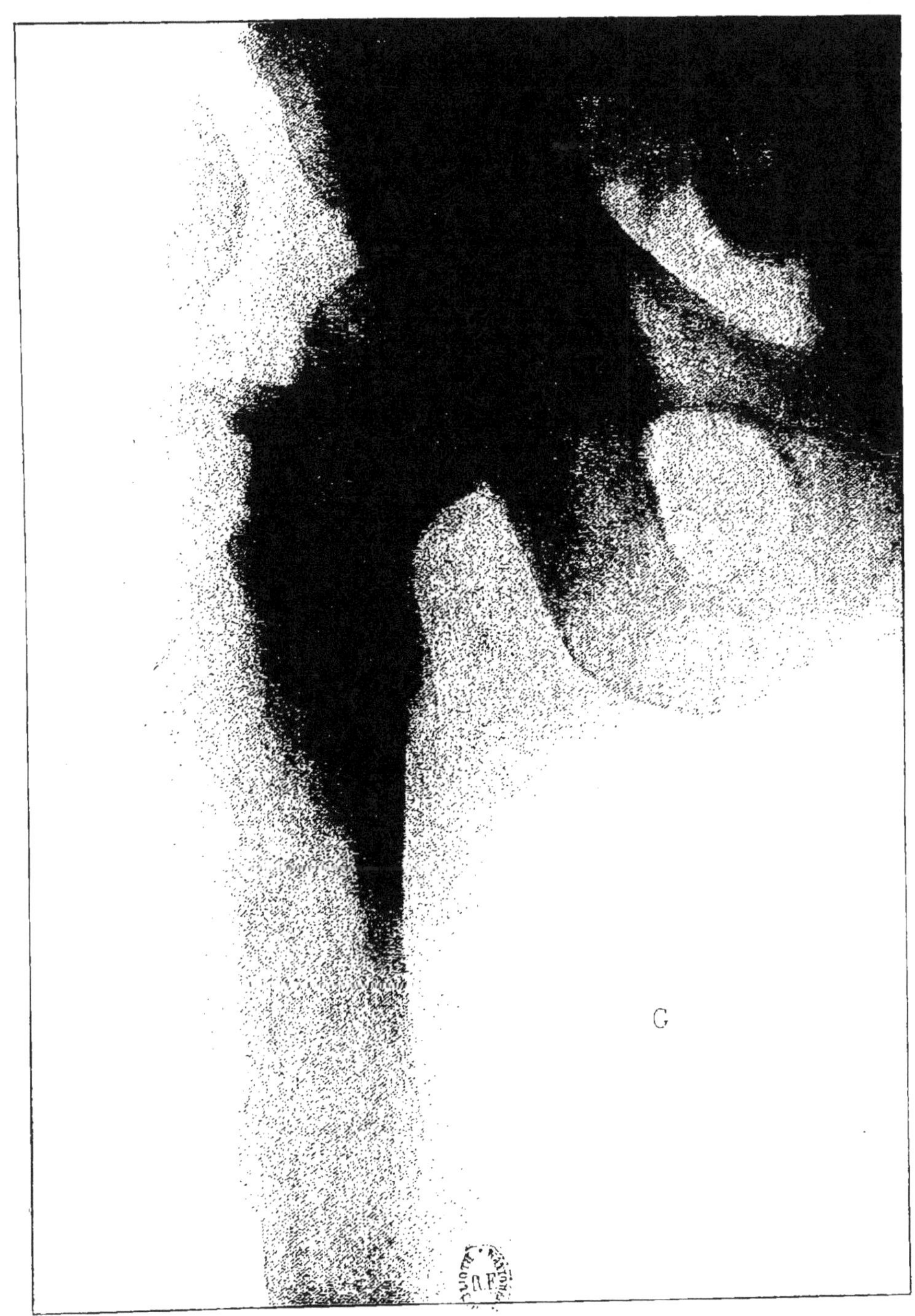

PLANCHE XXXVI

Planche XXXVII

Résultat obtenu pour une fracture siégeant à l'union du tiers moyen et du tiers supérieur.

La radiographie de face (fig. 1) montre que dans le plan antéro-postérieur l'axe du fémur est parfaitement rétabli.

La radiographie de profil montre qu'il persiste un léger chevauchement. Le fragment supérieur est un peu en arrière du fragment inférieur.

Il s'agissait d'une fracture par balle. On voit en arrière une petite esquille qui n'a pas été enlevée.

Le résultat fonctionnel est parfait.

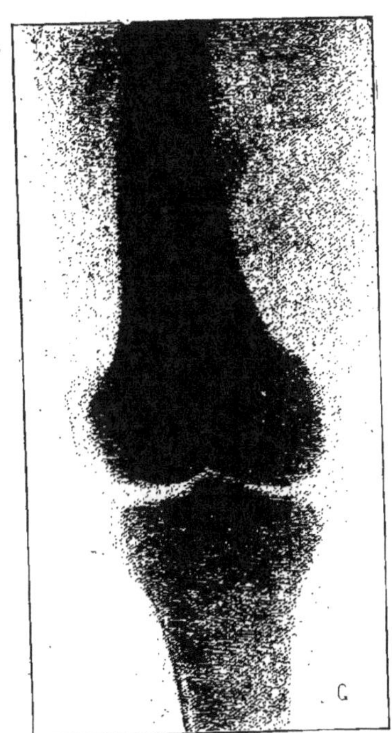

I

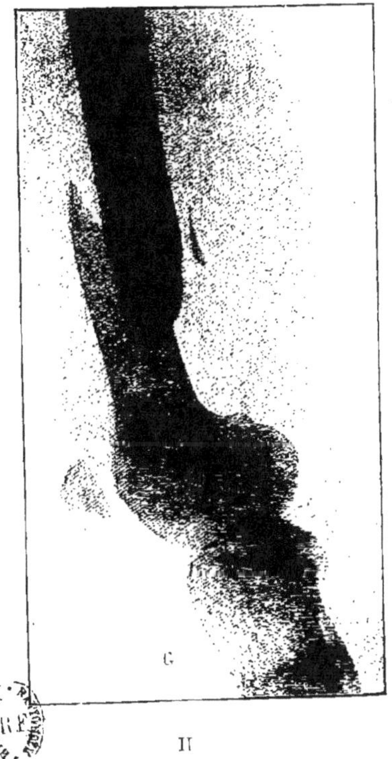

II

PLANCHE XXXVII

Dans ce cas de fracture basse, le blessé ne m'est arrivé qu'au bout de vingt-sept jours (voir Observation LXXVIII). La figure I montre le fémur au moment de l'arrivée du blessé. La figure II le montre après consolidation. La réduction est fort incomplète. La comparaison des deux figures montre cependant que, malgré l'ancienneté de la lésion, mon appareil a donné un redressement considérable.

Le blessé arrivé avec quatre centimètres et demi de raccourcissement a guéri avec trois centimètres. Si le gain d'un centimètre et demi est appréciable, la correction de l'angulation me paraît l'être davantage.

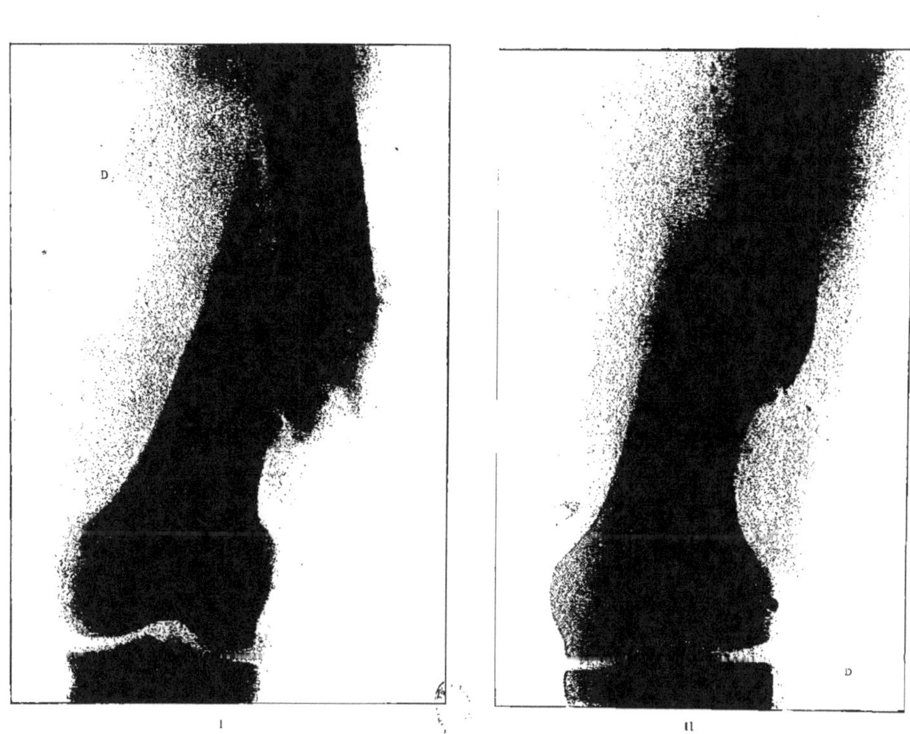

PLANCHE XXXVIII

Cette radiographie montre la légère angulation antéro-postérieure produite par la forme vicieuse du lit. Cette question est exposée page 323.

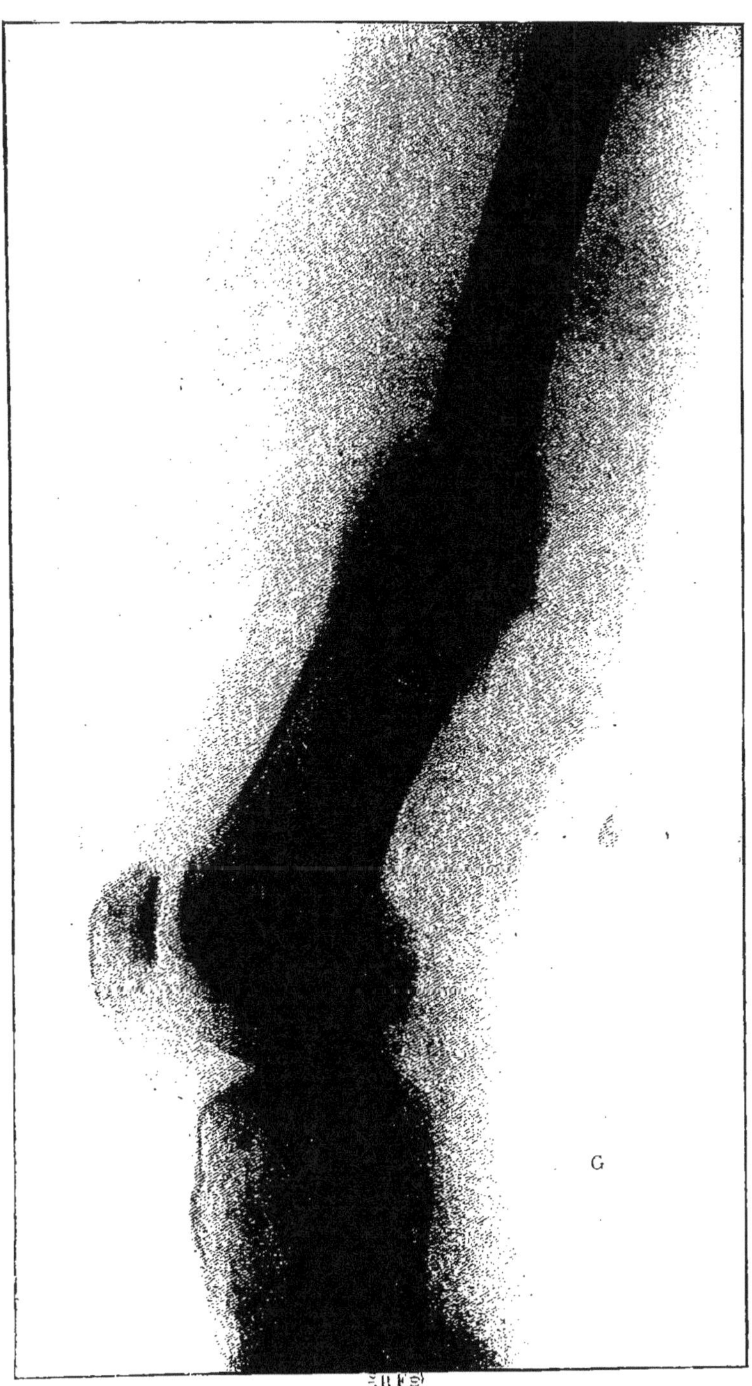

PLANCHE XXXIX

Comme la précédente, cette planche montre l'angulation antéro-postérieure due à la forme vicieuse du lit.

Sur le fémur vu d'avant en arrière (figure I), la réduction paraît parfaite. La radiographie de profil montre qu'il existe une légère angulation. Celle-ci aurait pu être évitée.

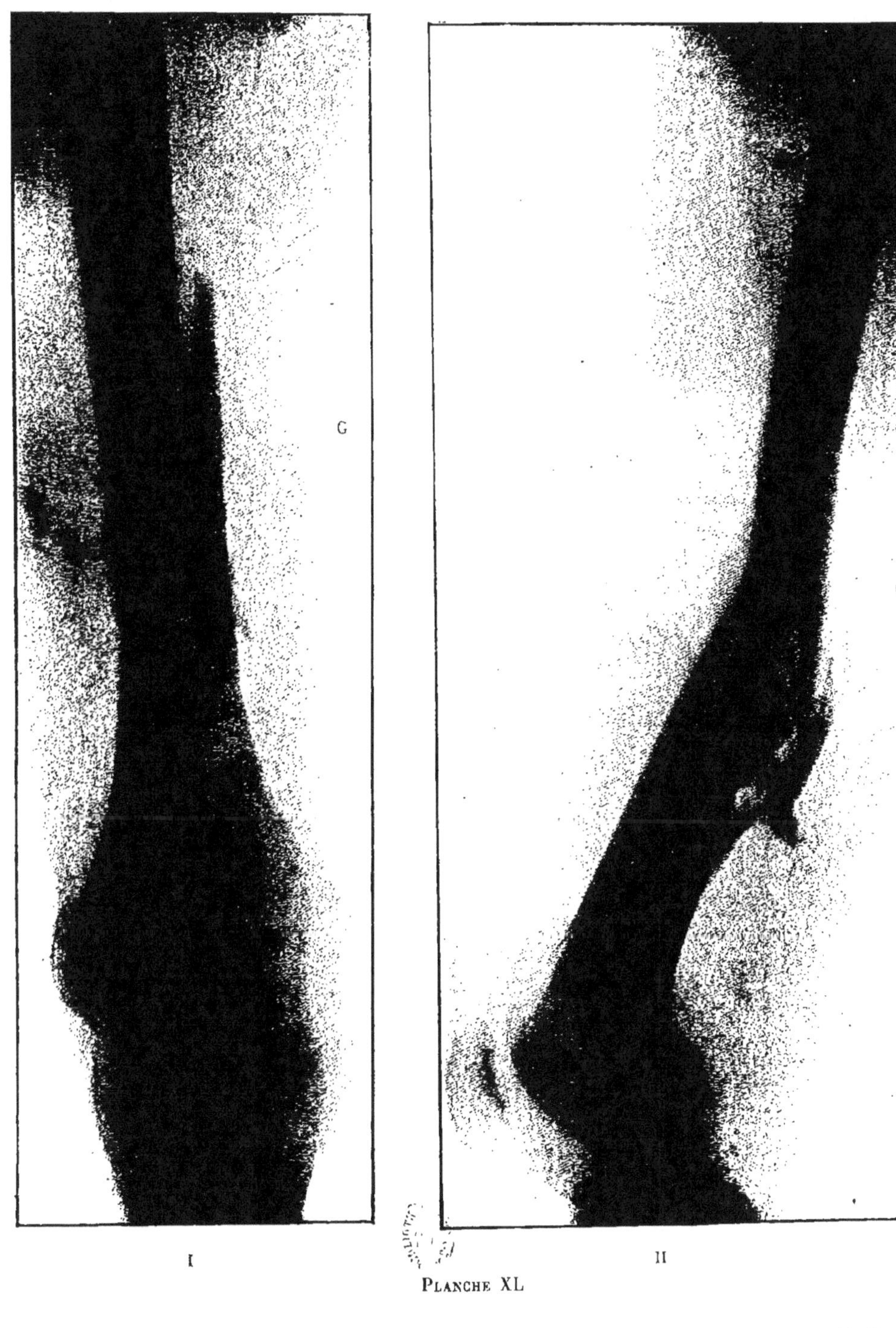

PLANCHE XL

DELBET

Pl. F.

Ce malade m'est arrivé au quatorzième jour de sa fracture, immobilisé
dans un store, et gravement infecté. Il avait été blessé par un éclat d'obus;
la plaie descendait au ras du condyle externe. Le collier condylien n'a pu
être appliqué d'une façon tout à fait correcte (Observation LXXVII).

La radiographie de face montre qu'un certain chevauchement a persisté ; mais les deux fragments sont bien parallèles.

Dans le sens antéro-postérieur, il n'a persisté qu'une très légère angulation dans le plan antéro-postérieur.

La consolidation a été obtenue avec un raccourcissement de 2 centimètres.

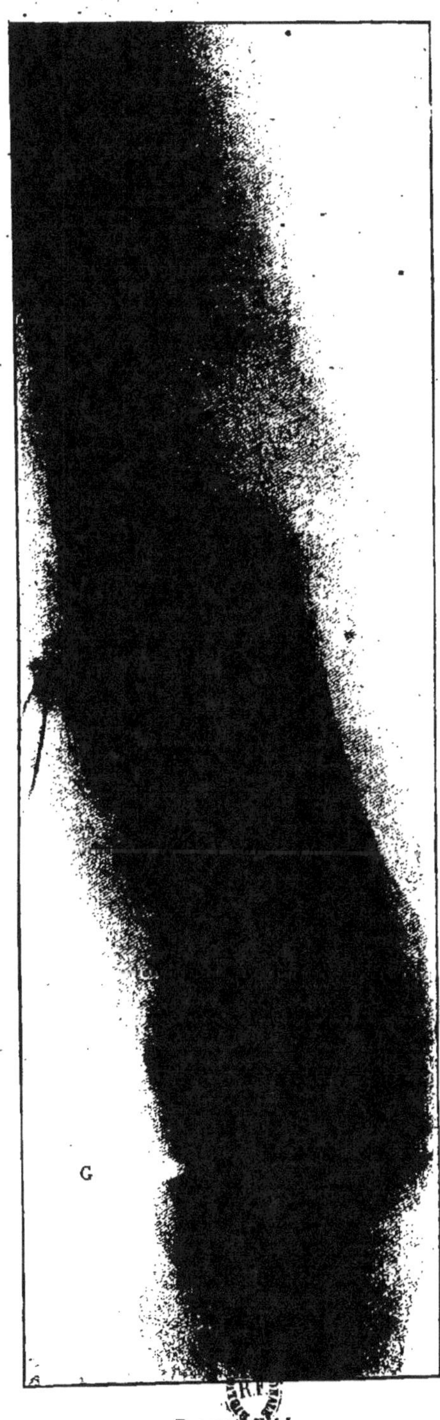

G
PLANCHE XLI

On voit la photographie et la radiographie du blessé de l'observation LXXII. Soigné par l'extension continue pendant trois mois, il m'est arrivé plus de sept mois après le traumatisme, consolidé dans cette attitude invraisemblable. Voir la planche suivante.

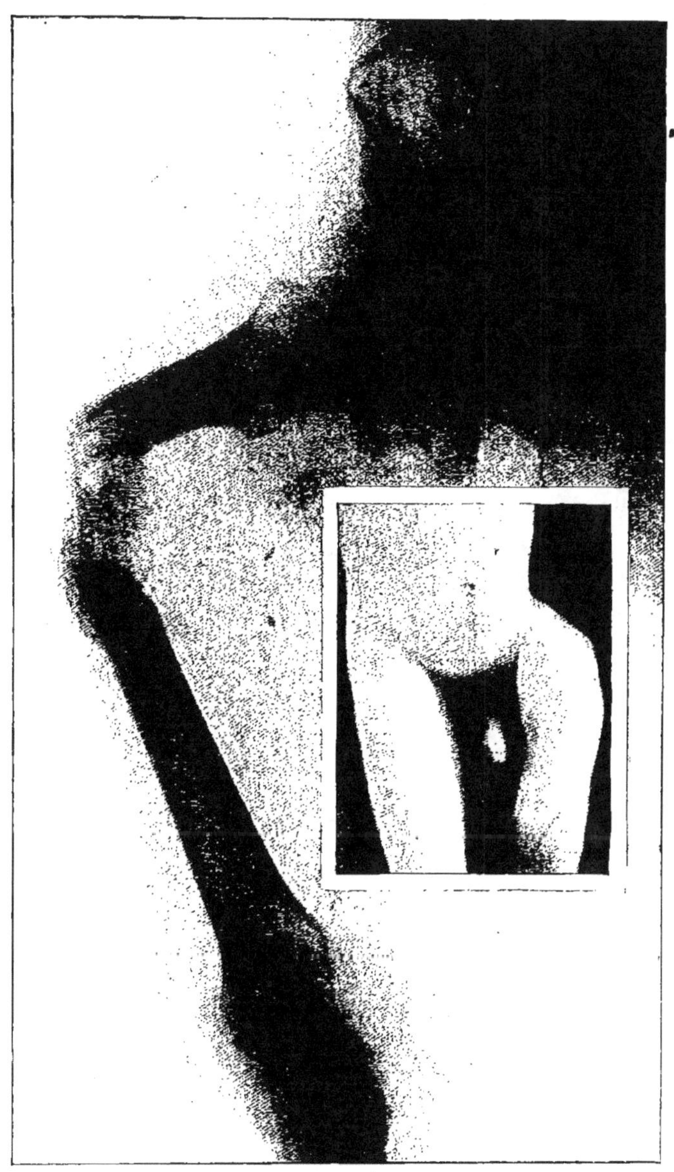

PLANCHE XLII

Planche XLIII

Cette radiographie est celle du blessé de la planche précédente après ostéotomie.

Le fragment supérieur étant maintenu dans une abduction énorme par la rétraction des muscles, j'ai dû le fixer par une vis à un prolongement du col. Ainsi fixé, il pouvait être entraîné par le fragment inférieur sous l'action de mon appareil. La consolidation a été obtenue en position satisfaisante avec cinq centimètres de raccourcissement.

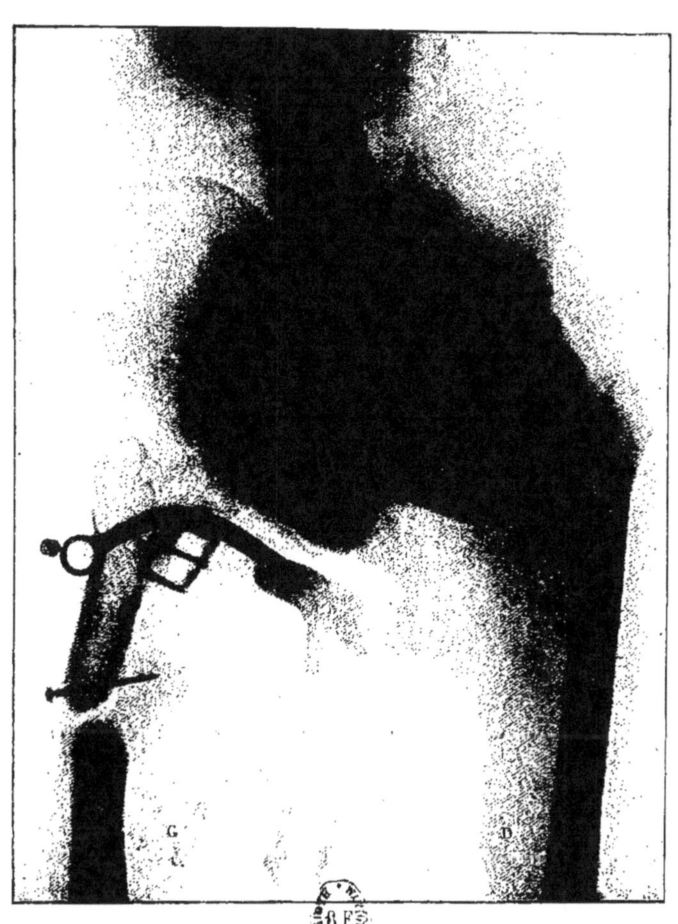

Planche XLIII

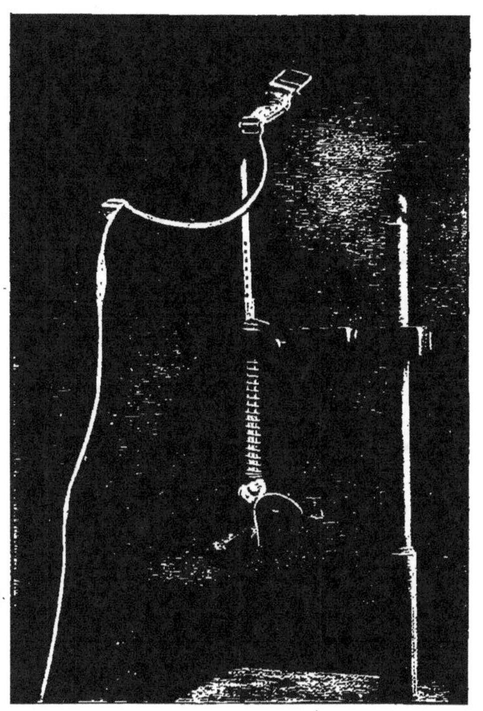

I

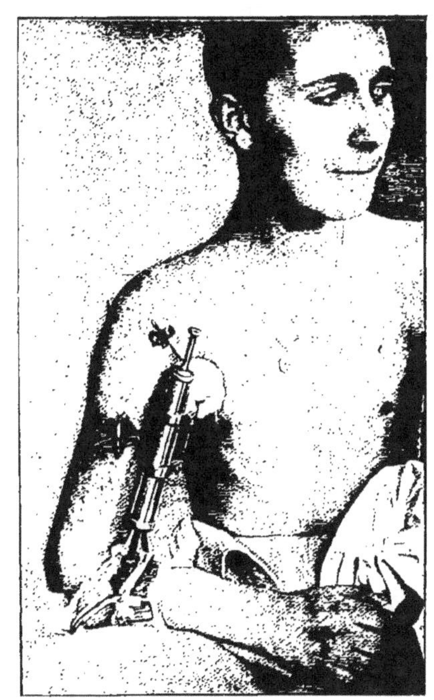

II

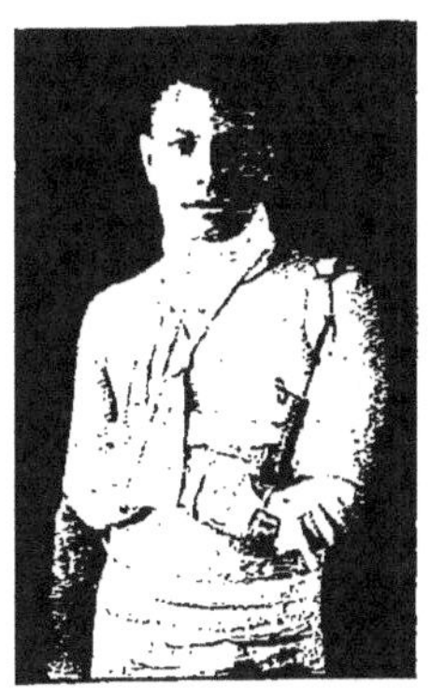

III

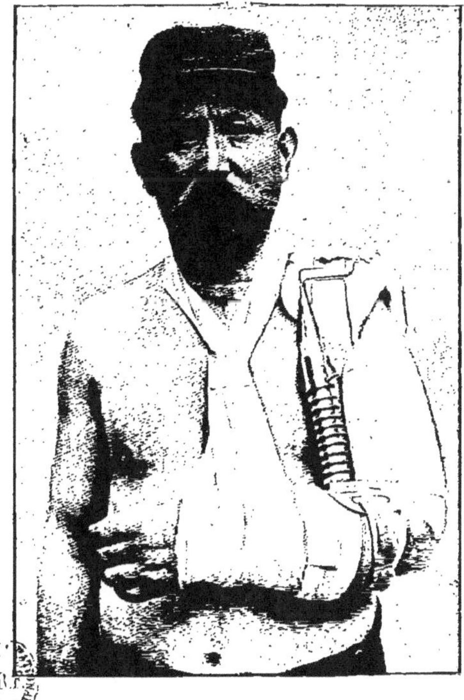

IV

PLANCHE XLIV

Fig. I. — Appareil de M. Delbet. Nouveau modèle s'appliquant des deux côtés par simple retournement de l'arc axillaire.

Fig. II. — Malade appareillé.

Fig. III. — Humérus d'un des premiers malades traités par M. Delbet au moyen de son appareil en 1901. Il s'agissait d'un vieillard de Bicêtre qui succomba au moment où la consolidation s'achevait. On voit qu'il n'y a ni chevauchement, ni angulation.

Cette figure est destinée à montrer que le fragment inférieur est en légère rotation interne par rapport au fragment supérieur. Cette rotation est due à la position de l'avant-bras. Pour que les dentelures se correspondent, il aurait fallu que l'avant-bras fût placé dans un plan antéro-postérieur.

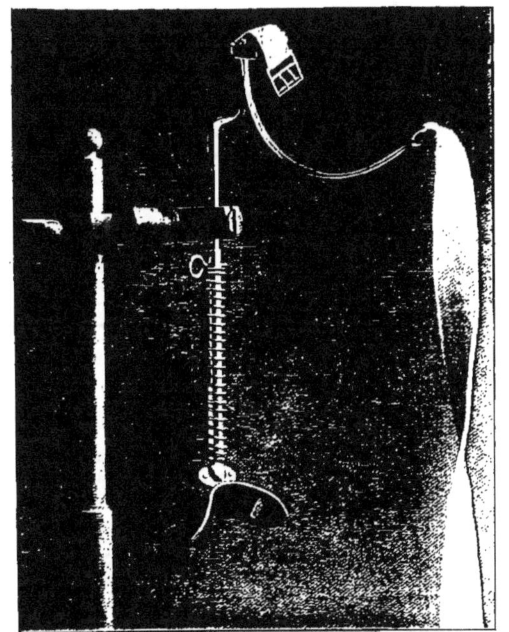

1

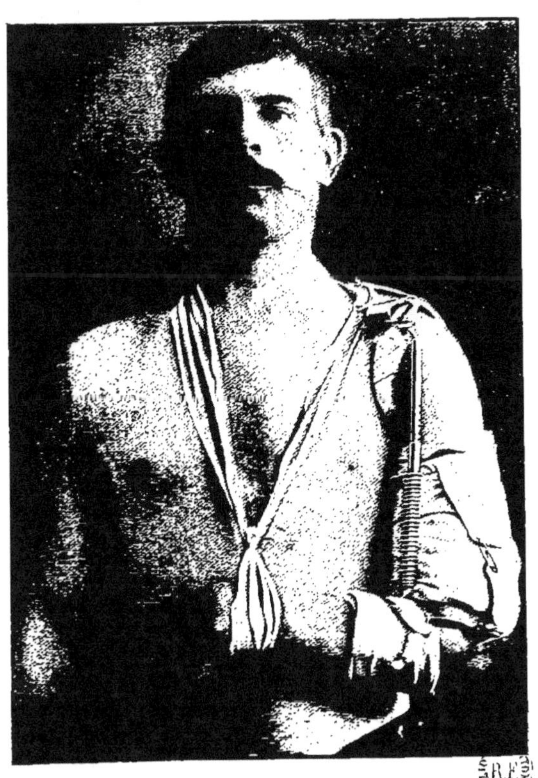

II

III

Planche XLV

Fig. I. — Malade atteint de fracture de l'humérus, appareillé avec une pièce plâtrée maintenant le coude fléchi à angle droit. La plaque antibrachiale de l'appareil métallique est emprisonnée dans le plâtre.

Avec ce dispositif, les mouvements de l'épaule sont plus libres, mais les mouvements de pronation et de supination le sont moins.

Fig. II. — Cette photographie représente un autre mode d'appareillage. L'appareil métallique est placé sans plâtre et fixé comme il a été exposé Mais la bande qui maintient l'avant-bras fléchi, au lieu de passer autour du cou est attachée à la partie supérieure de l'appareil métallique. Ce dispositif a l'avantage de placer l'avant-bras dans un plan presque antéro-postérieur. Ainsi le fragment inférieur de l'humérus est entraîné en rotation externe et se rapproche plus de l'attitude du fragment supérieur.

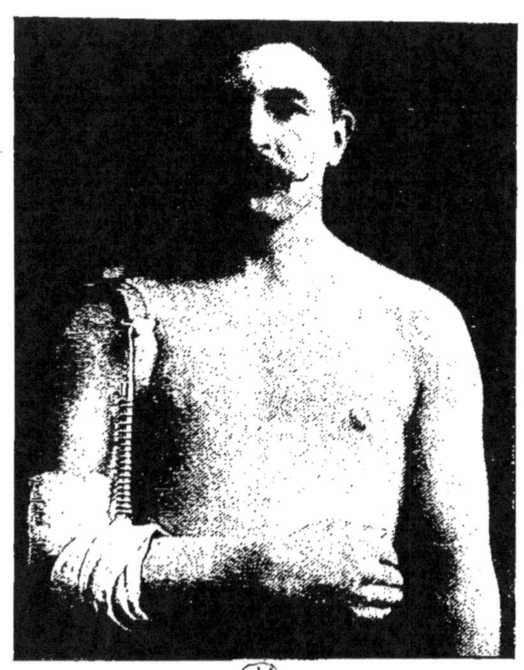

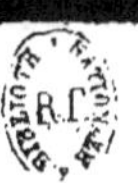

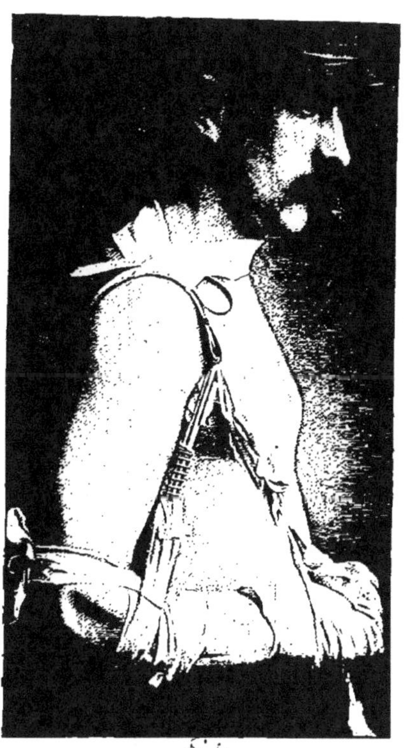

Planche XLVI

Planche destinée à montrer une manière de maintenir l'avant-bras fléchi, qui est moins fatigante pour le malade que l'écharpe passant autour du cou.

On prend une large bande de forte toile et on place son milieu transversalement sur la poitrine un peu au-dessous du bord axillaire du grand pectoral. En arrière, les deux chefs de la bande sont croisés sur la nuque et ramenés en avant de telle façon que celui qui a passé sous l'aisselle droite passe sur le trapèze gauche. Les deux chefs glissés sous l'avant-bras sont ramenés en avant et en haut pour être fixés par leur partie terminale au niveau de leur croisement.

Entre l'avant-bras et la bande il est bon de placer un morceau de carton souple. Le point d'appui étant ainsi réparti sur une plus large surface n'est pas douloureux et les malades font plus facilement les mouvements de pronation et de supination.

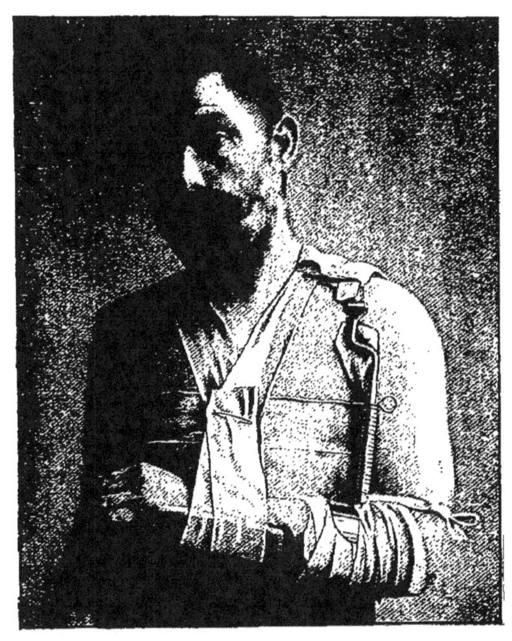

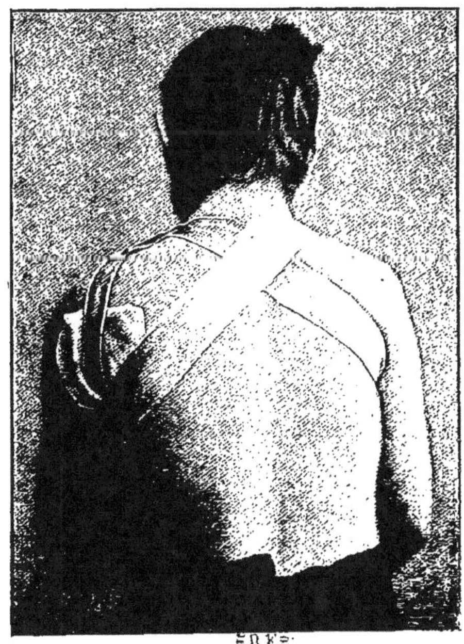

Planche XLVII

Fracture de l'extrémité supérieure de l'humérus avec éclatement de la tête et déplacement du fragment supérieur dans l'aisselle.

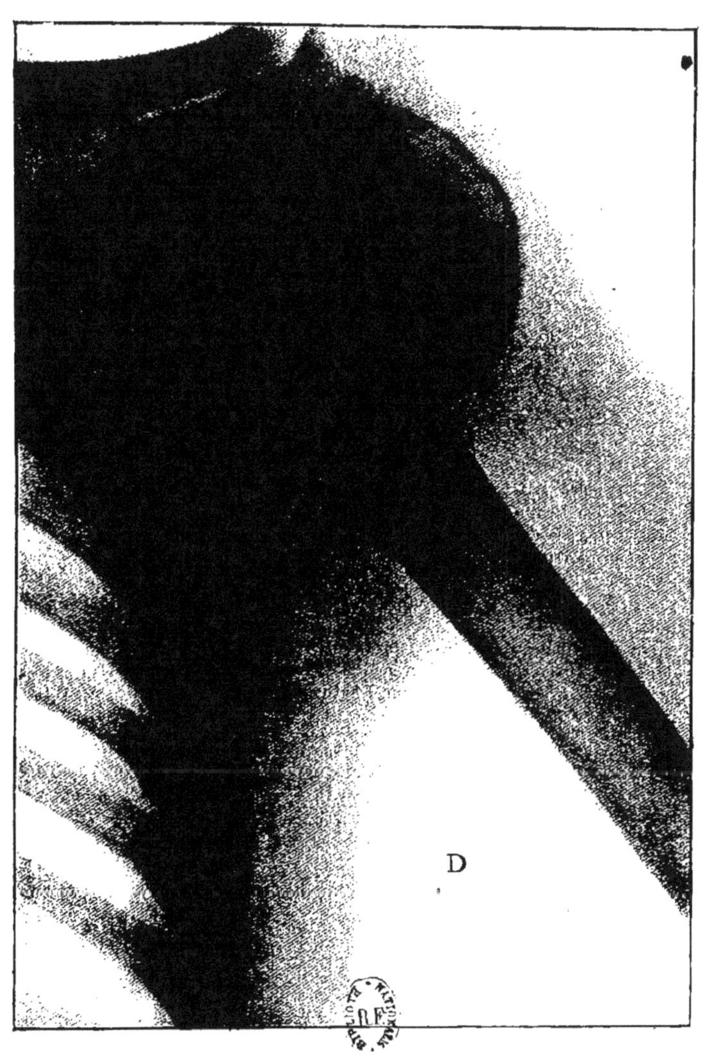

D

Planche XLVIII

Delbet   Pl. G.

Cette planche est destinée à montrer l'importance des courbures et des axes de l'appareil. (Voir Observation VI.)

La figure I représente une fracture sous-pectorale avec déplacement du fragment inférieur en dehors.

La figure II montre la même fracture après application d'un appareil défectueux. La courbure de l'axe axillaire d'une part, d'autre part l'écartement entre cet arc et la tige réductrice avaient été modifiés par un ouvrier inattentif. L'appareil s'appliquait mal et ne réduisait pas.

La figure III montre la même fracture avec un appareil moins mauvais, mais encore incorrect. La courbure de l'arc était bonne, mais l'écartement entre l'arc et la tige réductrice était trop considérable. La réduction est meilleure qu'avec l'appareil précédent, mais elle est encore incomplète.

La figure IV montre la même fracture appareillée avec un appareil de bon modèle. La réduction est presque parfaite.

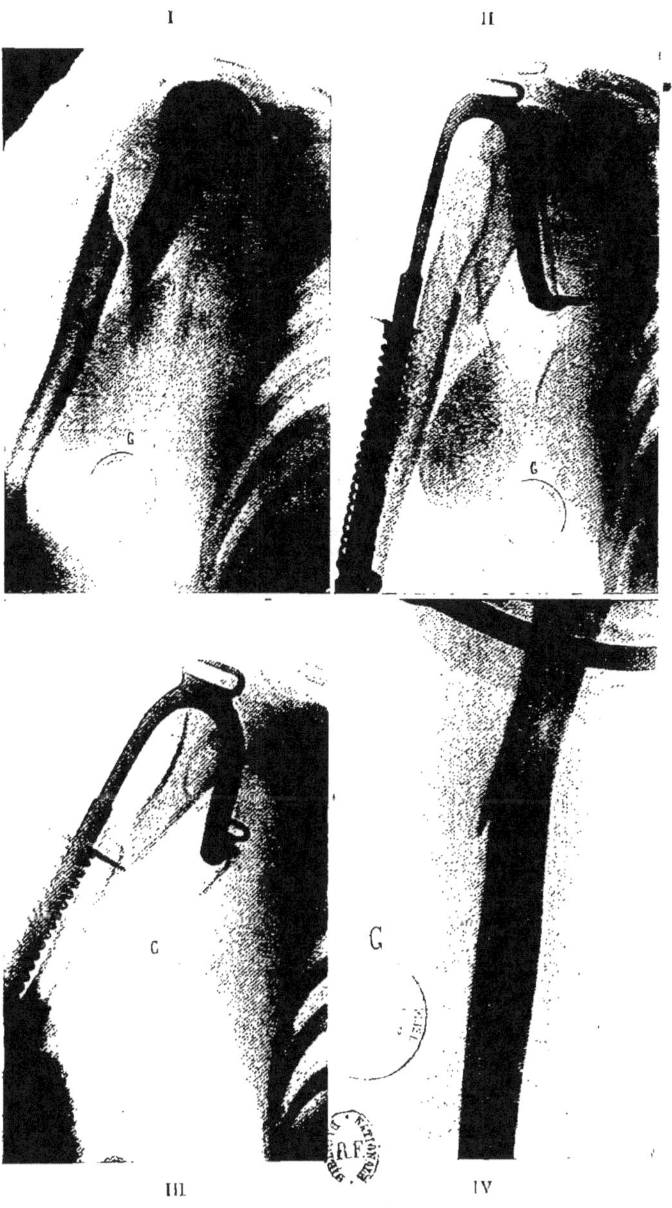

Planche XLIX

Les trois figures de cette planche ont trait au même malade.

La radiographie de la figure I montre encore les inconvénients d'un appareil vicieux. La partie antérieure, en raison de la mauvaise courbure axillaire, remonte beaucoup trop haut. La réduction est nulle.

La figure II montre la position que doit occuper un appareil correct. La réduction n'est pas parfaite, mais elle est suffisante.

La figure III montre le blessé appareillé.

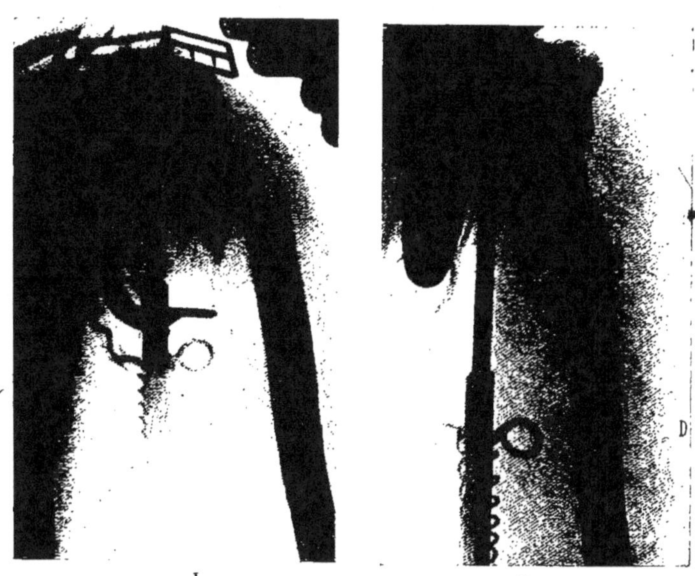

I   II

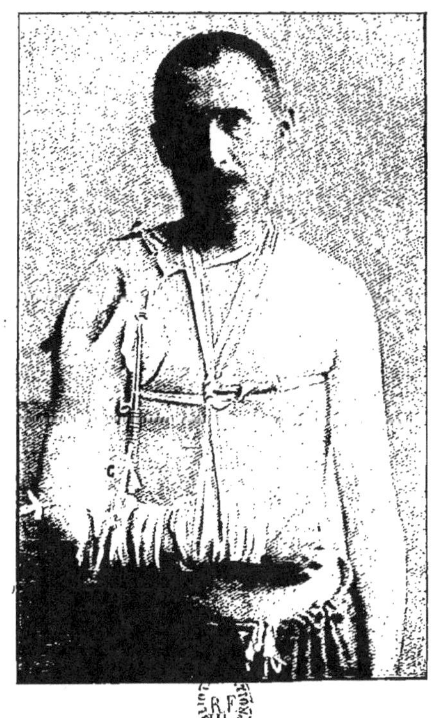

Planche L

PLANCHE LI

Les quatre radiographies reproduites sur cette planche ont trait au même blessé.

La figure I montre l'humérus au moment de l'arrivée du blessé. La fracture est comminutive : il existe une angulation considérable.

Les figures II et III montrent les progrès de la réduction.

La figure IV montre l'humérus consolidé sans raccourcissement et en bonne position malgré l'élimination ou la résorption de plusieurs esquilles.

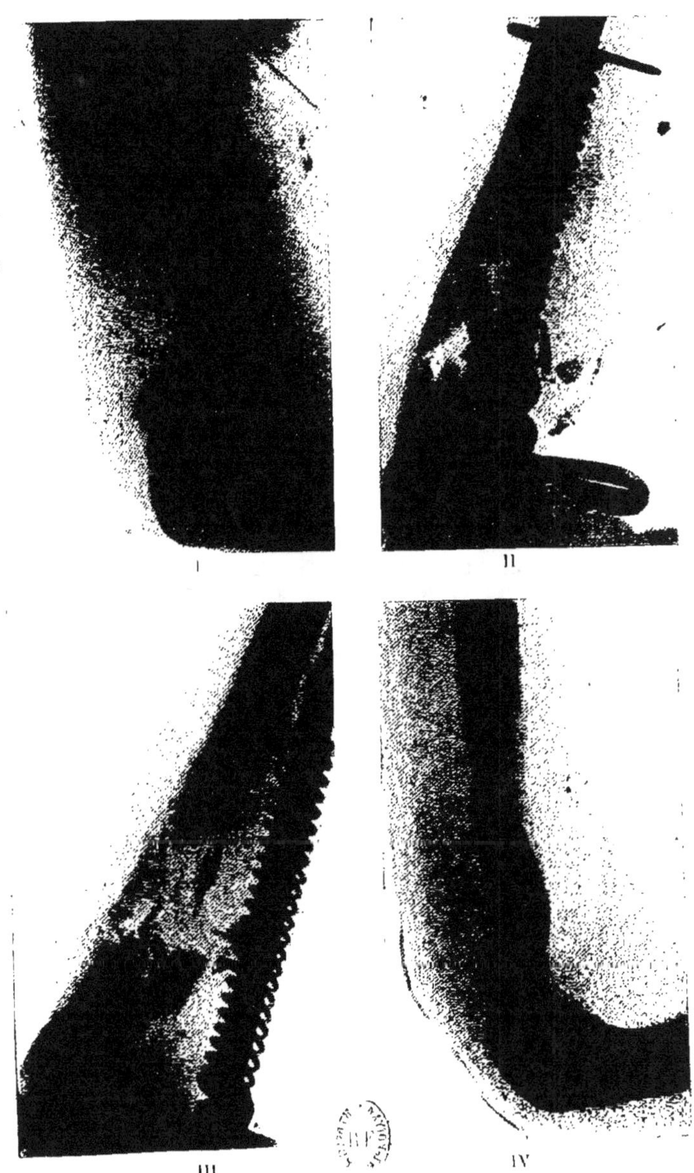

PLANCHE LI

Planche LII

Les trois figures ont trait au même blessé.

La photographie (fig. I) représente les huit esquilles nécrosées qui ont été éliminées ou extraites au cours du traitement.

La radiographie de la figure II montre l'humérus avec l'appareil.

La radiographie de la figure III montre la consolidation obtenue sans raccourcissement et en position satisfaisante malgré la masse d'esquilles éliminées.

I

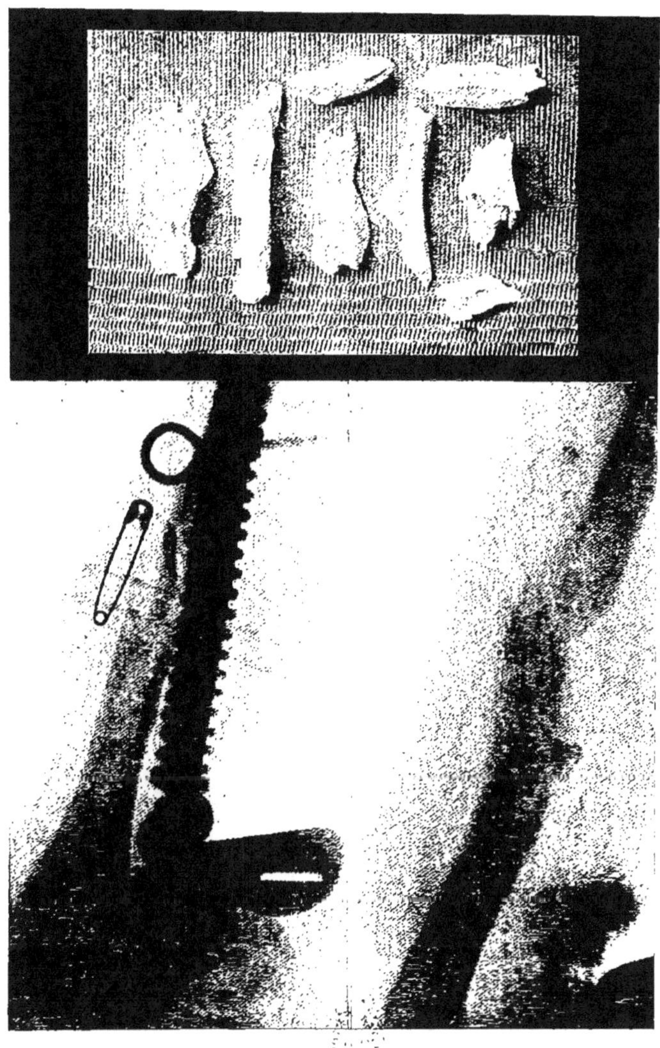

II   III

Planche LII

Ces deux radiographies représentent l'humérus du blessé de l'Observation XV en cours de traitement et après consolidation.

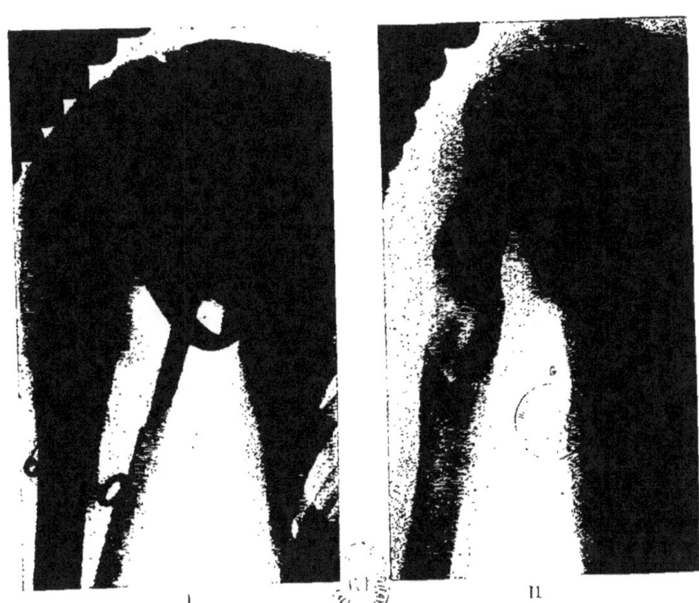

PLANCHE LIII

Les figures I et II montrent une fracture esquilleuse de l'humérus en cours de traitement et après consolidation.

Les figures III et IV représentent la même fracture appareillée successivement avec un mauvais, puis avec un bon appareil. Sur la figure III on voit la position vicieuse du mauvais appareil. On peut la comparer à la position correcte du bon appareil (fig. IV). On voit également que la réduction est beaucoup plus satisfaisante.

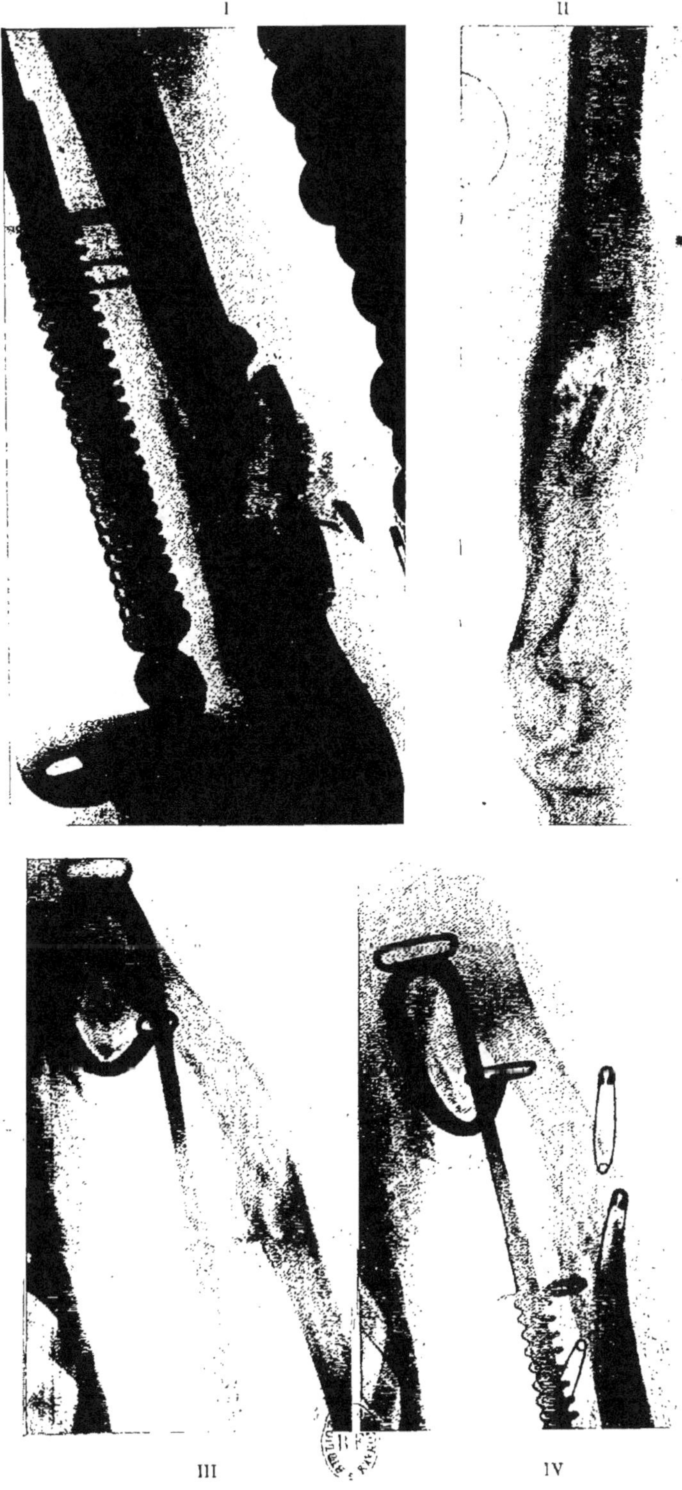

PLANCHE LIV

Les figures I et II ont trait au blessé de l'Observation XVIII. On voit (fig. I) la réduction incomplète, complétée (fig. II) par une tension plus considérable de l'appareil.

Les figures III et IV montrent l'humérus du blessé de l'Observation XIX pendant le traitement et après consolidation.

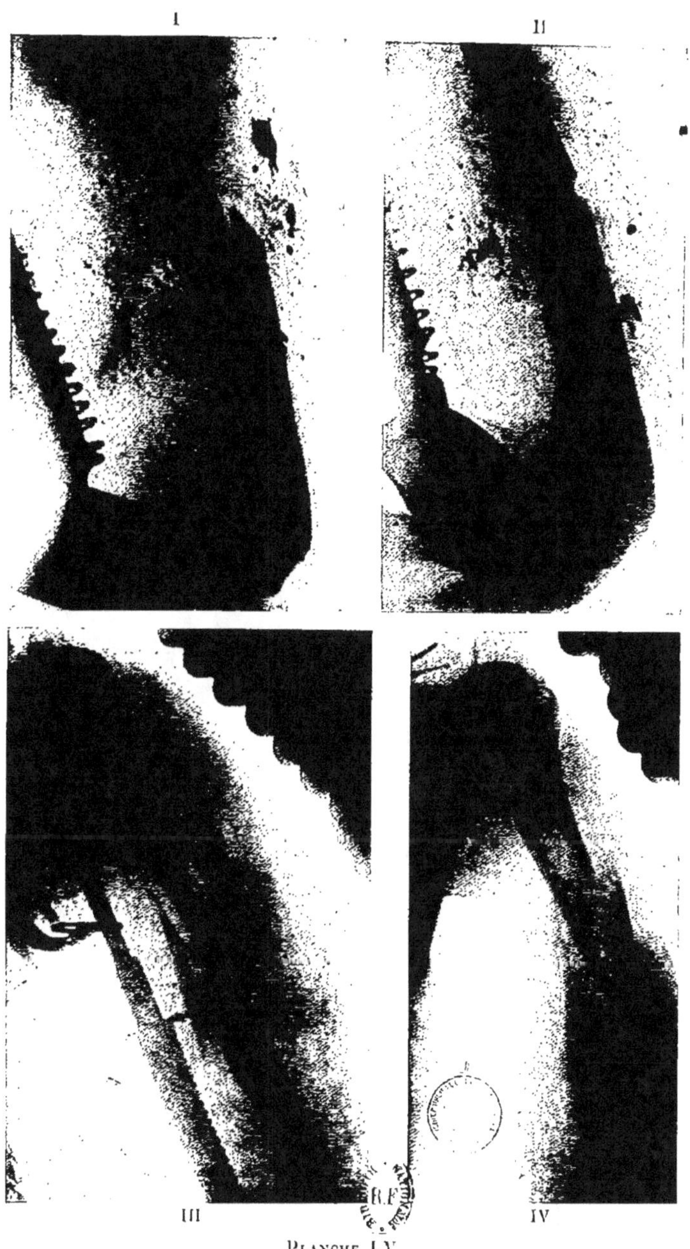

Planche LV

PLANCHE LVI

Les figures I et II sont la reproduction des radiographies du blessé de l'Observation XXVII faites l'une pendant le traitement et après consolidation.

Les figures III et IV ont trait au blessé de l'Observation XXIV.

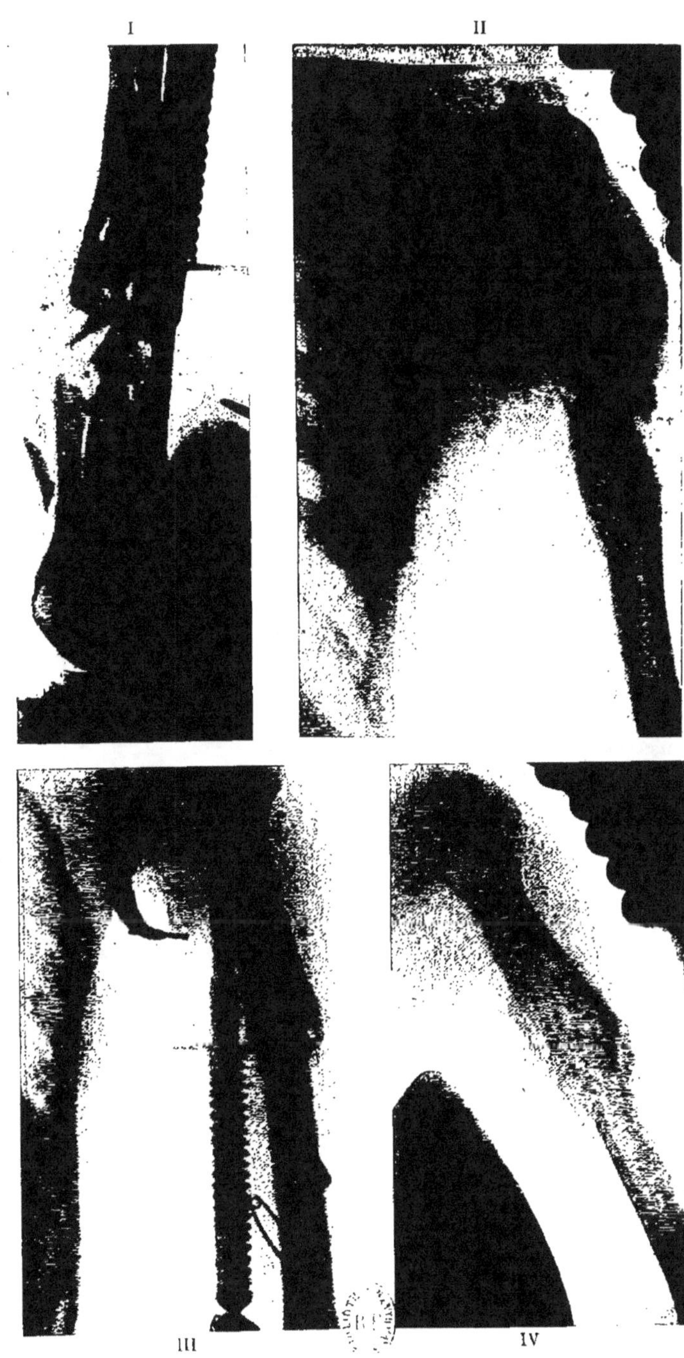

I   II

III   IV

Planche LVI

DelbetPl. H.

Planche LVII

Trois radiographies du blessé de l'Observation XXX.

La radiographie reproduite figure I a été prise immédiatement après la pose de l'appareil. La perte de substance est considérable ; l'extrémité inférieure n'est pas dans le prolongement du bout supérieur.

Fig. II. — La tension de l'appareil ayant été augmentée, les deux fragments sont dans le prolongement l'un de l'autre.

Fig. III. — La consolidation est achevée : l'os s'est reconstitué.

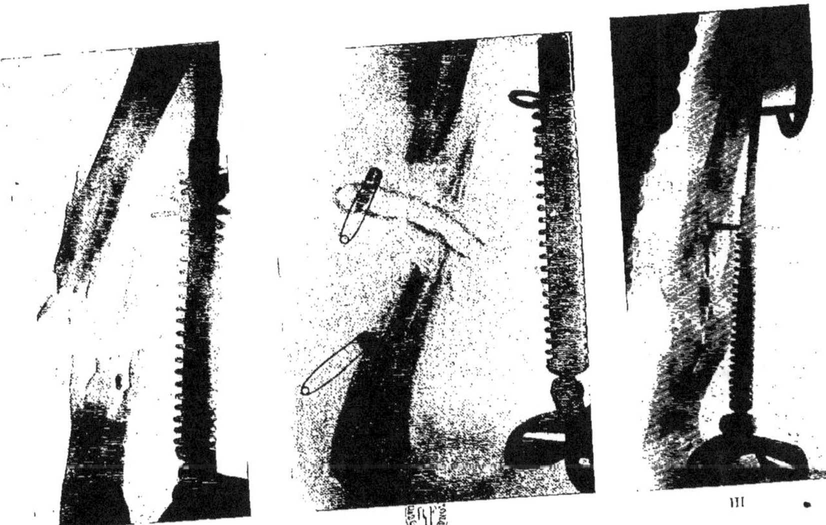

I
III
PLANCHE LVII

Figure 1. — Tige de l'appareil d'avant-bras. (Voir page 485).

A. Lame souple destinée à être emprisonnée dans le bracelet plâtré au niveau du poignet.

B. Articulation en genou unissant la pièce mâle au béquillon.

C. Lame rigide destinée à empêcher la bascule du béquillon. Cette lame doit être tout entière incluse dans le bracelet plâtré.

D. Articulation en genou unissant la pièce femelle au béquillon. La capsule est échancrée d'un côté de façon à permettre de placer la tige à angle droit sur le béquillon.

E. Articulation en meule sans laquelle les mouvements de pronation et de supination seraient impossibles.

Figure II. — Photographie d'un malade appareillé avec une seule tige pour une fracture de l'extrémité inférieure du radius.

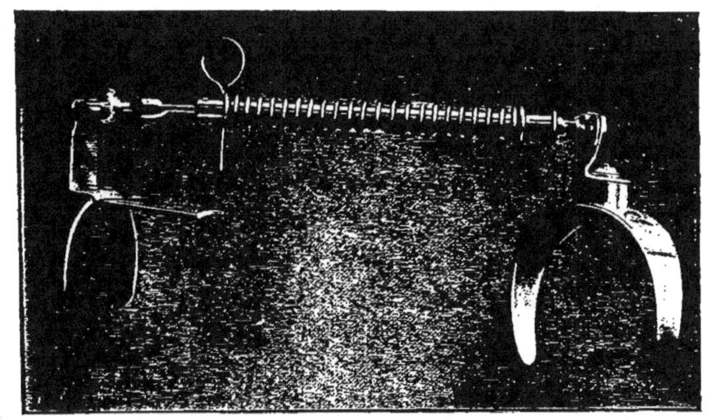

I

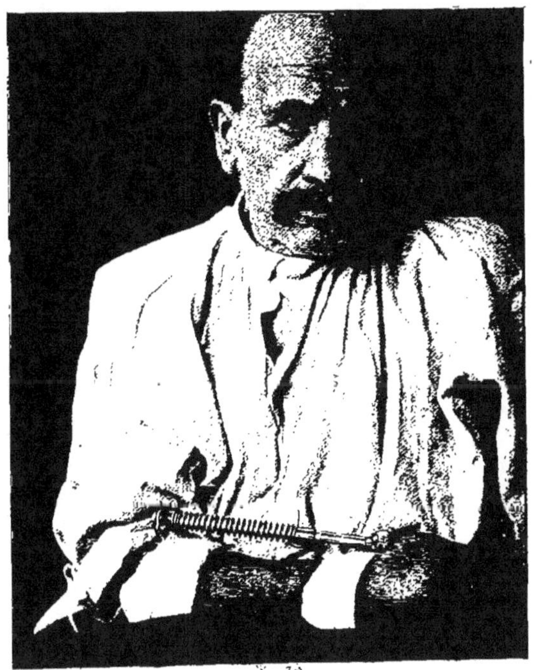

II

PLANCHE LVIII

Planche LIX

Figure I. — Radiographie d'un blessé atteint de fracture par projectile de guerre de l'extrémité supérieure du radius. La contention est satisfaisante : la consolidation s'est faite en bonne position. (Voir page 495.)

Figure II. — Cette radiographie a trait au blessé S... de l'observation V (page 493) atteint de fracture par balle des deux os de l'avant-bras. Elle montre l'avant-bras en supination. Les autres figures concernant le même blessé sont celles de la planche LXVII.

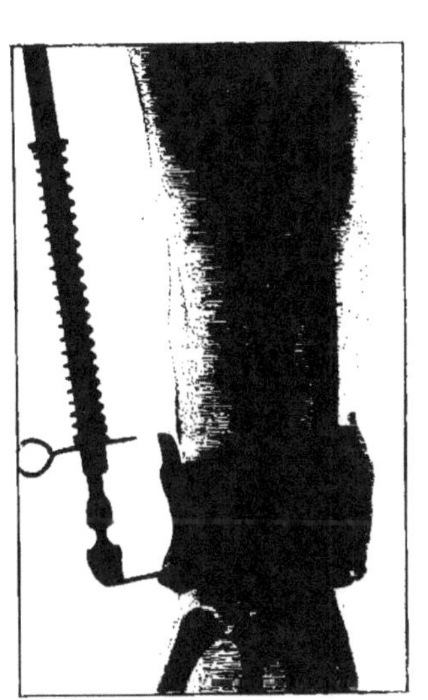

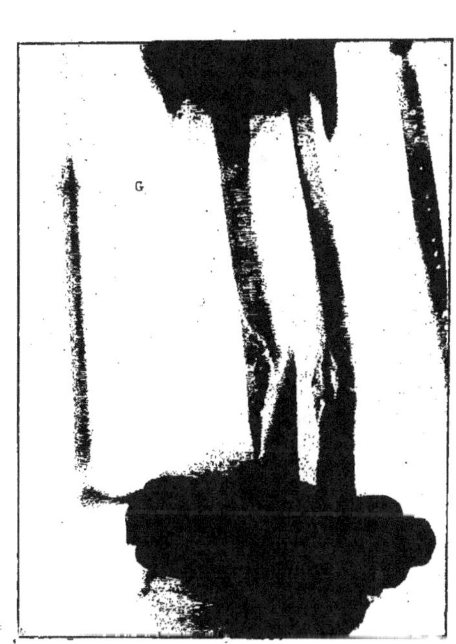

I
II

Planche LIX

Planche LX

Radiographie d'un malade atteint de pseudarthrose de l'avant-bras. (Voir page 491.)

Figure I. — Cette radiographie montre l'angulation produite par la pesanteur.

Figure II. — Radiographie du même malade appareillé. L'avant-bras est en supination : la réduction et la contention sont satisfaisantes. Voir la planche suivante.

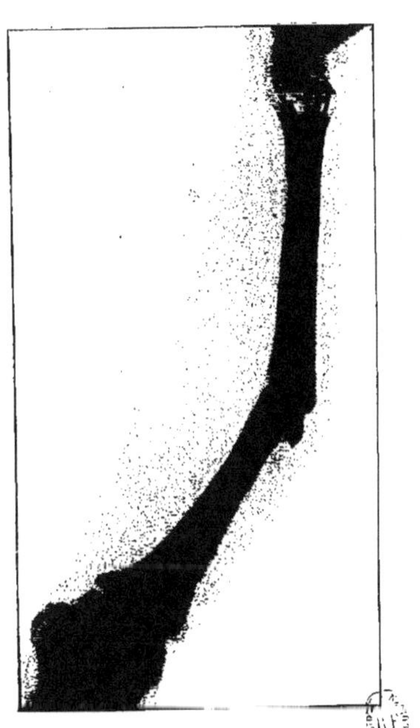

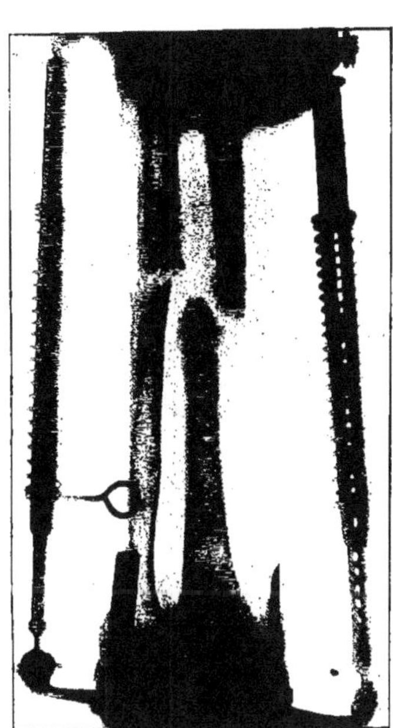

I

II

Planche LX

PLANCHE LXI

Ces radiographies ont trait au même malade que celles de la planche LX.

Figure I. — Radiographie de l'avant-bras appareillé vu en pronation. La réduction se maintient aussi bien qu'en supination.

Figure II. — Radiographie du même avant-bras après ostéosynthèse.

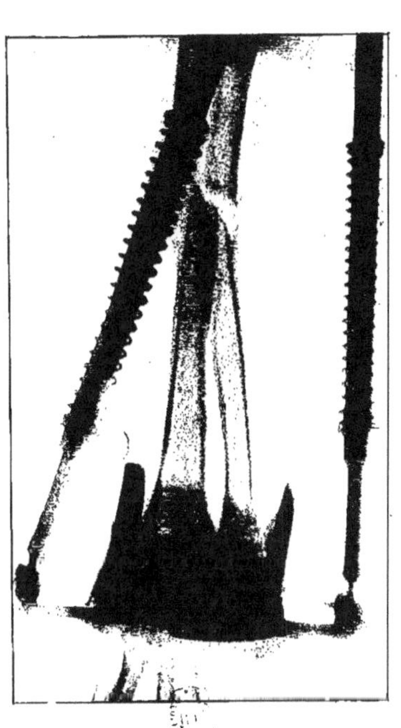

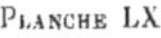

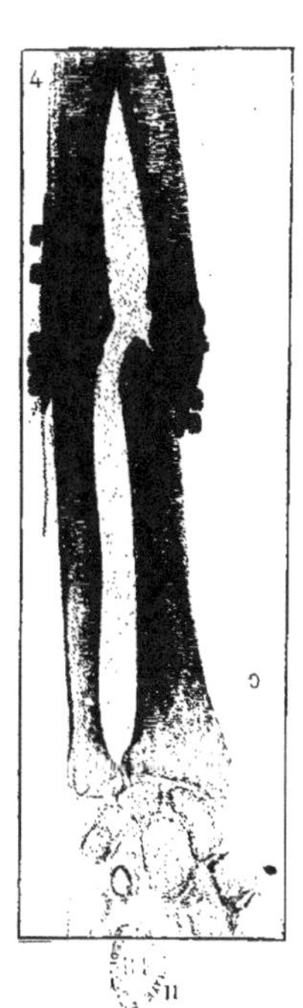

PLANCHE LXI

Photographie du malade S. Jean. Voir observation 11, page 492.

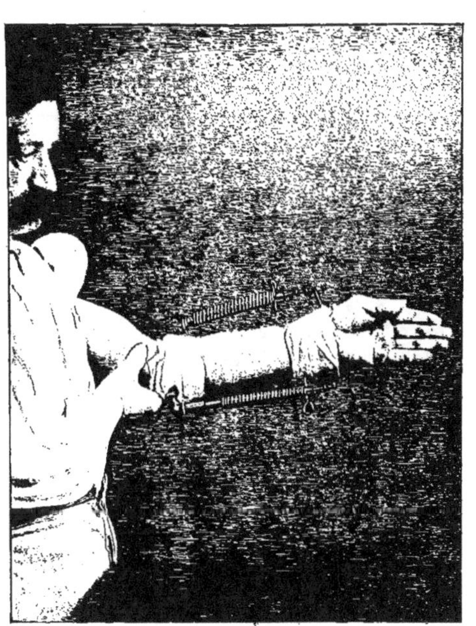 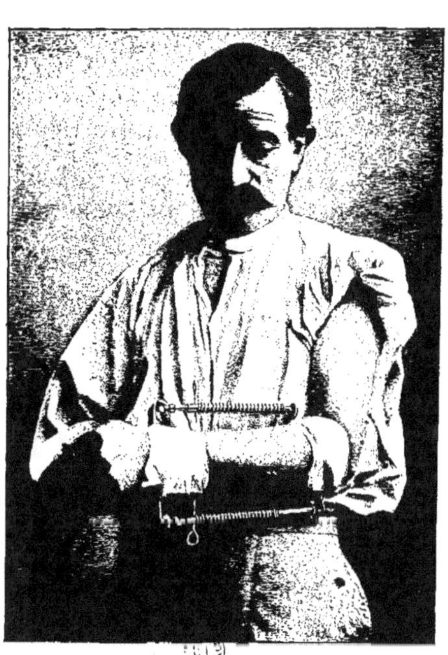

PLANCHE LXII

Figure I. — Radiographie d'un avant-bras fracturé et immobilisé par une attelle coudée en supination. Les deux fragments supérieurs sont placés de telle sorte que s'il n'y avait pas de fracture la main serait dans une position intermédiaire à la pronation et à la supination. Le radius est en avant du cubitus. Si l'on suppose le sujet dans la position anatomique, les deux fragments supérieurs sont dans un plan antéro-postérieur. Au contraire les deux fragments inférieurs, seuls entraînés par la main placée en supination, sont dans un plan transversal. Ils se projettent si exactement l'un sur l'autre qu'on ne voit qu'un os. Leurs extrémités supérieures pénètrent dans l'espace interosseux, entre les deux fragments supérieurs : la synostose est fatale. (Voir Observation II, page 492.)

Figure II. — Le même avant-bras muni de mon appareil.

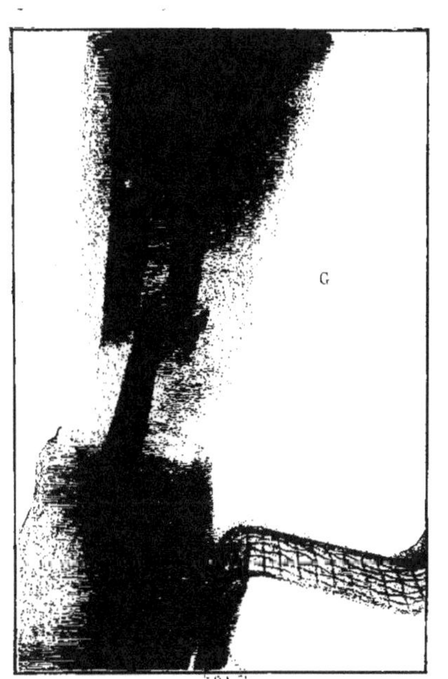
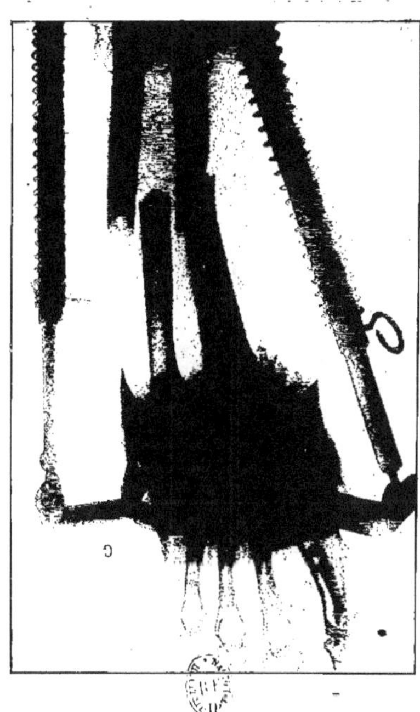

Planche LXIII

Planche LXIV

Figure I. — Blessé atteint de fracture du radius par projectile de guerre. La photographie montre le malade faisant un mouvement actif de supination.

Figure II. — Appareil appliqué pour fracture compliquée de l'avant-bras avec plaies remontant jusqu'au pli du coude. — Le point d'appui supérieur est pris sur un plâtre qui maintient l'avant-bras fléchi à angle droit au moyen d'une armature postérieure. (Voir pages 487 et 493.)

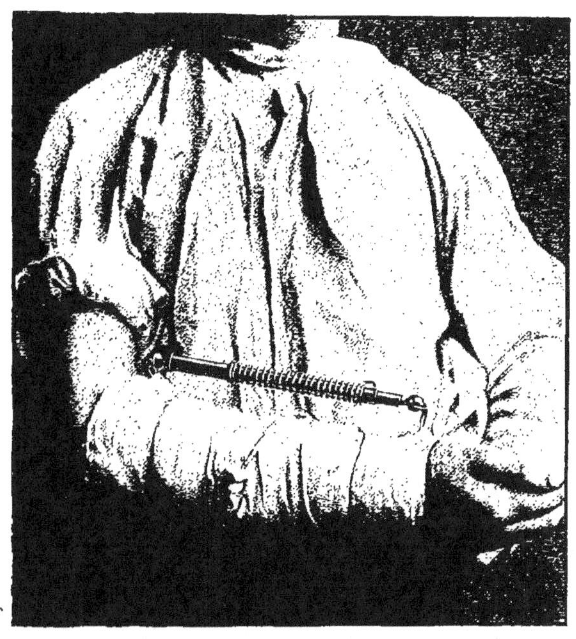

I

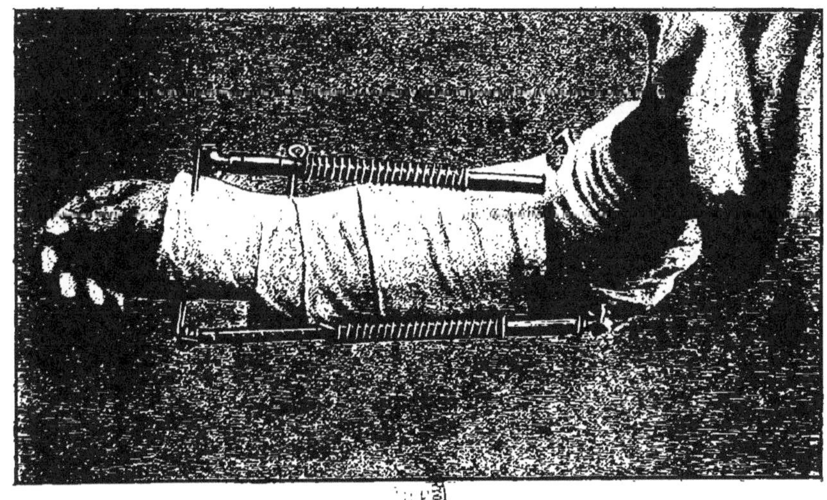

II

Planche LXIV

Delbet   Pl. I.

Radiographies du malade de l'observation IV (Voir page 493). Il s'agissait d'une fracture par balle des deux os de l'avant-bras, fracture comminutive très infectée.

La radiographie de la figure I, faite sous l'appareil, montre que la réduction est bonne.

La radiographie de la figure II, faite en pronation après ablation de l'appareil, montre que la correction est également bonne dans cette attitude. Le radius s'est bien consolidé ; mais du côté du cubitus, plusieurs esquilles se sont éliminées et il s'est fait une pseudarthrose.

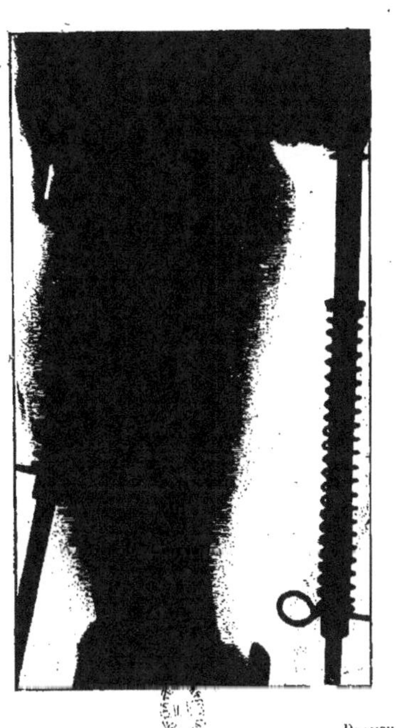

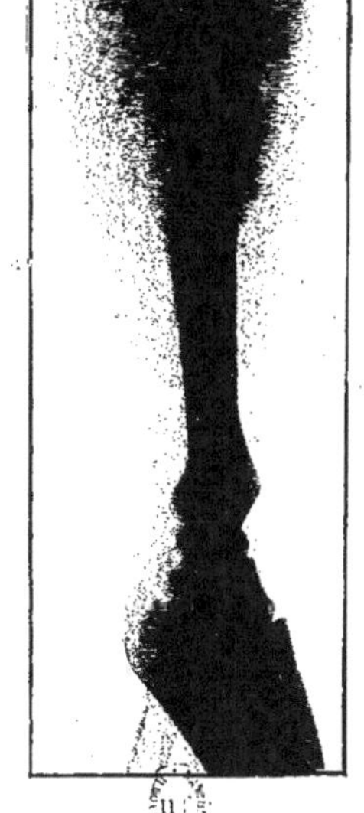

PLANCHE LXV

Radiographie de l'avant-bras d'un enfant de 15 ans présentant une fracture complète du radius et une fracture en bois vert du cubitus. Ces deux radiographies ont été faites après consolidation. La figure I représente l'avant-bras en supination : la figure II le montre en demi-pronation. Le chevauchement du radius n'est que partiellement corrigé. Le résultat anatomique est incomplet ; mais le résultat fonctionnel est excellent.

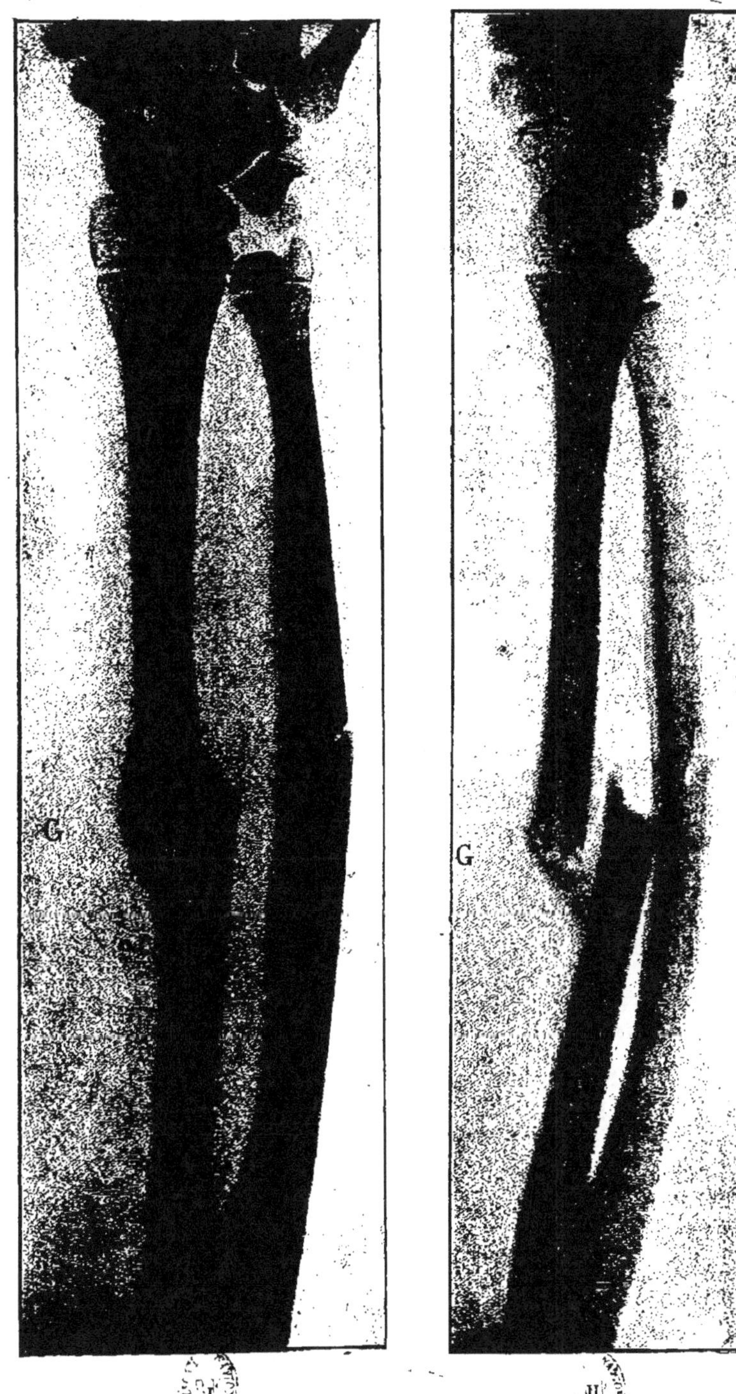

PLANCHE LXVI

Planche LXVII

Les trois figures ont trait au malade de l'observation V, atteint de fracture par balle des deux os de l'avant-bras.

La figure I montre le malade appareillé.

La figure II est une reproduction de la radiographie faite sous l'appareil, l'avant-bras étant en pronation active (Voir planche LIX).

La figure III montre le résultat.

La consolidation a été obtenue en bonne position. Le résultat fonctionnel a été parfait. Le blessé est retourné au front, où il vient d'être blessé à nouveau.

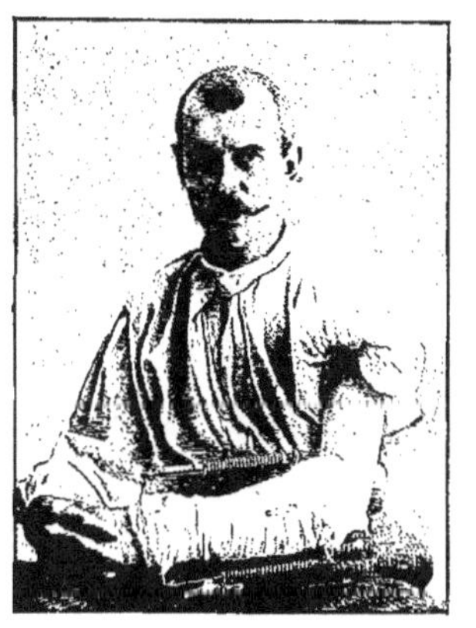

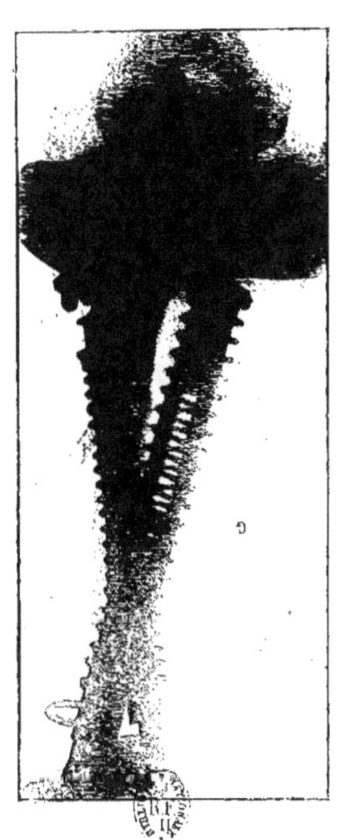

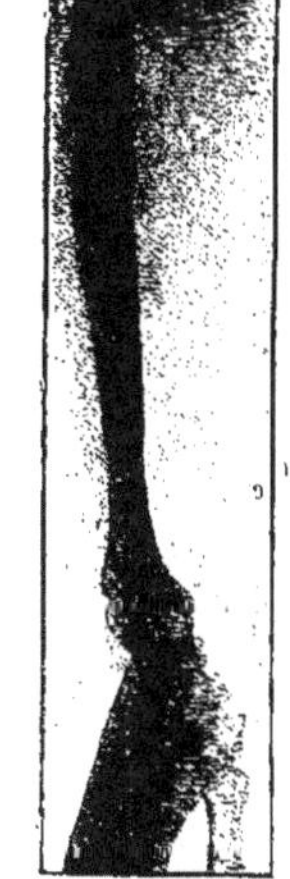

I

III

PLANCHE LXVII